T0413211

Moderne Geriatrie und Akutmedizin

Peter Hien
Ralf Roger Pilgrim
Rainer Neubart

Moderne Geriatrie und Akutmedizin

Geriatrisch-internistische Strategien in Notaufnahme und Klinik

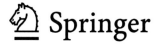

Peter Hien
Medizinische Klinik
DRK-Krankenhaus Altenkirchen-Hachenburg
Leuzbacher Weg 21
57610 Altenkirchen
Germany

Ralf Roger Pilgrim
Klinik für Innere Medizin III
Geriatrie, Sana Klinikum
Lichtenberg
Fanningerstraße 32
10365 Berlin-Lichtenberg
Germany

Rainer Neubart
Klinik für Innere Medizin
(Geriatrie), Sana-Krankenhaus Templin
Freiheit 51
16761 Stolpe-Süd
Germany

ISBN 978-3-642-25602-8   ISBN 978-3-642-25603-5 (eBook)
DOI 10.1007/978-3-642-25603-5

Bibliografische Information der Deutschen Nationalbibliothek
Die Deutsche Nationalbibliothek verzeichnet diese Publikation in der Deutschen Nationalbibliografie; detaillierte bibliografische Daten sind im Internet über http://dnb.d-nb.de abrufbar.

Springer Medizin
© Springer-Verlag Berlin Heidelberg 2013

Dieses Werk ist urheberrechtlich geschützt. Die dadurch begründeten Rechte, insbesondere die der Übersetzung, des Nachdrucks, des Vortrags, der Entnahme von Abbildungen und Tabellen, der Funksendung, der Mikroverfilmung oder der Vervielfältigung auf anderen Wegen und der Speicherung in Datenverarbeitungsanlagen, bleiben, auch bei nur auszugsweiser Verwertung, vorbehalten. Eine Vervielfältigung dieses Werkes oder von Teilen dieses Werkes ist auch im Einzelfall nur in den Grenzen der gesetzlichen Bestimmungen des Urheberrechtsgesetzes der Bundesrepublik Deutschland vom 9. September 1965 in der jeweils geltenden Fassung zulässig. Sie ist grundsätzlich vergütungspflichtig. Zuwiderhandlungen unterliegen den Strafbestimmungen des Urheberrechtsgesetzes.

Produkthaftung: Für Angaben über Dosierungsanweisungen und Applikationsformen kann vom Verlag keine Gewähr übernommen werden. Derartige Angaben müssen vom jeweiligen Anwender im Einzelfall anhand anderer Literaturstellen auf ihre Richtigkeit überprüft werden.

Die Wiedergabe von Gebrauchsnamen, Warenbezeichnungen usw. in diesem Werk berechtigt auch ohne besondere Kennzeichnung nicht zu der Annahme, dass solche Namen im Sinne der Warenzeichen- und Markenschutzgesetzgebung als frei zu betrachten wären und daher von jedermann benutzt werden dürfen.

Planung: Hinrich Küster, Heidelberg
Projektmanagement: Kerstin Barton, Heidelberg
Lektorat: Volker Drüke, Münster
Projektkoordination: Cécile Schütze-Gaukel, Heidelberg
Umschlaggestaltung: deblik Berlin
Fotonachweis Umschlag: © photos.com
Herstellung: le-tex publishing services GmbH, Leipzig

Gedruckt auf säurefreiem und chlorfrei gebleichtem Papier

Springer Medizin ist Teil der Fachverlagsgruppe Springer Science+Business Media
www.springer.com

Vorwort

Über 50 % der Patienten in der Akutmedizin oder in der Notaufnahme sind betagte, multimorbide Patienten. Moderne Geriatrie beginnt ab Tag 1 auf der Akutstation oder gleich in der Notaufnahme. Der geriatrisch versierte Arzt steht kurzfristig vor Ort zur Verfügung. Gemeinsam mit der spezialisierten Fachabteilung wird der optimale Ablauf geplant.

Bei frühzeitigem Einsatz des geriatrischen Teams, bestehend aus Arzt, Pflege, Physiotherapie, Ergotherapie, Logopädie, Psychologie und Sozialdienst, lassen sich Komplikationsraten und Pflegebedürftigkeit dramatisch reduzieren sowie die Erlöse steigern, eine Win-win-Situation für Patienten, Arzt, Krankenhaus und Kostenträger.

Am besten ist dies gesichert für die Gerontotraumatologie. Ein bis dahin mobiler und selbstständiger alter Mensch kommt mit einer Schenkelhalsfraktur in die Notaufnahme. Er fürchtet um seine Selbstständigkeit, hat Angst in einer initial sehr belastenden Situation, versteht oft vieles nicht und hat Schmerzen. Viele Krankheiten spielen zusammen, wie Diabetes, COPD, Herzinsuffizienz, Arthrosen, beginnende Demenz usw. Nach einer Operation kommt es oft zu etlichen Komplikationen, wie Mangelernährung, Elektrolytverschiebung, entgleistem Blutzucker, Exsikkose, Eintrübung, Verwirrung, Aspirationen, Pneumonien u. a. Die Folge ist eine hohe Rate nachfolgender Versorgungs- und Pflegebedürftigkeit, die mit bis zu 65 % angegeben wird.

Das Beispiel lässt sich übertragen auf Oberarmfrakturen, Pneumonien, Herzinfarkte, exazerbierte COPD, Schlaganfälle und andere akute bedrohliche Erkrankungen, die im Alter so häufig sind.

Das „Outcome" lässt sich um 100 % verbessern, die Pflegebedürftigkeit und die Komplikationsrate um 50 % senken, aber nur, wenn man von Anfang ein interdisziplinäres geriatrisches Team einbindet.

Wir müssen in Zukunft den Mut haben, das zu tun. Nur die sofortige interdisziplinäre Betreuung der betagten multimorbiden Menschen sichert ein möglichst gutes Ergebnis.

Dieses Buch begreift sich als Arbeitsbuch, entwickelt aus der Praxis für die Praxis. Es wendet sich nicht nur an in geriatrischen Kliniken tätige Ärzte, sondern an alle an der Geriatrie interessierten und mit geriatrischen Patienten konfrontierten Kollegen.

Mögen Sie an der Bearbeitung der vielfältigen Probleme geriatrischer Patienten genauso viel Freude haben wie die Autoren.

Dr. Peter Hien
Im November 2012

Die Autoren

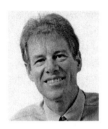

Peter Hien
arbeitete nach dem Studium 4 Jahre in der Anästhesie, Intensivmedizin, Traumatologie und Allgemeinchirurgie. Danach wurde er zum Internisten und dann in rascher Folge zum Pneumologen, Notarzt, Diabetologen, Allergologen und Schlafmediziner ausgebildet. Als Chefarzt einer sehr großen Abteilung der Inneren Medizin und Leiter einer interdisziplinären Notaufnahme wurde ihm die Bedeutung der Geriatrie in der Akutmedizin bewusst. Gemeinsam mit Rainer Neubart baute er eine Geriatrie auf und entwickelte interdisziplinäre geriatrische Konzepte. Heute ist der Autor verschiedener Bücher zum Diabetes, zur Echokardiographie, zur Praktischen Pneumologie und zur Sauerstofflangzeittherapie Chefarzt im DRK-Verbund Rheinland Pfalz und beauftragt, das Konzept „Moderne Geriatrie und Akutmedizin" umzusetzen.

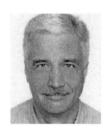

Rainer Neubart
studierte an der Westfälischen Wilhelms-Universität Münster und an der Freien Universität Berlin. Approbation 1981, Promotion 1985. 1992–2008 Chefarzt der Klinik für Innere Medizin (Geriatrie) und Ärztlicher Leiter im Ev. Krankenhaus Woltersdorf. 1996 wesentlich beteiligt an der Einführung der Schwerpunkt-Weiterbildung Geriatrie in Deutschland. 1995–1997 Weiterbildungsbeauftragter im Präsidium der Deutschen Gesellschaft für Geriatrie. 1993–2008 Sprecher der Arbeitsgemeinschaft Geriatrie Berlin-Brandenburg. 1996–2008 Vorsitzender der Prüfungskommission Geriatrie der Landesärztekammer Brandenburg. Seit 1997 Vorstand der Bundesarbeitsgemeinschaft Mobile Rehabilitation. 1997–2008 Vorsitzender der Geriatrischen Akademie Brandenburg, seitdem stellvertretender Vorsitzender. 2004–2006 Mitglied des Graduiertenkollegs „Multimorbidität im Alter und ausgewählte Pflegeprobleme" der Charité-Universitätsmedizin Berlin. 2008–2012 Chefarzt der Klinik für Innere Medizin III (Geriatrie) im Sana-Klinikum Lichtenberg, Berlin. 2008–2010 Vorsitzender der Sektion 2 der Deutschen Gesellschaft für Gerontologie und Geriatrie. Seit 2012 Chefarzt der Klinik für Innere Medizin (Geriatrie) im Sana-Krankenhaus Templin. Vorlesungen an der FU Berlin, der Fachhochschule Lausitz in Cottbus und der Alice-Salomon-Hochschule, Berlin. Seit dem Wintersemester 2012/2013 Gastprofessur für Soziale Gerontologie und Gesundheitsmanagement an der Alice-Salomon-Hochschule, Berlin.

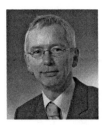

Ralf-Roger Pilgrim
ist Facharzt für Innere Medizin und Geriater. Nach seinem Zivildienst in einem niedersächsischen Heim für Schwererziehbare studierte er in Berlin Medizin. Nach Studienaufenthalten in Indien und Zimbabwe erhielt er seine Facharztausbildung auf den Abteilungen für Kardiologie und Gastroenterologie des Jüdischen Krankenhauses. Hier wurde er auch durch jüdische medizinische Traditionen geprägt. Nachdem er dort die geriatrische Abteilung mit aufgebaut hatte, erwarb er im Wichern-Krankenhaus des Evangelischen Johannesstiftes und im Dominikus-Krankenhaus die fakultative Weiterbildung Klinische Geriatrie. Er arbeitet als Oberarzt in der Abteilung für Geriatrie des Sana Klinikums Lichtenberg (Oskar-Ziethen-Krankenhaus). Schwerpunkte seiner Tätigkeit sind Ernährung, chronische Wunden, Schmerztherapie und Palliativmedizin. Besonders am Herzen liegen ihm die berufsgruppenübergreifende Kooperation und die Ausbildung junger Geriater. Pilgrim ist Mitglied der Deutschen Gesellschaft für Geriatrie, der Deutschen Gesellschaft für Gerontologie und Geriatrie und der Demenzfreundlichen Kommune Lichtenberg. Er ist verheiratet und hat drei Kinder.

Inhaltsverzeichnis

I	Herausforderungen des demografischen Wandels aus Sicht des Geriaters	1
1	Gesundheitsmanagement in unserer alternden Gesellschaft	3
2	Geriatrie, die spezialisierte Medizin für ältere Menschen	7
3	Typische Problemkonstellationen geriatrischer Patienten	9
4	Die Dynamik verschiedener Erkrankungen geriatrischer Patienten	15
5	Prinzipien und Methoden der modernen Geriatrie	19

II	Dimensionen geriatrischen Handelns	29
6	Akutmedizin in der Geriatrie	31
7	Geriatrische Rehabilitation	33
8	Präventivmedizin in der Geriatrie	37
9	Palliativmedizin in der Geriatrie	41
10	Geriatrisches Gesundheitsmanagement	49

III	Geriatrische Versorgungsstrukturen	63
11	Geriatrie in der klinischen Akutversorgung	65
12	Die Geriatrische Tagesklinik	103
13	Geriatrie im Bereich der ambulanten Medizin	107
14	Ökonomie geriatrischer Versorgungssysteme	117

IV	Charakteristische Gesundheitsprobleme geriatrischer Patienten	119
15	Geriatrische Syndrome	121
16	Das Management spezieller Erkrankungen in der Geriatrie	185

V Geriatrisches Kodieren ... 297

17 Häufigste geriatrische Kodes ... 299

Anhang ... 340
Lesetipps ... 361
Sachwortverzeichnis ... 367

Herausforderungen des demografischen Wandels aus Sicht des Geriaters

Kapitel 1 Gesundheitsmanagement in unserer alternden Gesellschaft – 3

Kapitel 2 Geriatrie, die spezialisierte Medizin für ältere Menschen – 7

Kapitel 3 Typische Problemkonstellationen geriatrischer Patienten – 9

Kapitel 4 Die Dynamik verschiedener Erkrankungen geriatrischer Patienten – 15

Kapitel 5 Prinzipien und Methoden der modernen Geriatrie – 19

Gesundheitsmanagement in unserer alternden Gesellschaft

1.1 Demografischer Wandel und Gesundheitsversorgung – 5

1.2 Altern als individueller Prozess – 6

Der demografische Wandel hat alle Bereiche unserer Gesellschaft erreicht und wird ganz besonders das Gesundheits- und Sozialgefüge nachhaltig beeinflussen. Während die Anzahl jüngerer Menschen abnimmt, ist in den nächsten Jahrzehnten mit einem dramatischen Anstieg des Anteils älterer Menschen zu rechnen. Die höchsten Zuwachsraten betreffen die ältesten Bevölkerungsgruppen. Für die medizinische Versorgung resultieren hieraus einschneidende Veränderungen. Die Struktur unseres Gesundheitssystems muss sich dieser Herausforderung stellen. Der Patient der Zukunft ist multimorbid, leidet unter chronischen Krankheiten und ist in seiner Autonomie bedroht. Gefragt ist also ein Gesundheitsmanagement, das dem Betroffenen trotz verschiedener Krankheiten und Behinderungen ein weitgehend selbstständiges Leben ermöglicht. Dieses Konzept verfolgt die moderne Geriatrie.

Bedeutsam ist auch die Erkenntnis, dass der Prozess des Alterns sehr individuell verläuft und wirkungsvoll beeinflusst werden kann. Also wird „gesundes Altern" zum wichtigen Thema.

In unserer Gesellschaft wird Alter oft mit Krankheit assoziiert, die Zusammenhänge sind jedoch komplizierter. Alles Leben ist einem Alterungsprozess unterworfen, der determinierten Regeln folgt, aber gleichzeitig individuell abläuft. Alter bedeutet nicht zwangsläufig Krankheit, jedoch ist die Wahrscheinlichkeit, zu erkranken, im Alter größer als in der Jugend. Es gibt auch im hohen Alter gesunde Menschen. Doch viel häufiger zeigt sich der Effekt, dass Menschen im Alter gleich unter mehreren Krankheiten leiden, die ihre Lebensqualität und Autonomie einschränken („Multimorbidität"). Die verschiedenen Einschränkungen der Gesundheit werden zu einem bestimmenden Faktor des täglichen Lebens. Dies bezieht sich sowohl auf die sich mit dem Alter verändernde körperliche und geistige Leistungsfähigkeit als auch auf vermehrt auftretende Krankheiten. Dazu kommen verschiedene Begleiterscheinungen der Gesundheitseinschränkungen wie Störungen der Mobilität, der geistigen Leistungen oder der Fähigkeit zur Selbstversorgung.

Von den 5–15 relevanten Krankheiten, an denen geriatrische Patienten in der Regel gleichzeitig leiden, sind nur wenige heilbar. Kurative Erfolge sind beispielsweise bei Unterarmfrakturen oder einer Pneumonie häufig erreichbar. Hier kann also die alte Forderung der „Restitutio ad integrum" noch umgesetzt werden.

In den meisten Fällen kommt es jedoch zu Defektheilungen, beispielsweise beim Schlaganfall oder beim Bruch des Oberschenkelknochens. Selbst wenn der Patient den Schlaganfall überlebt und der Oberschenkel wieder zusammenheilt, muss sich der Erkrankte mit den Folgen lebenslang arrangieren.

In der Geriatrie sind auch Krankheitsverläufe häufig, die mit einer stetigen Verschlechterung endlich zum Tode führen. Beispiele hierfür sind Alzheimer-Demenz und bösartige Tumoren. Der erwartete letale Krankheitsausgang bei diesen Patienten darf aber keineswegs zu einem therapeutischen Nihilismus verleiten, weil man „ja sowieso nichts machen kann". Ganz im Gegenteil können bei den betroffenen Patienten Konzepte entwickelt werden, die die Lebensqualität in den letzten Lebensjahren und -monaten entscheidend verbessern.

Jeder geriatrische Patient ist also sein eigener Spezialfall, und die Entscheidungen für das erforderliche Gesundheitsmanagement können nur individuell getroffen werden. Dieses basiert auf dem erwarteten Krankheitsverlauf, den Begleitumständen und dem Wertesystem des Patienten. Erforderlich sind die Berücksichtigung seiner individuellen Wünsche und auch die konsequente Nutzung aller Ressourcen, die sowohl in der möglichen Verbesserung der Selbstständigkeit des Betroffenen als auch in den Umgebungsfaktoren liegen. Dies kann gleichzeitig als wichtiger Beitrag zu einer Verbesserung der wirtschaftlichen Situation unseres Gesundheits- und Sozialsystems gesehen werden, da ein gesünderer und selbstständigerer Patient weniger Gesundheitsleistungen und Pflege benötigt.

Dieses Buch möchte denen, die mit der komplexen Aufgabe der Versorgung multimorbider Patienten betraut sind, wichtige Hinweise für das praktische Vorgehen geben. Dort, wo diese Menschen akute medizinische Hilfe benötigen – im häuslichen Umfeld, in der Notfallambulanz in der Arztpraxis oder im Pflegeheim –, werden die entscheidenden Weichenstellungen für die weitere Gesundheitsversorgung vollzogen. Die hierfür erforderlichen Algorithmen werden hier beschrieben.

1.1 Demografischer Wandel und Gesundheitsversorgung

Die Alterung unserer Gesellschaft schreitet dramatisch voran. Diese Entwicklung verläuft aber nicht gleichmäßig, sondern die ältesten Bevölkerungsgruppen wachsen am schnellsten. Auch in den anderen hoch industrialisierten Ländern der Welt zeigen sich ähnliche Zahlen, besonders ausgeprägt in Japan (◘ Tab. 1.1).

◘ Tab. 1.1 Der demografische Quotient in den Jahren 2010 und 2030

	2010	2030
Japan	33	48
Deutschland	30	45
Westeuropa	28	43
Industrienationen	23	38
USA	20	35
Entwicklungsländer	9	15

Der demografische Quotient errechnet sich aus dem Verhältnis der Anzahl der über 65-Jährigen zu 100 jüngeren Menschen (15–65 Lebensjahre).

In der Gesundheitsversorgung einer älter werdenden Gesellschaft sind verschiedene Effekte zu berücksichtigen:

Krankheit im Alter
- Wegen des erhöhten Erkrankungsrisikos der älteren Generation ist ein Anstieg der Anzahl kranker Menschen zu erwarten.
- Diese Menschen leiden in der Regel an einer ganzen Reihe von Krankheiten, man spricht hier von „Multimorbidität".
- Das Spektrum der Erkrankungen älterer Menschen unterscheidet sich wesentlich von dem der jüngeren Generation.
- Die Mehrzahl dieser Krankheiten kann nicht geheilt, sondern nur gebessert werden. Diese „chronischen Krankheiten" begleiten den Patienten also bis zu ihrem Lebensende. Dies stellt die Medizin vor ganz neue Herausforderungen.

Diese Zusammenhänge waren die Grundlage zur Entwicklung der Geriatrie.

1.2 Altern als individueller Prozess

Jeder Mensch altert individuell, wobei neben seinem Erbgut, dem Geschlecht und äußeren Einflüssen auch die Lebensführung einen erheblichen Beitrag leistet. Deshalb unterscheidet man das kalendarische von dem biologischen Alter, kann also innerhalb gewisser Grenzen den Alterungsprozess beschleunigen oder verlangsamen. „Gesundes Altern" kann insbesondere von folgenden Faktoren positiv beeinflusst werden, die später noch genauer erläutert werden:

- die Vermeidung von schädigenden Substanzen,
- die Vermeidung von Unter- und Übergewicht,
- eine gesunde Ernährung,
- eine lebenslange Übung der geistigen und körperlichen Fitness sowie im Führen von sozialen Beziehungen.

Die Lebenserwartung ist in den letzten Jahren dramatisch gestiegen und steigt weiter – zurzeit mehr als einen Monat pro Jahr. Zugleich sind die Senioren von heute signifikant länger fit, was sich erheblich auf ihre Lebensführung auswirkt.

Geriatrie, die spezialisierte Medizin für ältere Menschen

2.1 Was ist ein geriatrischer Patient? – 8

2.1 Was ist ein geriatrischer Patient?

Geriatrische Patienten definieren sich nicht primär über das Lebensalter („kalendarisches Alter"), sondern über eine charakteristische multifaktorielle Problemkonstellation bei einem gealterten Organismus („biologisches Alter"). Für die gemeinsame Grundlage geriatrischen Handelns in Deutschland haben die beiden wissenschaftlichen Fachgesellschaften (Deutsche Gesellschaft für Geriatrie, Deutsche Gesellschaft für Gerontologie und Geriatrie) sowie der Bundesverband Geriatrie e.V. (BV Geriatrie) die folgende Definition erarbeitet:

Geriatrische Patienten

- Geriatrietypische Multimorbidität
- und höheres Lebensalter (überwiegend 70 Jahre oder älter)

Die geriatrietypische Multimorbidität ist hierbei vorrangig vor dem kalendarischen Alter zu sehen;
oder durch
Alter 80+: aufgrund der alterstypisch erhöhten Vulnerabilität, z. B. wegen

- des Auftretens von Komplikationen und Folgeerkrankungen,
- der Gefahr der Chronifizierung sowie
- des erhöhten Risikos eines Verlustes der Autonomie mit Verschlechterung des Selbsthilfestatus.

Die EUGMS[1]-Definition der Geriatrie und des geriatrischen Patienten unterstützt die deutsche Definition:

Geriatrie

Geriatrie ist die Medizinische Spezialdisziplin, die sich mit physischen, psychischen, funktionellen und sozialen Aspekten bei der medizinischen Betreuung älterer Menschen befasst. Dazu gehört die Behandlung alter Patienten bei akuten Erkrankungen, chronischen Erkrankungen, präventiver Zielsetzung, (früh-)rehabilitativen Fragestellungen und speziellen, auch palliativen Fragestellungen am Lebensende.

Diese Gruppe älterer Patienten weist eine hohe Vulnerabilität („Frailty") auf und leidet an multiplen aktiven Krankheiten. Sie ist deshalb auf eine umfassende Betreuung angewiesen. Krankheiten im Alter können sich different präsentieren und sind deshalb oft besonders schwierig zu diagnostizieren. Das Ansprechen auf Behandlung ist oft verzögert, und häufig besteht ein Bedarf nach (gleichzeitiger) sozialer Unterstützung.

Geriatrische Medizin geht daher über einen organzentrierten Zugang hinaus und bietet zusätzliche Behandlung in einem interdisziplinären Team an. Hauptziel dieser Behandlung ist die Optimierung des funktionellen Status des älteren Patienten mit Verbesserung der Lebensqualität und Unabhängigkeit von fremder Hilfe.

Die geriatrische Medizin ist zwar nicht spezifisch altersdefiniert, sie konzentriert sich jedoch auf typische bei älteren Patienten gefundene Erkrankungen. Die meisten Patienten sind über 65 Jahre alt. Patienten, die am meisten von der geriatrischen Spezialdisziplin profitieren, sind in der Regel 80-jährig und älter.

---

[1] EUGMS = European Union Geriatric Medicine Society

Typische Problemkonstellationen geriatrischer Patienten

3.1 Multimorbidität (Mehrfacherkrankung) – 10

3.2 Chronizität (langwieriger Krankheitsverlauf) – 10

3.3 Die Bedeutung der Krankheitsfolgen – 11

3.4 Störungen der Mobilität – 11

3.5 Störungen der Alltagskompetenz (Aktivitäten des täglichen Lebens) – 12

3.6 Störungen der Kommunikation – 12

3.7 Probleme der Krankheitsverarbeitung (Coping) – 13

3.8 Die Verflechtung der medizinischen mit den sozialen Problemen – 13

Geriatrische Patienten definieren sich nicht, wie die Patienten anderer Abteilungen in der Klinik, durch Krankheiten eines bestimmten Organsystems (beispielsweise Neurologie, Kardiologie, Orthopädie), sondern durch Multimorbidität und eine komplexe Problemkonstellation. Dies betrifft insbesondere folgende Punkte:

Typische Problemlagen in der Geriatrie
— Multimorbidität (Mehrfacherkrankung)
— Chronizität (langwieriger Krankheitsverlauf)
— Die Bedeutung der Krankheitsfolgen
  - Störungen der Mobilität
  - Störungen der Alltagskompetenz (Aktivitäten des täglichen Lebens)
  - Störungen der Kommunikation
— Probleme der Krankheitsverarbeitung (Coping)
— Die Verflechtung der medizinischen mit den sozialen Problemen

3.1 Multimorbidität (Mehrfacherkrankung)

Das wichtigste Charakteristikum ist die Multimorbidität. Sie liegt dann vor, wenn mindestens drei relevante Erkrankungen gleichzeitig bestehen. Häufig leiden geriatrische Patienten aber an mehr als 10 oder 15 Krankheiten.

Die moderne Geriatrie hat den Anspruch, in dieser sehr unübersichtlichen Situation die Gesundheitsprobe des Patienten individuell zu gewichten („Hierarchisierung"), Ziele für die Intervention zu definieren und letztlich ein umfassendes und nachhaltiges Gesundheitsmanagement zu erarbeiten. Ziel ist prinzipiell die größtmögliche Autonomie und Lebensqualität des Patienten.

Dazu sind Kenntnisse und Erfahrungen in der Behandlung von geriatrisch relevanten Krankheiten und Syndromen sowie in geriatrischen Problemlösungsstrategien erforderlich.

3.2 Chronizität (langwieriger Krankheitsverlauf)

Etwa 80 % der Krankheiten geriatrischer Patienten sind chronisch. Das bedeutet, dass die Krankheiten selbst oder ihre Folgen den Erkrankten lange Zeit begleiten werden, in der Regel bis zum Lebensende. Daraus folgt, dass alle Maßnahmen des Gesundheitsmanagements mit Blick auf die Langzeitversorgung erfolgen müssen, unter Berücksichtigung der individuellen Wünsche des betroffenen Patienten. Die früher in der Medizin angestrebte „Restitutio ad integrum" wird also in der Geriatrie ersetzt durch die „Restitutio ad optimum", die Wiederherstellung der Gesundheit, so gut es in der vorliegenden Situation erreichbar ist. Dies stellt nicht etwa die Kapitulation vor der Fülle der Probleme dar, sondern ist eine von Realismus geleitete patientenzentrierte Strategie.

3.3 Die Bedeutung der Krankheitsfolgen

Bei vielen Erkrankungen geriatrischer Patienten werden die Folgen schmerzhafter als Einschränkung der Lebensqualität empfunden als die Grundkrankheit selbst. Diese Logik wurde von der WHO des ICIDH („International Classification of Impairments, Disabilities and Handicaps") als „Kaskadenmodell" beschrieben. Die Krankheit bewirkt eine Schädigung (Impairment), diese eine Fähigkeitsstörung (Disability) und diese wiederum eine Teilhabestörung (Handicap). Am Beispiel eines Schlaganfalls ist diese Systematik näher erläutert (◘ Tab. 3.1).

◘ Tab. 3.1 Das Kaskadenmodell des ICIDH

Disease (Krankheit)	Schlaganfall
Impairment (Schädigung)	Lähmung
Disability (Fähigkeitsstörung)	Unfähigkeit zu laufen
Handicap (Störung der Teilhabe)	Keine Möglichkeit, den Nachbarn zu besuchen

Zum ICIDH sowie zum Nachfolgekonzept, dem ICF (International Classification of Functioning, Disability and Health), folgt in ▶ Abschn. 3.3 eine nähere Beschreibung.

Fähigkeitsstörungen kommen in vielen Dimensionen vor, besonders relevant für geriatrische Patienten sind
- Störungen der Mobilität,
- Störungen der Aktivitäten des täglichen Lebens,
- Störungen der Kommunikation,
- Probleme der Krankheitsverarbeitung (Coping).

Diese Fähigkeitsstörungen sind auch der Grund für das geriatrische Prinzip, dass es bei diesen Patienten keine Therapie ohne eine rehabilitative Komponente geben kann. Die beschriebenen vier Bereiche werden nun näher erläutert.

3.4 Störungen der Mobilität

Mobilität ist Leben. Aber kaum eine Krankheit in der Altersmedizin führt nicht auch zu einer Bewegungsstörung. Dies wird umso deutlicher, wenn man die Komponenten des Phänomens „Bewegung" näher betrachtet. Sehr viele Organsysteme sind an Willkürbewegungen beteiligt. Die wichtigsten sind in ◘ Tab. 3.2 aufgeführt.

Als Folge dieser Logik zeigen nahezu alle geriatrischen Patienten Bewegungsstörungen. Wie das oben genannte Beispiel belegt, führt diese Problematik auch zu Störungen der Alltagsaktivitäten (Beispiel Toilettengang) und der sozialen Teilhabe. All diese Störungen sind in den allermeisten Fällen therapiepflichtig. Aus diesem Grund stellt die Physiotherapie die größte Therapeutengruppe in der Geriatrie.

Tab. 3.2 Die wichtigsten an der Mobilität beteiligten Organsysteme

Organsystem	Funktion bei der körperlichen Bewegung
Großhirn	Bewegungsanbahnung
Kleinhirn	Bewegungskoordination
Rückenmark, periphere Nerven	Reizleitung
Muskulatur	Dynamisches Bewegungssystem, Kraftentfaltung
Skelett	Statisches Bewegungssystem, Muskelansatz
Rezeptoren der Oberflächensensibilität	Teil der rezeptiven Bewegungssteuerung (Tastsinn)
Rezeptoren der Tiefensensibilität	Teil der rezeptiven Bewegungssteuerung (Propriozeption)
Blut	Versorgung der o. g. Systeme mit O_2 und Nährstoffen
Herz-Kreislauf-System	Transport des Blutes
Respirationssystem	Versorgung des Blutes mit O_2

3.5 Störungen der Alltagskompetenz (Aktivitäten des täglichen Lebens)

Die Beeinträchtigung der Kompetenz für Alltagsaktivitäten (oft ADL-Störungen genannt, nach ADL = „activities of daily living") ist der wichtigste Grund für den Autonomieverlust. Die Unabhängigkeit von fremder Hilfe ist für nahezu alle Patienten gleichbedeutend mit Lebensqualität. Die einschneidenden Folgen für die Betroffenen sind der persönliche Teil der Problematik. Der zunehmende Bedarf an Pflegeleistungen stellt die ganze Gesellschaft vor dramatische inhaltliche und ökonomische Herausforderungen. Deshalb sind rehabilitative Anstrengungen nicht nur für die Wiedererlangung der Selbstständigkeit der Erkrankten notwendig, sondern haben erhebliche Auswirkungen auf unser Gesundheits- und Sozialsystem. So wird die geriatrische Rehabilitation zu einer Kardinalfrage unserer sozialen Gemeinschaft.

Die wichtigste Berufsgruppe zur Therapie von ADL-Störungen ist die Ergotherapie.

3.6 Störungen der Kommunikation

Eine Reihe von Krankheiten, die vornehmlich bei älteren Patienten auftreten, ist mit teils erheblichen Kommunikationsstörungen verbunden. Dazu gehören so verbreitete Diagnosen wie Schlaganfall mit den Folgen Aphasie und Dysarthrie, Parkinsonkrankheit, Demenz und tumoröse Erkrankungen im Bereich des Kopfes und des oberen Respirationstraktes. Kommunikation ist ein menschliches Grundbedürfnis, dient nicht nur dem Informationsaustausch, sondern der Übermittlung von Gedanken, Gefühlen und Wünschen. Kommunikation wird so zu einer Voraussetzung sozialer Beziehungen.

Besonders belastend für sprachgestörte Patienten ist ihre spezielle Situation. Gerade angesichts von Krankheit und Verlust ist ein Austausch mit der sozialen Umgebung wichtig. Kommunikationsstörungen werden vor allem von Sprachtherapeuten behandelt.

3.7 Probleme der Krankheitsverarbeitung (Coping)

Für nahezu alle Patienten in der Geriatrie bedeutet ihre Erkrankung einen existenziellen Einschnitt. Ihre Gedanken- und Gefühlswelt kreist um ihre Krankheit, oft verbunden mit erheblichen Zukunftsängsten. Die Konfrontation mit ihrer eigenen Endlichkeit löst neben Ängsten nicht selten auch Konflikte aus, die ohne professionelle Hilfe zu weiteren Komplikationen führen können. In dieser Situation ist es die Aufgabe des gesamten therapeutischen Teams, ganz besonders aber der Ärzte und Psychologen, durch Beistand, Kommunikation oder auch therapeutische Angebote die Problematik zu bearbeiten und das Leid zu mildern. Im Idealfall führt dieser Prozess die Patienten zu einer realistischen und zu einer im Rahmen ihrer Möglichkeiten optimistischen Einstellung gegenüber ihrer Lebenssituation.

3.8 Die Verflechtung der medizinischen mit den sozialen Problemen

Dieses Prinzip („bio-psycho-soziales Modell von Krankheit") ist in der Geriatrie unbestritten und Grundlage des Handelns. Die Zusammenhänge sind insbesondere im ICF (International Classification of Functioning, Disability and Health, WHO 2001, deutsch: Internationale Klassifikation der Funktionsfähigkeit, Behinderung und Gesundheit) breit ausformuliert und führten in Deutschland zum Gesetzeswerk des SGB IX.

Die Einbeziehung der Umgebungsbedingungen („Kontextfaktoren") in alle Überlegungen des Gesundheitsmanagements ist damit Gesetzesauftrag und die Aufgabe aller Berufsgruppen des therapeutischen Teams, ganz besonders aber des Sozialdienstes, der Pflege und der Ärzte.

Die Dynamik verschiedener Erkrankungen geriatrischer Patienten

4.1 Krankheiten mit guten Aussichten auf Heilung – 16

4.2 Krankheiten, die gebessert, aber nicht geheilt werden können – 16

4.3 Krankheiten mit chronisch-progredientem Verlauf – 17

P. Hien, R. Pilgrim, R. Neubart, Moderne Geriatrie und Akutmedizin
DOI 10.1007/978-3-642-25603-5_4 © Springer-Verlag Berlin Heidelberg 2013

Die typische Multimorbidität geriatrischer Patienten, die sich in nahezu endlosen Listen in Arztbriefen und Krankenakten manifestiert, verleitet ab der fünften Diagnose zu einer resignativen Haltung. Dies ist emotional verständlich. Es lässt aber außer Acht, dass diese Erkrankungen ganz unterschiedlichen Dynamiken folgen und damit Ansatzpunkte für spezifische Interventionen bieten.

4.1 Krankheiten mit guten Aussichten auf Heilung

Selbst bei hochbetagten Patienten ist bei einer Reihe von Krankheiten die Chance auf eine kurative Behandlung gut. So können bestimmte Frakturen wie eine Unterarmfraktur durchaus wieder zusammenheilen, wenn die erforderlichen Maßnahmen getroffen werden. Allerdings kann dieser Prozess wegen der regelmäßig vorhandenen Begleitprobleme (beispielsweise Osteoporose oder ein verlangsamter Stoffwechsel) länger dauern als in jüngeren Jahren. Berücksichtigt werden muss auch der (vorübergehende) Autonomieverlust für die meisten der Alltagsaktivitäten, was einen zusätzlichen Hilfebedarf generiert. Auf diese Konstellation (temporäre Pflegebedürftigkeit) ist unser Sozialsystem schlecht vorbereitet und bedarf der Nachbesserung.

Auch schwere Infektionskrankheiten wie eine Pneumonie können heute oft ausheilen. Was früher für ältere Menschen nahezu einem Todesurteil gleichkam, lässt im Zeitalter moderner Antibiotika recht hohe Überlebenschancen erwarten. Die diversen Begleiterkrankungen sind allerdings als komplizierende Faktoren zu beachten.

Auch die gefürchteten im Alter häufiger auftretenden Verwirrtheitszustände (Delir) können bei Anwendung der entsprechenden Strategien meist überwunden werden (▶ Kap. 15).

4.2 Krankheiten, die gebessert, aber nicht geheilt werden können

Bei vielen Erkrankungen im Alter zeigt sich jedoch eine andere Dynamik. Eine Besserung kann erreicht werden, aber nichts wird wieder so, wie es einmal war.

Als ein Beispiel dieser Logik steht der Schlaganfall. Die akute Erkrankung wird oft überlebt, aber die Residuen wird der Patient sein ganzes weiteres Leben mit sich tragen. Diese „Defektheilung" ist ein typisches Problem des geriatrischen Gesundheitsmanagements und erfordert schon in einer frühen Phase das gesamte Spektrum der geriatrischen Interventionen. Dazu gehören
- Akutmedizin,
- Rehabilitation (vom ersten Tag der Krankheit!),
- Prävention (der nächste Schlaganfall muss, wenn möglich, verhindert werden).

Auch bei der bei geriatrischen Patienten ebenfalls sehr verbreiteten Schenkelhalsfraktur handelt es sich in der Regel um Defektheilungen. Neben einer oft resultierenden Beinverkürzung führt die begleitende „Sturzkrankheit" zu Angstzuständen und einer emotionalen Mobilitätsstörung.

In all diesen Fällen muss eine chronische Erkrankung konstatiert werden.

4.3 Krankheiten mit chronisch-progredientem Verlauf

Diese ebenfalls chronischen Krankheiten sind durch einen chronisch-progredienten Verlauf gekennzeichnet und führen in der Regel nach einer gewissen Zeit zum Tode. Die Dynamik kann eine mit gleicher Geschwindigkeit verlaufende Verschlechterung zeigen, aber auch schubweise oder undulierend verlaufen.

Zu diesen Erkrankungen gehören beispielsweise
- bestimmte Tumor-Erkrankungen,
- die Alzheimer-Demenz,
- die Parkinsonkrankheit,
- die terminale Herzinsuffizienz,
- die schwere chronisch-obstruktive Lungenkrankheit.

Das bedeutet nicht zwangsläufig, dass die Patienten an dieser Krankheit sterben. Denn oft verläuft eine andere Krankheit schneller letal, was alle Leitlinien und Behandlungsrichtlinien relativiert.

Hieraus ergeben sich Handlungsansätze, die sich grundlegend von vielen Strategien organzentrierter Medizin unterscheiden.

Prinzipien und Methoden der modernen Geriatrie

5.1 Das therapeutische Team – 20

5.2 Patient und Angehörige in ihrem psychosozialen Kontext – 26

5.1 Das therapeutische Team

Angesichts der komplexen Problematik geriatrischer Patienten sind die Aufgaben ohne ein multiprofessionelles therapeutisches Team nicht zu bewältigen. Dabei benötigt jede einzelne Berufsgruppe außer einer umfassenden Berufsausbildung eine zusätzliche geriatrische Qualifikation.

Teamarbeit erfordert außerdem definierte Prozesse der Kommunikation und Kooperation, ohne die ein zielgerichtetes Handeln nicht erfolgen kann. Diese Vereinbarungen stellen einen wesentlichen Teil der Prozessqualität dar und beinhalten insbesondere auch eine exakt festgelegte Kommunikationsstruktur sowie Art und Umfang der Dokumentation.

Zum Team gehören:

5.1.1 Ärzte

Aufgabe der Ärzte ist die medizinische Versorgung der Patienten sowie die Leitung des multiprofessionellen Teams.

Der Geriater benötigt profunde Kompetenzen in den Bereichen Akutmedizin, Rehabilitation, Prävention und Palliativmedizin. Er verfügt weiterhin über eine breite medizinische Ausbildung, insbesondere aus den Bereichen Innere Medizin – einschließlich der Inneren Intensivmedizin –, Neurologie, Gerontopsychiatrie, Gerontotraumatologie, Allgemeinmedizin, Rehabilitationsmedizin und Palliativmedizin. Überdies hat er Kenntnisse bezüglich spezieller Fragestellungen aus weiteren Bereichen, insbesondere aus der Dermatologie (Versorgung chronischer Wunden) und der Urologie (Inkontinenz). Zudem sind Qualifikationen im Umgang mit den geriatrischen Syndromen und in der Leitung des therapeutischen Teams erforderlich. Dazu gehört auch eine genaue Kenntnis der Inhalte und Therapieverfahren aller Berufsgruppen des therapeutischen Teams.

Die Leitung einer geriatrischen Abteilung erfordert zwingend eine besondere geriatrische Qualifikation. Als Nachweis dieser Qualifikation fungiert die Schwerpunktweiterbildung „Geriatrie" für den Bereich der Inneren Medizin bzw. die Zusatzweiterbildung „Geriatrie".

Für die im ambulanten Bereich arbeitenden Ärzte gibt es geriatrische Fortbildungen, die vom Zeitaufwand her auch von schon niedergelassenen Kollegen absolviert werden können. Zum Teil werden diese als Zugangsvoraussetzung zur Prüfung für die führbare Zusatzweiterbildung „Geriatrie" anerkannt, beispielsweise in Berlin. Dafür ist aber zusätzlich eine 6-monatige Hospitation in einer geriatrischen Klinik erforderlich.

5.1.2 Pflege

Die Mitarbeiter der Pflege übernehmen in der Geriatrie über die traditionellen pflegerischen Aufgaben hinaus wichtige Funktionen zur Rehabilitation des Patienten. Diese „aktivierende und rehabilitative Pflege" ist zeitaufwendig und erfordert Spezialkenntnisse sowie eine besonders ausgeprägte Fähigkeit zur Teamarbeit. Da die Pflege bei weitem die meisten Patientenkontakte hat, ist ihre Bedeutung im therapeutischen Team kaum hoch genug einzuschätzen.

Die Forderung der modernen Geriatrie, jedem Patienten ein Leben mit der größtmöglichen Selbstständigkeit und individuellen Lebensqualität trotz Krankheit und Behinderung zu ermöglichen, setzt auch für die Pflege Maßstäbe. Während die therapeutischen Bereiche (Physiotherapie, Ergotherapie, Sprachtherapie) eine Verbesserung der Kompetenz in bestimmten Funktionen erarbeiten, fällt der Pflege die Aufgabe zu, diese Teilkompetenzen in einen großen Zusammenhang zu bringen und in das tägliche Leben der Patienten zu integrieren. Die Pflege erhält also in diesem System einen „eigenständigen rehabilitativen Auftrag", der in der Geriatrie den Begriff des „Pflegetherapeuten" geprägt hat.

Mitglieder des Pflegeteams in der Geriatrie benötigen eine ganze Reihe von Kenntnissen und Qualifikationen, die in ihrer Berufsausbildung zum Teil nicht überall in Deutschland vermittelt werden. Dazu gehören
- fundierte Kenntnisse der geriatrischen Pflege, insbesondere aktivierende und therapeutisch-rehabilitative Pflegetechniken (z. B. nach dem Bobath-Konzept),
- gute Kenntnisse in der Organisation eines personenzentrierten Pflegesystems (Bereichs- und Bezugspflege) sowie
- Kompetenzen innerhalb des Pflegeteams und teamübergreifend in den Bereichen Kooperation, Koordination und Kommunikation.

Fundierte Kenntnisse sind insbesondere zu bestimmten Erkrankungen und geriatrischen Syndromen notwendig.

Erkrankungen und geriatrische Syndrome, die das Pflegeteam kennen muss
- Demenz
- Depressive Störungen
- Schlaganfall
- Frakturen im Alter und Gerontotraumatologie
- Arterielle Verschlusskrankheit und Amputation
- Diabetes mellitus
- Inkontinenz (Stuhl- und/oder Harninkontinenz)
- Immobilität, Frailty („Gebrechlichkeit")
- Dekubitus
- Exsikkose, Ess-, Trink- und Schluckstörungen
- Obstipation
- Schlafstörungen
- Schmerz und Schmerztherapie

Das System der aktivierenden therapeutischen Pflege wird an anderer Stelle näher erläutert. Im Folgenden sind notwendige Kenntnisse und Fertigkeiten der Pfleger aufgeführt.

Notwendige Kenntnisse und Fertigkeiten der Pfleger
- Kommunikation mit sprachgestörten Patienten
- Wund-Management
- Pflege von Venenkathetern und Portsystemen
- Ernährungsmanagement
- Stomatologie
- Inkontinenz, Management von Blasenkathetern (inkl. Legen von transurethralen Kathetern, Katheterpflege, Katheterwechsel)

- Anus-praeter-Management
- Tracheostoma-Management
- nichtinvasive Beatmung
- Hilfsmittelversorgung
- Patienten-Edukation
- Kommunikation, Anleitung und Empowerment von Angehörigen
- Multiprofessionelle Patientenüberleitung

5.1.3 Physiotherapie

Der Physiotherapie nimmt sich der Bewegungsstörungen an, die auch für alte Menschen eine wesentliche Einschränkung der Lebensqualität darstellen. Da die Mobilität bei nahezu allen geriatrischen Patienten Defizite aufweist, stellt die Physiotherapie die zahlenmäßig größte Therapeutengruppe. Entgegen einer weit verbreiteten Meinung können selbst hochbetagte Menschen nach schweren Erkrankungen unter kompetenter Anleitung speziell ausgebildeter Therapeuten wieder sitzen, stehen und gehen lernen, in vielen Fällen unter der Anwendung von Hilfsmitteln.

Physiotherapeuten in der Geriatrie müssen ein weites Spektrum an Krankheiten behandeln. Dies erfordert eine entsprechend breite Ausbildung.

Krankheitsbilder mit besonderer Bedeutung für die Physiotherapie
- Erworbene zerebrale Erkrankungen, vor allem Schlaganfall
- Erkrankungen der Gerontotraumatologie, u. a.
    - hüftnahe Femurfrakturen
    - Beckenringfrakturen
    - distale Frakturen des Beines
    - Wirbelkörperfrakturen
    - proximale Humerusfrakturen
    - Humerusfrakturen
    - distale Radiusfrakturen
    - periprothetische Frakturen (zunehmend)
- Dorsopathien
- Arthrosen in allen Körperregionen
- Herzinsuffizienz
- Koronare Herzkrankheit, Herzinfarkt
- Pneumonie
- Chronische Lungenerkrankungen, besonders die chronisch-obstruktive Lungenkrankheit
- Parkinsonkrankheit
- Inkontinenz
- Arterielle Verschlusskrankheit
- Zustand nach Amputationen, insbesondere im Bereich der unteren Extremität

Auch Patienten mit gerontopsychiatrischen Erkrankungen wie Demenz, Delir und Depressionen können oft von der Physiotherapie (PT) sehr profitieren.

Physiotherapeuten in der Geriatrie benötigen eine sehr breite Ausbildung und Spezialkenntnisse im Umgang mit geriatrischen Patienten. Dazu gehören Kenntnisse und Fertigkeiten
- im Bereich der neurophysiologischen Behandlungsverfahren (die größte Bedeutung hat hier das Bobath-Konzept),
- im Umgang mit Erkrankungen der Gerontotraumatologie,
- in der Therapie von Patienten mit Endoprothesen,
- in der Therapie von Patienten mit Krankheitsbilder aus der Inneren Medizin (insbesondere Pneumonie, Herzinsuffizienz, koronare Herzkrankheit, Herzinfarkt, chronische Lungenerkrankungen, besonders die chronisch-obstruktive Lungenkrankheit, arterielle Verschlusskrankheit),
- in der Manuellen Therapie,
- in der physiotherapeutischen Schmerztherapie,
- Lymphdrainage.

Wichtig sind außerdem die „physikalische Therapie", die verschiedenen Formen der Massage, medizinische Bäder sowie Elektrotherapie. In diesem Bereich werden auch Masseure und Medizinische Bademeister eingesetzt.

5.1.4 Ergotherapie

Die allermeisten geriatrischen Patienten zeigen Störungen auf dem Gebiet der Alltagskompetenz, insbesondere in den Bereichen
- An- und Auskleiden,
- Körperpflege,
- Toilettenbenutzung,
- Zubereitung von Mahlzeiten,
- Essen und Trinken,
- komplexe lebenspraktische Aktivitäten wie
  - Einkaufen und
  - Benutzung von öffentliche Verkehrsmitteln,
- Nutzung von Hilfsmitteln.

Die Wiedererlangung von Fähigkeiten auf dem Gebiet der Alltagskompetenz ist die Aufgabe der Ergotherapie. Selbstständigkeit und Unabhängigkeit von fremder Hilfe werden von geriatrischen Patienten in besonderem Maße mit Lebensqualität assoziiert.

In der Ergotherapie erfolgt nach der umfassenden Befundaufnahme ein ausführliches sensomotorisches Training, zudem lernen Patienten sich trotz Bewegungseinschränkungen und Behinderungen im täglichen Leben zurechtzufinden. Trainiert werden sowohl die basalen Funktionen (Kraft, Sensibilität, Feinmotorik, Geschicklichkeit) als auch Koordination, Aufmerksamkeit, Konzentrationsfähigkeit und kognitive Leistungen.

Im ADL-Training (ADL = „activities of daily living", Aktivitäten des täglichen Lebens) werden für die Selbstständigkeit des Patienten entscheidende Fähigkeiten wie Waschen, An- und Auskleiden, Körperpflege sowie die Zubereitung und Aufnahme der Nahrung geübt. Darüber hinaus werden je nach Notwendigkeit auch komplexere Aktivitäten wie Einkaufen und Fahrten mit öffentlichen Verkehrsmitteln in das Trainingsprogramm integriert.

Ergotherapeuten in der Geriatrie benötigen eine der Aufgaben entsprechende Ausbildung und Spezialkenntnisse im Umgang mit geriatrischen Patienten. Dazu gehören Kenntnisse und Fertigkeiten
- im Bereich der neurophysiologischen Behandlungsverfahren (insbesondere nach den Konzepten von Bobath und Perfetti),
- im Bereich der Therapie von Wahrnehmungsstörungen (beispielsweise nach dem Konzept von Affolter),
- im Umgang mit Erkrankungen der Gerontotraumatologie,
- in der Therapie von Patienten mit Endoprothesen,
- in der Therapie von Patienten mit Krankheitsbilder aus der Inneren Medizin (insbesondere Herzinsuffizienz, koronare Herzkrankheit, Herzinfarkt, arterielle Verschlusskrankheit),
- in der Manuellen Therapie,
- im komplexen Umgang mit Hilfsmitteln.

5.1.5 Sprachtherapie/Schlucktherapie

Die Sprachtherapie nimmt sich der Patienten mit Sprachstörungen und anderen Problemen im Bereich Mund/Gesicht/Rachen/Kehlkopf an. Zum Einsatz kommen Therapeuten mit der staatlichen Anerkennung als Logopäde, Sprachheilpädagoge oder in einer anderen Ausbildung gleichwertiger sprachtherapeutischer Berufe, sofern sie eine fundierte Ausbildung in den für die Aufgabe erforderlichen Kenntnissen und Fertigkeiten einschließt. Erforderlich ist insbesondere die Kompetenz in der Behandlung der „4 S":
- Sprache,
- Sprechen,
- Stimme,
- Schlucken.

Bei älteren Patienten werden also in erster Linie erworbene Störungen im Bereich Sprache und im Bereich Mund/Rachen/Kehlkopf angesiedelt sind. Dazu gehören insbesondere
- Aphasien,
- Sprechapraxien,
- Dysarthrien,
- Stimmstörungen (seltener) sowie
- Schluckstörungen (Dysphagie).

Zum Aufgabengebiet gehören außerdem die unterstützte Kommunikation und die spezifische Hilfsmittelversorgung.

5.1.6 Psychologie

Die Psychologie ist in der Geriatrie mit verschiedenen Aufgaben in Diagnostik und Therapie betraut. Sie betreffen alle Störungen, die im Zusammenhang mit dem komplexen Krankheitsgeschehen bei geriatrischen Patienten stehen, insbesondere bei erworbenen zerebralen Erkrankungen (vor allem Schlaganfall), neuropsychologischen Störungen anderer Ursachen, demenziellen Erkrankungen (vor allem M. Alzheimer), depressiven Störungen, Angststörungen, Problemen bei der Krankheitsverarbeitung, anderen Störungen im Erleben, Fühlen und Verhalten.

Einen wichtigen Teil der Arbeit nimmt die genaue Analyse von neuropsychologischen und kognitiven Störungen ein. Eine exakte Beschreibung des meist sehr komplexen Problemprofils geriatrischer Patienten leitet eine entscheidende Hilfe für das gesamte therapeutische Team bei der Festlegung der therapeutischen Strategien.

In der Diagnostik ist eine Analyse folgender Teilbereiche wichtig:
- Aufmerksamkeit,
- Affekt,
- Orientierung,
- Gedächtnis,
- Wahrnehmung,
- neuropsychologische Funktionen,
- Planungs- und Kontrollfunktionen,
- Kompetenzen zur Problemlösung.

Dabei kommen neben einer Verhaltensbeobachtung diverse Screening-Verfahren und eine Reihe von psychometrischen Testverfahren zum Einsatz, wie beispielsweise Mini-Mental-Test, Uhrentest, DemTect. Sehr wichtig sind auch fremdanamnestische Informationen aus verschiedenen Quellen.

In der psychologischen Therapie werden vornehmlich folgende Methoden verwandt:
- kognitives Training (auch computergestützt),
- Wahrnehmungstraining,
- Konzentrationstraining,
- Realitätsorientierungstraining (ROT),
- Training intellektueller Funktionen,
- Gedächtnistraining,
- Kurz-Psychotherapie (insbesondere auf verhaltenstherapeutischer Basis),
- Entspannungstherapie (u. a. Progressive Muskelrelaxation nach Jacobson und Autogenes Training).

5.1.7 Sozialarbeit

Die Sozialarbeit stellt die Weichen für die Wiedereingliederung der Patienten in die häusliche Umgebung.

Typische Aufgaben des Sozialdienstes
- Information und Beratung für Patienten und Angehörige zu allen Fragen im Umfeld der Krankheit
- Vermittlung von Hilfen zur Hauskrankenpflege oder Essensversorgung
- Organisation individueller Unterstützung, gegebenenfalls auch einer Betreuung
- Organisation von Hilfsmitteln und behindertengerechten Wohnungseinrichtungen, gegebenenfalls Vermittlung neuer Wohnmöglichkeiten
- Beratung und Information der Angehörigen und anderer Kontaktpersonen
- Hilfe bei der Kontaktaufnahme mit den Behörden (z. B. bei der Beantragung von Pflegegeld oder eines neuen Schwerbehindertenausweises)
- Hilfe bei finanziellen Problemen

Die Erkenntnis, dass ein umfassendes nachhaltiges Gesundheitsmanagement nur unter enger Einbeziehung des sozialen Umfeldes und der anderen Kontextfaktoren gelingen kann, weist der Sozialarbeit im Therapeutischen Team eine besondere Bedeutung für den Übergang in die häusliche Umgebung zu. Hierzu ist eine enge Kommunikation mit allen Partnern und Institutionen der ambulanten Weiterversorgung unverzichtbar.

Der modernen Sozialarbeit steht bei der Durchführung ihrer Aufgaben eine ganze Reihe von Strategien zur Verfügung. Als ganz besonders wichtig hat sich in den letzten Jahren die Methode des Case-Managements etabliert.

5.1.8 Seelsorge

Nahezu alle Patienten sind wegen ihrer Krankheit mit einschneidenden Änderungen ihres Lebens konfrontiert. Beistand in dieser schwierigen Situation wie auch in Fragen des Glaubens bietet der Seelsorger als weiteres Mitglied des therapeutischen Teams. Moderne Seelsorge ist aber immer in der Lage, Trost und Beistand unabhängig von einer konfessionellen Bindung anzubieten. Eine abgeschlossene Ausbildung in therapeutischer Seelsorge ist hierbei sehr hilfreich.

5.1.9 Andere wichtige Berufsgruppen

In Abhängigkeit von der speziellen Struktur der einzelnen Klinik gehören noch andere Berufsgruppen direkt oder durch Konsilleistungen zum therapeutischen Team in der Geriatrie, beispielsweise sind dies Ernährungsberatung, Musiktherapie, Kommunikationstherapie und Kunsttherapie.

5.1.10 Kooperation mit anderen medizinischen Fachbereichen

Wichtig für eine geriatrische Abteilung ist außerdem der Kontakt zu den verschiedenen Fachdisziplinen (z. B. Chirurgie, Urologie, Neurologie, Gynäkologie, Psychiatrie, Stomatologie und Zahnheilkunde, Augen- und HNO-Heilkunde), die konsiliarisch bei besonderen Problemkonstellationen hinzugezogen werden können.

Nicht zuletzt wegen der häufigen Ernährungsstörungen geriatrischer Patienten hat sich auch die Gerontostomatologie in den letzten Jahren zu einem wichtigen Zweig der komplexen geriatrischen Versorgung entwickelt.

5.2 Patient und Angehörige in ihrem psychosozialen Kontext

Entscheidenden Einfluss auf die Lebenssituation in der Zeit nach dem Krankenhausaufenthalt haben Angehörige und andere Bezugspersonen. Sie werden deshalb als „externe Teammitglieder" betrachtet. Angehörige sind immer durch die Krankheit mit betroffen (oft ähnlich stark oder sogar stärker als der Patient). Sie sind aber auch die wichtigsten Kontaktpersonen für die „Zeit nach dem Krankenhaus", spielen also sowohl in der Klinik als auch danach eine entscheidende Rolle für das langfristige Gesundheitsmanagement der

Patienten. Der Umgang mit Angehörigen ist oft mit komplexen Problemen belastet. Sie projizieren ihre Emotionen (Angst, Wut, Verzweiflung) meist unwissentlich auf Pflegepersonen, Ärzte und Therapeuten. Soziale Kompetenz im Umgang mit Angehörigen stellt deshalb einen unverzichtbaren Teil der Professionalität aller Berufsgruppen im therapeutischen Team dar.

Die Kunst, Angehörige als Partner für die Weiterversorgung der Patienten zu gewinnen, sei es für die körperliche Unterstützung, sei es als wichtiger Faktor für die weitgehende Gesundung der Patienten, ist ein entscheidender Faktor für den Erfolg geriatrischer Rehabilitation. Angehörige benötigen Unterstützung insbesondere in folgenden Bereichen:

- Information,
- Training in Handling-Techniken,
- Trost und Ermutigung („Empowerment").

Um die enge Einbeziehung in den Therapieprozess zu unterstützen, gibt es in der Geriatrie keine Besuchszeiten. Die Angehörigen sind grundsätzlich zu allen (den Patienten zumutbaren) Zeiten willkommen. Es wird eine konstruktive Kommunikation und Kooperation erwartet, die sich in das Gesundheitsmanagement integrieren soll.

# Dimensionen geriatrischen Handelns

Kapitel 6   Akutmedizin in der Geriatrie – 31

Kapitel 7   Geriatrische Rehabilitation – 33

Kapitel 8   Präventivmedizin in der Geriatrie – 37

Kapitel 9   Palliativmedizin in der Geriatrie – 41

Kapitel 10   Geriatrisches Gesundheitsmanagement – 49

Im Gegensatz zu der in weiten Teilen der Medizin üblichen Einteilung in Fakultäten verfolgt die Geriatrie den Anspruch, ganzheitlich und nachhaltig zu agieren. Strategie und Behandlungsziele müssen bei jeden Patienten individuell erarbeitet werden. Zu berücksichtigen sind hierbei
- alle relevanten Erkrankungen des Patienten,
- die für eine im Einzelfall optimale Lebensqualität erforderlichen Umgebungsbedingungen („Kontextfaktoren" nach ICF),
- die persönlichen Bedürfnisse und Wertvorstellungen des Patienten.

Dies setzt einen komplizierten Meinungsbildungs- und Entscheidungsprozess voraus und mündet in ein ganzheitliches Gesundheitsmanagement, das den Patienten im Idealfall über Jahre trägt und ihm trotz seiner persistierenden Gesundheitsprobleme ein Maximum an Lebensqualität ermöglicht.

Es ist wichtig, dass alle notwendigen Maßnahmen gleichzeitig in einem Gesamtkonzept berücksichtigt werden. Die klassische zeitliche Trennung von kurativen, rehabilitativen, präventiven und sozial flankierenden Maßnahmen ist für den geriatrischen Patienten kontraproduktiv und ineffizient.

Um die Effektivität diese Maßnahmen weiter zu steigen, müssen die ambulanten, teilstationären und stationären Strukturen stärker als bisher vernetzt werden. Weiterhin erforderlich sind neue Strukturen wie geriatrische Schwerpunktpraxen, Geriatriezentren und mobile Teams, die innerhalb der Netzwerke auch eine koordinierende Funktion übernehmen.

Akutmedizin in der Geriatrie

6.1 Art und Umfang der medizinischen Maßnahmen in Grenzsituationen – 32

P. Hien, R. Pilgrim, R. Neubart, Moderne Geriatrie und Akutmedizin
DOI 10.1007/978-3-642-25603-5_6 © Springer-Verlag Berlin Heidelberg 2013

Die akut auftretende schwere Krankheit geriatrischer Patienten macht häufig eine vollstationäre Behandlung erforderlich. Steht ein bestimmtes medizinisches Problem im Vordergrund, das der speziellen Intervention bedarf (z. B. durch die Unfallchirurgie bei Schenkelhalsfraktur oder im Herzkatheterlabor bei Herzinfarkt), führen die entsprechenden Abteilungen die notwendige Behandlung durch, im Idealfall im Dialog mit einem Geriater. Oft stellt sich im Verlauf der Behandlung heraus, dass die Patienten von einer Weiterbehandlung in der Geriatrie profitieren würden.

Leider kommen oft gut rehabilitierbare Patienten nicht oder zu spät in die Geriatrie, was ihre Chancen für eine relative Autonomie nach dem Klinikaufenthalt verschlechtert. Die Möglichkeit einer geriatrischen Rehabilitation und damit einer Verbesserung von Selbstständigkeit und Lebensqualität darf aber keinem Patienten vorenthalten werden!

In vielen Fällen ist aber auch die initiale Therapie in der Geriatrie angeraten, insbesondere wenn eine komplexe Gesundheitsstörung vorliegt. Um die Allokationsentscheidung fachkompetent treffen zu können, ist geriatrische Kompetenz auch in den Rettungsstellen der Kliniken sicherzustellen (► Kap. 13).

Ein viel stärkeres Gewicht auch für akutmedizinische Maßnahmen sollte die teilstationäre Behandlung in der geriatrischen Tagesklinik bekommen. Dieses Strukturelement vereint die Möglichkeit der komplexen Intervention mit der für geriatrische Patienten so wichtigen Nähe zu Wohnung und sozialem Umfeld.

6.1 Art und Umfang der medizinischen Maßnahmen in Grenzsituationen

Grundsätzlich darf auch hochbetagten Patienten eine medizinisch mögliche und sinnvolle Therapie (auch Intensivtherapie!) allein wegen ihres Alters nicht vorenthalten werden. Es gilt der Grundsatz:

> Man muss alles machen können, aber nicht immer alles machen!

Unverzichtbar ist in der intensivierten geriatrischen Akutmedizin also der verantwortungsvolle Umgang mit der schwierigen Frage, ob das Team in einer aktuell instabilen Situation Intensivtherapie oder palliative Maßnahmen einsetzt.

Angesichts einer möglicherweise begrenzten weiteren Lebenszeit sind individuelle Konzepte für die schwer betroffenen Patienten im Dialog mit ihnen und ihren Angehörigen festzulegen. Das bedeutet, unter Abwägung aller Möglichkeiten der heutigen Medizin, die Maßnahmen individuell den Bedürfnissen des Erkrankten anzupassen.

Entscheidendes Kriterium hierfür ist der mutmaßliche Wille des Patienten. Im Hinblick auf die theoretisch möglichen Maßnahmen, die erreichbare Lebensqualität sowie die Wertesysteme der Betroffenen ist die Wahl der für den Betroffenen optimalen Vorgehensweise – eine Kunst, die nur in Würdigung der komplexen Gesamtsituation und in Kommunikation mit dem therapeutischen Team somit mit dem Patienten sowie allen anderen relevanten Bezugspersonen gelingen kann.

Geriatrische Rehabilitation

7.1 ICF und SGB IX – 34

7.2 Die Behindertenrechtskonvention
der Vereinten Nationen – 34

7.3 Besonderheiten der geriatrischen Rehabilitation – 35

7.4 Neue Angebote der geriatrischen Rehabilitation:
Ambulante und mobile Rehabilitation – 36

P. Hien, R. Pilgrim, R. Neubart, Moderne Geriatrie und Akutmedizin
DOI 10.1007/978-3-642-25603-5_7 © Springer-Verlag Berlin Heidelberg 2013

Oberstes Ziel geriatrischen Handeln ist die optimale Lebensqualität und Autonomie trotz Krankheit und Behinderung. Dadurch bekommt die Rehabilitation eine überragende Bedeutung in der komplexen Intervention bei geriatrischen Patienten. Diese Erkenntnis darf aber nicht zu der Fehlinterpretation verleiten, Geriatrie könnte auf die Rehabilitation reduziert werden.

Lange Zeit war der Begriff der Rehabilitation ein Terminus aus der Unfall- und Rentenversicherung, um Betroffenen die Reintegration in das Arbeitsleben zu ermöglichen. Seit 1974 ist Rehabilitation auch ein Rechtsanspruch älterer Menschen („Rehabilitationsangleichungsgesetz"). Damit wurden die Krankenkassen zu Trägern von Rehabilitationsleistungen, und die geriatrische Rehabilitation bekam eine Rechtsgrundlage.

Frühere Definitionen, die vorsahen, die Folgen eines Gesundheitsschadens zu beseitigen, zu mildern oder Folgen zu beseitigen, wurden durch modernere Konzepte abgelöst. Die Grundlagen im internationalen Recht wurden in dem ICF (International Classification of Functioning, Disability and Health), das in Deutschland Basis des SGB IX wurde, und in der Behindertenrechtskonvention der Vereinten Nationen niedergelegt.

7.1 ICF und SGB IX

Das ICF (deutsch: Internationale Klassifikation der Funktionsfähigkeit, Behinderung und Gesundheit) ist eine Klassifikation der funktionalen Gesundheit und ihrer Beeinträchtigungen. Das ICF ist die Weiterentwicklung des ICIDH (International Classification of Impairments, Disabilities and Handicaps), das als Klassifikationsschema von Krankheiten und Behinderung von der WHO entwickelt und 1980 veröffentlicht wurde. Das bio-psycho-soziale Modell, auf dem die ICIDH in Ansätzen basiert, wurde mit der ICF erheblich erweitert und damit der Lebenswirklichkeit Betroffener besser angepasst. Insbesondere wird nun der gesamte Lebenshintergrund der Betroffenen berücksichtigt.

Im Sinne des ICF sind die Wohnumgebung des Patienten und die Personen des unmittelbaren Umfeldes wichtige Kontextfaktoren, die Lebensqualität und Teilhabe wesentlich beeinflussen. Die Integration eben dieser Kontextfaktoren in den Behandlungsplan stellt eine wesentliche Dimension der für diesen Patienten notwendigen Intervention (Rehabilitation) dar. Je näher am persönlichen Umfeld des Patienten diese Rehabilitation stattfindet, desto besser können die genannten Faktoren berücksichtigt und deren Beeinflussung in die Maßnahme integriert werden.

Die Umsetzung des ICF wurde im Neunten Buch des Sozialgesetzbuches (SGB IX) – Rehabilitation und Teilhabe behinderter Menschen – im Jahre 2001 in das deutsche Recht umgesetzt.

Im SGB IX und im Gesetz zur Gleichstellung behinderter Menschen wurden wesentliche Aspekte der ICF aufgenommen – unter Berücksichtigung der in Deutschland historisch gewachsenen und anerkannten Besonderheiten.

> **Das SGB IX stellt sicher, dass das Recht auf Rehabilitation und Teilhabe jederzeit in Anspruch genommen und notfalls eingeklagt werden kann!**

7.2 Die Behindertenrechtskonvention der Vereinten Nationen

Die Behindertenrechtskonvention der Vereinten Nationen (Convention on the Rights of Persons with Disabilities) ist seit dem 26. März 2009 geltendes Recht und verpflichtet die

Bundesrepublik Deutschland als unterzeichnenden Vertragsstaat auf die weitreichenden Ziele einer inklusiven Politik für chronisch kranke, behinderte und pflegebedürftige Menschen. Im Artikel 26 (Habilitation und Rehabilitation) heißt es:

» Die Vertragsstaaten treffen wirksame und geeignete Maßnahmen, einschließlich durch die Unterstützung durch andere Menschen mit Behinderungen, um Menschen mit Behinderungen in die Lage zu versetzen, ein Höchstmaß an Unabhängigkeit, umfassende körperliche, geistige, soziale und berufliche Fähigkeiten sowie die volle Einbeziehung in alle Aspekte des Lebens und die volle Teilhabe an allen Aspekten des Lebens zu erreichen und zu bewahren. Zu diesem Zweck organisieren, stärken und erweitern die Vertragsstaaten umfassende Habilitations- und Rehabilitationsdienste und -programme, insbesondere auf dem Gebiet der Gesundheit, der Beschäftigung, der Bildung und der Sozialdienste, und zwar so, dass diese Leistungen und Programme a) im frühestmöglichen Stadium einsetzen und auf einer multidisziplinären Bewertung der individuellen Bedürfnisse und Stärken beruhen; b) die Einbeziehung in die Gemeinschaft und die Gesellschaft in allen ihren Aspekten sowie die Teilhabe daran unterstützen, freiwillig sind und Menschen mit Behinderungen so gemeindenah wie möglich zur Verfügung stehen, auch in ländlichen Gebieten.

Das ICF und die Behindertenrechtskonvention der Vereinten Nationen bilden heute die konzeptionelle Basis der Rehabilitation älterer Menschen, die „geriatrische Rehabilitation".

7.3 Besonderheiten der geriatrischen Rehabilitation

Geriatrische Rehabilitation unterscheidet sich von der organmedizinisch definierten Rehabilitation grundsätzlich:

Geriatrische Rehabilitation ist abgesehen von wenigen Aufnahmen in jeder Erkrankungsphase erforderlich. Das betrifft insbesondere die Frühphase von Akuterkrankungen. Patienten mit akuter Pneumonie, akutem Schlaganfall oder einer Fraktur müssen also schon in den ersten Behandlungstagen auch rehabilitativ behandelt werden, um Folgeschäden zu vermeiden (z. B. Pneumonien, Inaktivitätsatrophie der Muskulatur oder Kontrakturen) und das Ziel der möglichst optimalen Selbstständigkeit überhaupt erreichen zu können.

Die Ziele geriatrischer Rehabilitation unterscheiden sich auch in Bezug auf die Lebensführung grundsätzlich von anderen Formen der Rehabilitation (z. B. kardiologische, orthopädische oder neurologische Rehabilitation). Die Eingliederung ins Erwerbsleben spielt für die Klientel nur noch selten eine Rolle, während die Unabhängigkeit von fremder Hilfe sowie die Teilhabe am gesellschaftlichen Leben ganz in den Vordergrund rücken.

Die geriatrische Rehabilitation hat auch eine besondere Bedeutung für das weitere Gesundheitsmanagement der Patienten. Ohne die (in der Regel wiedererlernte) körperliche Bewegung kann auch die gerade bei älteren Menschen dringend notwendige tägliche Konditionierung des Herz-Kreislauf-Systems nicht erfolgen. Dies führt dann regelmäßig zu weiteren Problemen, wie Herzmuskelschwäche, Muskelabbau, aber auch zu einer Einschränkung der sozialen Kontakte.

Neben dem Erfordernis einer gleichzeitigen rehabilitativen, akutmedizinischen und präventiven Versorgung ist außerdem das Prinzip der „Versorgung im lokalen Kontext" von größter Bedeutung. Die rehabilitative Versorgung in Wohnortnähe ist aus verschiedenen Gründen bei geriatrischen Patienten unverzichtbar. Dies sind im Einzelnen:

> **Gründe für die Unverzichtbarkeit der rehabilitativen Versorgung in Wohnortnähe**
> — Die Notwendigkeit der Organisation des Gesundheitsmanagements unter Einbeziehung des primären und sekundären sozialen Netzes. Dazu gehören in erster Linie die Angehörigen, der Hausarzt sowie oft ein ambulanter Pflegedienst.
> — Die besondere Bedeutung der Wohnung des Patienten, sodass neben der rehabilitativen Therapie in vielen Fällen eine Anpassung bzw. eine Umorganisation des Wohnraums erforderlich wird.
> — Informationen über das persönliche Umfeld des Patienten sind für eine individuelle Festlegung der Rehabilitationsziele obligat. Aus der Klinik oder Tagesklinik wird hierzu in vielen Fällen ein diagnostisch-therapeutischer Hausbesuch eingesetzt.
> — Die Einbeziehung der Angehörigen in den Rehabilitationsprozess. Hier darf es inzwischen als wissenschaftlich gesichert gelten, dass die Überwindung der reaktiven Depression nach dem einschneidenden Krankheitsereignis auf diese Weise besser überwunden werden kann und auch die Angehörigen durch Information und Einbeziehung in den Rehabilitationsablauf auf die „Zeit nach dem Krankenhaus" vorbereitet werden können. Diese Maßnahmen sind für eine erfolgreiche Rehabilitation äußerst wichtig und können mit dem Begriff „Empowerment von Patient und Angehörigen" beschrieben werden.

Die überragende Bedeutung der geriatrischen Rehabilitation für die nachhaltige Gesundheitsversorgung älterer Menschen ist genauso unbestritten wie die Wichtigkeit einer individuellen Vorgehensweise. Nicht einfach zu beantworten ist allerdings die Frage der optimalen Form der rehabilitativen Therapie. Dies kann nur unter Würdigung aller Einzelaspekte jedes Patienten festgelegt werden. Grundsätzlich stehen nach überstandener Akutphase einer Erkrankung für die geriatrische Rehabilitation folgende Verfahren zur Verfügung:
- stationäre Rehabilitation (Geriatrische Klinik bzw. Rehabilitationsklinik),
- Geriatrische Tagesklinik,
- mobile Rehabilitation,
- ambulante Rehabilitation.

7.4 Neue Angebote der geriatrischen Rehabilitation: Ambulante und mobile Rehabilitation

Wie bereits erwähnt, ist es eine Hauptaufgabe der Gesundheitsversorgung älterer Menschen, ihnen eine möglichst selbstständige Lebensführung trotz Krankheit und Behinderung zu ermöglichen. Im Rahmen dieser „geriatrischen Rehabilitation" wurden in den letzten Jahren moderne Versorgungsformen entwickelt, die die Rehabilitation in das Lebensumfeld der Betroffenen integrieren.

Das wichtige Strukturelement „Geriatrische Tagesklinik", in der neben der Akutbehandlung auch Rehabilitation stattfindet, wird in ▶ Kap. 13 eingehend beschrieben.

Weitere Angebote, wie die ambulante und besonders die mobile Rehabilitation, befinden sich noch im Stadium der Entwicklung, sind aber als wohnortnahe Institutionen offenbar gut geeignet, gerade eine Reihe geriatrischer Probleme besser zu lösen als die geriatrische Rehabilitation in der Klinik.

Präventivmedizin in der Geriatrie

8.1 Prävention von Krankheiten durch gesundes Altern – 38

8.2 Spezielle Prävention im Alter – 38

8.3 Medizinische Prävention bei geriatrischen Patienten – 39

P. Hien, R. Pilgrim, R. Neubart, Moderne Geriatrie und Akutmedizin
DOI 10.1007/978-3-642-25603-5_8 © Springer-Verlag Berlin Heidelberg 2013

8.1 Prävention von Krankheiten durch gesundes Altern

Gesundes und „erfolgreiches" Altern ist kein Zufall. Die Bedeutung einer gesunden Lebensführung ist wissenschaftlich erwiesen. Einen positiven Beitrag leisten folgende Maßnahmen:

- **Ein Verzicht auf das Rauchen und andere Genussgifte**
Dabei sind geringe Mengen Alkohol (beispielsweise ein Glas Wein am Tag) in der Regel unschädlich.

- **Gesunde Ernährung**
Das bedeutet eine normale Mischkost, die prinzipiell auf kein Lebensmittel verzichten muss, reich an Obst und Gemüse ist, aber große Mengen Fleisch und tierische Fette vermeidet.

- **Gewichtskontrolle**
Dabei gilt die Regel, dass jeder Mensch seine individuelle Figur hat und nur deutliches Überund Untergewicht vermieden werden sollen. Wer es genau wissen will, kann sich an dem Body-Mass-Index (BMI) orientieren, der zwischen 20 und 30 liegen sollte. (Für jüngere Menschen gelten strengere Maßstäbe: Es wird ein BMI zwischen 19 und 25 empfohlen.)

- **Lebenslange Übung**
Diese schließt drei wesentliche Bereiche ein:

> **Bereiche, die eine lebenslange Übung erfordern**
> — Geistige Aktivität: Hier sind der Kreativität keine Grenzen gesetzt. Beispielsweise sind Kreuzworträtsel, Gedichte lernen oder die Diskussion mit klugen und netten Menschen bewährte Strategien.
> — Körperliche Fitness: Gemeint sind alle Bereiche körperlicher Übung, also Kraft, Ausdauer und Geschicklichkeit, insbesondere der Balance. Das beugt nicht nur der Arteriosklerose vor, sondern auch der Alzheimer-Demenz (!) und schützt vor Stürzen.
> — Soziale Beziehungen: Diese können in ihrer positiven Wirkung für geistige Leistung und seelisches Wohlbefinden gar nicht hoch genug eingeschätzt werden.

8.2 Spezielle Prävention im Alter

Der Begriff der Prävention in der Geriatrie ist relativ neu, gewinnt aber zunehmend an Bedeutung. In Anlehnung an die Definition der Rehabilitation unterscheidet man die Primärprävention (gesundheitserhaltende Maßnahmen vor dem Auftreten einer Krankheit), die Sekundärprävention (frühzeitige Erkennung von Krankheiten und Verhinderung eines Fortschreitens) und die Tertiärprävention (Rezidivprävention oder Stabilisierung bestehender Krankheitsfolgen).

Das bedeutet, dass die Verantwortung für die Durchführung präventiver Maßnahmen vorrangig beim niedergelassenen Arzt liegt und dieser auch dazu befähigt sein sowie über die finanziellen Ressourcen verfügen muss.

Primärpräventive Maßnahmen in der Geriatrie sind beispielsweise die Erkennung und Beeinflussung biologischer, psychischer, sozialer und umweltbedingter Risikofaktoren, die eine Krankheit auslösen können. Gemeint sind also auch die Sozialprävention (Erkennen und Beeinflussung von Vereinsamung), Suchtprävention (Kontrolle von Alkoholikern), Sturzprävention, Gewährleistung einer gesunden Ernährung und Flüssigkeitszufuhr sowie Vermeidung einer Isolation infolge Altersarmut und Impfungen.

In Sekundärpräventionsprogrammen sollten die verschiedensten Früherkennungsuntersuchungen angeboten und möglichst bei vielen älteren Menschen durchgeführt werden. Dazu zählen beispielsweise onkologische, kardiologische, pulmonale, muskuloskelettale oder metabolische Check-up-Untersuchungen, aber auch regelmäßige Kontrollen des Zahnstatus, des Hör- und Sehvermögens und der kognitiven Funktionen.

Diese präventiven Maßnahmen sollten in regelmäßigen Abständen wiederholt und exakt dokumentiert werden.

Wegen der im höheren Alter bestehenden Multimorbidität wird eine Vielzahl von Präventivmaßnahmen tertiärer Art sein. Darunter versteht man eine optimale, dem Krankheitsbild angepasste Reintegration in sein individuelles Umfeld. Das lässt sich nur im engen Kontakt mit den Angehörigen und Betroffenen gemeinsam gestalten. Konkrete tertiärpräventive Maßnahmen sind die Hilfsmittelversorgung (Rollstuhl, Rollator, Gehbock, Schienenversorgung), eine der Behinderung gemäßen Wohnraumanpassung (Barrierefreiheit, Sensortechnik, Telemedizin), regelmäßige Verordnung von Physiotherapie, Ergotherapie und Sprachtherapie sowie Gruppentherapie zur Förderung kommunikativer Fähigkeiten.

Aber auch die Nutzung von Angeboten verschiedener Selbsthilfegruppen und sozialtherapeutische Hilfestellungen müssen in das Angebot tertiärpräventiver Maßnahmen aufgenommen werden – insbesondere bei bürokratischen Hemmnissen im täglichen Alltag.

8.3 Medizinische Prävention bei geriatrischen Patienten

Ein wesentliches Behandlungsziel im komplexen Gesundheitsmanagement geriatrischer Patienten besteht in der guten Einstellung chronischer Krankheiten, um einem Fortschreiten sowie Folgeproblemen vorzubeugen. Wichtige Beispiele für solche Krankheiten sind Hypertonie und Diabetes mellitus. Entgegen oft gehörten Vorurteilen können auch im höchsten Alter durch diese Maßnahmen Folgerisiken vermindert werden. Auch im Bereich der Prävention ist also Nihilismus kontraindiziert. Grundsätzlich wichtig ist aber eine individuelle Risikoabwägung. So kann eine zu straffe Diabetes-Führung zu Hypoglykämien und Sturzgefahr führen. Und eine antihypertensive Therapie kann nachweislich thromboembolische Ereignisse verhindern, aber auch Schwindel und wiederum Stürze verursachen.

Auch eine spezielle präventive Medikation, beispielsweise eine Antikoagulation bei Vorhofflimmern oder eine knochenstabilisierende Therapie bei Osteoporose, ist grundsätzlich indiziert, erfordert aber immer eine individuelle Therapieentscheidung im Sinne einer Nutzen-Risiko-Abwägung.

Palliativmedizin in der Geriatrie

9.1 Definition Palliativ-Patient – 42

9.2 Besonderheiten der Palliativmedizin bei geriatrischen Patienten – 42

9.3 Begleitung und Beistand – 42

9.4 Assessment im Palliativbereich – 43

9.5 Symptomkontrolle – 43

9.6 Art und Umfang der medizinischen Maßnahmen – 47

9.7 Ermittlung des Patientenwillens – 47

9.8 Handlungsgrundlage – 47

9.9 Entscheidung für ein palliatives Therapiekonzept – 47

9.10 Kommunikation des palliativen Therapiekonzeptes – 48

9.11 Gesprächs- und Begleitungsangebote als integraler Bestandteil des palliativen Therapiekonzeptes – 48

Wichtigstes Ziel geriatrischen Handels ist stets die optimale Lebensqualität der Patienten trotz chronischer Krankheit und Behinderung. Dies gilt für alle Krankheits- und Lebensabschnitte – selbstverständlich auch für die letzte Lebensphase.

> Palliativmedizin (lat. *palliare* = lindern) ist integraler Bestandteil jedes geriatrischen Konzeptes und folgt dem bewährten geriatrischen Grundsatz: Heilen: selten, Lindern: meistens, Trösten: immer.

Wichtig in diesem Zusammenhang ist auch die Differenzierung zwischen „Palliativ-Patient" und „palliativen Behandlungsanteilen". Viele geriatrische Patienten benötigen bei Krankheiten, die nicht ursächlich geheilt werden können, palliative (= lindernde) Maßnahmen in einem komplexen Behandlungskonzept. Beispiele hierfür sind chronische Rückenleiden (Dorsopathie) oder eine Osteoarthrose.

Palliativ-Patienten haben dagegen in der Regel keine Aussicht mehr auf eine durchgreifende Verbesserung ihres Gesundheitszustandes.

9.1 Definition Palliativ-Patient

Palliativ-Patient

Palliativ-Patienten zeichnen sich dadurch aus, dass eine Heilung oder Verbesserung ihrer Krankheiten offensichtlich nicht mehr möglich ist und sie mit hoher Wahrscheinlichkeit in absehbarer Zeit sterben werden.

Erfahrungsgemäß lässt sich die verbleibende Lebenszeit dieser Patienten nur sehr schwer voraussagen. Aber unabhängig von ihrer verbleibenden Lebenszeit benötigen sie intensiven ärztlichen Beistand sowie die Hilfe und Zuwendung des gesamten therapeutischen Teams.

9.2 Besonderheiten der Palliativmedizin bei geriatrischen Patienten

Vielfach wird Palliativmedizin ausschließlich als Behandlung von Krebs-Patienten wahrgenommen. Diese Betrachtungsweise lässt außer Acht, dass eine viel größere Anzahl geriatrischer Patienten an anderen Krankheiten leiden, die ebenfalls zum Tode führen und der palliativen Behandlung bedürfen.

Als besonders wichtige Krankheiten in diesem Zusammenhang sind die terminale Herzinsuffizienz, die Demenz vom Alzheimer-Typ, die fortgeschrittene chronisch obstruktive Lungenkrankheit oder der Morbus Parkinson zu nennen.

9.3 Begleitung und Beistand

Es gehört zu den geriatrischen Prinzipien, für jeden Patienten ein individuelles Gesundheitsmanagement zu organisieren, das sich auch außerhalb der Geriatrischen Klinik bewährt. Bei Palliativ-Patienten bedeutet dies zunächst eine intensive Begleitung während der klinischen Behandlung. Wenn eine Entlassung in den häuslichen Bereich geplant ist, folgt eine umfassende Organisation der postklinischen Behandlung, insbesondere aber Trost und Beistand auch in dieser Krankheitsphase. Neben der standardisierten geriatrischen Patientenüberleitung in den ambulanten Bereich gehören hier je nach Einzelfall beispielsweise auch Information und Begleitung der Angehörigen, die Vermittlung von Hilfe bei der Sterbebegleitung im häuslichen Bereich (z. B. durch Hospizgruppen) oder die Vermittlung eines Platzes im Hospiz.

Mit Hausarzt und Pflegeteam im ambulanten Bereich findet im Rahmen des geriatrischen Netzwerks eine umfassende Kommunikation statt, Information und Rat können die Kollegen auch in der Zeit nach der Entlassung des Patienten erhalten.

9.4 Assessment im Palliativbereich

Um für jeden Patienten ein Optimum an Lebensqualität trotz Krankheit und Behinderung zu erreichen, ist auch bei Patienten mit palliativem Behandlungsakzent eine genaue Analyse sämtlicher Begleitumstände erforderlich. Dieses „multidimensionale Geriatrische Assessment" ist in ▶ Kap. 10 umfassend beschrieben.

Das Geriatrische Assessment bei Palliativ-Patienten unterscheidet sich in seiner Akzentuierung deutlich von dem bei Erkrankten mit kurativ-rehabilitativen Therapiezielen. Entweder ist bei Patienten, die ursprünglich kurativ-rehabilitativ behandelt werden sollten, eine so fundamentale Verschlechterung eingetreten, dass das Lebensende naht. Oder der Gesundheitszustand zeigt sich schon bei der ersten Untersuchung als so schwer beeinträchtigt, dass eine kurative Therapie aussichtslos scheint. In diesen Fällen sollte das Assessment auf die Punkte beschränkt werden, die für die Lebensqualität des sterbenden Patienten wichtig scheinen.

9.5 Symptomkontrolle

Wenn die kausale Behandlung der Erkrankung nicht mehr gelingen kann, rückt die Symptomkontrolle in den Mittelpunkt der Therapie. Lebensqualität bedeutet in dieser Situation, die Auswirkungen der Krankheit wie Dyspnoe oder Schmerzen mit allen Mitteln der modernen Medizin zu bekämpfen. Insbesondere sind dies die Symptome
- Schmerzen,
- Exsikkose,
- Inappetenz,
- Übelkeit und Erbrechen,
- Malnutrition,
- Kachexie,
- Dysphagie,
- Dyspnoe.

Für alle diese Bereiche sind spezielle Einzelkonzepte entwickelt worden, um eine möglichst umfassende Wirkung für die Patienten erzielen zu können.

9.5.1 Symptom: Schmerzen

Eines der wichtigsten Gebiete der Symptomkontrolle ist die Schmerztherapie. Chronische Schmerzen müssen vorausschauend bekämpft werden, weshalb neben nichtmedikamentösen

Verfahren auch eine Reihe verschiedener Analgetika benötigt werden. Es sollte eine klinikinterne Analgetika-Liste im Kompetenzteam Schmerztherapie in Kooperation mit der Apotheke erarbeitet und bei Bedarf aktualisiert werden.

Es kommt je nach individueller Notwendigkeit ein ganzes Arsenal von Verfahren zur Anwendung, die auch von den verschiedensten Berufsgruppen angeboten werden. Im Einzelnen sind dies:

Verfahren zur Schmerztherapie
- Medikamentöse Verfahren
  - Medikamente der verschiedenen Substanzklassen (oral, subkutan, intravenös usw.)
  - Transdermale therapeutische Systeme (TTS)
  - Schmerzpumpen mit einer kontinuierlichen Abgabe von Wirksubstanzen über mehrere Tage
- Therapeutische Lokalanästhesie (Neuraltherapie)
- Rückenmarksnahe Anästhesieverfahren
- Physikalische Therapie
  - Manuelle Therapie
  - Wärmetherapie (auch Pelose, Fango)
  - Kältetherapie
  - Elektrotherapie, insbesondere TENS (Transkutane elektrische Nervenstimulation)
  - Kurzwelle
  - Diadynamische Ströme
- Psychologische Verfahren

9.5.2 Symptom: Exsikkose

Exsikkose ist ein besonders verbreitetes Problem geriatrischer Patienten, nicht nur in der Palliativmedizin. Häufig kommen eine ganze Reihe pathophysiologischer Mechanismen zusammen, die den Flüssigkeitsmangel bei einem Patienten auslösen. Die wichtigsten Gründe sind:
- Inappetenz,
- mangelndes Durstgefühl,
- Furcht vor Inkontinenz,
- Medikamenteneffekte (Diuretika!),
- andere Krankheiten (z. B. Diabetes mellitus mit osmotischer Diurese).

Depressive und demente Patienten zeigen einen verminderten Antrieb zur Flüssigkeitsaufnahme, vergessen das Trinken oder sind durch neuropsychologische Störungen in der Flüssigkeitsaufnahme behindert (z. B. bei Apraxie).

Prinzipiell sollte immer ein Ausgleich des Wasser-Elektrolyt-Haushaltes angestrebt werden, am besten durch orale Flüssigkeitsaufnahme. Ist diese nicht möglich (beispielsweise bei vigilanzgestörten Patienten), kann eine intravenöse Flüssigkeitszufuhr erwogen werden. In bestimmten Fällen stellt eine subkutane Infusion von Flüssigkeit (physiologische Kochsalzlösung) eine erwägenswerte Alternative dar. In jedem Fall sollte dem Patienten ein quälendes Durstgefühl erspart bleiben.

In der letzten Lebensphase nimmt allerdings das Durstgefühl oft deutlich ab.

9.5.3 Ernährung in der Palliativmedizin (unter besonderer Berücksichtigung der Symptome Inappetenz, Übelkeit, Malnutrition, Kachexie)

Das Essen lässt sich nicht auf die Nahrungsaufnahme reduzieren, insbesondere in der letzten Lebensphase. Essen bedeutet prinzipiell Wohlbefinden und Lebensqualität. Diese Logik ist bei schweren Krankheiten aber oft gestört. Für die Palliativmedizin haben diese Zusammenhänge deshalb eine überragende Bedeutung.

Die Frage „Für wen ist es wichtig, dass der Patient isst?" kann bei Problemen allen Beteiligten gestellt werden. Sie kann Impuls geben für ein eingehendes Gespräch über die Bedeutung von Ernährung, aber auch die Prognose des Krankheitsverlaufs und den möglicherweise nahenden Tod. Häufig entwickelt und klärt sich dadurch weiterführend die Frage „Welche Behandlung ist für diesen Patienten in dieser Situation die angemessene?".

Im Verlauf der Erkrankung machen viele Patienten die Erfahrung, dass sich Geschmack, Gewohnheiten und Lust am Essen stark verändern. Damit verändern sich auch die Bedeutung und der Stellenwert von Ernährung. Oft tritt eine Inappetenz auf, in deren Verlauf die Wichtigkeit von Essen abnimmt. Inappetenz kann aber auch eine große Bedeutung bekommen, wenn sie als „Warnsignal" des Fortschreitens der Erkrankung gedeutet wird. Angehörige neigen in dieser Situation nicht selten dazu, den Patienten vermehrt Mahlzeiten anzubieten.

Oft tritt Inappetenz gemeinsam mit anderen Symptomen wie Übelkeit, Erbrechen oder Schmerz auf. Diese Verbindung unterstreicht die Wahrnehmung des Patienten, wie schlecht es um ihn steht.

Der Krankheitsverlauf geht häufig mit zunehmender Schwäche und Kachexie einher, der Patient bringt dies ursächlich oft mit der Inappetenz, nicht mit der Grunderkrankung in Verbindung. Die Kachexie führt auch dazu, dass die Patienten durch die Krankheit „gezeichnet" werden.

Eine Norm für die Nahrungsaufnahme gibt es in der letzten Lebensphase nicht. Der fehlende Wunsch zu essen kann sowohl auf Inappetenz als auch auf eine veränderte emotionale Situation des Patienten beruhen, in der Nahrung weitgehend an Bedeutung verloren hat. Es sollte ihm dann genehme Nahrung angeboten, aber nicht aufgedrängt werden.

Als spezielle Strategien stehen zur Verfügung:
- die Verordnung von Wunschkost,
- der verstärkte Einsatz von Gewürzen (insbesondere bei Veränderung des Geschmackssinns),
- der Einsatz von Bewegungstherapie (Physiotherapie),
- der Einsatz von Medikamenten sowie
- eine psychologische Begleitung.

> **Wichtig:** Eine Reihe von Medikamenten (unter anderem auch Antidepressiva!) können Appetitmangel auslösen.

Bei erheblichem Gewichtsverlust können auch flüssige und pürierte Speisen sowie hochkalorische Nahrungsangebote, die von der Industrie zur Verfügung gestellt werden, eingesetzt werden.

Bei Übelkeit und Erbrechen kommen im Bedarfsfall insbesondere medikamentöse Verfahren zur Anwendung. Wichtige Akzente konnten aber auch mit Akupunkturverfahren aus der Traditionellen Chinesischen Medizin (TCM) erreicht werden.

9.5.4 Symptom: Dysphagie

Schluckstörungen (Dysphagien) haben viele Ursachen. Sie sind meist Folge von altersbedingten körperlichen Veränderungen und im Zusammenhang mit den verschiedensten Krankheiten zu sehen. Auch bei vielen nicht heilbaren Erkrankungen ist die Dysphagie ein wichtiges Symptom, beispielsweise im Endstadium einer Demenz, einer Parkinsonkrankheit oder einer Tumor-Erkrankung.

Wichtig bei der Dysphagie ist eine genaue, aber auch behutsame Diagnostik, um – wenn möglich – eine wirksame Symptomkontrolle bewirken zu können. Neben den in der Geriatrie zur Verfügung stehenden therapeutischen Verfahren kann insbesondere die geeignete Kostform (Dysphagiekost) der entsprechenden Stufe eine Ernährung unter Vermeidung unmittelbarer Aspirationsgefahr sicherstellen. Nahrungsapplikation per Ernährungssonde (PEG, per nasal) sind denkbar, sollten aber in der letzten Lebensphase sehr zurückhaltend angewandt werden.

Viele Patienten lehnen dann angebotene Getränke grundsätzlich ab. Sie sollten ihnen dann weiterhin angeboten, aber nicht aufgedrängt werden.

Die Dysphagie ist als wichtiges geriatrisches Syndrom in ▶ Kap. 15 ausführlich beschrieben.

9.5.5 Symptom: Dyspnoe

Das Symptom Dyspnoe wird vom Patienten oft als besonders bedrohlich und beängstigend empfunden. Neben physiologisch objektivierbaren Effekten ist der subjektive Faktor von überragender Bedeutung.

> Die Schwere der Dyspnoe kann nur der Patient selbst beurteilen.

Besonders Tumor-Patienten im fortgeschrittenen Stadium klagen zeitweise über Dyspnoe, die Zahl steigt auf 70 % der Patienten in den letzten sechs Wochen des Lebens an. In den letzten 24 Stunden vor dem Tod klagen ca. 80 % dieser Patienten über Dyspnoe.

Die Wahrnehmung von Atemnot entsteht in der Regel durch erhöhte Atemarbeit bei unzureichender Atemreserve. Die Reaktion auf die Atemnot ist häufig ein unmittelbares Erleben von Todesangst, wie sie von kaum einem anderen Symptom ausgelöst wird.

Dyspnoe kann langsam entstehen, sich aber auch sehr schnell entwickeln und wird in der Nacht meist intensiver erlebt, da die Situation durch Dunkelheit und Stille noch bedrohlicher wirkt. Häufig entsteht ein „Circulus vitiosus", wobei Dyspnoe Angst erzeugt und diese wiederum die Dyspnoe verstärkt.

Folgende Maßnahmen stehen je nach der individuellen Situation zur Verfügung:

Therapeutische Maßnahmen bei Dyspnoe in den letzten Lebenstagen
- Die Organisation einer ruhigen, sichere Atmosphäre
- Eine adäquate medizinische und medikamentöse Hilfe (z. B. bei pulmonalen und kardialen Erkrankungen
- Morphin-Gabe
- Spezielle Lagerungen
- Emotionale Begleitung, Anwesenheit eines Helfers

9.6 Art und Umfang der medizinischen Maßnahmen

Angesichts einer begrenzten weiteren Lebenszeit ist viel Empathie, Fingerspitzengefühl und Erfahrung notwendig, um die individuellen Konzepte für die schwer betroffenen Patienten im Dialog mit ihnen und ihren Angehörigen festlegen zu können. Umfassendes geriatrisches Gesundheitsmanagement bedeutet in diesem Kontext, die Maßnahmen unter Abwägung aller Möglichkeiten der heutigen Medizin individuell den Bedürfnissen des Erkrankten anzupassen.

Entscheidendes Kriterium hierfür ist der Wille des Patienten. Diesen zu ermitteln kann sich aber als äußerst schwierige Aufgabe erweisen. Im Hinblick auf die theoretisch möglichen Maßnahmen, die erreichbare Lebensqualität sowie die Wertesysteme der Betroffenen erweist sich die Wahl der für den Betroffenen optimalen Vorgehensweise als Kunst. Und diese kann nur in Würdigung der komplexen Gesamtsituation und in Kommunikation mit dem therapeutischen Team (und mit dem Patienten) sowie allen anderen relevanten Bezugspersonen gelingen.

9.7 Ermittlung des Patientenwillens

Alle Mitglieder des Teams tragen aktiv zur Ermittlung des Patientenwillens bei. Es ist in jedem Fall nach dem Vorliegen einer Patientenverfügung zu forschen.

Dies geschieht in geriatrischen Kliniken routinemäßig bei allen Patienten im Rahmen der Erhebung der Sozialanamnese durch den Sozialdienst. Diese wird – wichtig für eventuelle spätere Aufenthalte – elektronisch dokumentiert.

9.8 Handlungsgrundlage

Unser Handeln wird bestimmt durch die Grundsätze der Bundesärztekammer zur ärztlichen Sterbebegleitung vom Mai 2004. Diese werden in der von Kassenärztlicher Bundesvereinigung und Bundesärztekammer im Januar 2008 herausgegebenen Handreichung „Sterben in Würde – Grundsätze und Empfehlungen für Ärztinnen und Ärzte" detailliert ausgeführt.

Die Mitarbeiter aller Berufsgruppen informieren das gesamte therapeutische Team, insbesondere die behandelnden Ärzte, zeitnah über Symptomverschlechterungen wie Schmerzen, Inappetenz, Dysphagie, Emesis, Dyspnoe oder Exsikkose. Diese Erkenntnisse müssen kurzfristig zu entsprechenden Maßnahmen führen.

9.9 Entscheidung für ein palliatives Therapiekonzept

Die Entscheidungsfindung für ein palliatives Therapiekonzept bedarf in der Regel einer Abstimmung im Team, z. B. in einer berufsgruppenübergreifenden Konferenz, und sollte exakt dokumentiert werden. Der Patient, die Angehörigen, gegebenenfalls der Betreuer und andere Experten (z. B. Hausarzt, ambulantes Pflegeteam), sind in geeigneter Weise in den Entscheidungsprozess einzubeziehen. Bei Patienten in der Klinik wird der ärztliche Bereitschaftsdienst im Rahmen der Dienstübergaben entsprechend informiert.

Der Beschluss über die weitere Vorgehensweise erfolgt in der Regel im Konsens. In seltenen Fällen muss das für die Betreuung zuständige Amtsgericht einbezogen werden.

9.10 Kommunikation des palliativen Therapiekonzeptes

Die Entscheidung für ein palliatives Therapiekonzept wird gegenüber Patienten und Angehörigen positiv vertreten: Das palliative Therapiekonzept bedeutet keineswegs abwartende Tatenlosigkeit, sondern eine multiprofessionelle Fokussierung auf die Symptomkontrolle und die Lebensqualität in einer überaus wichtigen Lebensphase.

> In der Geriatrie ist die oft gehörte Bemerkung „Da kann man nichts mehr machen" absolut tabu!

Eine solche Bemerkung ist in der Geriatrie immer falsch, da im Fall einer unheilbaren Krankheit die Kunst des geriatrischen therapeutischen Teams in seiner Sorge für die Lebensqualität des Patienten in besonderer Weise herausgefordert wird.

9.11 Gesprächs- und Begleitungsangebote als integraler Bestandteil des palliativen Therapiekonzeptes

Die intensive Kommunikation mit Patienten und Angehörigen gehört grundsätzlich zu den wichtigsten Aufgaben des geriatrischen Gesundheitsmanagements, insbesondere aber bei Patienten mit unheilbaren Krankheiten. Für diese sind frühestmöglich Angebote zu einer Begleitung des Patienten und seiner Angehörigen erforderlich, beispielsweise durch einen Hospizdienst. Deshalb empfiehlt es sich in der ambulanten Praxis und auch in der Klinik, Kontakte zu Hospizen und ambulanten Hospizgruppen aufzubauen und zu unterhalten. Die Mitarbeiter einer Arztpraxis oder eines Krankenhauses sind mit Ausnahme von Sonderfällen wegen fehlender Zeitressourcen nicht in der Lage, einen sterbenden Patienten persönlich zu begleiten.

In den allermeisten Fällen wünschen Patienten, im Kreise ihrer Familie und der Angehörigen zu sterben. Angesichts der Tabuisierung von Tod und Sterben in unserer Gesellschaft lösen sterbende Menschen bei vielen erhebliche Ängste aus. Dies führt oft zu unnötigen und medizinisch unsinnigen Klinikeinweisungen, die die Lebensqualität der Sterbenden erheblich beeinträchtigen können. Hier ist die Begleitung von Patient und Angehörigen eine wichtige Aufgabe des gesamten therapeutischen Teams.

Nicht selten führen aber die Umstände auch in einem geriatrischen Netzwerk dazu, dass Patienten in der Klinik sterben. Deshalb sollte das Krankenhaus in diesen Fällen durch entsprechende Maßnahmen ein würdiges Sterben ermöglichen.

Sterbebegleitungen durch Mitarbeiter der Hospizdienste sollten auch in der Klinik möglich sein. Dabei muss aber bedacht werden, dass die Dienste für ihre Aktivitäten Zuwendungen bekommen, allerdings nur im häuslichen Bereich. Da aber angestrebt wird, dass dem Patienten ein Sterben in der eigenen Wohnumgebung ermöglicht werden soll, könnte der entsprechende Hospizhelfer den Patienten bei der Entlassung in die häusliche Umgebung begleiten (▶ Lesetipps, Weiterführende Literatur und Hinweise auf Websites und Institute, unter „Palliativmedizin").

Geriatrisches Gesundheitsmanagement

10.1 – Das multidimensionale geriatrische Assessment als Schlüssel zum Gesundheitsmanagement – 50

10.2 – Der geriatrische Behandlungsprozess – 54

10.1 Das multidimensionale geriatrische Assessment als Schlüssel zum Gesundheitsmanagement

Um für jeden Patienten ein Optimum an Lebensqualität trotz Krankheit und Behinderung zu erreichen, ist eine genaue Analyse sämtlicher Begleitumstände erforderlich. Hierbei werden neben den obligaten Informationen über den Gesundheitszustand des Patienten mittels Anamnese und Untersuchungen wichtige Kontextfaktoren obligat erfasst. Dieses „multidimensionale geriatrische Assessment" umfasst folgende Punkte.

10.1.1 Anamnese und körperlicher Status

Alle Beschwerden des Patienten, insbesondere auch Schmerzen, müssen umfassend dokumentiert werden. Grundlage der medizinischen Versorgung ist neben der exakten Erhebung der Krankheitsvorgeschichte eine ausführliche körperliche Untersuchung. Sie ist Voraussetzung zur Erkennung aller bestehenden Krankheiten und körperlichen Einschränkungen; dazu gehören auch Kurztests zu der Funktion des Sensoriums, insbesondere des Sehens und des Hörens (► Abb. A3.1, Mustervorlage 1: „Geriatrisches Screening"). Wegen der regelmäßig vorliegenden Multimorbidität ist in der Altersmedizin eine Gesamtübersicht aufwendig, jedoch unverzichtbar.

Die Anamnese ist in der Geriatrie in der Regel viel schwieriger zu erheben als bei jüngeren Patienten, sie erfordert Zeit und Geduld. Dafür gibt es viele Gründe:

Ursachen für die Schwierigkeiten bei der Anamneseerhebung geriatrischer Patienten
— Die Patienten haben eine lange Krankengeschichte, einige Erkrankungen liegen weit zurück, die Erinnerung hieran ist verblasst.
— Kognitive Störungen sind häufig.
— Oft ist auch die Kommunikation gestört, beispielsweise bei Aphasie, Schwerhörigkeit, Morbus Parkinson oder Demenz.
— Vieles nimmt der Patient als gegeben hin und berichtet nicht darüber.
— Der Patient sieht vor allem jene Beschwerden, die ihn vordergründig beeinträchtigen.
— Der Patient hat Angst, er relativiert oder aggraviert.

Um den Patienten in seinem sozialen Kontext richtig einzuschätzen, spielen Sozialanamnese (u. a. Wohnsituation, Hilfsmittel) und Fremdanamnese eine wichtige Rolle. In diesem Zusammenhang sind die Beiträge zum Assessment der anderen Professionen im therapeutischen Team äußerst wertvoll.

10.1.2 Psychischer Status

Gerade angesichts der Bedrohung durch eine oft chronische Krankheit ist auch die Untersuchung der psychischen Situation des Patienten für ein umfassendes Bild notwendig.

Besondere Aufmerksamkeit ist Störungen der Orientierung und Merkfähigkeit zu widmen, die auf einen demenziellen Prozess hinweisen könnten. Häufig aber liegt bei mnestischen Störungen eine andere, potenziell therapierbare Erkrankung zugrunde („sekundäre

Demenz"), die leicht übersehen werden kann. Die Fehlinterpretation dieser Zusammenhänge kann für den Patienten tragische Folgen haben.

Als standardisierte Testverfahren können im Bereich kognitiver Störungen z. B. zur Anwendung kommen:
- Mini Mental State Examination (MMSE) nach Folstein,
- Uhrentest.

Als standardisierte Testverfahren kann im Bereich Stimmung/Affekt z. B. die Geriatric Depression Scale zur Anwendung kommen. Eine Auswahl von verbreitet eingesetzten Verfahren zur Einschätzung der körperlichen und geistigen Funktionen ist im ▶ Abb. A1.1 aufgeführt.

10.1.3 Subjektives Befinden

Wie der Patient den eigenen Gesundheitszustand empfindet, ist für Lebensqualität und Motivation von großer Bedeutung und unterscheidet sich oft von dem in den Untersuchungen festgestellten Befund.

10.1.4 Medizinische Daten

Anamnese und körperlicher Status werden durch apparative und Laboruntersuchungen sinnvoll ergänzt. Jedoch müssen alle Maßnahmen, auch in der Diagnostik, unter Berücksichtigung der komplexen Gesamtsituation, der Therapiekonsequenzen und der erreichbaren Lebensqualität eingesetzt oder gegebenenfalls zurückgestellt werden. Dabei sind die Indikationen bei Verfahren, die den Patienten belasten oder als riskant angesehen werden müssen, besonders kritisch zu stellen.

10.1.5 ADL-Status

Die Abkürzung ADL steht für „activities of daily living" (deutsch: Aktivitäten des täglichen Lebens, z. B. Waschen, Anziehen, Essen). Wesentlich für die Lebensqualität ist die Selbstständigkeit bei solchen Alltagsaktivitäten. Einschränkungen müssen erkannt und dokumentiert werden. Für diesen Bereich stehen standardisierte Beurteilungsskalen zur Verfügung, wie beispielsweise der Barthel-Index oder die FIM-Skala (Functional Independence Measure) (▶ Abb. A1.1).

Wichtig sind auch die Erfassung aller dem Patienten zur Verfügung stehenden Hilfsmittel und seine Fertigkeit mit deren Umgang.

10.1.6 Mobilität

Einschränkungen der Beweglichkeit sind ein Kardinalproblem nahezu jedes geriatrischen Patienten. Die fehlende Mobilität macht ihm die Krankheit schmerzlich bewusst und begrenzt seine Alltagskompetenz sowie die gesellschaftliche Teilhabe. Die Defizite in der

Mobilität wie auch erhaltene Funktionen sind genau zu beschreiben. Sitz, Stand, Gang und die Funktion von Rumpf und der oberen Extremitäten werden analysiert, dazu Beweglichkeit der Gelenke, Muskeltonus, Kraft, Ausdauer und Koordination.

Als standardisierte Testverfahren können im Bereich Mobilität z. B. zur Anwendung kommen:
- Timed Up & Go (TUG) nach Podsiadlo und Richardson,
- Mobilitätstest nach Tinetti.

10.1.7 Kommunikationsfähigkeit

Als besonders gravierender Mangel an Lebensqualität wird von den Patienten eine Einschränkung der Kommunikationsfähigkeit empfunden. Entsprechende Störungen können direkt (z. B. durch Sprachstörungen) oder indirekt (Kommunikationsverlust durch Mobilitätseinschränkungen, oft auch Scham wegen einer bleibenden Behinderung) ausgelöst sein. Daraus resultieren häufig Vereinsamung und Depressionen. Die Diagnostik dieses Bereichs gestaltet sich entsprechend kompliziert, ist aber für die Einschätzung der Gesamtsituation unverzichtbar, besonders auch angesichts der Tatsache, dass nahezu jede therapeutische Maßnahme die Kommunikation mit dem Patienten erforderlich macht.

Die Kommunikation mit geriatrischen Patienten kann durch viele Einflüsse behindert werden, zu den wichtigsten gehören Sprach- und Sprechstörungen. Beide Störungsformen haben völlig verschiedene pathophysiologische Ursachen, können aber ähnliche Probleme hervorrufen.

Sprachstörungen

Sprachstörungen betreffen die zerebrale Spracherzeugung und das Sprachverständnis. Sie können das gesprochene Wort oder die Schrift betreffen, expressiv und rezeptiv. Störungen des gesprochenen Wortes sind Aphasien, Störungen der Schriftsprache Agraphie (Schreiben) und Alexie (Lesen).

Bei Aphasien werden vier Hauptformen unterschieden: Es sind grundsätzlich expressive und rezeptive Leistungen betroffen, wenn auch zuweilen ganz unterschiedlich ausgeprägt.

- **Globale Aphasie**

Diese schwerste Form der Sprachstörung betrifft gleichermaßen Sprachverständnis und Sprachäußerung. Charakteristisch sind oft wiederholte sinnleere Silben oder Wörter durch den Patienten.

- **Broca-Aphasie**

Bei relativ gut erhaltenem Sprachverständnis zeigt sich eine deutliche Störung der Sprachproduktion. Charakteristisch sind unvollständige Sätze („Telegrammstil"). Laut- und Sinnverwechslungen sind häufig.

- **Wernicke-Aphasie**

Bei erheblich gestörtem Sprachverständnis, aber kaum eingeschränkter Sprachproduktion resultieren endlose Sätze ohne erkennbaren Sinn. Besonders problematisch ist ein oft fehlendes Störungsbewusstsein.

- **Amnestische Aphasie**
Erhebliche Wortfindungsstörungen behindern die Sprache. In der Regel sind Sprachverständnis und Sprachproduktion wenig gestört.

Sprachstörungen können meist durch Therapie gebessert werden, aber die Behandlung ist in der Regel langwierig, oft mehrere Monate bis Jahre.

Sprechstörungen

Sprechstörungen im Alter betreffen überwiegend die Motorik der für das Sprechen relevanten Muskulatur im Bereich Kopf/Hals (Dysarthrien). Die Sprache ist meist undeutlich und verwaschen. Zusätzlich kommen oft Störungen der Stimmgebung vor. Das Sprechen bereitet große Mühe. Auch Atmung und Schlucken (Dysphagie) sind nicht selten mitbetroffen.

Davon zu unterscheiden sind Sprechapraxien. Dabei sind die Bewegungsmuster für das Sprechen aufgrund einer Störung im Cortex gestört oder verloren gegangen.

Während Dysarthrien in der Regel gut auf die therapeutische Intervention ansprechen, erfordern Sprechapraxien eine langwierige Behandlung, ähnlich wie die Aphasien. Diese beiden Störungen treten oft gemeinsam auf.

10.1.8 Ernährungsassessment

Wegen der Bedeutung der Ernährung für das Gesundheitsmanagement gehört die Analyse der Ernährungssituation zum Eingangsassessment jedes geriatrischen Patienten. Erfasst werden z. B. der Body Mass Index (BMI), die Bioimpedanzanalyse, die relevanten Laborwerte, der Zahnstatus sowie ein Screening der Ernährungssituation (beispielsweise das NRS, „Nutritional Risk Screening") und für die Dysphagie (beispielsweise der „Wassertest"). Dazu kommt eine Anamnese der Nahrungsgewohnheiten.

Als standardisierte Testverfahren können im Bereich Ernährung z. B. zur Anwendung kommen:
- Nutritional Risk Screening (NRS),
- Mini Nutritional Assessment (MNA).

10.1.9 Sozialassessment

Entscheidend für das langfristige Gesundheitsmanagement sind die sozialen Kontextfaktoren. Ihre Analyse muss zügig und umfassend erfolgen. Besondere Bedeutung haben folgende Bereiche:

- **Wohnverhältnisse**
Die Wohnung ist der engste Lebensraum des Patienten, besonders im Alter bei nachlassender Mobilität. Für die Einschätzung, wie er zu Hause wieder zurechtkommt, ist eine exakte Beschreibung notwendig. Die Angaben des Patienten sollten von Angehörigen und externen Helfern (z. B. Hausarzt, Pflegedienst) ergänzt werden. Von besonderer Bedeutung sind in diesem Zusammenhang die Fragen, wie sich der Patient in seiner Wohnung bewegen und die Alltagsaktivitäten bewältigen kann. Hindernisse werden beschrieben und Verbesserungen angeregt. Daneben spielen Risikoerkennung (z. B. Sturzgefahren, Schwierigkeiten im Umgang mit Herd oder Ofen) und Trainingsbedarf (z. B. die Anzahl der Stufen auf dem Weg zur Haustür) eine wichtige Rolle.

- **Soziales Umfeld**

Entscheidenden Einfluss auf die Lebenssituation haben Angehörige und andere Bezugspersonen. Sie müssen in alle Überlegungen mit einbezogen werden. Dabei geht es sowohl um Alltagsfragen (wie die Unterstützung des Patienten in allen Lebensbereichen) als auch um die Störung der sozialen Beziehungen durch die Krankheit. Häufig trifft die Erkenntnis, dass nichts wieder so sein wird, wie es einmal war, die Angehörigen genauso hart wie den Patienten. Deren Sorgen und Nöte sind als wesentlicher Anteil der Gesamtproblematik zu identifizieren. Die Sozialkontakte stellen auch einen wesentlichen Beitrag zur Lebensqualität dar. Informationen zu emotional wichtigen Faktoren wie Hobbys und Haustiere können zum Schlüssel für den Zugang zum Patienten werden.

- **Ökonomischer Status**

Nicht zu vernachlässigen sind die Auswirkungen der Krankheit auf die finanzielle Situation (und umgekehrt). Durch Fortschritte der Medizin und moderne Pflegetechniken ist heute jedes chronische gesundheitliche oder pflegerische Problem auch in der eigenen Wohnung lösbar, wenn auch mit hohem organisatorischen und finanziellen Aufwand. Eine solche Versorgung ist allerdings ökonomisch nur schwer tragbar, oft auch nicht unter Zuhilfenahme der Pflegeversicherung.

- **Unterstützungsmanagement**

Viele geriatrische Patienten benötigen auch nach der Klinikentlassung Hilfe in verschiedenen Lebenslagen. Die Ressourcen im Bereich der Angehörigen leisten einen wichtigen Beitrag zum Unterstützungsmanagement, der dann bei Bedarf durch Angebote professioneller Hilfe ergänzt werden muss. Auch schon bestehende amtliche Hilfen müssen erfragt werden (beispielsweise vom Versorgungsamt oder zur Pflegestufe).

Insgesamt ist das geriatrische Assessment als ein Prozess zu verstehen, in dem unter Einbeziehung aller Teammitglieder sowie des Patienten und seiner Angehörigen ein plastisches Bild der Lage entsteht, aus dem die Zielstellungen der Behandlung abgeleitet werden können.

Für viele der oben genannten Bereiche wurden in den letzten Jahren eine Reihe von Checklisten, Fragebögen, Tests und ähnlichen Hilfsmitteln entwickelt, die diese komplexe Aufgabe wesentlich erleichtern können. Doch all diese Werkzeuge können die kritische Würdigung der individuellen Gesamtsituation niemals ersetzen.

Entscheidend für ein umfassendes Assessment ist ein im therapeutischen Team abgestimmtes Konzept, das den Beitrag der Berufsgruppen zum Gesamt-Assessment festlegt und im Sinne der Ökonomie Doppelerhebungen vermeidet. Jeder im Team muss sich darauf verlassen können, dass alle Professionen ihre Befunde kurzfristig erheben (in der Regel innerhalb von 48 Stunden) und an der festgelegten Stelle hinterlegen (▶ Hinweise auf Websites und Institute, „Assessment").

10.2 Der geriatrische Behandlungsprozess

Wenn sich ein älterer multimorbider Mensch in medizinische Behandlung begibt, sollte ein systematischer Ablauf der Maßnahmen erfolgen. Die Komplexität der Gesundheitsprobleme geriatrischer Patienten erfordert ein planmäßiges Vorgehen, das sich in bestimmte Behandlungsschritte untergliedern lässt.

10.2.1 Schritt 1: Medizinische Soforthilfe

Einige Symptome lassen aktuell keine umfassende Problemanalyse zu und zwingen zu sofortigem Handeln. In diese Kategorie fallen die Luftnot, das Auftreten fokaler neurologischer Symptome, der Brustschmerz oder das schwere Trauma. Allgemein gilt, dass auch hochbetagten Patienten keine medizinische Maßnahme aus prinzipiellen Gründen vorenthalten werden darf. Doch jede denkbare Intervention erfordert ebenfalls die Fragen, ob sie vom Erkrankten nicht gewünscht oder ein Leiden bei sterbenden Patienten unnötig verlängert wird. Lebensqualität hat in der Geriatrie prinzipiell einen höheren Stellenwert als die Verlängerung des Lebens.

10.2.2 Schritt 2: Das geriatrische Assessment

Das geriatrische Assessment (Assessment kann am ehesten mit „Einschätzung" der vorliegenden Probleme übersetzt werden) ist ein strukturierter Prozess, in dem alle Aspekte der Krankheiten und Begleitprobleme („Kontextfaktoren") analysiert werden. Beteiligt sind in der Regel Experten aus verschiedenen Professionen des therapeutischen Teams.

10.2.3 Schritt 3: Kommunikation der denkbaren Maßnahmen

Die Erkenntnisse des multidimensionalen geriatrischen Assessments werden mit den Experten im therapeutischen Team diskutiert, um die möglichen Therapieoptionen und flankierenden Maßnahmen zu identifizieren. In diesen Diskussions- und Abstimmungsprozess wird danach der Patient als wichtigste Entscheidungsinstanz einbezogen, eventuell auch seine Angehörigen. Dieser Dialog gestaltet sich aus verschiedenen Gründen oft sehr schwierig:

> **Gründe für die Schwierigkeiten bei dem Dialog mit dem Patienten**
> - Die möglichen Therapiemaßnahmen sind in der Regel dem Patienten nicht bekannt und müssen ihm erklärt werden.
> - Er befindet sich in einer emotionalen Stresssituation, ausgelöst durch die neu aufgetretene schwere Erkrankung und die damit verbundenen Ängste.
> - Die Konfrontation mit den seine Krankheit betreffenden schlechten Nachrichten führt in der Regel beim Patienten zu einer Reihe von Realisierungsschritten, die einige Zeit in Anspruch nehmen. Daher muss der Dialog auch im weiteren Verlauf der Therapie fortgesetzt werden.
> - Der Erkenntnis- und Bearbeitungsprozess braucht Zeit und muss durch eine empathische Begleitung unterstützt werden.

10.2.4 Schritt 4: Definition der Behandlungsziele

Trotz dieser komplizierten Zusammenhänge sind eine Festlegung auf ein Behandlungsregime und ein eventuell notwendiges Management der Kontextfaktoren unverzichtbar. Nicht selten müssen diese Vereinbarungen im weiteren Verlauf im Einvernehmen geändert oder der Realität angepasst werden.

Alle im Einzelfall relevanten Berufsgruppen leisten hierzu ihren Beitrag. Es werden also Behandlungsziele in verschiedenen Bereichen definiert, wozu in der ◘ Tab. 10.1 Beispiele angeführt sind.

◘ **Tab. 10.1** Beispiele von Behandlungszielen in den verschiedenen Bereichen

Diagnostische oder therapeutische Maßnahme	Behandlungsziele
Medizinische Diagnostik	Ursache von Stürzen Klärung einer Gewichtsabnahme
Medizinische Therapie	Einstellung der Zuckerkrankheit Akuttherapie des Schlaganfalls
Pflege	Transfer in der Physiotherapie erlernten Mobilität in den Alltag Abheilung eines Dekubitus
Mobilität	Rollstuhlmobilität Freies Gehen
Alltagskompetenz	Verbesserung der Sensibilität in der Hand Selbstständigkeit bei der Körperpflege
Kommunikation und Schlucken	Schlucken ohne Aspiration Ungestörte Kommunikation mit der Familie
Psychologie	Fortschritte bei der Krankheitsverarbeitung Verbesserung der Konzentration

Die genannten Behandlungsziele sind nach der gemeinsamen Festlegung und Dokumentation für alle Mitglieder des therapeutischen Teams verbindlich. Änderungen sind – wie schon erwähnt – im Verlauf nach Kommunikation im Team möglich und oft auch erforderlich, bedürfen aber wiederum der Kommunikation.

Weiterhin wird auch das Entlassungsziel schon bei Therapiebeginn abgeschätzt (eigene Wohnung? Hauskrankenpflege? Betreutes Wohnen? Pflegeheim?). Dabei spielt auch das soziale Umfeld und mögliche Ressourcen der persönlichen Unterstützung der Betroffenen eine wichtige Rolle. Diese Aufgabe stellt immer wieder eine besondere Herausforderung an Kompetenz und Erfahrung aller Berufsgruppen des therapeutischen Teams dar. Für ungeübte ist es schwer vorstellbar, bei immobilen und schwer kranken Patienten den Grad der Selbstständigkeit nach mehreren Wochen Therapie zu antizipieren.

10.2.5 Schritt 5: Komplexe Intervention

Ziel der mehrdimensionalen Intervention ist prinzipiell die Verbesserung von Lebensqualität und Autonomie des Patienten.

Für eine umfassende geriatrische Medizin stehen eine Reihe von Handlungsoptionen zur Verfügung, die simultan in individueller Zusammenstellung für den einzelnen Patienten einzusetzen sind. Die klassische zeitliche Trennung von kurativen, rehabilitativen, präventiven und sozial flankierenden Maßnahmen ist für den geriatrischen Patienten in der Regel

ineffizient, kontraproduktiv und kostenintensiv. In einer individuell abgestimmten Kombination sind Maßnahmen in folgenden Dimensionen erforderlich:
- Akutmedizin (Diagnostik, Therapie),
- rehabilitative Behandlung einschließlich der individuellen Hilfsmittelversorgung,
- palliative Medizin (im Sinne von Linderung nicht kausal therapierbarer Beschwerden),
- (sekundär-)präventive Therapie,
- Integration sozial flankierender Maßnahmen in das Behandlungsregime (oft erforderlich sind hier u. a. die Instruktion der Angehörigen und die Wohnraumanpassung).

Alle Aktivitäten sind prinzipiell an dem Ziel zu orientieren, dem Patienten die größtmögliche Autonomie in seinem persönlichen Wohnumfeld zu verschaffen. Es nützt ihm nichts, wenn er in der idealisierten Therapieumgebung der Klinik wieder die Treppe oder den Toilettengang bewältigt, während in seiner Wohnung unüberwindbare Hindernisse lauern. Deshalb müssen die häuslichen Verhältnisse in allen therapeutischen Bereichen berücksichtigt werden.

Nicht selten wird die komplexe Therapie von unerwarteten Ereignissen unterbrochen, z. B. durch eine plötzlich auftretende neue Erkrankung oder Verschlimmerung. Dies führt zu einer Neubewertung der Situation und entsprechenden Anpassung der Therapieziele.

Ärztliche Kommunikation mit dem Patienten

Der Therapieerfolg in der Geriatrie ist entscheidend abhängig von der Motivation des Patienten und seiner Einbeziehung in alle Therapiemaßnahmen. Wegen der häufig auftretenden Verständigungsprobleme (kognitive Einschränkungen, neuropsychologische Störungen, psychische Störungen, Sprach- und Sprechstörungen) sind besondere kommunikative Kompetenzen erforderlich.

Die ärztliche Führung des Patienten und der empathische Austausch mit ihm sind entscheidende Faktoren für einen positiven Krankheitsverlauf. Durch den Austausch mit dem gesamten therapeutischen Team, insbesondere mit der Pflege, wachsen im Idealfall eine realistische, optimistisch gefärbte Krankheitseinsicht und eine erfolgreiche Änderung des Gesundheitsbewusstseins.

Die Kommunikation des zuständigen Arztes (Stationsarzt) mit dem Patienten verläuft nach der individuellen Notwendigkeit, mindestens aber zu folgenden regelhaften Anlässen:

- **Anamnese/Untersuchung**

Dieser Kontakt erfolgt unmittelbar bei Aufnahme des Patienten und ergibt einen vollständigen Überblick über die Krankheitsvorgeschichte, einschließlich
- aktuelle Anamnese (was führte zur Aufnahme?),
- Altanamnese,
- Sozialanamnese inklusive sozialer Situation und Wohnsituation (eine noch ausführlichere Anamnese wird vom Sozialdienst durchgeführt).

- **Visite**

Visiten werden täglich durchgeführt und verlaufen nach besonderen geriatrischen Gesichtspunkten. Die Visite wird von Arzt und der zuständigen Pflegekraft gemeinsam durchgeführt. je nach Erfordernis können auch weitere Kollegen des Therapeutischen Teams einbezogen werden. Die Kommunikation während der Visite erfolgt mit und nicht über den Patienten.

Die Dokumentation sollte außerhalb des Zimmers erfolgen. Inhalte sind der Informationsaustausch und die weitere Motivierung des Patienten, sich aktiv an seiner weiteren Rehabilitation und Genesung zu beteiligen.

- **Gespräch über die Gesundheitssituation („Gesundheitsgespräch")**

Dieses Gespräch findet mindestens einmal pro Klinikaufenthalt, bei Bedarf mehrfach statt. Der optimale Zeitpunkt hierfür liegt nach dem Abschluss des Assessments und der Festlegung der Behandlungsziele in der Teamkonferenz. Folgende Punkte sollen besprochen werden:

- gründliche Informationen zum Gesundheitsstatus des Patienten (bei besonders schwerwiegenden Diagnosen unter Einsatz behutsamer Kommunikationstechniken),
- eine Information zu therapeutischen Möglichkeiten in Bezug auf die erreichbare Lebensqualität (medizinisch-rehabilitativ und palliativ),
- Kommunikation über die Wünsche und Wertesysteme des Patienten,
- eine gemeinsame Festlegung der tatsächlichen Therapieziele.

Sollten diese Festlegungen wesentlich von dem Ergebnis der Teamkonferenz abweichen, müssen sie unverzüglich mit dem therapeutischen Team besprochen werden.

Bei dem hierfür notwendigen Dialog mit dem Patienten müssen dessen Wertesysteme, das intellektuelle Niveau und die Kommunikationsfähigkeit beachtet werden. Fragen zu seinen Krankheiten, möglichen Perspektiven und Empfehlungen zur weiteren Lebensführung werden besprochen, mit Einfühlungsvermögen, wahrheitsgemäß, aber ohne ihm die oft schwierig zu akzeptierenden Tatsachen aufzudrängen. Hilfreich ist bei dieser Aufgabe die Unterstützung der anderen Professionen des therapeutischen Teams, insbesondere der Psychologie, der Seelsorge, der Pflege sowie des Sozialdienstes. Neben dem intensiven Kontakt mit dem Patienten, der wegen der häufig auftretenden Probleme (kognitive Einschränkung, neuropsychologischer Störung, psychische Störung, Sprach- und Sprechstörung) besondere Kompetenzen erfordert, ist auch die Kommunikation mit den Angehörigen von besonderer Bedeutung. Sie sind die entscheidenden Bezugspersonen für die Zeit nach der Krankenhausentlassung. Auch hier ist allerdings der Wunsch des Patienten zu beachten.

Auf Wunsch des Patienten oder bei Vorliegen wesentlicher neuer Erkenntnisse werden weitere Gespräche geführt.

- **Gespräch zur Entlassungsvorbereitung**

Es gehört zu den Leitsätzen der geriatrischen Medizin, dass sich jede therapeutische Maßnahme an der erreichbaren Lebensqualität in der Zeit „nach dem Krankenhaus" zu orientieren hat. Der richtige Zeitpunkt dieses Gesprächs liegt unmittelbar nach einer Entscheidung über den Entlassungszeitpunkt. Folgende Punkte sollen besprochen werden:

- die ärztliche Einschätzung über das Erreichen der Therapieziele,
- Instruktionen für die Zeit nach der Krankenhausentlassung,
- weitere Gelegenheit für Fragen zur Gesundheitssituation.

Die Vorbereitung auf die Zeit, in der der Patient nicht mehr in der geschützten Atmosphäre der Klinik lebt, erfordert eine detaillierte Kommunikation. Genau genommen beginnt die Entlassungsvorbereitung schon nach dem Assessment. Neben den genannten sind noch folgende Punkte zu beachten:

> **Wichtige Punkte der Entlassungsvorbereitung**
> — Die rehabilitativen Aktivitäten müssen dem Patienten genau die Kompetenzen vermitteln, die er für die Zeit nach dem Krankenhaus in seiner Wohnung benötigt. Dies setzt eine gute Information und gegebenenfalls Kommunikationen mit sachkompetenten Personen voraus, beispielsweise mit Angehörigen, dem Hausarzt oder dem Pflegedienst.
> — Die erwähnten flankierenden Maßnahmen (z. B. Hilfsmittelversorgung, Wohnraumanpassung, Organisation eines Hauspflegedienstes) sollten bei der Entlassung so weit fortgeschritten sein, dass die Klinikentlassung verantwortbar ist.
> — Eine individuelle Kommunikation der einzelnen Berufsgruppen zwischen Klinik und ambulanten Kollegen ist unverzichtbar (z. B. Arzt/Arzt, Pflege/Pflege, Physiotherapie/Physiotherapie), um Detailinformationen zu speziellen Problembereichen zu geben und zu bekommen. Insbesondere die medizinische Strategie sowie die im ambulanten Bereich weiter erforderlichen Maßnahmen bedürfen der Absprache und sollen nicht erst im Arztbrief erwähnt werden. Schließlich soll sich das in der Klinik erarbeitete geriatrische Gesundheitsmanagement im Idealfall über Jahre bewähren.

Die Einbeziehung der Angehörigen in alle Überlegungen und Planungen ist in der Regel von großer Bedeutung. Deren Rolle im Gesundheitsmanagement ist in ▶ Abschn. 5.2 näher erläutert.

10.2.6 Schritt 6: Entlassungsvorbereitung

Alle an der vernetzten geriatrischen Versorgung beteiligten Institutionen sind einem gemeinsamen Ziel verpflichtet, nämlich der größten erreichbaren Selbstständigkeit und Lebensqualität des Patienten, trotz chronischer Krankheit und Behinderung. Die in der Klinik und Tagesklinik getroffenen Maßnahmen müssen sich an der Frage messen lassen, ob sich die gewählten Konzepte in der häuslichen Umgebung des Patienten bewähren. Genau genommen beginnt die Entlassungsvorbereitung schon unmittelbar nach den geriatrischen Assessment.

Eine umsichtige und multidimensionale Entlassungsvorbereitung ist deshalb von größter Wichtigkeit. Dabei stehen dem geriatrischen Team schon in der Klinik besondere Maßnahmen zur Verfügung. Dies sind u. a.:

Diagnostisch-therapeutischer Hausbesuch

Die Wohnung ist der Schlüsselpunkt bei der Frage, ob ein Patient trotz bleibender Behinderungen ein selbstständiges Leben führen kann oder nicht. In vielen Fällen reicht die bloße Beschreibung der Wohnverhältnisse nicht aus, sodass ein Hausbesuch mit einer genauen Beschreibung aller Problemzonen erfolgen muss. Durchgeführt wird dieser Hausbesuch von einem der Teammitglieder gemeinsam mit dem Patienten und seinen Angehörigen, wobei auch die anderen relevanten Bereiche (Altersaktivitäten, Mobilität, Pflegbarkeit) beurteilt werden. Die Adaptation des Patienten mit den verordneten Hilfsmitteln in seiner Wohnumgebung wird exakt protokolliert und bietet wertvolle Aufschlüsse für die weiteren Therapieziele bis zur endgültigen Entlassung.

Probeentlassung („Belastungsurlaub")

Viele theoretische Überlegungen bezüglich der Selbstständigkeit des Patienten und der Hilfsmittelversorgung können anhand einer Probeentlassung (meist über Nacht) in der häuslichen Umgebung des Patienten bestätigt oder widerlegt werden. Die vielen wertvollen Erkenntnisse rechtfertigen den hohen organisatorischen Aufwand dieser Maßnahme, die der gerade bei geriatrischen Patienten drohenden raschen Wiedereinweisung („Drehtürmedizin") wirkungsvoll begegnet. Oft lassen sich auch Informationen über erforderliche Maßnahmen zur Wohnraumanpassung erhalten, deren Umsetzung die Aussicht auf eine erfolgreiche Klinikentlassung entscheidend verbessern.

Optimierung der Hilfsmittelversorgung

Hilfsmittel spielen in der Geriatrie eine äußerst wichtige Rolle. Sie ergänzen die kurative und rehabilitative Behandlung und stellen so eine weitgehende Selbstständigkeit trotz Behinderung sicher. Die Wahl der richtigen Hilfsmittel ist nicht nur von den Behinderungen des Betroffenen abhängig, sondern auch von seinem intellektuellen Vermögen und seiner prämorbiden Leistungsfähigkeit. Außerdem müssen das Umfeld (z. B. die Wohnung) und die Möglichkeiten der sozialen Unterstützung beachtet werden. Von besonderer Bedeutung ist hierbei das Prinzip der Förderung von Selbstständigkeit. Eine Überversorgung würde die Aktivitäten des Patienten eher behindern.

Die Komplexität der Hilfsmittelversorgung macht eine Einbeziehung verschiedener Berufsgruppen erforderlich. Hierzu gehören:
- Arzt,
- Pflegepersonal,
- Physiotherapeuten,
- Ergotherapeuten,
- Orthopädiemechaniker sowie
- Patient und Angehörige (als „Experten in eigener Sache").

Je nach Notwendigkeit können auch andere Berufsgruppen diese „Hilfsmittelkonferenz" ergänzen.

Um den täglichen Gebrauch eines Hilfsmittels sicherzustellen, müssen der Patient und auch die Angehörigen schon während des Klinikaufenthaltes intensiv mit dem Umgang vertraut gemacht werden. Zu beachten ist auch, dass sich in der Wohnumgebung oft ganz andere Schwierigkeiten zeigen als in der Trainingssituation einer idealisierten Umgebung im Krankenhaus.

Auch für eine Ökonomisierung der Krankenversorgung spielt eine optimale, aber sparsame Hilfsmittelversorgung eine eminent wichtige Rolle. Nutzlose und nicht genutzte Hilfsmittel erreichen jährlich einen Gegenwert von mehreren Milliarden Euro, die dann an anderer Stelle fehlen.

Checkliste zur Entlassungsvorbereitung

Eine erfolgreiche Entlassung des geriatrischen Patienten aus der Klinik steht und fällt mit der Antizipation der möglichen Probleme im häuslichen Bereich. Hilfreich zur Vorbereitung ist daher eine „Checkliste zur Entlassungsvorbereitung", die häufig auftretende Hindernisse für die (autonome!) Lebensführung des Betroffenen berücksichtigt. Insbesondere folgende Fragen sind in diesem Zusammenhang relevant:

Beispiel für eine Checkliste zur Entlassungsvorbereitung
- Wurde die Kommunikation mit dem Patienten zur Entlassungsvorbereitung abgeschlossen?
- Ist die Versorgung mit Medikamenten bis zum nächsten Arztbesuch sichergestellt?
- Stehen die notwendigen Hilfsmittel in der Wohnung zur Verfügung?
- Sind Patient und Angehörige instruiert (Insulin, Antikoagulation u. a.)?
- Ist der Zugang zur Wohnung und Empfang des Patienten sichergestellt?
- Steht das individuelle Unterstützungsmanagement bereit? Oft ist ein funktionierendes soziales Umfeld die Voraussetzung für eine Entlassung (Cave: „Freitag-Nachmittag-Katastrophen-Entlassung").
- Sind die Angehörigen Instruiert?

10.2.7 Schritt 7: Patientenüberleitung

Wie das Assessment ist die Patientenüberleitung in die ambulante Weiterbehandlung ein Teamprozess, an dem alle Berufsgruppen des therapeutischen Teams beteiligt sind. Nach der strukturierten Entlassungsvorbereitung müssen am Entlassungszeitpunkt (und nicht später) alle relevanten Informationen an das „Team der ambulanten Weitebehandlung" übermittelt werden. Wichtigste Instrumente sind hierfür
- ein (geriatrisch kompetenter!) Arztbrief und
- ein Formular zur Patientenüberleitung, das alle relevanten Informationen zum Patienten und seinem Umfeld umfasst und allen Personen und Institutionen zugeleitet wird, die in die Weiterbehandlung integriert sind (ein Muster hierfür ist in diesem Buch zu sehen; ▶ Abb. A3.3, Mustervorlage 3: „Patientenüberleitung").

Geriatrische Versorgungsstrukturen

Kapitel 11 Geriatrie in der klinischen Akutversorgung – 65

Kapitel 12 Die Geriatrische Tagesklinik – 103

Kapitel 13 Geriatrie im Bereich der ambulanten Medizin – 107

Kapitel 14 Ökonomie geriatrischer Versorgungssysteme – 117

Das Rückgrat der stationären Versorgung geriatrischer Patienten bilden die geriatrischen Kliniken und Abteilungen. Geriatrische Patienten, die der vollstationären Behandlung bedürfen, bekommen hier die notwendige Diagnostik und Therapie auf fachspezifisch hohem Niveau. Doch trotz der konsequent patientenzentrierten Arbeitsweise ist allerdings auch in der Geriatrie ein vollstationärer Aufenthalt mit negativen Effekten verbunden.

Der gegenüber den Gewohnheiten veränderte Lebensrhythmus und die Entfremdung von der eigenen Wohnumgebung komplizieren den bei multimorbiden Patienten ohnehin schon schwierigen Krankheitsverlauf. Aus diesem Grund gehört es zu den Prinzipien geriatrischer Medizin, ihre Patienten konsequent möglichst wohnortnah zu behandeln. Nach den Grundsätzen „Teilstationär vor vollstationär" und „Ambulant vor teilstationär" ist für eine umfassende geriatrische Versorgung ein vernetztes System mit folgenden Komponenten erforderlich:

- Geriatrische Klinik bzw. Abteilung (vollstationäre Versorgung),
- Geriatrische Tagesklinik (teilstationäre Versorgung),
- mobile Teams zur Reintegration in die häusliche Umgebung („Mobile Rehabilitation") sowie
- niedergelassene Ärzte mit einer möglichst umfassenden geriatrischen Ausbildung und andere Institutionen außerhalb der klinischen Versorgung wie Pflegeheime, ambulante Pflegeteams und Therapeuten.

Geriatrie in der klinischen Akutversorgung

11.1	Geriatrische Klinik und geriatrische Rehabilitationsklinik	– 66
11.2	Der geriatrische Patient in der Rettungsstelle der Klinik	– 66
11.3	Die vollstationäre klinische Versorgung geriatrischer Patienten	– 68
11.4	Das ganzheitliche aktivierend-rehabilitative Konzept in der Organisation der geriatrischen Station	– 72
11.5	Aktivierende, therapeutische und rehabilitative Pflege – die neuen Aufgaben im therapeutischen Team der Geriatrie	– 74
11.6	Der Prozessmanager in der Geriatrie	– 77
11.7	Geplante Behandlungsabläufe („Clinical pathways") in der Geriatrie	– 82
11.8	Akutmedizin und geriatrischer Überwachungsbereich (GÜB)	– 82
11.9	Die Gerontotraumatologie – ein Modell für moderne Geriatrie und Akutmedizin	– 87
11.10	Sekundärprävention	– 98
11.11	Behandlungspfad	– 98
11.12	Zusammenfassung	– 101

P. Hien, R. Pilgrim, R. Neubart, Moderne Geriatrie und Akutmedizin
DOI 10.1007/978-3-642-25603-5_11 © Springer-Verlag Berlin Heidelberg 2013

11.1 Geriatrische Klinik und geriatrische Rehabilitationsklinik

Die klinisch-geriatrische Versorgung der Patienten ist in Deutschland sehr unterschiedlich organisiert. Jedes Bundesland hat eigene Regelungen, wobei die Kliniken zum Teil als Akut-, zum Teil als Rehabilitationskliniken arbeiten (nach § 108 SGB V: Krankenhausplan oder § 111 SGB V: Versorgungsverträge mit Rehabilitationseinrichtungen). Die Gründe hierfür liegen u. a. in historischen Entwicklungen, da die ersten Geriatrischen Kliniken vor über 30 Jahren im Rehabilitationssektor angesiedelt waren. Später stellten einige Bundesländer das System in Richtung Akutversorgung um, auch in Analogie zu den meisten anderen Ländern in Europa.

Das Nebeneinander von geriatrischen Akut- und Rehabilitationskliniken besteht aber nach wie vor. Sie verfolgen allerdings ähnliche Ziele, nur unterscheiden sich die Akuität der Problematik und der Zeitpunkt der Aufnahme. In fast allen geriatrischen Rehabilitationskliniken können natürlich auch interkurrente Pneumonien behandelt werden, wenn keine Intensivtherapie benötigt wird. Und geriatrische Akutkliniken verfolgen einen obligat ganzheitlichen und mehrdimensionalen Ansatz, der auch eine umfassende Rehabilitation sicherstellt. Grundlage ist hier der § 39 SGB V (Krankenhausbehandlung):

> (1) Die Krankenhausbehandlung wird vollstationär, teilstationär, vor- und nachstationär (§ 115a) sowie ambulant (§ 115b) erbracht. Versicherte haben Anspruch auf vollstationäre Behandlung in einem zugelassenen Krankenhaus (§ 108), wenn die Aufnahme nach Prüfung durch das Krankenhaus erforderlich ist, weil das Behandlungsziel nicht durch teilstationäre, vor- und nachstationäre oder ambulante Behandlung einschließlich häuslicher Krankenpflege erreicht werden kann. Die Krankenhausbehandlung umfasst im Rahmen des Versorgungsauftrags des Krankenhauses alle Leistungen, die im Einzelfall nach Art und Schwere der Krankheit für die medizinische Versorgung der Versicherten im Krankenhaus notwendig sind, insbesondere ärztliche Behandlung (§ 28 Abs. 1), Krankenpflege, Versorgung mit Arznei-, Heil- und Hilfsmitteln, Unterkunft und Verpflegung; die akutstationäre Behandlung umfasst auch die im Einzelfall erforderlichen und zum frühestmöglichen Zeitpunkt einsetzenden Leistungen zur Frührehabilitation.

Dabei gibt es wie in allen Akutkliniken auch für geriatrische Patienten diverse Aufnahmewege:
- durch den Hausarzt,
- durch die Rettungsstelle,
- durch den NAW,
- durch Verlegung aus dem eigenen Krankenhaus,
- durch Verlegung aus einem anderen Krankenhaus.

Viele geriatrische Patienten werden in den Rettungsstellen der Kliniken als Notfall aufgenommen.

11.2 Der geriatrische Patient in der Rettungsstelle der Klinik

Die akut auftretende schwere Krankheit geriatrischer Patienten macht häufig eine vollstationäre Therapie initial erforderlich. Geriatrische Patienten können ihre Akuttherapie direkt in der geriatrischen Klinik erhalten oder auch in einer anderen Abteilung. Dies ist insbesondere bei der Notwendigkeit spezieller Interventionen oder eines operativen Eingriffes erforderlich, beispielsweise bei einer Schenkelhalsfraktur.

11.2 · Der geriatrische Patient in der Rettungsstelle der Klinik

In anderen Fällen stellt sich erst im Verlauf der Behandlung heraus, dass die Patienten von einer multidimensionalen Therapie in der Geriatrie profitieren würden. Um die Vorteile einer komplexen geriatrischen Therapie ausschöpfen zu können, sollte dann die Aufnahme in die Geriatrische Klinik möglichst rasch erfolgen.

Der Arzt in der Rettungsstelle hat angesichts akuter Gesundheitsprobleme eines älteren Patienten mehrere Entscheidungen zu treffen:

Kriterien für die Allokationsentscheidung bei geriatrischen Patienten
- Ist wegen entsprechender Beschwerden eine sofortige Intervention notwendig? (Beispielsweise wegen Schmerzen oder Dyspnoe)
- Fokussiert sich die Problematik auf ein bestimmtes Symptom, das die Kompetenz einer bestimmten Klinikabteilung erfordert? (Beispielsweise Schenkelhalsfraktur oder Brustschmerz)
- Oder liegt eine Problematik vor, die primär den Einsatz der geriatrischen Abteilung gebietet? (Beispielsweise wegen der Multimorbidität oder eines geriatrischen Syndroms wie Gewichtsverlust oder Sturzneigung)

Dem aufnehmenden Arzt kommt also eine wichtige Lotsenfunktion zu. Er hat zu entscheiden, ob die initiale Aufnahme in die geriatrische Abteilung erforderlich ist. Hierzu kann die abgebildete Checkliste verwendet werden.

Checkliste für die Indikation zur geriatrischen Behandlung
Älterer Patient (in der Regel > 65 J.)
Multimorbidität
- ≥ 3 relevante Krankheiten
- Polypharmakotherapie

Vorliegender oder drohender Autonomie-Verlust
- Pflegestufe vorhanden oder beantragt
- Bewohner eines Pflegeheims
- Hinweise auf Autonomie-Verlust in der Eigen- oder Fremdanamnese, insbesondere mit Einschränkung basaler Aktivitäten des täglichen Lebens
- schwere Erkrankung mit verzögerter Rekonvaleszenz

Geriatrisches Syndrom, z. B.
- Stürze/Sturzneigung
- kognitive Störungen (Demenz? Delir?)
- Gewichtsverlust (≥ 10 %)
- Mangelernährung (BMI ≤ 20)
- Gebrechlichkeit („Frailty")
- Immobilität
- Dekubitus oder andere chronische Wunden
- Inkontinenz
- chronischer Schmerz

Die Übernahme der Lotsenrolle bedeutet aber auch, dass Ärzte in der Rettungsstelle der Akutklinik über ein geriatrisches Basiswissen verfügen sollten.

Eine weitergehende Hilfe bei diesen Entscheidungsprozessen können klinikspezifische erweiterte Checklisten sein, die mögliche Behandlungspfade oder ein geriatrisches Screening (bei Bedarf) integrieren (▶ Abb. A3.1, Mustervorlage 1: „Geriatrisches Screening").

11.3 Die vollstationäre klinische Versorgung geriatrischer Patienten

Geriatrische Kliniken müssen in der Lage sein, alle medizinischen und flankierenden Maßnahmen für ihre Patienten anzuwenden, entweder selbst oder durch Einbeziehung anderer medizinischer Kompetenzen in das Behandlungskonzept. Dies macht eine obligate Zusammenarbeit mit den anderen Abteilungen der eigenen Klinik oder anderen Kliniken sowie mit Konsiliarärzten der verschiedensten Fachrichtungen erforderlich.

Die Einrichtung geriatrischer Kliniken muss sich an den Besonderheiten ihrer Patienten orientieren. Dies umfasst u. a. folgende Gesichtspunkte:

Gestaltung Geriatrischer Kliniken
- Geriatrische Patienten leiden häufig unter Orientierungsstörungen, die wegen verschiedener Erkrankungen auftreten können, z. B. Demenz (Morbus Alzheimer), Verwirrtheitszustände (Delir) und neuropsychologische Störungen. Daraus folgt, dass ein besonders gut durchdachtes Orientierungssystem für geriatrische Kliniken unverzichtbar ist. Es sollte alle verfügbaren Orientierungskanäle (Buchstaben, Zahlen, Farben und Formen) einbeziehen.
- Ein hoher Anteil der Patienten in der Geriatrischen Klinik leidet unter verschiedenen körperlichen Behinderungen. Deshalb ist in allen von den Patienten erreichbaren Räumen eine barrierefreie Bewegungsmöglichkeit sicherzustellen, es sei denn, der Umgang mit einer nichtbehindertengerechten Einrichtung soll ausdrücklich geübt werden.
- Komplexe geriatrische Medizin erfordert einen umfassenden Ansatz, der sowohl zeitlich (24-Stunden-Konzept) als auch räumlich (konsequente Gestaltung der Station unter dem Aspekt der Aktivierung) zu interpretieren ist.

Für den Patienten verlangt die Menge der verschiedenen Aktivitäten auf der geriatrischen Station große Anstrengungen ab. Es sind zu koordinieren:
- die Visite,
- eine umfangreiche medizinische Diagnostik (z. B. EKG, Sonographie, Endoskopie, diverse Röntgen-Untersuchungen),
- je nach Krankheitsbild Therapien in den Bereichen Physiotherapie, Ergotherapie und Sprachtherapie,
- Psychologie,
- individuelle Gespräche mit dem Sozialdienst.

Die Patienten sind angehalten, möglichst viel Eigeninitiative für ihren Tagesablauf zu übernehmen. Dies nimmt aber angesichts ihrer Defizite viel Zeit in Anspruch, sodass sich die Koordination aller Aktivitäten kompliziert gestaltet. In einigen Geriatrischen Kliniken wurden deshalb sogenannte Prozess-Assistenten eingeführt.

Für den Tages- und Wochenablauf gibt es eine exakt einzuhaltende Struktur von Besprechungen, die den dringend erforderlichen Informationsfluss im therapeutischen Team sicherstellen.

11.3.1 Die tägliche Frühbesprechung

Die tägliche Frühbesprechung ist angesichts vieler neuer Informationen unverzichtbar für den geregelten Ablauf des Arbeitstags. Anwesenheitspflicht besteht für die Pflege und den Stationsarzt sowie für die anderen Teammitglieder, soweit sie nicht für mehrere Stationen zuständig sind und die Frühbesprechung auf einer anderen Station besuchen.

Inhalte sind wichtige neue Informationen zu den Patienten wie zum Assessment, zur Motivation, zur Mobilität sowie Kontakte mit Angehörigen, die Absprache von interdisziplinären Aktivitäten (z. B. Waschtraining oder Frühstücksgruppe), insbesondere aber die Vorstellungen neuer Patienten durch den Stationsarzt.

11.3.2 Teamsitzung (wöchentlich)

Die Teamsitzung findet zu einem festgelegten Wochentermin statt. Sie wird vom Oberarzt bzw. vom Stationsarzt geleitet. Sie dient dem Zusammentragen aller wesentlichen Informationen über einen Patienten, insbesondere der Befunde aus den einzelnen Berufsgruppen sowie der zusätzlichen Informationen, die für ein umfassendes Gesundheitsmanagement erforderlich sind („Multidimensionales geriatrisches Assessment"). Die Behandlungsziele werden gemeinsam diskutiert und festgelegt. Es erfolgt eine schriftliche Fixierung in den Patientenakten. Ebenfalls ist der Krankheitsverlauf einschließlich der therapeutischen Fortschritte exakt zu dokumentieren.

Auch für eine möglicherweise erforderliche Änderung der Behandlungsziele ist die Teamsitzung das zuständige Abstimmungsgremium. Weiterhin werden gegebenenfalls festgelegt:

- die geplante Kommunikation mit wichtigen an der Versorgung beteiligten Personen und Institutionen und das dafür zuständige Teammitglied,
- die notwendige Hilfsmittelversorgung (gegebenenfalls Einberufung einer Hilfsmittelkonferenz),
- die Notwendigkeit eines diagnostisch-therapeutischen Hausbesuchs mit Patient und Angehörigen (und wer ihn durchführt),
- die Einleitung von Maßnahmen zur Wohnraumanpassung,
- die Zweckmäßigkeit einer Probeentlassung („Belastungsurlaub"),
- weitere Maßnahmen der Entlassungsvorbereitung,
- der Entlassungstermin.

11.3.3 Die spezielle Ausrichtung einer geriatrischen Station

Schon in der Geriatrischen Klinik sind alle Maßnahmen gezielt an dem „Leben nach dem Krankenhaus" orientiert. Größtmögliche Lebensqualität und Selbstständigkeit trotz Krankheit und Behinderung lautet das oberste Gebot, das gerade in den ersten Tagen und Wochen der Behandlung eine entscheidende Weichenstellung erfährt. Aufbauend auf der exakten Problemanalyse des geriatrischen Assessments erfolgt eine ganzheitliche Therapie, die eine umfassende Gesundheits- und Lebensplanung beinhaltet. Der Patient erfährt eine „Anleitung zum Gesundwerden", indem er selbst immer mehr die aktive Rolle übernehmen soll und sich die Mitglieder des therapeutischen Teams als seine fachkundigen Berater und Begleiter sehen. Das gesamte Krankenhaus wird zum therapeutischen Faktor, in dem 24 Stunden am Tag das Training für den Ernstfall stattfindet, also für die Entlassung in die häusliche Umgebung. Deshalb ist auch ein möglichst realitätsnaher Tagesablauf erforderlich, wenn nicht medizinische Notwendigkeiten zu Kompromissen zwingen.

> Gerade die Mitarbeiter der Geriatrischen Kliniken dürfen niemals vergessen, dass sich ihr Krankenhaus für den Patienten so schnell wie möglich überflüssig machen muss.

Geriatrische Medizin bedeutet allerdings auch immer gleichzeitig den Umgang mit Rückschlägen, Verlust von Gesundheit und Funktionen sowie manchmal auch den Tod von Patienten. Das Mittragen von Leid, das Spenden von Trost und die Begleitung der Patienten in allen Situationen – all dies gehört zum Rüstzeug aller Berufsgruppen in geriatrischen Einrichtungen. Für viele Patienten bedeuten diese Prinzipien eine größere Hilfe als die optimale medizinische Therapie, der sich die geriatrische Medizin ebenfalls verpflichtet fühlt. Allein wegen des Alters darf keinem Patienten eine bestimmte Behandlung vorenthalten werden. Jedem Mitarbeiter in der Geriatrie sollte aber bewusst sein, dass es Grenzen gibt, die den gesamten Einsatz der modernen Medizin nicht mehr sinnvoll erscheinen lassen.

Von großer Bedeutung ist eine besonders enge Kooperation und Kommunikation der Geriatrischen Klinik mit ihrer medizinischen und sozialen Umgebung. Anzustreben sind vernetzte Systeme der Patientenversorgung sowie Kooperationsverträge mit anderen Kliniken und ambulanten Institutionen. Geriatrische Abteilungen innerhalb von größeren Kliniken benötigen definierte Kooperationsregeln in einem klinikinternen Geriatrie-Konzept.

11.3.4 Patientensicherheit

Im Bereich der Geriatrie stellt sich das Problem der Patientensicherheit besonders kompliziert dar. Zwei Beispiele:

Viele Patienten leiden – zum Teil vorübergehend – unter kognitiven Einschränkungen, die sie häufig hindert, die Tragweite ihrer Handlungen zu überblicken. In diesen Fällen ist besonders sorgfältig darauf zu achten, dass Patienten vor Schaden geschützt werden. Dabei müssen die beiden Rechtsgüter „Freizügigkeit und Selbstständigkeit des Patienten" sowie „Gefahrenabwehr" sorgfältig gegeneinander abgewogen werden. In bestimmten Fällen kann die Einrichtung einer Betreuung (gegebenenfalls vorübergehend) hilfreich sein.

Trotz aller Vorsichtsmaßnahmen ist es aus grundsätzlichen Erwägungen völlig illusorisch, während der zu überwindenden Unsicherheitsphase Stürze vollkommen auszuschließen. Die gute theoretische und praktische Schulung und die Motivation des Teams sind aber in der Lage, eine Vielzahl der sich aus dieser Konstellation ergebenden Gefahren abzuwehren.

Dabei ist auch zu bedenken, dass mittelfristig eine billigend hingenommene Immobilität die Patienten meist erheblich stärker gefährden werden würde.

Nahezu alle Patienten in der Geriatrie leiden unter Mobilitätsstörungen. Das heißt, dass die Funktion „Gehen" bei vielen Patienten erst wieder mühsam geübt werden muss.

Selbstverständlich müssen geriatrische Kliniken auf eine barrierefreie Organisation der Umgebung genauso achten wie auf eine Instruktion und Anleitung der Patienten und der Angehörigen.

11.3.5 Der geriatrische Patient in Kliniken, die nicht über eine geriatrische Abteilung verfügen

Moderne Kliniken werden mittelfristig kaum mehr ohne eine geriatrische Abteilung auskommen, zumindest muss eine professionelle geriatrische Kompetenz vorhanden sein. Zusätzlich aber sollte eine Kooperation mit einer Geriatrischen Klinik oder Abteilung bestehen, sodass Patienten mit einer deutlich geriatrischen Problematik einer fachspezifischen Therapie zugeführt werden können. Je nach der Umgebungsstruktur können hier geriatrische Abteilungen oder Rehabilitationskliniken als Kooperationspartner fungieren. Die Verlegung eines Patienten in die geriatrische Abteilung einer Akutklinik ist einfach und bedarf nur einer kurzen Kommunikation. Die Einweisung bzw. Verlegung in eine Geriatrische Rehabilitationsklinik ist in den meisten Bundesländern mit höheren Hürden verbunden. Meist ist eine Zustimmung der zuständigen Krankenkasse erforderlich.

11.3.6 Die Verlegung in Geriatrische Rehabilitationskliniken

Prinzipiell ist eine Verlegung in eine Geriatrische Rehabilitationsklinik bei den Patienten indiziert, die im § 4 SGB IX charakterisiert sind.

Die vorgesehenen Maßnahmen

» umfassen die notwendigen Sozialleistungen, um unabhängig von der Ursache der Behinderung die Behinderung abzuwenden, zu beseitigen, zu mindern, ihre Verschlimmerung zu verhüten oder ihre Folgen zu mildern, (…) die persönliche Entwicklung ganzheitlich zu fördern und die Teilhabe am Leben in der Gesellschaft sowie eine möglichst selbstständige und selbstbestimmte Lebensführung zu ermöglichen oder zu erleichtern.

In vielen Fällen entspricht diese Forderung exakt dem Spektrum, das von Geriatrischen Rehabilitationskliniken angeboten wird. Wie erwähnt leisten in einigen Bundesländern diese Aufgabe auch die geriatrischen Abteilungen von Akutkliniken.

Wenn schwer betroffene Patienten in die Geriatrische Rehabilitationsklinik verlegt werden sollen, ist es sinnvoll, deren medizinische Ausstattung und Möglichkeiten zu kennen. In der Regel gelten folgende Kriterien:

Kriterien für eine Verlegung schwerkranker Patienten in eine Geriatrische Rehabilitationsklinik
— Vitale und vegetative Parameter sind stabil (Herzfrequenz, Blutdruck, Atmung, Temperatur).
— Es besteht keine Beatmungspflicht, außer stabiler Heimbeatmung oder Schlafapnoe.
— Die akutmedizinische Diagnostik und Therapie sind weitestgehend abgeschlossen.
— Die medizinische und medikamentöse Therapie ist weitgehend festgelegt.
— Die Rehabilitation relevant beeinflussende Therapien wie Infusionsbedarf über 24 Stunden, zentralvenöse Therapien, intravenöse Antibiotikatherapien usw. sind in der Regel abgeschlossen. Ausnahmen bedürfen der Abstimmung zwischen Akut- und Rehabilitationsklinik.
— Begleiterkrankungen und Komplikationen können vom Personal der Rehabilitationsklinik behandelt werden.

— Eine überwiegende oder vollständige Übernahme der Körperpflege, Hilfe bei der Nahrungsaufnahme, Versorgung bei unkontrollierter Blasen- oder Darmentleerung sowie Veränderungen der Körperlagerung in 2- bis 4-stündigem Abstand stehen einer geriatrischen Rehabilitationsmaßnahme nicht entgegen.

In einigen Regionen in Deutschland stehen alternativ spezielle geriatrische Versorgungsstrukturen zur Verfügung, insbesondere die Geriatrische Tagesklinik, mobile Rehabilitation und Zentren für ambulante Rehabilitation.

Nicht selten stellt sich die Frage, ob nach einer Behandlung in einer Geriatrischen Akutklinik eine weitere Therapie in einer Geriatrischen Rehabilitationsklinik indiziert ist. In bestimmten Fällen ist dies sinnvoll und möglich.

Da Geriatrischen Akutkliniken über voll ausgestattete Rehabilitationsbereiche verfügen, ist die „Frührehabilitation" prinzipiell Teil der „geriatrische Komplextherapie". Prinzipiell haben Geriatrische Kliniken den Anspruch, „fallabschließend" zu arbeiten. Manche Patienten benötigen aber eine prolongierte klinische Rehabilitation, die sogar die zeitlichen Dimensionen einer Geriatrischen Akuttherapie übersteigen. Dies betrifft beispielsweise oft Schlaganfall-Patienten. In solchen Fällen kann die Verlegung in eine Geriatrische Rehabilitationsklinik sinnvoll und angemessen sein.

11.4 Das ganzheitliche aktivierend-rehabilitative Konzept in der Organisation der geriatrischen Station

Geriatrische Stationen können es bewirken, dass selbst schwer betroffene Patienten eine weitgehende Autonomie wiedererlangen. Ein wichtiger Faktor dabei ist die Kompetenz und das Engagement der einzelnen Professionen im therapeutischen Team, ein weiterer das patientenzentrierte Konzept, das auf der Basis einer umfassenden Problemanalyse zielorientiert agiert. Aber besondere Bedeutung hat die Organisation der geriatrischen Station, die in einer ganzheitlichen aktivierend-rehabilitativen Atmosphäre den Rahmen für die Gesundung liefert.

11.4.1 Tagesablauf auf der Station unter aktivierenden und therapeutischen Gesichtspunkten

Wichtigstes Prinzip der klinisch-geriatrischen Arbeit ist neben der Behandlung von Krankheiten und Krankheitsfolgen die Optimierung der Selbstständigkeit unserer Patienten. Sämtliche Aktivitäten werden in diesem Kontext interpretiert.

In Geriatrischen Kliniken sind alle Maßnahmen konsequent an dem „Leben nach dem Krankenhaus" orientiert. Dies betrifft verschiedene Bereiche und bedeutet im Einzelnen Folgendes:

- **Aktivitäten**

Alle Aktivitäten (wie Waschen, Anziehen, Nahrungsaufnahme) sollen so weit wie möglich vom Patienten selbst übernommen werden, und sei es mit erheblichem Zeitaufwand verbun-

den – trotz eingeschränkter Geschicklichkeit, mit zumutbaren Schmerzen oder trotz überwindbarer anderer Probleme.
Der Patient soll hierbei Hilfe, Facilitation und Aufmunterung bekommen. Aber jede Aktivität, die wir dem Patienten unnötigerweise abnehmen, bedeutet die „Erziehung zur Passivität", also das Gegenteil von Aktivierung.

- **Tagesablauf**

Der Tagesablauf in der Geriatrie soll sich so weit wie möglich am häuslichen Bereich orientieren. Dazu gehören das morgendliche Aufstehen, die Körperpflege, das Ankleiden und eine möglichst selbstständige Einnahme der Mahlzeiten sowie das Wahrnehmen von Terminen (z. B. von Therapien) oder das Aufsuchen der Toilette.

- **Kleidung**

Erforderlich ist bequeme Alltagskleidung, die möglichst vom Patienten selbst an- und ausgezogen werden kann und genügend Bewegungsfreiheiten für die Therapien bietet.

- **Schuhe**

Unverzichtbar sind bequeme Schuhe, die zugleich festen Halt bieten. Unsicheres Schuhwerk (z. B. Pantoffeln) ist wegen der Sturzgefahr nicht akzeptabel. Zu glatte oder zu stumpfe Sohlen sind für geriatrische Patienten ebenfalls nicht geeignet.

- **Mobilität**

Sofern es das Krankheitsbild erlaubt, können sich die Patienten auf der Station frei bewegen. Wenn möglich, sollen sie ihre Tagestermine schon am Vortag, spätestens aber am Morgen bekommen und sich dann, wenn möglich, selbstständig in ihre Zimmer (zur Visite) bzw. in die jeweiligen Therapieräume begeben. Für immobile Patienten organisiert die Station den Transportdienst.

Stark mobilitätseingeschränkte Patienten sollen möglichst lange Zeit im Stuhl sitzend gelagert werden. Dies kann sowohl im Aufenthaltsraum als auch im Zimmer erfolgen. Der Rollstuhl gilt (mit wenigen Ausnahmen) als Transportmittel und nicht als Sitzmöbel! Ein Transfer mehrmals am Tag vom Rollstuhl auf den Stuhl und zurück ist erwünscht und sollte von jedem Mitarbeiter der Station beherrscht werden. (Jeder Transfer ist eine Therapie!)

Alle Patienten sollen sich (mit Ausnahme von begründeten Sonderfällen) während des Tages außerhalb des Bettes aufhalten. Nach größeren Anstrengungen können die Patienten sich dann angekleidet für eine gewisse Zeit aufs Bett legen, ebenso zur Mittagsruhe.

- **Stellung des Bettes**

Die Stellung des Bettes wird für jeden Patienten je nach der Erkrankungssituation individuell vom Team festgelegt. Bei Patienten mit halbseitiger Lähmung soll das Bett in der Regel mit der Querseite zur Wand angeordnet werden, sodass alle Aktivitäten über die betroffene Seite erfolgen.

Verantwortlich zur Umsetzung dieser Prinzipien ist das gesamte Team, also Pflege, Therapeuten, Ärzte und alle anderen Teammitglieder. Zuständig auf der Station ist die Pflege, bei den Therapien der jeweilige Therapeut, bei den Untersuchungen und Visiten der Arzt.

11.5 Aktivierende, therapeutische und rehabilitative Pflege – die neuen Aufgaben im therapeutischen Team der Geriatrie

Das Bild der Pflege hat sich in den letzten Jahren deutlich gewandelt. Die Entwicklung verläuft sehr dynamisch: von einem Assistenzberuf für Ärzte hin zu einer Berufsgruppe, die wesentliche Akzente für die Gesundheitsversorgung in eigener Regie setzt. Die „geriatrische Pflege" bildet heute das Rückgrat der Behandlung der am schnellsten wachsenden Gruppe unserer Klientel: die geriatrischen Patienten.

Eine besonders hohe Bedeutung im therapeutischen Team kommt der Pflege zu. In allen geriatrischen Konzepten gewinnen die Prinzipien „Aktivierung" und „Rehabilitation" eine besondere Geltung. Im 24-Stunden-Konzept der Geriatrie übernimmt aber die Pflege an mindestens 20 Stunden die Führung und therapeutische Anleitung der Patienten. Daraus ergeben sich hohe Anforderungen an die Qualifikation und die selbstständige Gestaltung dieser Aufgabe. Die Begriffe aktivierende, therapeutische und rehabilitative Pflege sind unverzichtbare Anteile der Geriatrie, und deren Inhalte werden sich in Zukunft kontinuierlich weiterentwickeln. Die veränderte Rolle der Pflege im therapeutischen Team sollen im Weiteren anhand einiger charakteristischer Beispiele skizziert werden:

11.5.1 Mobilisierung

Nahezu alle Krankheiten, die besonders häufig bei älteren Patienten vorkommen, führen zu Bewegungsstörungen. Nicht nur Schlaganfall und Knochenbrüche (insbesondere die Oberschenkelhalsfraktur), sondern auch Herzmuskelschwäche, Arthrosen und schwere Durchblutungsstörungen der Beine bis hin zur Amputation führen bei geriatrischen Patienten zu erheblichen Mobilitätseinschränkungen.

Eines der Hauptanliegen der geriatrischen Rehabilitation ist deshalb die Mobilitätsförderung. Diagnostik und Behandlung dieser Störungen sind in erster Linie Aufgaben der Physiotherapie, die Wahrnehmung, Kraft, Motorik und Geschicklichkeit trainiert. Doch die Integration dieser wiedererlangten Fertigkeiten der Patienten in das tägliche Leben ist Teil des 24-Stunden-Konzeptes der Geriatrie, fällt also im Wesentlichen der Pflege zu.

Ein Patient, der nach einer Schenkelhalsfraktur wieder mit Unterstützung laufen kann, wird beim abendlichen Toilettengang von der geriatrisch kompetenten Krankenschwester begleitet, welche die gleichen Facilitationstechniken beherrscht wie die Physiotherapeutin. Es wird hierdurch nicht nur die Mobilität des Patienten gefördert, gleichzeitig steigert das Erfolgserlebnis die Motivation für den weiteren Rehabilitationsprozess. Die wiedergewonnene Selbstständigkeit bei der Ausscheidungsfunktion empfindet der Patient als wesentliche Steigerung der Lebensqualität.

11.5.2 Schluckstörung (Dysphagie) und Nahrungsaufnahme

Ein hoher Anteil geriatrischer Patienten leidet unter Einschränkungen der Schluckfunktion. Beispielsweise können Schlaganfall, Parkinsonkrankheit oder Demenz diese gefährliche Störung hervorrufen. Nahrungsbestandteile geraten bei diesen Patienten unkontrolliert in die Luftröhre und bewirken schwere Folgekrankheiten, insbesondere lebensbedrohliche Lungenentzündungen.

Aus diesem Grund gibt es in jeder Geriatrie ein umfassendes Konzept bei Schluckstörungen. Schon die Pflegeanamnese bei der Aufnahme der Patienten schließt den Ernährungsstatus sowie eine Überprüfung der Schluckfunktion ein. Nach genauer Diagnostik (in der Regel durch Arzt und Sprachtherapeut) übernimmt das Pflegeteam den wesentlichen Anteil des Dysphagie-Managements (neben den Sprachtherapeuten, die das Schlucktraining übernehmen).

Durch perfekte Lagerung im Sitzen und Facilitation bei der Nahrungsaufnahme wird das Schlucken trainiert, sodass der Patient im Regelfall nach einigen Tagen wieder selbstständig essen kann. Selbstverständlich muss jedes Mitglied des Pflegeteams, das bei dieser Aufgabe eingesetzt wird, die entsprechenden Techniken und Fertigkeiten beherrschen. Außerdem sind Kenntnisse der einzusetzenden Kostform und ein engmaschiger Dialog mit den anderen Teammitgliedern unverzichtbar.

11.5.3 Prävention und Versorgung chronischer Wunden

Die meisten chronischen und komplizierten Wunden im Krankenhaus gibt es auf der Geriatrie! Dekubitus, Geschwüre am Bein (Ulcus cruris), Wundheilungsstörungen nach Operationen und Probleme im Bereich des Amputationsstumpfes gehören in die tägliche Routine jeder geriatrischen Station. Das Wundmanagement-Team besteht aus Ärzten und Krankenschwestern, ergänzt durch Physiotherapie (Mobilisierung und Druckentlastung), Psychologie und Sozialdienst. Exakte (fotografische) Dokumentation, genaue Kenntnis der modernen Wundversorgungstechniken und der selbstständige Umgang mit moderner apparativer Technik (Elektrotherapie von Wunden, Vakuumtechnik) gehören in das Aufgabengebiet der geriatrisch kompetenten Krankenpflege.

In vielen Fällen wird das Wundmanagement nach der ersten gemeinsamen Visite weitgehend selbstständig von der Pflege übernommen. Der komplexe Behandlungsansatz (Wundversorgungstechnik, Mobilisierung, Ernährung, Information der weiterversorgenden Kollegen) führt oft zu erstaunlichen Heilungserfolgen.

11.5.4 Inkontinenzmanagement

Inkontinenz (insbesondere Harninkontinenz) gehört zu den häufigsten Syndromen in der Geriatrie. Patienten, beispielsweise solche mit Schlaganfällen oder Harnwegsinfekten, leiden (meist vorübergehend) unter Inkontinenz und werden dann oft mit Harnableitungssystemen (meist transurethraler Dauerkatheter) versorgt. Dies führt nicht selten zu der unerfreulichen Entwicklung, dass der Katheter viel länger als unbedingt erforderlich in der Harnblase verbleibt und sich hieraus eine chronische Inkontinenz entwickelt. Die geriatrisch kompetente Krankenschwester erkennt diese Zusammenhänge, entfernt nach Rücksprache mit dem Arzt frühzeitig den Dauerkatheter und führt in eigener Regie ein Kontinenztraining durch. Der Erfolg stellt sich meist kurzfristig ein und gibt dem Patienten einen wesentlichen Teil seiner Lebensqualität zurück.

11.5.5 Aktivierung der Patienten außerhalb der Therapien

Bewegung ist Leben!
Der Aufenthalt in Krankenhäusern wird traditionell mit Bettlägerigkeit assoziiert. In modernen geriatrischen Konzepten wird dagegen ein an der häuslichen Situation orientierter „normaler" Tagesablauf simuliert, das heißt, selbst Patienten mit schweren Erkrankungen werden aktiviert und mobilisiert. Sie sollen, solange es vertretbar ist, das Bett verlassen. Bisweilen bedarf es erheblicher Argumentationskunst, den Patienten (und den Angehörigen!), die völlig andere Konzepte in der Klinik gewöhnt sind, die Notwendigkeit dieser Anstrengung zu vermitteln.

> Die „rehabilitative Atmosphäre" auf der Station ist die Aufgabe des gesamten Teams, in erster Linie aber der Pflege.

Morgendliches Aufstehen, Körperpflege und Anziehen bedarf oft der erheblichen Unterstützung. Die Mobilisierung schwer bewegungsgestörter Patienten aus dem Bett über den Transfer in den Rollstuhl bzw. Stuhl, erfordert eine ausgefeilte Technik und ein langes Training. Für die Motivation deprimierter und verzagter Patienten mit schweren Krankheiten sind zudem besondere Kompetenzen der Kommunikation und des Zuspruches nötig. Wenn auch Physiotherapeuten und Ergotherapeuten wichtigen Anteil an der Mobilisierung des Patienten haben – die Hauptlast dieser für die weitere Selbstständigkeit und die Lebensqualität der Patienten unschätzbaren Aktivitäten trägt die Pflege.

11.5.6 Patientenedukation

Ziel der geriatrischen Behandlung ist in jedem Fall das umfassende Gesundheitsmanagement, das den Patienten auch im „Leben nach dem Krankenhaus" Selbstständigkeit und Lebensqualität verspricht. Bei praktisch jedem Patienten sind Verhaltensänderungen erforderlich, die den Patienten mit didaktischem Geschick vermittelt werden müssen. Beispielsweise kann die sorgfältige Auswahl der richtigen Schuhe („Schlappen" sind Todesfallen!) die Wahrscheinlichkeit des nächsten Sturzes verhindern. Die Organisation eines Hausübungsprogramms für die immer noch gelähmte Hand wird über längere Sicht die Selbsthilfekompetenz weiter verbessern. Die Anleitung der Patienten zu einer selbstständigen Lebensführung im häuslichen Bereich, häufig gegen den Widerstand der überfürsorglichen Angehörigen, kann oft langfristig die Unabhängigkeit von fremder Hilfe sicherstellen.

All diese wichtigen Beiträge für die „Anleitung zur Lebensqualität" erfordern Kenntnisse in Patientenmotivation und Gesprächstechnik, die geübt und vom Team unterstützt werden müssen. Auch der oft schwierige Dialog mit Angehörigen, die in den Pflegekräften häufig einen „Blitzableiter" für ihre eigenen negativen Emotionen sehen, ist Aufgabe der kommunikativ geschulten Pflegekraft.

11.5.7 Was ist geriatrische Pflege?

Kreative und engagierte Schwestern und Pfleger sind im Dialog mit den anderen Berufsgruppen dabei, ihre spezifischen Aufgaben im Zusammenspiel der Professionen zu definieren und weiterzudenken. Dieser Prozess stellt eine der spannendsten Entwicklungen innerhalb der Geriatrie dar und beeinflusst jetzt schon andere Bereiche der medizinischen Versorgung. Die Diskussion hierüber ist im Fluss und wird von den wissenschaftlichen Fachgesellschaften aufgegriffen.

11.6 Der Prozessmanager in der Geriatrie

Die Therapieabläufe in der Geriatrischen Klinik erfordern ein Prozessmanagement in verschiedenen Dimensionen, das durch den Begriff „Komplexgeriatrie" nur unzureichend beschrieben wird. Um das bei jedem Patienten angestrebte Ziel der Verbesserung von Selbstständigkeit und Lebensqualität trotz Krankheit und chronischer Behinderung zu erreichen, ist eine Therapiesteuerung erforderlich, die zugleich einer strengen Systematik und einem individuellen Bezug auf den einzelnen Patienten folgt. Notwendig ist in jedem Fall eine komplizierte Abfolge von Arbeitsschritten und Therapieprozessen, die neben einer hohen Kompetenz der einzelnen Berufsgruppen eine möglichst optimale Kommunikation und Kooperation erfordert. Diese Zusammenhänge sowie die erforderliche Effektivität und Effizienz führten zu der Erkenntnis, dass das notwendige Prozessmanagement in die Hand eines spezialisierten Mitarbeiters gelegt werden sollte.

Die Verfasser des vorliegenden Konzeptes sind sicher, dass durch die Einführung des Prozessmanagers in die Arbeit des therapeutischen Teams eine wesentliche Ökonomisierung der Arbeiten in der Geriatrischen Klinik verbunden sein wird. Daneben können sich die verschiedenen Professionen mit einem erhöhten Zeitanteil ihren Kernkompetenzen widmen, was die Arbeitszufriedenheit und Qualität der Prozessschritte verbessert. Weiterhin ist eine deutliche Erlösoptimierung zu erwarten.

11.6.1 Ziele der Einrichtung einer Profession „Prozessmanager"

Neben den oben angegebenen erwarteten Effekten können noch eine Reihe von Detailzielen definiert werden, die die verschiedenen Aspekte eines optimierten Prozessmanagements wiedergeben. Im Einzelnen lassen sich folgende Ziele beschreiben.

Ziele eines optimierten Prozessmanagements
- Ökonomisierung der Prozessabläufe in der Geriatrischen Klinik
- Prozesssteuerung der komplex geriatrischen Therapie
- Entlastung der anderen Berufsgruppen, insbesondere des ärztlichen Dienstes und des Pflegedienstes, von patientenfernen Tätigkeiten
- Stärkung der Arzt-Patienten-Beziehung durch vermehrte Zeit-Ressourcen, dadurch Erhöhung der Wahrscheinlichkeit von Behandlungserfolgen
- Steigerung der Arbeitszufriedenheit aller Berufsgruppen im therapeutischen Team
- Optimierung der Dokumentationsqualität
- Verkürzung der Verweildauern
- Verkürzung der Bearbeitungszeit der Patientenakten
- Optimierung der Kommunikation im geriatrischen Netzwerk
- Verbesserung der Kooperation mit dem Medizin-Controlling

- Minimierung der Konflikte mit Krankenkassen und MDK durch optimale Behandlungsqualität und Dokumentation
- Erlösoptimierung durch Modifikation des Behandlungsablaufs während des gesamten Klinikaufenthaltes

11.6.2 Aufgaben des Prozessmanagers

Aufnahme der Patienten

Die Organisation der patientenzentrierten Aufgaben am Tag der Aufnahme zeigt einen besonders hohen Organisationsbedarf. Nach der Identifikation von akuten medizinischen Problemen steht die umfassende medizinisch-soziale Problemanalyse im Vordergrund, das sogenannte multidimensionale geriatrische Assessment. Hier ist eine besonders engmaschige Koordination der einzelnen Maßnahmen erforderlich, da nach dem üblichen geriatrischen Konzept sämtliche Assessment-Aktivitäten nach 48 Stunden abgeschlossen sein sollten. Der Aufnahmetag der Patienten ist durch folgende Prozessschritte charakterisiert:

- **Patientenzentrierte Aktivitäten am Aufnahmetag**

Nach dem Eintreffen des Patienten auf der Station sind die Begrüßung, die Einweisung auf die Station und die Erfassung der Vitalparameter Aufgaben des Pflegedienstes (Bezugspflege). Bei Auffälligkeiten erfolgt die sofortige Information an den Arzt, ansonsten die Zuweisung des Zimmers und des Bettes.

Zeitnah stellt sich der Prozessmanager bei dem Patienten vor und koordiniert die Assessments für den Aufnahmetag. In der Regel sind dies zunächst das Pflege-Assessment (Ausnahmen: Probleme mit medizinischem Interventionsbedarf, z. B. Luftnot, Schmerzen), dann Arztbesuch, Sozialdienst und Therapie (in der Regel zuerst Ergotherapie oder Physiotherapie). Diese Aktivitäten werden durch Festlegung in der Therapieplanung obligatorisch.

Die Anlage der Patientenakte erfolgt durch den Prozessmanager. Die administrative Aufnahme läuft parallel (alternativ: Delegation auch dieser Aufgabe an den Prozessmanager).

Danach folgt die Koordination (nach Rücksprache mit dem Stationsarzt) der Assessments für den zweiten Tag.

11.6.3 Patientenzentrierte Aktivitäten am zweiten Behandlungstag

Am Morgen des zweiten Behandlungstages erfolgt zunächst die Vorstellung der neu aufgenommenen Patienten in der Frühbesprechung durch den Stationsarzt. Hier werden alle anwesenden Teammitglieder über den Patienten mit den inzwischen bekannten medizinischen und sozialen Problemkonstellationen informiert. Behandlungs- und Entlassungsziele werden kurz diskutiert und vorläufig festgelegt. In vielen Fällen ergeben sich ein zusätzlicher Organisationsbedarf, die Notwendigkeit der Kommunikation mit Angehörigen oder Ärzten sowie die Organisation von Kleidungsstücken oder Hilfsmitteln des Patienten, um möglichst schnell optimale Rehabilitationsvoraussetzungen zu schaffen. Weiterhin müssen in vielen Fällen Zusatzuntersuchungen angefordert und konsiliärztlicher Rat eingeholt werden.

Bei der Vorstellung des Patienten in der Stationsfrühbesprechung durch den Stationsarzt ist die Einbeziehung der neuen Informationen in die Planung der weiteren Maßnahmen und

Übertragung in die Tagesplanung wichtig (diese Planung kann mithilfe einer Planungstafel oder auch EDV-gestützt erfolgen): weitere Assessments, Koordination mit den anderen Therapien, Koordination mit eventuell notwendiger Diagnostik (Radiologie, Sonographie, Ultraschall/Doppler [Gefäße], Langzeit-EKG, Echokardiographie) und Eintrag der Diagnosen in das KIS-System (Prozessmanager nach Rücksprache mit dem Stationsarzt).

11.6.4 Die Aufgaben des Prozessmanagers bei der täglichen Frühbesprechung auf der Station

Die spezielle Aufgabe des Prozessmanagers bei der Frühbesprechung besteht in der Überprüfung der Dokumentation der ausgetauschten Information sowie der Planung der verschiedenen Interventionen und Therapien des Behandlungstages. Hierzu dient insbesondere die Tagesplanung, in die nach Absprache alle geplanten Therapien zur Optimierung der Koordination eingetragen werden.

11.6.5 Die Aufgaben des Prozessmanagers bei der wöchentlichen Teamkonferenz

Bei der Vorbereitung der Teamkonferenz wird die bis dahin erfolgte Dokumentation vom Prozessmanager auf Vollständigkeit überprüft, gegebenenfalls wird die Ergänzung der Dokumentation angemahnt und überprüft.

Die wöchentliche Teamkonferenz stellt das wichtigste Organisationsinstrument für die Koordination der komplexen Maßnahmen am Patienten dar. Das gesamte therapeutische Team ist anwesend. Alle wesentlichen Informationen über den Gesundheitszustand des Patienten sowie Chancen und Risiken für das weitere Gesundheitsmanagement werden besprochen. Weiterhin werden nach der Diskussion die Behandlungsziele festgelegt und eventuell notwendige zusätzliche Maßnahmen organisiert. Die Dokumentation erfolgt durch den Prozessmanager. Die Qualität dieser Dokumentation ist entscheidend für die Steuerung des Falls und damit für den weiteren Behandlungserfolg.

Weiterhin erfolgt die Kommunikation wichtiger Daten zur Kodierung des Falls, insbesondere die zu erwartende mittlere Verweildauer sowie weitere Maßnahmen, die zum Erreichen bestimmter DRGs erforderlich sind (z. B. die Anzahl der weiterhin notwendigen therapeutischen Einheiten oder bestimmte erforderliche Zusatzuntersuchungen). Diese Informationen stellen einen entscheidenden Faktor für die Erlössicherung dar und wurden in der bisherigen Ablaufplanung als wesentliche Schwachstelle identifiziert.

Der Nachweis der Erfüllung der diversen Kriterien für die „Geriatrische frührehabilitative Komplexbehandlung (OPS 8-550)" gegenüber dem MDK stellt einen weiteren Schlüssel zur ökonomischen Fallsteuerung dar.

11.6.6 Fallsteuerung

Die Fallsteuerung stellt bei multimorbiden Patienten einen besonders komplizierten Prozess dar. Die Regeln des Fallpauschalengesetzes erlauben hier einen erheblichen Spielraum der

Interpretation, der nur in enger Kommunikation und Kooperation mit den Mitgliedern des therapeutischen Teams ausgenutzt werden kann. Schon in einem frühen Stadium der Therapie muss daher eine ganze Reihe von Parametern bekannt sein und diskutiert werden. Insbesondere folgende Aufgaben fallen in die Zuständigkeit des Prozessmanagers:
- rechtzeitige Dokumentation der Aufnahmediagnose im KIS,
- Überprüfung der Vollständigkeit der Diagnosen-Liste,
- Optimierung des Fallwertes durch Festlegung der Hauptdiagnose und damit der abzurechnenden DRG (dabei Beachtung der einzuhaltenden Regeln, z. B. gegebenenfalls zu veranlassende Maßnahmen, mittlere Verweildauer, notwendige Dokumentationen, Anzahl der Therapien),
- Beachtung der erlösrelevanten Nebendiagnosen.

11.6.7 Entlassungsvorbereitung

Im Rahmen der Entlassungsvorbereitung hat der Prozessmanager u. a. folgende Aufgaben:
- rechtzeitige Festlegung und Planung des Entlassungstermins,
- kontinuierliche Pflege der ICD- und OPS-Ziffern,
- Überprüfung der obligaten Kommunikationen (Arzt-Arzt/Pflege-Pflege),
- Vorbereitung des Überleitungsbogens,
- Vorbereitung des Arztbriefes (Überprüfung, ob alle Therapieberichte vorliegen, und Checken der Patientenakte auf Vollständigkeit),
- Einleitung eines nachgehenden Case-Managements,
- Organisation des geeigneten Transportmittels und logistische Supervision der Entlassung.

11.6.8 Organisation spezieller Maßnahmen

Im komplexen Fallmanagement der Geriatrischen Klinik gibt es in einer Reihe von Fällen einen speziellen Kommunikationsbedarf, der die Einberufung spezieller Konferenzen erforderlich macht. Dies können u. a. sein:

- **Die Hilfsmittelkonferenz**

Das ist ein patientenzentriertes Treffen verschiedener Mitglieder des therapeutischen Teams, in der Regel unter Beteiligung des Patienten und seiner Angehörigen. Hier werden unter Einbeziehung der Kompetenzen verschiedener Berufsgruppen die notwendigen Hilfsmittel für eine möglichst selbstständige Lebensführung gemeinsam diskutiert und festgelegt.

Die Organisation der Hilfsmittelkonferenz sowie die Dokumentation der Ergebnisse und die Koordination der Hilfsmittelversorgung- und Hilfsmittelbestellung ist Aufgabe des Prozessmanagers.

- **Die patientenzentrierte Individualkonferenz**

Nicht selten ist die Frage nach den Behandlungszielen bei geriatrischen Patienten nur schwer zu beantworten. In bestimmten Situationen ist deshalb eine besondere Konferenz erforderlich, bei der die verschiedenen Optionen des weiteren medizinischen Handelns erörtert werden – gegebenenfalls unter Einbeziehung des Patienten und/oder seiner Angehörigen. Häufig wird insbesondere die Frage diskutiert, ob angesichts eines schweren Leidens ein kurativer oder rehabilitativer Behandlungsansatz noch sinnvoll ist und vom Patienten gewünscht wird oder eine Palliative Therapie eher den Bedürfnissen des Patienten gerecht wird. Auch die Organisation und Dokumentation dieser Konferenz obliegt dem Prozessmanager.

Die Organisation der Einbeziehung externer Kompetenz in die Arbeitsprozesse, z. B. Konsiluntersuchungen, Wundversorgung, andere notwendige Eingriffe am Patienten, werden vom Prozessmanager in Absprache mit Stations- und Oberarzt koordiniert.

11.6.9 Organisation der Kommunikation mit Angehörigen

Im geriatrischen Konzept werden die Angehörigen unserer Patienten als externe Teammitglieder betrachtet. Sie sind die wichtigsten Ansprechpartner für die Zeit nach dem Krankenhaus und haben selbst einen wesentlichen Teil der Krankheitsproblematik zu tragen.

Daher stellt die Kommunikation mit den Angehörigen einen wesentlichen Aspekt des medizinischen Handelns dar. Die Kommunikation und Koordination in diesem Bereich wird in der Regel vom Prozessmanager organisiert.

11.6.10 Kodierung

In Absprache mit dem therapeutischen Team übernimmt der Prozessmanager die Aufgabe der Kodierung. Hierzu sind sowohl eine spezielle Qualifikation als auch ein kontinuierlicher Abstimmungsprozess mit den anderen Mitgliedern des therapeutischen Teams erforderlich, insbesondere mit dem Stations- und Oberarzt. Da geriatrische Patienten unter einer Reihe von wesentlichen Erkrankungen gleichzeitig leiden, gibt es eine große Interpretationsbreite bei der Definition von Haupt- und Nebendiagnosen sowie von Prozessziffern. Eine möglichst optimale Kodierung unter genauer Beachtung der entsprechenden Regeln stellt einen wesentlichen Beitrag zur Erlössicherung dar.

11.6.11 Fallabschluss

Der Fallabschluss beinhaltet die Überprüfung der Richtigkeit und Vollständigkeit der ICD- und OPS- Ziffern durch den Prozessmanager (bzw. Mitarbeiter des Controlling) und gegebenenfalls einen nochmaligen Dialog mit dem Stationsarzt bzw. Oberarzt. Das Ordnen und der Abschluss der Patientenakte führen zur Freigabe des Falls. Nach dem Abschluss aller Prozeduren findet die Übergabe der Patientenakte an das Archiv statt.

11.6.12 Fazit

Die Koordination und Dokumentation der komplizierten Arbeitsprozesse im Team der Geriatrischen Klinik gehören in die Hände eines spezialisierten Mitarbeiters. Dieser Prozessmanager trägt wesentlich zu der ökonomischen Arbeit aller Berufsgruppen und der Erlössicherung bei.

11.6.13 Qualifikation des Prozessmanagers

Diese innovative Berufsgruppe arbeitet auf einem Betätigungsfeld, das eine komplexe Kompetenz abdecken muss. Denkbar wären Mitarbeiter aus den Professionen Pflege, EDV (Bürokommunikation), Medizin-Controlling oder Sozialarbeit. Eine hervorragende Kompetenz auf den Gebieten der Kommunikation, Durchsetzungsfähigkeit und Selbstorganisation ist unverzichtbar. Eine intensive Schulung und Weiterbildung im Bereich Kodierung und Medizinisches Controlling ist wesentlich (▶ Lesetipps, Hinweise auf Websites und Institute, unter „Prozessmanagement in der Geriatrie").

11.7 Geplante Behandlungsabläufe („Clinical pathways") in der Geriatrie

Zur Standardisierung von Arbeitsschritten bei bestimmten Diagnosen haben sich interdisziplinäre Behandlungsabläufe („Clinical pathways") in verschiedenen Kliniken sehr bewährt. Insbesondere für die häufigsten Erkrankungen, die in der Geriatrischen Klinik eine Rolle spielen, sollten entsprechende klinikinterne Standards formuliert werden, beispielsweise bei Schenkelhalsfraktur, Pneumonien, Schlaganfall, kardialen Dekompensationen, exazerbierter COPD, Exsikkose und Delir.

11.8 Akutmedizin und geriatrischer Überwachungsbereich (GÜB)

Zunehmend werden geriatrische Patienten in der Notaufnahme aufgenommen und anschließend auf einer Intermediate-Care-Station (IMC-Station) bzw. einer Wach- oder Intensivstation weiterversorgt. Moderne Medizin fordert heute für akut gefährdete Patienten und auch für solche, bei denen eine akute Gefährdung drohen könnte (potenzielle Akuität), ein hohes Maß an Sicherheit. Bereits bei der Aufnahme zeichnet sich ab, ob ein plötzliches gefährliches Ereignis vorliegt oder sich entwickeln könnte, z. B. Tachyarrhythmien und Lungenembolie, Adam-Stokes-Anfall oder z. B. eine plötzliche Verschlechterung bei Bronchopneumonie.

Oft ist ein akutes Ereignis der Beginn eines Leidenswegs, am Ende steht bei zu vielen die Pflegebedürftigkeit. Das scheint nach aktueller Studienlage in 50 % der Fälle vermeidbar zu sein. Bei alten Menschen darf man nicht nur organbezogen, sondern muss auch umfassend und funktionell denken. Das „Outcome" ist nämlich wesentlich von Komorbiditäten und der Funktion abhängig. Der Umgang mit Hochbetagten und deren umfassende Versorgung in der Akutmedizin sind allzu oft sehr unzureichend.

11.8.1 Alte Menschen in der Notaufnahme

Die Beschwerden sind zunächst meist unspezifisch, krankheitstypische Symptome fehlen, eine sogenannte Allgemeinzustandsverschlechterung und ein funktioneller Verfall sind oft der Vorstellungsgrund. Oft ist es ein Versorgungsproblem bei akuter Verschlechterung, dessen Ursache bis dahin aber gar nicht bedacht wurde; bei 50 % ist der Auslöser eine nicht bedachte akute oder subakute Erkrankung. Das sind dann oft Pneumonien, Urosepsis, Frakturen, intraabdominelles Geschehen, Spondylodiszitiden, Mangelernährungen usw., die wegen atypischer Symptomatik initial nicht und dann erst verzögert wahrgenommen werden.

Diese Patienten erfordern bei der Aufnahme sehr viel mehr Zeit und auch mehr Diagnostik als andere. Es kommt häufiger zu stationären Aufnahmen. Und diese Menschen sind dann öfter auf einer Wachstation, IMC oder der ITS. Zu beachten sind die Polypharmazie, eine Multimorbidität mit 5–10 „Begleiterkrankungen", funktionelle und kognitive Einbußen, Hör-Seh-Störungen und eine verminderte Alltagskompetenz.

Die stationäre Aufnahme über die Notaufnahme ist an sich schon ein Risikofaktor. Sie birgt ein hohes Risiko für Komplikationen und einen nachfolgenden Funktionsverlust, mit nachfolgendem Absinken der Lebensqualität. Bekannt sind auch der Drehtüreffekt und die hohe Wiederaufnahmerate nach der Entlassung. Und zu oft werden akute Erkrankungen und geriatrische Syndrome „übersehen".

Geriatrische Assessment-Tools für die Notaufnahme werden derzeit getestet (z. B. RAI). Wesentlich ist eine Schulung des Personals bezüglich geriatrischer Themen. Manche Häuser verwenden den Lachs-Screening-Test in der NFA, um zu beurteilen, ob ein Geriater hinzugezogen werden soll und ein umfassendes Assessment erfolgen soll, um ganzheitliche therapeutische Konzepte zum Einsatz zu bringen.

- **ITS, IMC, Wachstation und Bartel-Index und IATLs**

Das Outcome korreliert mit dem Assessment. Es zeigt sich eine höhere 6-Monat-Mortalität bei niedrigen Scores. Auch ist die Funktionalität nach Nierenersatzverfahren sehr schlecht. BATL/IATL sind ein guter prognostischer Marker. Diese funktionellen Parameter sind bei Alten wichtiger als der Apache-Score. Prognose und Prozedere lassen sich daraus schon früh stratifizieren. Das Alter alleine korreliert nicht (!!) mit der Prognose, der Verweildauer oder den Beatmungstagen.

- **Besonderheiten bei schweren kardiopulmonalen Erkrankungen**

Es besteht eine erhöhte Aspirationsgefahr bei mangelnden Schutzreflexen. Dann gibt es häufig schlafbezogene Atmungsstörungen bei schwachem Pharynx und eine schwache Atempumpe, auch wegen Trainingsmangels. Hinzu kommen Osteoporose und Frailty.

Nun sind wir aus fachlicher und aus erlösorientierter Sicht angehalten, bei der Aufnahme den Patienten, seine Erkrankungen und seine Risiken sehr gut zu dokumentieren. Die Kostenträger wollen nachvollziehen können, dass die Aufnahme des Patienten akutmedizinisch notwendig war. Daraus leitet sich ab, dass das Risikopotenzial eines Patienten sehr gut nachvollziehbar sein muss. Die Patienten, die Angehörigen, der medizinische Standard und nicht zuletzt die Rechtsprechung fordern, dass man dem gerecht wird.

Erfreulicherweise treten potenzielle Ereignisse in der überwiegenden Zahl der Fälle nicht ein. Es ist aber dramatisch und mitunter mit enormen Konsequenzen verbunden, wenn eine eigentlich antizipierbare Komplikation zum Tragen kommt. Hier nehmen die Ärzte zu oft Risiken auf sich, für die sie auf einer Normalstation eigentlich nicht die Verantwortung übernehmen sollten. Ärzte und Pflege geraten unter Druck, weil sie Risiken tragen, für die sie eigentlich nicht verantwortlich sind.

Eine übliche Normalstation mit sehr langen Kontrollintervallen kann dem nicht gerecht werden. Dies erfordert eine Überwachung, ein Monitoring mit zentralem Monitor.

11.8.2 Häufige Risikokonstellationen und typische Aufgabe einer GÜB

Es gibt es schwerwiegende Risiken, bei denen man die Verlegung auf die IMC diskutieren muss. Hier macht man aber nicht immer gute Erfahrungen. Zum einen werden multimorbide alte Patienten nicht so gerne gesehen. Der Verlegende muss sich oft einer Kritik stellen. Zum anderen ist das Herangehen der IMC organzentriert, ganz isoliert anästhesiologisch, chirurgisch und punktuell internistisch. Der umfassende ganzheitliche Ansatz wird nicht beachtet. Und die Angst vor multiresistenten Erregern auf IMC/ITS sehr groß, weil dies Ressourcen blockiert.

Das Verlegen geriatrischer Patienten auf eine IMC ist nicht wünschenswert. Orts- und Personenwechsel führen zur Verschlechterung (Stichwort Angst, Delir). Zudem ist dies in der Regel auch nicht nötig und eine überzogene Maßnahme. Meist geht es nur um passagere Konstellationen mit einem potenziell hohen Risiko, das aber in den meisten Fällen dann erfreulicherweise doch nicht zum Tragen kommt. Bei passagerer Fragestellung ist das Aufwand-Nutzen-Verhältnis eines Verlegens negativ.

Bei vielen häufigen Konstellationen klingen die Risiken recht rasch ab, Komplikationen sind in der Regel selten. Kommt es aber zu Komplikationen, wird im Nachgang aber die Notwendigkeit einer Überwachung rasch postuliert. Darum ist die eine Überwachung in der Regel nur kurz und vorübergehend erforderlich. Folgende Konstellationen sind kritisch:

- **Aufnahme mit Bewusstlosigkeit unklarer Genese**

Dies ist im Alter nicht leicht ätiologisch zuzuordnen, oft eine gut behebbare schwere Exsikkose, meist „harmlos", aber gelegentlich doch eine vital bedrohliche Ursache.

- **Schwergradig entgleister Blutdruck**

Alte Patienten werden bei hoher Arbeitsbelastung von der Notaufnahme manchmal schnell auf eine Station gelegt. Wenn dann nicht sofort ein Arzt vor Ort ist, kann es mal zu unglücklichen Verkettungen kommen, sodass ein alter Patient mit Blutdruck beim Notarzt von 250/130 mmHg auf eine Normalstation kommt und nachts unbeobachtet verstirbt.

- **Anämie**

Sie ist meist ungefährlich (immer rektale Untersuchung und daraus Hämoccult), vereinzelt aber auch plötzliche bedrohliche Blutungen.

- **Schwere, bedrohliche Infektionen**

Hierbei handelt es sich meist um einen schweren Harnwegsinfekt, Pneumonien oder COPD mit Infekt. Die Beobachtungs- und Kontrollintervalle auf der Normalstation sind zumindest an den ersten 2–3 Tage zu lange. Die systemische Reaktion, gerade bei Multimorbidität, ist in den ersten 1–2 Tagen kritisch.

- **Status asthmaticus und exazerbierte COPD**

Gerade an den ersten Tagen, bei wechselhaften Verläufen und insbesondere nachts sind häufige Interventionen notwendig.

- **Fortgeschrittene Lungenerkrankungen mit respiratorischer Insuffizienz**

Die akute respiratorische Insuffizienz impliziert die potenzielle Bedrohung. Bis zur Stabilisierung nach wenigen Tagen will man hierbei eine Überwachung.

11.8 · Akutmedizin und geriatrischer Überwachungsbereich (GÜB)

- **Klappenvitien mit drohender Dekompensation**
Nicht selten sieht man lange Zeit unerkannte schwergradige Aortenklappenstenosen, die im Wesentlichen stabil sind, aber ganz plötzlich, insbesondere bei TAA (Tachyarrhythmia absoluta), Überwässerung oder auch Vorlastsenkung dekompensieren.

- **Instabile Herzinsuffizienz**
Gerade die globale Herzinsuffizienz mit oft zusätzlicher peripherer Exsikkose erfordert eine Gratwanderung aus Vorlasterhaltung und Diurese, meist noch gepaart mit einer respiratorischen Insuffizienz.

- **Das hs-Troponin**
Unsere alten Patienten haben oft eine atypische AP-Symptomatik, und hs-Troponin ist im Grenzbereich. Dies ist meist Folge der kardialen Gefügedilatation, setzt einen aber unter Druck (hausinterne Standards, Leitlinien). Gerade an den ersten zwei Tage (Kontrollen) ist eine Überwachung eigentlich Minimalstandard.

- **Pleuraergüsse und Z.n. Punktion**
Eine Komplikation ist selten, wenn aber eine solche nach einer Intervention auftritt, insbesondere wenn man die dünne Pleuradrainage wählt, sollte ein höheres Maß an Sicherheit gegeben sein.

- **TAA – Absolute Arrhythmie**
Dies versteht sich eigentlich von selbst; insbesondere die Konstellation Tachy-Brady-Syndrom und Neueinstellung erfordern ein Monitoring.

- **Instabilität nach großen Operationen**
Gerade nach großen Operationen und bei Vorliegen einer Multimorbidität sind Betten in der Peripherie mit langen Kontrollintervallen ungünstig, vor allem nachts und am Wochenende.

- **Schwergradige Delire/akute Verwirrung**
Bei einer ausgeprägten Medikation (z. B. Haldol i. v. plus BZD, Clomethiazol u. Ä.) besteht der Bedarf für eine Überwachung, zumindest initial und unter Sturzneigung, oder gar für eine notwendige Fixierung für 24 Stunden.

- **Schwere Elektrolyt-Entgleisungen**
Oft sind das schwere Hypokaliämien mit möglicherweise drohenden Arrythmien oder Natriumverschiebungen mit drohender Eintrübung. Gerade am Anfang, also an den ersten beiden Tagen, ist eine Überwachung sinnvoll und wird im Nachgang, falls es zu Komplikationen kommt (diese sind selten), gefordert.

- **Nierenversagen**
Mit notwendiger „Wässerung" plus drohender kardialer Überlastung ist man in der Peripherie stets unsicher, eine Überwachung für 1–2 Tage erlaubt ein abgesichertes Vorgehen.

- **ZVK-Anlage und parenterale Ernährung**
Das Pneumothoraxrisiko liegt nach ca. 1–4 Stunden bei etwa 3 %. Die zentrale parenterale Ernährung mit hoher Stoffwechselbelastung ist notwendig. Leider sieht man mitunter einen unguten Umgang mit zentralen Venenkathetern (ZVK) in Normalbetten.

- **Symptomatische Hyperthyreose**
Bei Multimorbidität besteht hier ein hohes Risiko.

- **Ausgedehnte Thrombosen**
30 % haben bereits eine unerkannte Lungenarterienembolie (LAE), oder diese droht. Ebenso haben wir Patienten mit Lungenentzündung und langsamer Rekonvaleszenz.

- **Nächtliche kardiopulmonale und schlafbezogene Ereignisse**
Zunehmend wird hier das Monitoring mit Polygraphie gefordert. Gerade diese Patientengruppe (meist OSAS und CSR) profitiert enorm von der Überwachung, Diagnostik und Intervention. Perspektivisch sind auch die Polygraphie und der Einsatz von CPAP, BiPAP und adaptiver Servoventilation denkbar.

- **Einsatz von Perfusoren**
Beim Einsatz von Perfusoren, z. B. Metoprolol bei Tachyarrhythmie, oder Kalium über einen zentralen Katheter wäre eine Überwachung wünschenswert.

- **Patienten nach Respiratorentwöhnung**
Dies ist meist komplikationslos, aber ein Monitoring ist oft erforderlich, z. B. bei Tracheostoma, rezidivierenden Aspirationen usw.

- **Unklare Fälle**
Gerade spätabends und vor dem Wochenende wäre eine Überwachung unklarer Fälle wichtig.

11.8.3 Vor- und Nachteile einer GÜB

- **Vorteile**
Die Vorteile einer GÜB sind vielfältig. Sie ermöglicht eine höhere Sicherheit für ausgewählte Patienten und die Entlastung von IMC, ITS und Normalstation. Verlegungen auf die IMC oder ITS sind, wie wir bereits sahen, wegen möglicherweise drohender und meist nur kurzzeitiger Risikokonstellationen meist nicht zielführend. Und ein GÜB ist kostengünstiger als die IMC. Sie erlaubt, potenziell gefährdete alte Patienten aus der RST in die Geriatrie zu legen.

Moderne geriatrische Konzepte müssen entwickelt werden, hier insbesondere das Thema „Geriatrie und Akutmedizin", z. B. wie in diesem Buch beschrieben. Eine attraktive, zukunftsweisende Geriatrie ist Bestandteil eines großen Klinikums und umfasst in wesentlichen Anteilen akutmedizinische Aufgaben. Die Schnittmenge von Geriatrie, Akutmedizin, Pneumologie sowie schlafbezogenen Atmungsstörungen wird immer größer werden. Das bedenkt die Geriatrie im Moment noch viel zu wenig.

Die GÜB ist DRG-relevant und erlösträchtig. In Zukunft wird eine GÜB von den Fachgesellschaften gefordert werden.

- **Nachteile**
Ein Nachteil einer GÜB besteht darin, dass das Verlegen bei einer hundertprozentigen Belegung und bei den vielen Patienten mit multiresistenten Erregern schwierig wird (Stichwort

„Verschiebebahnhof"). Ein weiterer betrifft die Personalzuordnung und den Bedarf, die vor Ort angepasst werden müssen.

Es besteht ein erhöhter Personalbedarf an Pflege, sowohl quantitativ als auch qualitativ. Da höhere Erlöse hier durch schwerere Krankheitsbilder erzielt werden, ist dies gegenfinanziert.

11.8.4 Strategie einer GÜB und Fazit

Personalbedarf und Logistik (Verschieben bei hundertprozentiger Belegung) scheinen unlösbar, sind es aber nicht, im Gegenteil: Eine Lösung dieser Aufgabenstellung auf Basis vorhandener Ressourcen führt sogar zur Entlastung, zu effizienteren und ökonomischeren Abläufen.

- **Verkürzung der Liegedauer bei Komplexpatienten**

Derzeit liegen viele Patienten mit Komplexbehandlungen oft zu lange. Eine zu lange Liegedauer bedeutet hohe Kosten ohne zusätzliche Erlöse. Und unnötig belegte Betten haben eine immense Erschwerung der Logistik zur Folge.

- **Plan für die Pflege**

Es entstehen kürzere Verweildauern bei besserer Organisation der Abläufe. Es gibt weniger Arbeit für die Pflege durch freie Betten, und diese Ressource kann man für die GÜB nutzen.

- **Plan für die Ärzte**

Durch Bündelung und bessere Überwachung ergibt sich für die Ärzte in der Summe nicht mehr Arbeit. Mit einem Anstieg der Erlöse pro Belegungstag kann auch der Arztbestand aufgestockt werden. Natürlich müssen auch Arbeitsverteilung, Abläufe und Zuständigkeiten auf den Prüfstand.

- **Logistische Zuordnung**

Es entsteht eine Bündelung der Patienten in einem Überwachungsbereich mit zentralem Monitoring. Damit sind auch die Patienten mit erhöhtem Risiko in einem Bereich zusammengefasst. Dies entlastet die anderen Einheiten von den potenziell gefährdeten Patienten.

Zentraler Monitor bedeutet nicht, dass ständig jemand davor sitzt, sondern dass immer wieder jemand darauf achtet und dadurch Verlauf und Risiken antizipierbar sind. Da reichen z. B. zwei große 3-Bett-Zimmer (zentral gelegen) am Stützpunkt. Am Wochenende und an den Feiertagen findet der Diensthabende nahezu alle kritischen Patienten in diesem Bereich (Medizin der kurzen Wege).

- **Fazit**

Derzeit besteht in den Geriatrien oft eine risikoträchtige Strategie. Auch gibt es auf der Normalstation zu geringe Erlöse pro Belegungstag, zu wenig „Akutmedizin" und Überwachung sowie zu hohe Risiken.

11.9 Die Gerontotraumatologie – ein Modell für moderne Geriatrie und Akutmedizin

Wie schon beschrieben, ist zur optimalen Lösung der Gesundheitsprobleme älterer, multimorbider Patienten eine ungeheure Breite medizinischer, pflegerischer und therapeutischer Kompetenz erforderlich. Selbst das geriatrische Team mit aller Expertise ist in vielen Fällen auf die Kooperation mit anderen Spezialisten angewiesen. Diese Tendenz zu einer „fallbezogenen Erweiterung des therapeutischen Teams" wird einen immer breiteren Raum in der Behandlung gerade älterer Patienten einnehmen. Eine besonders wichtige Zusammenarbeit betrifft die Behandlung von Traumata, insbesondere Frakturen im Alter. Diese Traumata bedeuten für ältere Menschen oft eine reale Bedrohung ihres Lebens, mindestens aber ihrer Autonomie, und die regelmäßig vorliegende Multimorbidität potenziert das Risiko.

In dieser Situation stellen sich folgende Aufgaben:
- Beherrschung der Akutsituation,
- Wiederherstellung der Mobilität,
- Minimierung der Komplikationen,
- Verringerung der Gefahr weiterer Traumata (Prävention),
- Minimierung der Krankheitskosten (Verweildauer in der Klinik, Folgekosten der Gesundheitsversorgung),
- Optimierung der Lebensqualität,
- Erreichung einer hohen Patientenzufriedenheit.

Zielsetzung mit einer solchen Komplexität sind nur unter Nutzung sämtlicher zur Verfügung stehender Ressourcen zu erreichen, eben in der Kombination der Kompetenzen
- der Unfallchirurgie (optimales Ergebnis der Osteosynthese bzw. Implantation eines Gelenkersatzes),
- der Anästhesie (sicheres und schonendes Narkoseverfahren) und
- der Geriatrie (umfassendes Assessment, Management der Begleitkrankheiten, Aktivierung und Rehabilitation vom ersten Tag an, exakte Planung für die Zeit nach dem Krankenhaus, Überleitung des Gesundheitsmanagements an das Team der ambulanten Weiterbehandlung).

11.9.1 Die Epidemiologie der gerontotraumatologischen Erkrankungen

Zu den wichtigsten Erkrankungen des höheren Lebensalters gehören Frakturen und andere Traumata, insbesondere die hüftgelenksnahe Fraktur. Mit einer Inzidenz von ca. 200.000 Fällen pro Jahr in Deutschland für Femur- und Hüftverletzungen allein für diese Verletzung und einem geschätzten ökonomischen Aufwand von ca. 5 Mrd. € im Jahr sind auch die volkswirtschaftlichen Effekte immens. Die Inzidenz wird in den nächsten Jahren massiv steigen, insbesondere in den ältesten Altersgruppen.

Ältere Trauma-Patienten zeigen in der Regel eine Multimorbidität, die jede Behandlungsstrategie kompliziert und zusätzliche Kompetenzen erfordert. Weitere wichtige Aspekte sind der drohende Autonomieverlust und oft interferierende kognitive Probleme. Hier liegt eine enge Kooperation zwischen Traumatologie und Geriatrie nahe. Eine Reihe von Kliniken erprobt zurzeit entsprechende Modelle.

Durch eine Reihe von wissenschaftlichen Evaluationen wurden auch neue Erkenntnisse über den Erkrankungsverlauf gewonnen, die das scheinbar einfache Problem („Der gebrochene Knochen muss repariert werden") in einem wesentlich komplexeren Licht erscheinen

lässt. Neben dem wichtigen Aspekt der Prävention einer Fraktur lässt sich der Therapieerfolg vornehmlich an folgenden Parametern ablesen:
- Grad der Wiederherstellung der funktionellen Integrität des Patienten,
- Länge des Klinikaufenthaltes,
- Vermeidung von Komplikationen (hier insbesondere Delir, Thrombose, Pneumonie, Wundinfektion, Dekubitus),
- ökonomisches Ergebnis,
- die Zufriedenheit der Patienten.

Es liegen eine Reihe von wissenschaftlichen und empirischen Erkenntnissen vor, dass durch ein multidimensionales Therapiekonzept Komplikationen in nennenswertem Umfang vermieden, die Verweildauer in der Klinik gesenkt, das funktionelle Ergebnis optimiert und das ökonomische Ergebnis (durch eine kürzere Verweildauer) gesteigert werden kann.

Ein optimiertes Versorgungssystem dieser Klientel vereinigt also die Interessen der Patienten (schnellere Genesung und Erlangung der Selbstständigkeit), der Kostenträger (weniger Komplikationen) und der Kliniken (Erlösoptimierung durch kürzere Verweildauer).

11.9.2 Gerontotraumatologische Station: die Patienten

Die Klientel der gerontotraumatologischen Station entspricht im Wesentlichen der Definition geriatrischer Patienten (in der Regel 70 Jahre oder älter) mit klinikpflichtigen Traumata, insbesondere im muskuloskelettalen Bereich. Entscheidend ist immer der Einzelfall, da es auch ältere Patienten ohne erhebliche Begleitkrankheiten und jüngere mit einer ausgeprägten Multimorbidität gibt. Ausdrücklich eingeschlossen sollen Patienten werden, die konservativ behandelt werden, wenn auch eine rehabilitative Therapie erforderlich ist, beispielsweise bei immobilisierenden Prellungen.

Erst kürzlich wurde eine enge Kooperation der entsprechenden Arbeitsgruppen der Deutschen Gesellschaft für Geriatrie und der Deutschen Gesellschaft für Unfallchirurgie vereinbart. Dabei wurden insbesondere folgende Traumata als wesentlich für eine gerontotraumatologische Station definiert:
- hüftnahe Femurfrakturen,
- Wirbelkörperfrakturen,
- Beckenringfrakturen,
- proximale Humerusfrakturen,
- periprothetische Frakturen (zunehmend).

Selbstverständlich sollen auch andere Traumata bei geriatrischen Patienten in das Konzept integriert werden.

11.9.3 Multidimensionalität des Krankheitsbildes und Lösungsansätze

Am Beispiel Schenkelhalsfraktur lässt sich die Mehrdimensionalität des Problems besonders anschaulich erklären. Bei der Überwindung des Krankheitsbildes müssen viele Detailprobleme beachtet werden. Dazu gehören die im Folgenden angeführten.

Multimorbidität

Gerade Schenkelhalsfrakturen kommen in den überwiegenden Fällen im höheren Lebensalter vor, d.h. bei Patienten, die in der Regel eine Multimorbidität aufweisen. Dies bedeutet oft eine Einschränkung der Funktion folgender Organsystemen und Körperbereiche:
- Herz-Kreislauf-System,
- Respirationssystem,
- Wasser-Elektrolyt-Haushalt,
- Blut (Anämien sind im Alter häufig),
- Nieren,
- kognitive Funktionen.

Diese Konstellation zeigt die Notwendigkeit einer multidimensionalen ganzheitlichen Problemlösungsstrategie, die möglichst früh in das therapeutische Gesamtkonzept integriert werden sollte.

Kardiale und pulmonale Probleme

Die Einschränkungen im kardialen und pulmonalen Bereich sind sowohl bei der Wahl der Anästhesie- und Operationsverfahren als auch bei der perioperativen Risikostratifizierung von Bedeutung. Komplikationen treten deutlich häufiger auf als bei sonst gesunden Patienten. Die Frühmobilisierung erfordert eine ganz besondere Kompetenz des therapeutischen Teams. Auch eine Anämie wirkt sich bei an sich schon herabgesetzter Pumpleistung des Herzens wesentlich stärker auf den Gesamtorganismus aus, wobei die Sauerstoffversorgung verschiedener Organe, insbesondere aber von Herz und Hirn, in einen kritischen Bereich geraten kann. Hier muss im Zweifelsfall mit der Gabe von Erythrozyten frühzeitig gegengesteuert werden.

Delir

Peri- und postoperative Verwirrtheitszustände (Delir) sind bei älteren Patienten mit großen Traumata häufig, die Zahlen in der Literatur schwanken zwischen 5 und 61 %. Einige Faktoren kommen hier zusammen, insbesondere folgende sind bei geriatrischen Patienten bedeutsam:
- Schmerzen,
- Angst,
- sensorische Störungen (insbesondere des Sehens und Hörens),
- Kachexie („Frailty"),
- Herzinsuffizienz,
- Störungen des Elektrolyt- und Wasserhaushaltes (einschließlich der Exsikkose) sowie
- häufig vorhandene prämorbide kognitive Störungen, insbesondere Alzheimer-Demenz.

Dazu kommen iatrogene Einflüsse, die ein Delir auslösen können, beispielsweise
- die Medikation (viele Medikamente, besonders aber Protonenpumpeninhibitoren, Morphine, Anticholinergika und Gyrasehemmer),
- Blasenkatheter,
- Wechsel der gewohnten Umgebung (Zimmerwechsel auf der Station!).

Beim Delir gibt es verschiedene Formen: die hyperaktive, die hypoaktive und die gemischte Form. Die Differenzialdiagnose zu anderen psychischen Erkrankungen wie Demenz oder Depression ist nicht immer einfach.

Wichtige Symptome, die auf ein Delir hindeuten
— Veränderte Bewusstseinslage
— Unaufmerksamkeit
— Desorientierung
— Halluzination, Wahnvorstellung oder Psychose
— Psychomotorische Erregung oder Retardierung
— Unangemessene Sprechweise/Sprache oder Gemütszustand
— Störung des Schlaf-Wach-Rhythmus
— Wechselnde Symptomatik

Für die Differenzialdiagnose Delir/Demenz soll darauf hingewiesen werden, dass für die Diagnose einer Demenz eine Dauer der Symptome für mindestens sechs Monate vorliegen muss. Das Symptom Bewusstseinsstörung spricht dagegen für ein Delir und gegen eine Demenz. Allerdings stellt die Demenz einen Risikofaktor für die Ausbildung eines Delirs dar, und nicht selten gibt es die Konstellation „Delir bei Demenz".

Das Risiko eines Delirs bei gerontotraumatologischen Patienten nimmt mit dem Alter zu. Ungefähr 50 % aller Patienten im Alter von über 65 Jahren entwickeln ein Delir. Das unterstreicht die immense Bedeutung der Prävention und Therapie dieser Komplikation.

Delirprophylaxe

Die wirksamen Maßnahmen zur Vermeidung eines Delirs sind vielfältig und müssen unbedingt umfassend genutzt werden. Es gibt heute eine Reihe von wichtigen Maßnahmen, die die Wahrscheinlichkeit eines perioperativen Delirs deutlich verringern können. Dazu gehört eine konsequente Schmerztherapie ebenso wie eine intensivierte Beziehungspflege, die Einbeziehung von emotional wichtigen Personen des Patienten (in der Regel Angehörige) und eine engmaschige Überprüfung der entsprechenden physiologischen Parameter (Wasserhaushalt, Elektrolyte, Entzündungsparameter).

- **Assessment**

Wenn organisatorisch möglich, erfolgt bei jedem Patienten im Alter von mehr als 65 Jahren ein Assessment auf Risikofaktoren für ein Delir innerhalb von 24 Stunden nach stationärer Aufnahme (▶ Abb. A3.2, Mustervorlage 2: „Gerontotraumatologisches Kurzassessment").

- **Konsequente Unterstützung aller sensorischen Kanäle**

Patienten, die mit Hörgeräten versorgt sind, sollten diese unmittelbar postoperativ wieder eingesetzt bekommen. Ähnliches gilt für Sehhilfen.

- **Orientierungsfördernde und angstabbauende Atmosphäre auf der Station**

Dazu gehören ein möglichst ruhiges und stressgemindertes Ambiente, empathische Umgangsformen, eine intensivierte Beziehungspflege, die Einbeziehung von emotional wichtigen Personen des Patienten (in der Regel Angehörige) sowie die Vermeidung des Umgebungswechsels der betroffenen Patienten, beispielsweise in Form von Verlegungen von Patienten in andere Zimmer.

- **Schmerztherapie**

Die konsequente Bekämpfung von Schmerzen hat sich als besonders wichtig für die Delirprophylaxe erwiesen.

- **Behandlung der Begleitkrankheiten**
Diese betrifft insbesondere Wasser- und Elektrolytstörungen (Exsikkose!) und Infektionen wie Pneumonien und Harnwegsinfekte.

- **Unerwünschte Wirkung von Medikamenten**
Viele Pharmaka können ein Delir auslösen. Diese Zusammenhänge sind auch im Kontext der oft vorliegenden Polypharmakotherapie zu beachten.

- **Harnverhalt**
Ein Harnverhalt ist in der Literatur besonders oft als Auslösefaktor für ein Delir beschrieben. Im Zweifelsfall ist dieses Problem auszuschließen, beispielsweise mittels Sonographie.

Therapie des Delirs
In erster Linie sollten hier nichtmedikamentöse Maßnahmen zum Einsatz kommen. Sollte dies nicht ausreichen, ist der Einsatz von Neuroleptika zu erwägen, insbesondere von Haloperidol oder Risperidon.

11.9.4 Schmerz

Traumata und auch Operationen sind prinzipiell mit Schmerzen verbunden. Der Schmerz wird von den meisten Patienten als größte Einschränkung der Lebensqualität empfunden und stellt gleichzeitig die Ursache erheblicher Folgeprobleme dar, wie Delir und Immobilität. Schmerztherapie ist deshalb auch eine unverzichtbare Voraussetzung einer schnellen Wiedererlangung der motorischen und psychischen Stabilität.

Schmerzen müssen individuell und vorausschauend bekämpft werden, weshalb neben Analgetika auch nichtmedikamentöse Verfahren benötigt werden. Grundlagen einer erfolgreichen Schmerztherapie sind ein kontinuierlicher Dialog mit dem Patienten und die enge Kooperation im therapeutischen Team (▶ Kap. 15).

11.9.5 Wundinfektionen

Eine Reihe von pathophysiologischen Veränderungen, die im Alter häufig auftreten, begünstigen Wundinfektionen. Dazu gehören eine oft verminderte Immunabwehr und vermehrt auftretende Durchblutungsstörungen.

11.9.6 Schlussfolgerungen für das Konzept der gerontotraumatologischen Station: das gerontotraumatologische Team

Um die genannten Probleme in einer optimierten Konzeption beherrschen zu können, ist eine Kombination der unfallchirurgischen und der geriatrischen Kompetenzen sinnvoll. Für eine optimale Kooperation muss eine intensive Einarbeitung aller Teammitglieder in die traumatologische und die geriatrische Logik erfolgen. Hierzu sind eine Phase der gegenseitigen Information und Diskussion sowie eine Feinabstimmung der Arbeitsabläufe erforder-

lich. Im Idealfall bildet sich nach diesem Prozess eine eigene Teamidentität des „gerontotraumatologischen Teams" heraus, die eine umfassende Kompetenz für die Behandlung dieser speziellen Klientel besitzt.
Das Team wird von Chefärzten der Traumatologie und der Geriatrie kollegial geleitet. Dieses Team umfasst:

- **Das Team der chirurgischen Intervention (Operationsteam, Anästhesie, Pflege)**
Die „klassischen Professionen" der Unfallchirurgie bilden die Basis des gerontopsychiatrischen Teams.

- **Geriater**
Dem Geriater obliegt das Fallmanagement im Kontext der Multimorbidität, insbesondere der internistischen, neurologischen und gerontopsychiatrischen Begleitkrankheiten. Seine Kompetenz im Management der geriatrischen Syndrome deckt eine große Spannweite der möglichen zusätzlichen Probleme ab.
Zudem organisiert er die geriatrische Rehabilitation mit besonderer Akzentuierung der erreichbaren Autonomie und Lebensqualität.

- **Psychologie**
Der Psychologie fallen bei gerontotraumatologischen Patienten verschiedene Aufgaben zu. Eine neuropsychologische Untersuchung erfolgt, wenn sich Hinweise auf das Vorliegen kognitiver oder affektiver Beeinträchtigungen zeigen. Inhaltlich geht es dabei um die Abgrenzung und Differenzialdiagnostik von Demenzen, deliranten Syndromen und Depressionen sowie um die Feststellung des Schweregrades kognitiver Störungen. Bei deliranten Syndromen erfolgt eine psychologische Begleitung der Patienten einschließlich einer Verlaufsuntersuchung. Die Angehörigen werden psychoedukativ beraten und in die Betreuung der Patienten mit einbezogen. Stürze können zudem ein psychosoziales Trauma für den Patienten bedeuten und u. a. Anpassungsstörungen sowie Angststörungen nach sich ziehen, die erkannt und behandelt werden müssen („Sturzkrankheit"). Die Angst vor einem erneuten Sturz kann durch Bewegungsvermeidung Immobilität begünstigen und bedarf daher einer psychotherapeutischen Behandlung. Patienten mit leichtgradigen kognitiven Beeinträchtigungen können von der Teilnahme an einem psychomotorischen und kognitiven Aktivierungstraining in der Gruppe profitieren. Diese erfolgt in Absprache mit dem Fachbereich Physiotherapie. Neben dem Training fluider kognitiver Leistungen ist hierbei auch eine soziale Aktivierung der Patienten mit einer Verbesserung der motivationalen und affektiven Situation für den Rehabilitationsprozess hilfreich und kann den Rehabilitationsprozess abkürzen.

- **Geriatrische Pflege**
Im Team hat die geriatrische Pflegekraft die Aufgabe, den Patienten ganzheitlich nach modernen Kriterien traumatologisch und geriatrisch zu betreuen, sodass eine möglichst schnelle und nachhaltige Wiedererlangung der Mobilität, Autonomie und Lebensqualität resultiert. Folgende Kriterien haben dabei eine besondere Bedeutung:
- Aktivierung,
- emotionale Stabilisierung,
- rehabilitative Pflege,
- Patientenedukation.

In Bezug auf die psychische Stabilisierung und Delirvermeidung wird jeweils eine entsprechend qualifizierte Pflegekraft beauftragt, den Patienten perioperativ pflegerisch, psychisch und emotional zu betreuen, wobei insbesondere die personelle Pflege und die Angstreduktion eine entscheidende Rolle für die Vermeidung von psychischen Folgeproblemen spielen. Weiterhin muss sichergestellt sein, dass die aktivierende und rehabilitative Pflege als wichtiger Faktor im therapeutischen Konzept von jedem Mitarbeiter des Pflegeteams beherrscht wird.

Daneben trägt die Pflege die Hauptverantwortung für das „Aktivierende Klima" der Station, das physisch, psychische und soziale Aspekte integriert und so zu einem entscheidenden Faktor für die Wiedererlangung der Autonomie der Patienten wird.

- **Physiotherapie**

Die Physiotherapie nimmt in einem sehr frühen postoperativen Stadium die Arbeit mit dem Patienten auf, um Folgeprobleme (z. B. Thrombosen, Pneumonien, Muskelabbau) zu minimieren und eine schnelle funktionelle Wiederherstellung anzubahnen. Der Einsatz adäquater Hilfsmittel trägt zur stufenweisen Überwindung der Mobilitätsstörungen bei.

Wichtig ist auch das Erlernen von Mobilitätsmustern, welche die Wahrscheinlichkeit eines weiteren Sturzes minimieren und den Umgang mit zusätzlichen Gefahren trainieren. Hierzu gehören insbesondere Bewegungen, die zu einer Luxation der Endoprothese führen können.

- **Ergotherapie**

Die Wiedererlangung der Autonomie gerontotraumatologischer Patienten ist vornehmlich eine Aufgabe der Ergotherapie. Dazu gehören beispielsweise das An- und Auskleiden, die Körperpflege, die Benutzung von Bad und Küche oder der Toilettengang. Ähnlich wie in der Physiotherapie erfolgt eine Schulung zum Umgang mit speziellen Gefahrensituationen, die im Umgang mit Endoprothese oder der osteosynthetisch versorgten Extremität beachtet werden müssen.

Weiterhin wird der Gebrauch von eventuell erforderlichen Hilfsmitteln wie Rollstuhl oder Greifzange intensiv geübt.

- **Sozialdienst**

Für das angestrebte geriatrische Gesundheitsmanagement der Patienten hat der Sozialdienst die Schlüsselrolle inne. Neben dem umfassenden Sozialassessment, das auch bedeutsam für eine zeitnahe Klinikentlassung und damit für die Verweildauer ist, stellt er die Weichen für die Wiedereingliederung der Patienten in die häusliche Umgebung.

> **Typische Aufgaben des Sozialdienstes**
> — Vermittlung von Hilfen zur Hauskrankenpflege
> — Organisation von Hilfsmitteln und behindertengerechten Wohnungseinrichtungen, gegebenenfalls Vermittlung neuer Wohnmöglichkeiten
> — Beratung und Information der Angehörigen und anderer Kontaktpersonen
> — Hilfe bei der Kontaktaufnahme mit den Behörden (z. B. bei der Beantragung von Pflegegeld oder eines neuen Schwerbehindertenausweises)
> — Mitwirkung an einer gut kommunizierten Patientenüberleitung

11.9.7 Prinzipien der komplexen Intervention in der Gerontotraumatologie

Um ein optimales Ergebnis bei der umfassenden Versorgung gerontotraumatologischer Patienten zu erreichen, ist neben einer genauen Diagnostik des Traumas eine Vielzahl ganz verschiedener Aspekte zu beachten:
- Ursache des Traumas,
- Ursache des Sturzes (wenn ein Sturz vorliegt) und
- Begleitkrankheiten (insbesondere kardial, pulmonal, hämatologisch, osteologisch, kognitiv und affektiv).

Wichtig für die Entscheidungen zur weiteren Vorgehensweise ist auch die genaue Kenntnis der Kontextfaktoren (prämorbides körperliches Leistungsniveau, prämorbides kognitives Leistungsniveau, Informationen zum primären sozialen Netz, Wohnsituation, weitere soziale Begleitumstände).

Präoperative Versorgung

Nach der Akutversorgung des Patienten (insbesondere Lagerung, kardiopulmonale Stabilisierung, Schmerztherapie) sollte umgehend ein Kurz-Assessment erfolgen, das alle für die weitere individuelle Strategie relevanten Informationen einschließt. Hierfür sollte eine spezielle Checkliste entwickelt werden, die dabei hilft, alle erforderlichen Punkte zu erfassen und gleichzeitig den Zeitaufwand zu minimieren. Um die weitere psychische Traumatisierung des Patienten zu vermeiden, sollte das explorative Gespräch nach der ärztlichen Diagnostik von nur einem Mitarbeiter des gerontotraumatologischen Teams erfolgen (am ehesten aus dem Bereich der Pflege). Wenn wegen der Komplexität der Problematik notwendig, können andere Kollegen des Teams hinzugezogen werden (beispielsweise Psychologe, Sozialdienst, Ergotherapeut).

Auf der Grundlage der so gewonnenen Erkenntnisse müssen kurzfristig Entscheidungen zur weiteren Vorgehensweise getroffen werden. Hierzu tritt in der Regel das gerontotraumatologische Team zu einer Teamkonferenz zusammen. Unter Beachtung der speziellen Konstellation wird die weitere Strategie (anästhesiologisch, chirurgisch, internistisch, psychologisch, rehabilitativ) abgestimmt und gegebenenfalls der OP-Termin festgelegt. Die zu beachtenden Aspekte sind dabei:
- Begleit-Morbidität,
- spezielle Risiken (z. B. Delir, Thrombose, Pneumonie),
- individuelle Anforderungen an die Mobilität,
- größtmögliche Autonomie,
- möglichst kurze Immobilisierung (wenn erreichbar primäre Belastungsstabilität),
- weitgehende Schmerzfreiheit,
- Minimierung der psychische Traumatisierung/Angstabbau,
- möglichst schonendes Anästhesieverfahren.

Perioperatives Vorgehen

Sollte eine OP notwendig sein, erfolgt in der Regel die perioperative Begleitung des Patienten durch eine gerontopsychiatrisch kompetente Pflegekraft bis zur Verlegung auf die weiterbehandelnde Station (in der Regel die Gerontotraumatologie, in besonderen Fällen ITS/IMC, also Intensivtherapie-Station und Intermediate-Care-Station). Diese Vorgehensweise dient vor allem dem Stress- und Angstabbau und damit der Delir-Prävention sowie dem schnellen Erkennen anderer Komplikationen.

Direkt im Anschluss an die OP wird der OP-Bericht allen Mitarbeitern des gerontotraumatologischen Teams zugänglich gemacht. Sollten besondere Probleme aufgetreten sein, beispielsweise Komplikationen oder die intraoperativ festgestellte Notwendigkeit zur Änderung des OP-Verfahrens, informiert der Operateur in geeigneter Weise das Gerontotraumatologische Team.

Postoperatives Patientenmanagement
Nach der Aufwachphase des Patienten erfolgt kurzfristig eine spezielle intensivierte Therapie des Patienten nach folgenden Prinzipien:

- **Erkennung und gezielte Therapie eines eventuell bestehenden deliranten Syndroms**
In der Regel ist die genannte gerontopsychiatrisch kompetente Pflegekraft auch nach der Operation erster Ansprechpartner des Patienten. Das schon bekannte Gesicht erleichtert den Angst- und Stressabbau und wirkt so präventiv gegen das drohende Delir. Eine enge Kooperation mit dem Arzt und gegebenenfalls der Psychologie hilft bei der Festlegung der eventuell erforderlichen weiteren Maßnahmen, einschließlich einer möglichen medikamentösen Therapie.

- **Konsequente Schmerztherapie**
Hierbei kommt das gesamte Spektrum der modernen Schmerzbekämpfung zum Einsatz, neben der medikamentösen Therapie im individuellen Fall u. a. elektrotherapeutische, physikalische, balneologische, pflegerische und psychologische Verfahren.

- **In der Regel frühzeitige Mobilisierung des Patienten, mindestens bis an die Bettkante**
Nach den vorliegenden wissenschaftlichen Erkenntnissen kann hierdurch der Wahrscheinlichkeit von Komplikationen wie Thrombosen oder Pneumonien am besten vorgebeugt werden.
Die Mobilisierung erfolgt gegebenenfalls unter Einsatz der adäquaten Hilfsmittel. Hierzu gehören insbesondere Mobilitätshilfsmittel, die während der Heilung von Knochen und Bändern eine intensive begleitende rehabilitative Therapie sicherstellen, beispielsweise eine dynamische Vakuumorthese (z. B. VACOped®) oder eine Beinentlastungsorthese (Thomasschiene®). Es erfolgt eine enge Abstimmung im gerontotraumatologischen Team, insbesondere zwischen dem Unfallchirurg, dem rehabilitationsmedizinisch kompetenten Geriater, dem Physiotherapeuten, dem Ergotherapeuten und gegebenenfalls dem Orthopädietechniker.

- **Sofortige umfassende Therapie aller Begleiterkrankungen**
Bei gerontotraumatologischen Patienten liegt in der Regel eine Multimorbidität vor, oft auch eine komplexe Problematik mit diversen geriatrischen Syndromen wie kognitive Störungen, Einschränkungen der Autonomie, Ernährungsstörungen, Inkontinenz, Frailty. In Abstimmung mit dem gerontotraumatologischen Team organisiert der Geriater die komplexe (auch medikamentöse) Therapie.

- **Aktivierende und rehabilitative Pflege von Anfang an**
Die speziell trainierten Mitarbeiter des Pflegeteams sind in der Lage, durch eine frühzeitige Konditionierung des Patienten Immobilität sowie depressive und delirante Tendenzen des

Patienten in einem 24-Stunden-Konzept wirkungsvoll zu bekämpfen. In diesem Zusammenhang ist das optimierte Zusammenspiel des gesamten gerontotraumatologischen Teams von größter Bedeutung.

- **Komplettierung des geriatrischen Assessments**
Hierbei gelten die allgemein üblichen Regeln der Geriatrie, also der Abschluss des multidimensionalen Assessments innerhalb von zwei Tagen.

- **Frühzeitige Einbeziehung der Angehörigen des Patienten**
Diese Maßnahme kann im Regelfall einen wertvollen Beitrag zum Angstabbau und zu einer Überwindung des Psychotraumas leisten, wenn die Angehörigen sich in das Behandlungskonzept integrieren lassen.

Patientenallokation

Wenn postoperativ keine spezielle Intensivtherapie notwendig ist, wird der Patient auf der gerontotraumatologischen Station weiterbehandelt. Dort steht das gesamte gerontotraumatologische Team zur Verfügung, und das Setting stellt eine umfassende psychisch stabilisierende, aktivierende und rehabilitative Pflege sicher. Hierdurch ist eine erhebliche Verkürzung der Verweildauer zu erwarten.

Diese Allokationsentscheidung trifft der Unfallchirurg in Abstimmung mit seinem gerontotraumatologischen Team.

Mobilisierung

Die unmittelbar nach der OP einsetzende konsequente, aber individuell dosierte Mobilisierung stellt ein zentrales Prinzip der schnellen Rekonvaleszenz gerontotraumatologischer Patienten dar. Hierdurch können eine ganze Reihe von Komplikationen vermieden oder zumindest weniger wahrscheinlich gemacht werden. Dazu gehören

- Delir,
- Pneumonie,
- Thrombosen,
- Abbau von Muskelmasse,
- Minderung der kardialen Leistungsfähigkeit,
- Apathie.

Wichtig ist in diesem Zusammenhang die mobilisierende und aktivierende Kompetenz des gesamten gerontotraumatologischen Teams, insbesondere neben Physiotherapie und Ergotherapie die des Pflegeteams. Eine spezielle Ausbildung in aktivierender und rehabilitativer Pflege ist deshalb unverzichtbar. Auch muss das gesamte Stationsmanagement diesem Prinzip folgen. In vielen Fällen stellt sich die Frage der mobilisierenden Strategie angesichts der Belastungsfähigkeit der operierten Extremitäten. Diese kann im engen Dialog zwischen den Professionen am besten beantwortet werden.

Wiedererlangung der Autonomie

Von besonderer Bedeutung für die Lebensqualität gerontotraumatologischer Patienten ist die Wiedererlangung der Autonomie. Diese misst sich insbesondere an der Selbstständigkeit bei den Alltagsaktivitäten, und zwar im häuslichen Kontext des Patienten. In diesem Punkt ist die enge Kooperation der verschiedenen Professionen entscheidend für den Erfolg.

Sozialdienst (Informationen über das soziale Umfeld und Wohnumfeld sowie zu eventuell notwendigen Maßnahmen zur Wohnraumanpassung), Physiotherapie, Ergotherapie, Psychologie (insbesondere auch zur Stärkung der Motivation) und Pflege kommunizieren intensiv, wenn nötig täglich, über die Optimierung der rehabilitativen Strategie.

11.10 Sekundärprävention

Wichtiger Teil des Gesundheitsmanagement-Konzeptes bei Patienten nach Traumata, insbesondere bei Schenkelhalsfraktur, ist eine umfassende individuelle Sekundärprävention. Diese umfasst sowohl die Fortführung der Primärprävention als auch spezielle Maßnahmen, die sich aus der Konstellation nach dem Trauma ergeben. Dazu gehören:
- aktive Vermeidung weiterer Stürze durch spezielles Training des Patienten,
- individuelle Therapie der Osteoporose,
- Analyse der sturzauslösenden Faktoren, insbesondere der Fragen nach Synkope, muskulärer Schwäche, Problemen des Fußbodens (basale Unterstützungsfläche), Stolperfallen, Beleuchtung, Hilfsmitteln, Medikamenten, Organisation der Alltagsaktivitäten im häuslichen Bereich.

Je nach Konstellation der unfallauslösenden Ursachen ergeben sich jeweils individuelle Maßnahmen innerhalb des Gesundheitsmanagement-Konzeptes, das die Wahrscheinlichkeit weiterer Stürze und der daraus folgenden Frakturen minimiert.

Wie in der Geriatrie üblich, ist eine umfassende Entlassungsvorbereitung inklusive Wohnraumanpassung, Hilfsmitteloptimierung, Information und Instruktion der Angehörigen sowie eine umfassende Information der weiterbehandelnden Kollegen (Hausarzt, Pflegeteam, Therapeuten, Hilfsmittelversorger) obligat.

Bei weiter bestehender Sturzgefahr ist die Möglichkeit des Einsatzes von passiven Systemen wie beispielsweise Hüftprotektoren zu erwägen.

Als Ziele der Arbeit einer gerontotraumatologischen Station können also folgende Punkte definiert werden:

Gerontotraumatologische Station: Die Ziele
— Verbesserte Versorgung
— Besseres Outcome für die Patienten
— Geringere Rehospitalisierung
— Minimierung der Komplikationen
— Verkürzung der Verweildauer
— Optimierung des Erlöses
— Verbesserung der Patientenzufriedenheit

11.11 Behandlungspfad

11.11.1 Auslösen des Behandlungsfalls

Auslöser des Behandlungsfalls für das gerontotraumatologische Team ist die Aufnahme eines geriatrischen Patienten mit einer traumatologischen Diagnose, insbesondere des muskuloskelettalen Bereichs. Als geriatrische Patienten gelten nach einem europaweiten Konsens solche, die eine geriatrietypische Multimorbidität oder ein Lebensalter von 80 Jahren oder mehr aufweisen.

Die Feststellung eines gerontotraumatologischen Behandlungsfalls erfolgt durch den aufnehmenden Chirurgen der Rettungsstelle, gegebenenfalls nach Rücksprache mit einem Arzt der Gerontotraumatologie. Es erfolgt die unverzügliche Information des gerontotraumatologischen Teams.

11.11.2 Initiale Maßnahmen

Nach einer eventuell notwendigen Stabilisierung des Patienten erfolgt die Erhebung des Status durch den Traumatologen. Von diesem Zeitpunkt an werden alle wichtigen Entscheidungen über die weitere Vorgehensweise in Kommunikation mit dem Team getroffen, wenn das möglich ist. Verantwortlich und im Zweifel entscheidungsbefugt ist aber der Traumatologe. Erst zu dem Zeitpunkt, an dem die unmittelbare traumatologische Versorgung abgeschlossen ist, geht die Verantwortung in die Hand des Geriaters über. Auch diesen Zeitpunkt legt der Traumatologe fest.

Als Grundlagen für Entscheidungen, die kurzfristig getroffen werden müssen, führt ein Mitglied des gerontotraumatologischen Teams (in der Regel aus dem Pflegeteam) ein standardisiertes gerontotraumatologisches Kurzassessment (▶ Abb. A3.2, Mustervorlage 2: „Gerontotraumatologisches Kurzassessment") durch, falls nicht medizinische Gründe dem entgegenstehen (beispielsweise die Notwendigkeit einer sofortigen intensivmedizinischen oder operativen Therapie). Wenn erforderlich, können Experten des gerontotraumatologischen Teams hinzugezogen werden.

Das Kurzassessment umfasst folgende Bereiche:
- bestehende Krankheiten,
- prämorbide Mobilität,
- prämorbide Kognition,
- affektive Situation,
- soziale Unterstützung,
- spezielle Wünsche des Patienten, besonders zur medizinischen Behandlung (Patientenverfügung?).

Wenn die Zeit und die Situation es erlauben, sollte sich eine kurze Fallkonferenz (gegebenenfalls unter Einbeziehung des Anästhesisten) anschließen. Danach erfolgt die Entscheidung über das weitere Vorgehen.

11.11.3 Operatives und perioperatives Vorgehen

Wenn möglich und nötig, erfolgt im Anschluss kurzfristig die Aufklärung und Prämedikation durch die Anästhesie, danach die OP. Eine perioperative Begleitung des Patienten durch gerontopsychiatrisch kompetente Krankenpflege bis zur Verlegung auf die weiterbehandelnde Station ist dringend zu empfehlen („Der Patient blickt vor und nach der OP in dasselbe Gesicht"). Sie dient dem Abbau von Angst und vermindert die Wahrscheinlichkeit des Auftretens eines Delirs.

Nach der Aufwachphase entscheidet der Anästhesist, ob eine weitere Überwachung auf der ITS oder der IMC notwendig erscheint. Ansonsten erfolgt Verlegung auf die Gerontotraumatologie.

11.11.4 Verlegung auf die Gerontotraumatologie

Hier erfolgen kurzfristig die Begrüßung durch das Pflegeteam und dann die Komplettierung des geriatrischen Assessments. Weiterhin erfolgt, wie bereits erwähnt, die frühzeitige Mobilisierung, im weiteren Verlauf gegebenenfalls auch unter Einsatz der adäquaten Hilfsmittel. Hierzu gehören insbesondere Mobilitätshilfsmittel, die während der Heilung von Knochen und Bändern eine intensive begleitende rehabilitative Therapie sicherstellen, beispielsweise eine dynamische Vakuumorthese (z. B. VACOped®) oder eine Beinentlastungsorthese (Thomasschiene®).

11.11.5 Therapie auf der Gerontotraumatologie

Die Therapie auf der Gerontotraumatologie erfolgt prinzipiell mehrdimensional: akutmedizinisch, rehabilitativ und präventiv. Geleitet wird die Station kollegial und gemeinsam vom Traumatologen und vom Geriater. Von Anfang an wird ein individueller Behandlungsplan erstellt, der je nach Notwendigkeit die Aktivitäten von Physiotherapie, Psychologie und Ergotherapie sowie den Sozialdienst und – wenn erforderlich – weitere Berufsgruppen integriert.

Es wird für jeden Patienten der Tagesablauf unter Einbeziehung der einzelnen Therapien, der diagnostischen Maßnahmen und der Visitenzeiten individuell festgelegt, die komplizierte Organisation sollte durch einen speziellen Mitarbeiter erfolgen („Prozessmanager").

11.11.6 Dauer der Behandlung auf der gerontotraumatologischen Station

Die Behandlung der Patienten auf der gerontotraumatologischen Station erfolgt mindestens so lange, wie die Kompetenz beider medizinischer Bereiche erforderlich ist. Auch wenn traumatologisch keine größeren Probleme mehr bestehen, ist ein weiteres Verbleiben der Patienten bis zur Klinikentlassung auf der gerontotraumatologischen Station denkbar. Dann gelten die Standards der geriatrischen Komplexbehandlung, einschließlich der Erarbeitung eines umfassenden geriatrischen Gesundheitsmanagements für die Zeit nach dem Krankenhaus, und eine Überleitung an das Team der ambulanten Weiterbehandlung. Bei Platzmangel ist aber prinzipiell auch die Verlegung in ein anderes Zimmer der Geriatrie möglich. Hier dürfte die enge Kommunikation einen reibungslosen Übergang sicherstellen.

Bei Patienten, die eine prolongierte Therapie benötigen, ist die Verlegung in die geriatrische Tagesklinik oder eine andere rehabilitativ arbeitende Institution denkbar.

11.11.7 Die Kodierung und Fallabrechnung auf der gerontotraumatologischen Station

Für alle Fälle der gerontotraumatologischen Station wird die Abrechnung der geriatrischen Komplexprozedur angestrebt. Durch eine extrem frühzeitig einsetzende und intensiv durchgeführte rehabilitative Therapie sind gegenüber der konventionellen Behandlung erheblich kürzere Verweildauern zu erwarten. Um diesen Effekt wirkungsvoll zu unterstützen, sind Therapieressourcen der Physio- und Ergotherapie auch an Wochenenden und Feiertagen sowie eine enge Abstimmung des therapeutischen Einsatzes aller in Frage kommenden erforderlichen Berufsgruppen in Abstimmung mit den Regeln der geriatrischen Komplexbehandlung (OPS 8-550.1) vorgesehen, die vom Prozessmanager koordiniert wird.

11.12 Zusammenfassung

Die komplexen Probleme bei der medizinischen Versorgung von multimorbiden Patienten mit Traumata erfordern eine Weiterentwicklung des Versorgungssystems. Die Bündelung der Kompetenzen von Traumatologie und Geriatrie verspricht eine deutliche Verbesserung der Patientenversorgung, eine Verminderung der Komplikationen sowie positive ökonomische Effekte.

Auch die prognostizierte Epidemiologie gerontotraumatologischer Krankheitsfälle mit einer dramatischen Zunahme hochaltriger Patienten ist ein gewichtiges Argument für diese Vorgehensweise (► Lesetipps, Abschnitt „Hip Fracture Unit oder Gerontotraumatologie – ein Modell für moderne Geriatrie und Akutmedizin").

Die Geriatrische Tagesklinik

12.1 Voraussetzungen für die Behandlung in der Tagesklinik – 104

12.2 Therapiemöglichkeiten in der Tagesklinik – 105

12.3 Typische Problemkonstellationen für die Behandlung in der Tagesklinik – 105

In einem modernen geriatrischen Konzept ist eine Tagesklinik unverzichtbar. Im Gegensatz zur vollstationären Arbeit gibt es hier keine regulären Patientenzimmer, sondern lediglich Ruhemöglichkeiten. Ein von der Tagesklinik organisierter Transportdienst holt den Patienten morgens aus seiner Wohnung ab und bringt ihn nachmittags wieder zurück. Während des Aufenthaltes steht dem Patienten nahezu das gesamte klinische Spektrum zur Verfügung. Dazu gehören alle diagnostischen Möglichkeiten des Krankenhauses, Visiten, ärztlich therapeutische Interventionen und, soweit erforderlich, eine komplexe Rehabilitationsbehandlung.

Der große Vorteil dieser Therapie besteht in der Verflechtung mit der häuslichen Umgebung der Patienten, da sie sich nachts und am Wochenende zu Hause aufhalten. Auf diese Weise kann das soziale Netz neu geknüpft werden, bei einer Einweisung in die Tagesklinik durch den Hausarzt bleibt der soziale Bezug primär erhalten.

Ein weiterer Vorteil der Tagesklinik besteht in der prinzipiell möglichen Auswahl der Therapietage, da die Patienten nicht unbedingt an allen Wochentagen behandelt werden müssen. Diese Vorgehensweise macht eine besonders individuelle Behandlung des einzelnen Patienten möglich.

Fast alle klinischen Maßnahmen können auch in der Tagesklinik durchgeführt werden.

Klinische Maßnahmen in der Geriatrischen Tagesklinik
Medizinische Diagnostik, z. B.
— Analyse kognitiver Störungen
— Ursachenforschung bei Kachexie
— Endoskopie (FEES, Gastroskopie, Zystoskopie usw.)
— bildgebende Verfahren (Röntgen, CT, MRT)
Medizinische Therapie, z. B.
— Blutzuckereinstellung (unter realistischeren Bedingungen als in der Klinik)
— Infusionstherapie
— Optimierung der Parkinson-Therapie
— Transfusionen
Rehabilitation, einschließlich der Interventions- und Therapieverfahren von
— Ärzten
— Krankenpflege
— Physiotherapie
— Ergotherapie
— Sprachtherapie
— Psychologie
— Sozialarbeit
— Seelsorge
Instruktion und Training der Angehörigen
Optimierung der Hilfsmittelversorgung

12.1 Voraussetzungen für die Behandlung in der Tagesklinik

Für die Behandlung in der Geriatrischen Tagesklinik gibt es eine Reihe von erforderlichen Voraussetzungen, die im Vorfeld geprüft werden müssen. Dies gehört zum Aufgabenbereich der Koordinatorin, gegebenenfalls in Rücksprache mit dem Team:

- Notwendigkeit einer Krankenhausbehandlung,
- Nähe zur Wohnung des Patienten (maximal 45 Minuten Fahrzeit),
- Unterstützung des Patienten durch das soziale Umfeld,
- Transportfähigkeit,
- Fähigkeit zur Kooperation.

12.2 Therapiemöglichkeiten in der Tagesklinik

Die Tagesklinik ermöglicht eine komplexe geriatrische Therapie bei Patienten, die nachts keine permanente ärztliche Anwesenheit benötigen. Die Integration umfasst z. B.
- Ersatz für eine vollstationäre Versorgung,
- Verkürzung einer vollstationäre Behandlung,
- komplexe Diagnostik (z. B. nach Sturz oder TIA),
- realitätsnahe Einstellung einer chronischen Krankheit, z. B. Diabetes oder Hypertonus,
- Klärung eines hirnorganischen Psycho-Syndroms (Demenz? Delir?).

12.3 Typische Problemkonstellationen für die Behandlung in der Tagesklinik

Prinzipiell ist in der Geriatrischen Tagesklinik jede der auch in der vollstationären Behandlung denkbare Diagnostik oder Intervention möglich, auch wenn die Patienten aus den oben genannten Gründen in der Regel mobiler und weniger schwer betroffen sind. Erfahrungsgemäß können aber einige charakteristische Beispiele für in der Tagesklinik therapierte Problemkonstellationen genannt werden:

Tagesklinik: Typische Problemkonstellationen
- Nach Schlaganfall: komplexe Neueinstellung Blutdruck/Diabetes/Antikoagulation und Rehabilitation sowie Wiedereingliederung in die häusliche Umgebung
- Nach Sturz: ätiologische Klärung (Synkope? Schwäche? Epilepsie? Hypoglykämie?) und Verbesserung der Kraft und Koordination
- Nach Unterschenkel-Amputation: Wundmanagement/Stumpfbehandlung sowie Prothesenversorgung, -training, Hilfsmittelversorgung und Neueinstellung des Diabetes
- Bei kognitiver Störung und Multimorbidität: Multidimensionales Assessment und medizinische Einstellung sowie ein umfassendes Gesundheitsmanagement unter Einbeziehung des sozialen Umfeldes
- Bei Ernährungsstörung/Kachexie: Ätiologische Klärung dieses Syndroms einschließlich der notwendigen medizinischen Maßnahmen sowie des ganzheitlichen geriatrischen Gesundheitsmanagements

Die Bedeutung einer Therapie geriatrischer Patienten in der Tagesklinik wird oft unterschätzt. Bei einem riesigen Spektrum der diagnostischen und therapeutischen Optionen wird die gerade bei geriatrischen Patienten so eminent wichtige Wohnortnähe sichergestellt. Dies führt bei einigen Akteuren des Gesundheitssystems (insbesondere Krankenkassen, MDK) oft zu der Fehlinterpretation, dass die angestrebten Behandlungserfolge auch mit ambulanten

Mitteln erreichbar wären. Es ist also auch die Aufgabe der Klinikmitarbeiter, einen komplexen Handlungsbedarf plausibel zu machen.

Gegenüber der vollstationären Therapie ist die teilstationäre Behandlung in der Tagesklinik vorzuziehen. Grundlage ist der § 39 SGB V:

> 1) Die Krankenhausbehandlung wird vollstationär, teilstationär, vor- und nachstationär (§ 115a) sowie ambulant (§ 115b) erbracht. Versicherte haben Anspruch auf vollstationäre Behandlung in einem zugelassenen Krankenhaus (§ 108), wenn die Aufnahme nach Prüfung durch das Krankenhaus erforderlich ist, weil das Behandlungsziel nicht durch teilstationäre, vor- und nachstationäre oder ambulante Behandlung einschließlich häuslicher Krankenpflege erreicht werden kann. Die Krankenhausbehandlung umfasst im Rahmen des Versorgungsauftrags des Krankenhauses alle Leistungen, die im Einzelfall nach Art und Schwere der Krankheit für die medizinische Versorgung der Versicherten im Krankenhaus notwendig sind, insbesondere ärztliche Behandlung (§ 28 Abs. 1), Krankenpflege, Versorgung mit Arznei-, Heil- und Hilfsmitteln, Unterkunft und Verpflegung; die akutstationäre Behandlung umfasst auch die im Einzelfall erforderlichen und zum frühestmöglichen Zeitpunkt einsetzenden Leistungen zur Frührehabilitation.

Das Prinzip lautet also: ambulant vor teilstationär, teilstationär vor vollstationär. Nach diesen Vorgaben wäre es die Aufgabe aller Kliniken, auch teilstationäre Angebote vorzuhalten.

Geriatrie im Bereich der ambulanten Medizin

13.1 Der Hausarzt als Leiter des therapeutischen Teams der ambulanten Versorgung – 108

13.2 Pflege-Einrichtungen – 109

13.3 Konzepte im Bereich „Wohnen und Pflegen" – 109

13.4 Ambulante pflegerische Versorgung – 110

13.5 Pflegestützpunkte – 110

13.6 Wohnraumanpassung in der Geriatrie – 111

13.7 Der Beitrag ehrenamtlicher Helfer – 112

13.8 Neue Angebote der geriatrischen Rehabilitation: mobile und ambulante Rehabilitation – 114

13.1 Der Hausarzt als Leiter des therapeutischen Teams der ambulanten Versorgung

Die langfristige Versorgung geriatrischer Patienten fällt in den Bereich des Hausarztes. Zusammen mit den anderen an der ambulanten Versorgung Beteiligten (niedergelassene Therapeuten, Hauskrankenpflege) ist er für das Gesundheitsmanagement in jenen Perioden der Patientenversorgung zuständig, in denen keine akuten Probleme die Inanspruchnahme einer Geriatrischen Klinik erfordern.

Für den geriatrisch spezialisierten Hausarzt sind besondere Kenntnisse und Fertigkeiten sehr wichtig. Kaum verzichtbar ist eine strukturierte Weiterbildung, wenn möglich mit einer entsprechenden Zertifizierung.

Der Hausarzt ist für über 90 % der alten Patienten der wesentliche erste Ansprechpartner. Sein Wissen um den Patienten ist über viele Jahre gewachsen. Er ist zentraler Organisator und Koordinator im Netzwerk. Dies umfasst den Patienten und seine Angehörigen (primäres soziales Netz) ebenso wie die professionellen Versorgungsstrukturen (sekundäres soziales Netz).

Zum „Team der ambulanten geriatrischen Versorgung" gehören insbesondere:
- Hausarzt,
- Fachärzte,
- Physiotherapeuten,
- Ergotherapeuten,
- Sprachtherapeuten,
- ambulante Beratung- und Koordinierungsstellen für die Gesundheits- und Sozialversorgung, meist kombiniert mit Beratungs- und Servicestellen für die Wohnraumanpassung (heute meist integriert in die Pflegestützpunkte),
- Hilfsmittelversorger.

Es gibt viele Projekte, Modelle und Netzwerke in verschiedensten Versionen in Deutschland; es fehlt aber die Abbildung im EBM für entsprechende dauerhafte Versorgungsangebote. Die Kostenträger stehen wahrscheinlich auf dem Standpunkt, dass das in den bisherig zu erbringenden Leistungen eigentlich abgebildet sein müsse.

Wenn man dadurch sogar Geld spart, dann müsse man das halt entsprechend neu verteilen und diese Leistung vergüten – was ja nicht falsch ist. Im Krankenhaus hat man weniger Komplikationen und kürzere Verweildauern in Relation zum Kostengewicht; man spart also am Ende Personal und verdient Geld, und das muss man nur entsprechend zuordnen.

Die sogenannte Kompressionstheorie besagt, dass durch die Verkürzung der einer von Autonomieverlust und Pflegebedürftigkeit geprägten Lebensphase die Lebensqualität (LQ) der Patienten verbessert und durch verminderte Gesundheitskosten gleichzeitig Geld gespart werden kann.

Auch die Prävention ist eine wichtige Aufgabe des Hausarztes. Hier kann er in ganz verschiedener Weise tägig werden:

> **Vorausschauende Gesundheitsförderung in Praxen/Kliniken**
> Primärprävention: gesunde Lebensweise, Ernährung, Vorsorgeuntersuchungen, regelmäßige Bewegung
> — Gesunderhaltung vor dem Auftreten von Krankheiten
> — Impfungen (s. u.)

- Unfallverhütung? (Stichwort „Schenkelhals")
- Medikamente zu Hause prüfen
- Soziale Einbindung (Stichwort „Vereinsamung")

Sekundäre Prävention: Vermeidung von Folgeerkrankungen, BZ/RR-Einstellung
- Symptomlosen Frühstadien begegnen
- Voruntersuchungen wahrnehmen
- Diabetes, Blutdruck, Augenarzt, Gehör, Zahnarzt
- Koloskopie und gegebenenfalls Polypenabtragung

Tertiäre Prävention: Rezidiv-Verhinderung, z. B. nach MI, Insult, Sturz, Fraktur
- Die Angehörigen einbinden
- Hilfsmittel einsetzen (z. B. Rollator)
- Wohnraumgestaltung
- Logo-, Physio- und Ergotherapie
- Soziale Einbindung

Zur Prävention gehören selbstverständlich auch Impfungen:

Impfschutz
- Influenza jährlich, die Grippeimpfung schützt nicht nur den Patienten, sondern auch sein soziales Umfeld!
- Pneumokokken ab dem 65. Lebensjahr alle fünf Jahre, der Nutzen ist nicht gut gesichert
- Polio-Tetanus-Diphterie-Impfschutz alle 5–10 Jahre
- Keuchhusten, Impfschutz alle zehn Jahre
- Hepatitis B nur bei ausgewählten Patienten (Dialyse u. a.)

13.2 Pflege-Einrichtungen

Aus dem demografischen Wandel mit einer älter werdenden Bevölkerung ergibt sich auch die Notwendigkeit, eine zunehmende Zahl an Pflege-Institutionen vorzuhalten. Die Anzahl der verschiedenen Pflege-Einrichtungen hat in den letzten Jahren stetig zugenommen. Auch wenn die Bestrebungen intensiviert wurden, durch eine geriatrische Rehabilitation vielen älteren kranken Menschen ein Leben in der größten erreichbaren Selbstständigkeit zu ermöglichen („Rehabilitation vor Pflege"), erfordert der Pflegebedarf vieler Erkrankter entsprechende Strukturen.

Als wichtige Elemente in der vernetzten geriatrischen Versorgung sind daher die Institutionen der Langzeitgeriatrie und Altenhilfe zu nennen:
- stationäre Pflege (Alten- und Pflegeheime),
- Tagespflege,
- Kurzzeitpflege,
- Verhinderungspflege,
- andere Pflegeinstitutionen.

13.3 Konzepte im Bereich „Wohnen und Pflegen"

So unterschiedlich wie die Menschen sind auch deren Vorstellungen vom Leben im Alter, gerade bei Menschen mit Hilfebedarf. Daher gibt es für diese Personengruppe einen ganzen

Strauß von Wohnmöglichkeiten, die sich in der Wohnform und auch in einem abgestuften Hilfsangebot unterscheiden. Sie reichen vom Pflegeheim über betreutes Wohnen hin zu Wohngemeinschaften.

Faktoren der Zufriedenheit im Alter
— Autonomie des alten Patienten
— Tragfähige persönliche Beziehungen
— Selbstakzeptanz
— Lebensentfaltung nach eigenen Vorstellungen, oft gepaart mit erlernter Fähigkeit zur so genannten Adaptation:
  - Fähigkeit, Schwierigkeiten zu meistern (Resilienz)
  - trotz einfachster Wohnverhältnisse zivilisiert zu wohnen
  - trotz bescheidener Lebensbedingungen Lebensart zu wahren
  - mit einem Gefühl des selbstbestimmten Lebens
— Ohne Isolation und ohne Vereinsamung
— Freunde, Bekannte und Familie sind stabilisierend
— Ohne bedeutsame soziale Risiken

13.4 Ambulante pflegerische Versorgung

Ambulante Pflegeteams bilden heute die unverzichtbare Basis der Patientenversorgung im häuslichen Bereich. Nur mit ihrer Hilfe kann der Anspruch „Ambulant vor stationär" flächendeckend umgesetzt werden. Allerdings ist auch im Bereich der Häuslichen Krankenpflege darauf zu achten, dass die Prinzipien der geriatrisch aktivierenden Pflege zur Anwendung kommen. Dies geling nur punktuell, da es zum einen bis heute keine spezifisch geriatrische Pflegeausbildung gibt und zum anderen die Zeiten für die verschiedenen Pflegeschritte so eng bemessen sind, dass kaum mehr als die basalen Aktivitäten zu schaffen sind.

13.5 Pflegestützpunkte

Als wichtigen Beitrag zur Information und Vernetzung von Versorgungsstrukturen wurden Anfang der 1990er Jahre in verschiedenen Regionen Deutschlands Modellprojekte für die Vernetzung stationär-ambulanter Versorgung erprobt. Beispielsweise hießen diese Institutionen in Berlin „Koordinierungsstellen Rund ums Alter". Seit 1999 verfügt Berlin mit diesen Koordinierungsstellen über ein bundesweit einmaliges Netz von Beratungsstellen in allen Verwaltungsbezirken der Stadt für ältere Menschen, deren Angehörige und andere Interessenten. Sie wurden vom Land Berlin gefördert und über die Liga der Spitzenverbände der freien Wohlfahrtspflege finanziert.

2009 sind die Koordinierungsstellen Rund ums Alter in das neu geschaffene Netz der Berliner Pflegestützpunkte integriert. Diese Pflegestützpunkte sollen nach und nach flächendeckend in allen Bundesländern eingerichtet werden. Ihre Aufgabe ist es, alte und pflegebedürftige Menschen sowie deren Angehörige umfassend, unabhängig und unentgeltlich zu allen Fragen und in Bezug auf Hilfsmittel, Alltagshilfen und Möglichkeiten der Wohnungsanpassung zu informieren. Bei den fraglichen Themen geht es meist um

- die Pflege und das Alter,
- diesbezügliche Leistungen der Pflege- und der Krankenkassen,
- Sozialleistungen des Staates,
- sämtliche Hilfsangebote in der Pflege sowie
- die Planung und Organisierung des senioren- und pflegegerechten Umbaus der Wohnung.

Darüber hinaus koordinieren die Pflegestützpunkte sämtliche für die Versorgung und Betreuung im Einzelfall in Frage kommenden Angebote und unterstützen die Betroffenen bei deren Inanspruchnahme. Schließlich werden die regional oder bei den verschiedenen Trägern und Einrichtungen vorhandenen pflegerischen und sozialen Versorgungs- und Betreuungsangebote aufeinander abgestimmt und vernetzt, um auf diese Weise den Bürgerinnen und Bürgern möglichst das gesamte Angebot an Hilfeleistungen aufzuzeigen und zur Verfügung stellen zu können.

Gemäß ihrem Konzept haben die Pflegestützpunkte hierbei die Lotsenfunktion durch die Vielfalt des Gesundheitswesens für alle Hilfesuchenden übernommen. Diese Lotsenfunktion setzt sich aus den Komponenten Beratung, Begleitung (Case-Management) und Vernetzung (Care-Management) zusammen. In dieser Kombination heben sie sich von allen anderen bereits existierenden Beratungs- und Hilfe-Angeboten ab.

Die Pflegestützpunkte stellen ohne Zweifel eine Weiterentwicklung des vernetzten Versorgungssystems dar. An einigen Punkten ist aber Verbesserungspotenzial erkennbar.

Die Bezeichnung „Pflegestützpunkt" führt bei nicht wenigen Nutzern zu Missverständnissen. Hier wird nicht gepflegt und die Begleitung (Case-Management) und Vernetzung (Care-Management) werden durchaus nicht nur durch Mitarbeiter der Pflege, sondern vielmehr meist von ausgebildeten Case-Managern geleistet, die in der überwiegenden Mehrzahl aus den Reihen der Sozialarbeit stammen.

Zudem bildet der Begriff auch nicht die angestrebte Lotsenfunktion ab. In einigen Regionen sind auch noch deutliche Lücken in dem eigentlich flächendeckend geplanten System erkennbar.

13.6 Wohnraumanpassung in der Geriatrie

Alle bekannten Umfragen in Deutschland haben gezeigt, dass ca. 80 % der älteren Bürger (> 60 Jahre) den Wunsch haben, möglichst lange in ihrer häuslichen Umgebung zu leben. Das bedeutet für die Altenhilfe und die Geriatrische Medizin, dass die Wohnung des Patienten in alle therapeutischen Überlegungen einbezogen werden muss. In vielen Fällen ist es möglich, mit kleinen Veränderungen die Probleme zu lösen, z. B. durch das Umstellen von Möbeln, die Entschärfung von Gefahrenstellen und das Anbringen von Haltegriffen.

> **Maßnahmen bei der Umgestaltung der Wohnung**
> - Ausreichende Beleuchtung, bei Bedarf auch nachts, z. B. mit Sensorautomaten
> - Kleinmöbel aus den „Hauptverkehrswegen"
> - Teppichläufer und lose Kabel beseitigen
> - Glatte rutschige Böden beschichten oder rutschfeste Auflagen verwenden
> - Handläufe und Handgriffe, oft im Bad und der Toilette notwendig
> - Rauchmelder

- Sicherheitsvorkehrungen am Elektroherd
- Abbau von Schwellen
- Rutschfeste Fliesen im Bad und auf der Toilette
- Verbesserte Kommunikation, z. B. durch ein Babyfon
- Versorgung mit einem Notruf-System

In anderen Fällen sind größere Umbauten notwendig, um den Patienten eine möglichst große Selbstständigkeit bei den Alltagsaktivitäten zu erhalten. In noch komplizierter gelagerten Fällen ist häufig ein Wohnungswechsel nicht zu vermeiden, da viele Wohnungen auch mit großem Aufwand nicht behindertengerecht ausgestattet werden können. Die Beratung für diese Wohnraumanpassung erfordert große Kompetenz und Erfahrung.

Die Auswirkung der Krankheit, insbesondere auf die Bewegungsfähigkeit und die Alltagsaktivitäten, müssen den Beratern geläufig sein, darüber hinaus sind Kenntnisse der vielen verschiedenen Hilfsmöglichkeiten, die Art der Realisierung und Finanzierungsmodelle in die Überlegungen einzubeziehen.

Die Zuständigkeit für die wichtige Aufgabe der Wohnraumanpassung ist in den verschiedenen Regionen Deutschlands unterschiedlich organisiert. Meistens sind die Pflegestützpunkte Ansprechpartner.

Die Wohnraumanpassung für geriatrische Patienten erfordert eine ganze Reihe von Kompetenzen:

Das persönliche Behinderungsprofil des Betroffenen in Bezug auf Mobilität, Kognition, Alltagsaktivitäten und Kommunikation muss bekannt sein. Bewegungseinschränkungen als auch neuropsychologische Einschränkungen des Patienten müssen berücksichtigt werden, außerdem sind Kenntnisse für Hilfsmittel und die behindertengerechte Wohnraumausstattung erforderlich.

Die auf das individuelle Behinderungsprofil abgestimmte Wohnungsanpassung erfordert in vielen Fällen Umbauten. Ein in behindertengerechter Wohnungsausstattung erfahrener Architekt, der außerdem die einschlägigen Empfehlungen und Normen kennt (z. B. DIN 18025 „Barrierefreies Wohnen"), sollte an der Erarbeitung des individuellen Konzeptes mitarbeiten, die Realisierbarkeit der Empfehlungen prüfen und gegebenenfalls die Umbaumaßnahmen leiten.

Viele ältere behinderte Menschen sind nicht in der Lage, die teilweise recht umfangreichen Wohnungsveränderungen zu finanzieren. Es gibt verschiedene Unterstützungsmöglichkeiten, die aber vom Laien kaum überschaut werden können. Hier kennt sich oft der Sozialarbeiter bestens aus, beispielsweise in den Pflegestützpunkten. Die Sozialarbeiter fungieren auch als Ansprechpartner für Mitbewohner und Familienangehörige und koordinieren die Wohnraumveränderungen mit allen anderen sozial flankierenden Maßnahmen.

13.7 Der Beitrag ehrenamtlicher Helfer

Neben den Angehörigen, auf deren Bedeutung in der Langzeitversorgung geriatrischer Patienten schon hingewiesen wurde, können auch ehrenamtliche Helfer wichtige Funktionen übernehmen.

13.7 · Der Beitrag ehrenamtlicher Helfer

Tätigkeitsbereiche ehrenamtlicher Helfer (Beispiele)
- Beteiligung an der Pflege („ehrenamtliche Pflegepersonen")
- Besuchsdienste in Pflegeheimen
- Ambulante Hospizdienste
- Organisation sozialer Kontakte
- Gemeinsame Aktivitäten, z. B. Spaziergangsgruppen (gleichzeitig wichtige präventive Funktion!)
- Vorlesen
- Briefe schreiben
- Einkaufen
- Behördengänge begleiten
- Kochen
- Gespräche führen
- Hilfe bei der Einhaltung ärztlicher Vorschriften
- Dem Gefühl der Einsamkeit und der Verlorenheit begegnen

Diese Aktivitäten werden immer wichtiger angesichts einer Entwicklung der zunehmenden Vereinsamung gerade von Menschen der älteren Generation in unserer Gesellschaft. Die voranschreitende Veränderung unserer Sozialstruktur hat hieran einen wesentlichen Anteil mit kleineren Familien und einer größeren Mobilität junger Menschen.

Viele ältere, aber noch fitte Menschen lassen sich gerne für das ehrenamtliche Engagement gewinnen, insbesondere die „jungen Alten", d. h. die Altersgruppe der 60- bis 80-Jährigen. Sie können mit ihrer Aktivität ihre eigenen, nach dem Ausscheiden aus dem Beruf wegfallenden sozialen Kontakte kompensieren. Bürgerschaftliches Engagement wird mit einer monatlichen Pauschale von bis zu 40 € entschädigt.

Auch die Nachbarschaftshilfe, Krankenpflege- und Betreuungsvereine, Senioren- und Bürgertreffpunkte, Altenklubs der Wohlfahrtsverbände und Kirchen, Seniorenräte und Helfer im Wohnumfeld leisten bei der geriatrischen Prävention und der Integration älterer Menschen wichtige Beiträge.

In diesem Kontext sind inzwischen sogar spezielle Kurse im SGB XI (Sozialgesetzbuch – Soziale Pflegeversicherung) angeregt worden (§ 45: Pflegekurse für Angehörige und ehrenamtliche Pflegepersonen):

» (1) Die Pflegekassen sollen für Angehörige und sonstige an einer ehrenamtlichen Pflegetätigkeit interessierte Personen Schulungskurse unentgeltlich anbieten, um soziales Engagement im Bereich der Pflege zu fördern und zu stärken, Pflege und Betreuung zu erleichtern und zu verbessern sowie pflegebedingte körperliche und seelische Belastungen zu mindern. Die Kurse sollen Fertigkeiten für eine eigenständige Durchführung der Pflege vermitteln. Die Schulung soll auch in der häuslichen Umgebung des Pflegebedürftigen stattfinden.

Förderfähig sind auch Auf- und Ausbau von niedrigschwelligen Betreuungsangeboten sowie Modellvorhaben zur Erprobung neuer Versorgungskonzepte und Versorgungsstrukturen, insbesondere für demenzkranke Pflegebedürftige.

Gefördert wird auch der Auf- und Ausbau von Gruppen ehrenamtlich Tätiger, die sich die Unterstützung, allgemeine Betreuung und Entlastung von Pflegebedürftigen, von Personen mit erheblichem allgemeinem Betreuungsbedarf sowie deren Angehörigen zum Ziel gesetzt haben. Förderfähig sind auch Selbsthilfegruppen, -organisationen und -kontaktstellen.

13.8 Neue Angebote der geriatrischen Rehabilitation: mobile und ambulante Rehabilitation

Wie bereits erwähnt, ist es eine Hauptaufgabe der Gesundheitsversorgung älterer Menschen, ihnen eine möglichst selbstständige Lebensführung trotz Krankheit und Behinderung zu ermöglichen. Im Rahmen dieser „geriatrischen Rehabilitation" wurden in den letzten Jahren moderne Versorgungsformen entwickelt, welche die Rehabilitation in das Lebensumfeld der Betroffenen integrieren.

Wichtige neue Strukturelemente sind neben der Geriatrischen Tagesklinik die ambulante und besonders die mobile Rehabilitation.

13.8.1 Die mobile Rehabilitation

Als weiterer Schritt der konsequenten Umsetzung des Prinzips „Ambulant vor stationär" haben sich mobile Teams („mobile Rehabilitation") in Modellprojekten bewährt. Seit dem 01.04.2007 ist die mobile Rehabilitation als selbstständige Versorgungsform gleichrangig neben anderen rehabilitativen Angeboten in das Sozialgesetzbuch integriert. Am 01.05.2007 wurde die „Rahmenempfehlung zur mobilen geriatrischen Rehabilitation" veröffentlicht, die in einem längeren Diskussionsprozess zwischen den Spitzenverbänden der Krankenkassenverbände und der Bundesarbeitsgemeinschaft „Mobile Rehabilitation" erarbeitet wurde. Diese Publikation stellt heute die Grundlage für die Arbeit mit mobilen Rehabilitationsteams im geriatrischen Bereich dar.

Die Behandlungsform „mobile Rehabilitation" vereinigt Vorteile stationärer Therapie (koordiniertes, teammäßig organisiertes Vorgehen) mit der angestrebten Wohnortnähe. Mobile Rehabilitation ist eine gerade für geriatrische Patienten besonders geeignete Form der Rehabilitation im ambulanten Bereich, da diese in häuslicher Umgebung des Rehabilitanden unter Einbeziehung seines persönlichen Umfelds unter besonderer Berücksichtigung seiner sozialen und persönlichen Lebensumstände und seines konkreten Wohn- und Lebensumfeldes durchgeführt wird. Die Probleme werden dort gelöst, wo sie auftreten. Alltagsnähe, unmittelbar praktische Umsetzung des Erlernten im Alltag (Aktivitäten des täglichen Lebens), Anleitung und Beteiligung des primären sozialen Netzes, Wohnraumgestaltung und Förderung der Eigeninitiative, der Selbsthilfe und Vernetzung sind einige Charakteristika dieser Angebotsform. Durch diese Form der Reintegration in die häusliche Umgebung wird mit einer besonders hohen Wahrscheinlichkeit die von Patienten und Kostenträgern gleichermaßen gefürchtete Rehospitalisierung („Drehtürmedizin") vermieden, womit Kosten gespart werden.

Mobile Rehabilitation versteht sich als zeitlich begrenzte Komplexleistung zur Reintegration des Patienten in die häusliche Umgebung. Nach Abschluss der Rehabilitationsbehandlung erfolgt die Übergabe an das Team in der ambulanten Versorgung.

13.8.2 Die ambulante Rehabilitation in der Geriatrie

An wenigen Standorten in Deutschland existieren auch Einrichtungen der ambulanten Rehabilitation. Dieses Strukturelement, das aus der organspezifischen Rehabilitation bekannt ist, kann ein geriatrisches System wirkungsvoll ergänzen. Einsetzbar ist die ambulante Rehabilitation für Patienten, die aus dem Spektrum der geriatrischen Intervention lediglich rehabilitative Elemente benötigen. Der Vorteil gegenüber einer Tagesklinik besteht in einer Kostenreduzierung. Ein Nachteil besteht in der Logik, dass der Patient eine weitgehende Selbstständigkeit braucht, da die Betreuung weniger intensiv ist.

Ökonomie geriatrischer Versorgungssysteme

Das komplexe und zum Teil äußerst aufwändige geriatrische Gesundheitsmanagement ist trotz gegenteiliger Vermutung durchaus auch effizient und ökonomisch sinnvoll. Mit der Verkürzung der von Autonomieverlust und Pflegebedürftigkeit geprägten Lebensphase („Kompressionstherorie") spart das System durch verminderte Gesundheitskosten Geld. Dies konnte in verschiedenen wissenschaftlichen Erhebungen gezeigt werden. Die umfassendste Studie zu diesem Thema soll hier näher beschrieben werden (◘ Tab. 14.1).

◘ Tab. 14.1 Ergebnisse der Schleswig-Holstein-Studie[1]. N=3292 Patienten

Vergleich der hochgerechneten Gesamtkosten und relative Verbesserung des Selbsthilfestatus nach 24 Monaten		
	„Herkömmliches" System	Geriatrisches System
	(Akutmedizin → Hausarzt)	(Klinik + Tagesklinik)
Kosten/Fall in DM		
stationär	14.223,63	17.235,81
nachstationär	40.082,85	31.421,26
Σ	54.306,48	48.657,07
		Einsparung: 11,6 %
Relative Verbesserung des Selbsthilfestatus		
Einsparung: 11,6 %	25 %	45 %
Also: Einsparung von Kosten trotz (nein: wegen!) einer verbesserten Autonomie		
Der demografische Quotient errechnet sich aus dem Verhältnis der Anzahl der über 65-Jährigen zu 100 jüngeren Menschen (15–65 Lebensjahre).		
[1] Auswertung nach: Thode, R., Rüschmann, H.-H: Projekt Geriatrie des Landes Schleswig-Holstein. Wissenschaftliche Begleitforschung. Hrsg: Ministerium für Arbeit, Soziales, Jugend und Gesundheit des Landes Schleswig-Holstein MASJG, Kiel 1995		

Eine umfassende geriatrische Behandlung ist initial teurer, dieser Effekt kehrt sich aber nach einigen Monaten um. Geriatrische Systeme sparen also, wenn sie gut organisiert sind, mittelfristig Geld. Grund ist die „Investition in die Selbstständigkeit der Betroffenen"!

Charakteristische Gesundheitsprobleme geriatrischer Patienten

Kapitel 15   Geriatrische Syndrome – 121

Kapitel 16   Das Management spezieller Erkrankungen in der Geriatrie – 185

Das Phänomen Krankheit im Alter unterscheidet sich in verschiedenen Punkten grundlegend von den Erkrankungen jüngerer Menschen.

Alle Organsysteme des Menschen sind einer physiologischen Alterung unterworfen, die individuell, aber nach einem determinierten Muster verläuft. Dies führt mit fortschreitendem Lebensalter zu einer kontinuierlichen Abnahme der Leistungsfähigkeit nahezu aller körperlichen und geistigen Funktionen, nachdem meist im frühen Erwachsenenalter ein Leistungsmaximum erreicht wurde. Diese Entwicklung ist in allen Organen messbar, Beispiele sind die Niere (glomeruläre Filtrationsrate), die Lunge (Vitalkapazität), das Herz (Herzminutenvolumen) und das Gehirn (Reizverarbeitungsgeschwindigkeit). Unterschreiten diese Parameter eine kritische Grenze, ist der Organismus als Ganzes bedroht.

Die Unterscheidung zwischen physiologischer Alterung und pathologischen Prozessen im Sinne von Krankheit ist oft schwierig und häufig nur im Kontext der gesamten Gesundheitssituation des individuellen Patienten interpretierbar. Irgendwann ist aber das Leben auch bei einem physiologischen Alterungsverlauf terminiert. Dieser Punkt lässt sich naturgemäß nur sehr vage festlegen und ist auch von dem Erbgut und äußeren Einflüssen abhängig (▶ Kap. 8). Meist wird in der Gerontologie ein maximal erreichbares Lebensalter von ca. 130 Jahren genannt.

Da aber bis jetzt kein Mensch so alt geworden ist, sterben wir an Krankheiten, wobei die Folgen von Unfällen und anderen gesundheitsschädigenden Ereignissen einbezogen werden. In den allermeisten Fällen sind das Erkrankungen, die im Alter besonders häufig auftreten, etwa Schlaganfall, Demenz, chronisch obstruktive Lungenkrankheit oder Herzinsuffizienz. Dazu liegt in der Regel eine Multimorbidität vor, was das Krankheitsgeschehen noch bedrohlicher macht. Weiterhin ist durch die Alterung aller Organsysteme eine Verminderung von Kompensation und funktionellen Reserven zu konstatieren, was oft als „alterstypisch erhöhte Vulnerabilität" beschrieben wird.

Interferenzen bestehen aber nicht nur zwischen verschiedenen Krankheiten, sondern auch zwischen den eingenommenen Medikamenten und anderen Erkrankungen, was sich möglicherweise für die Gesundheitssituation der betroffenen Patienten negativ auswirkt. Die denkbaren unerwünschten Medikamentenwirkungen sind nahezu unüberschaubar und werden unter ▶ Anhang A2 eingehend beschrieben.

Gefürchtet ist auch ein weiterer Effekt des alternden Organismus. Viele Erkrankungen verlaufen bei geriatrischen Patienten mono- oder oligosymptomatisch, was vom behandelnden Arzt große Erfahrung und ein feines Gespür für kaum wahrnehmbare Symptome erfordert.

In folgenden Abschnitt des Buchs sollen charakteristische Gesundheitsprobleme geriatrischer Patienten näher erläutert werden, wobei neben den wichtigsten Krankheiten insbesondere sogenannte Geriatrische Syndrome beschrieben werden, die einen wesentlichen Aspekt der Altersmedizin darstellen.

Geriatrische Syndrome

15.1	Gangstörung, Stürze, Sturzsyndrom	– 122
15.2	Immobilität, Frailty (Gebrechlichkeit) und Failure-to-thrive-Syndrom	– 129
15.3	Schmerz und Schmerztherapie in der Geriatrie	– 130
15.4	Schmerzkonzept einer modernen Geriatrie	– 138
15.5	Mangel- und Fehlernährung, Ess- und Trinkstörungen	– 141
15.6	Dysphagie: Diagnostik und Therapie von Schluckstörungen	– 150
15.7	Dekubitus, Versorgung chronischer Wunden	– 154
15.8	Der Dekubitus	– 160
15.9	Harninkontinenz	– 162
15.10	Stuhlinkontinenz	– 166
15.11	Arzneimittel und Medikation im Alter	– 168
15.12	Endokrinologie im Alter	– 180
15.13	Obstipation	– 184
15.14	Kognitive Störungen im Alter, Delir (Verwirrtheit)	– 184
15.15	Schlafstörung im Alter	– 184

P. Hien, R. Pilgrim, R. Neubart, Moderne Geriatrie und Akutmedizin
DOI 10.1007/978-3-642-25603-5_15 © Springer-Verlag Berlin Heidelberg 2013

Charakteristisch für die Geriatrie sind bestimmte Problemkonstellationen, sogenannte Syndrome, die keinem medizinischen Bereich direkt zugeordnet werden können und ganz unterschiedliche Ursache haben können. Syndrome beschreiben einen Symptomenkomplex, der dringend weiter geklärt werden muss, wobei Kompetenzen aus ganz verschiedenen Zweigen der Medizin und angrenzenden Disziplinen erforderlich sind. Die Analyse dieser Zusammenhänge sowie die Erarbeitung von Gegenstrategien gehören zu den vordringlichen Aufgaben des therapeutischen Teams in der Geriatrie.

Syndrome sind Grund für Einweisungen ins Krankenhaus, z. B. durch Sturz, Gewichtsabnahme, chronische Wunden (Dekubitus) und kognitive Störungen. Syndrome sind auch Ursachen für häufige Krankheiten in der Geriatrie:
- Sturz, Osteoporose → Schenkelhalsfraktur,
- Dysphagie → Pneumonie,
- Immobilität → Atherosklerose → Schlaganfall.

Syndrome erfordern recht breite Kenntnisse: medizinische und auf dem Gebiet des Sozialmanagement, ein Charakteristikum der Geriatrie.

Syndrome stellen die Ursache weiterer Syndrome dar („Syndromkaskaden"), z. B. Dysphagie → Kachexie → Immobilität.

Syndrome beschreiben die ganze Komplexität der Versorgung geriatrischer Patienten. Für eine umfassende Therapie und das Gesundheitsmanagement brauchen wir sehr breite medizinische Kenntnisse, ein kompetentes therapeutisches Team, die enge Kooperation mit anderen medizinischen Fakultäten und ein hohes individuelles Engagement für jeden Patienten.

15.1 Gangstörung, Stürze, Sturzsyndrom

Stürze stellen eines der Kardinalprobleme der Geriatrie dar. Ihre Ursachen sind oft multifaktoriell und müssen analysiert werden, um möglichst ähnliche Ereignisse zukünftig zu verhindern. Beteiligt am Sturzhergang sind oft Alterskrankheiten. So können Stürze etwa die Folge von Herzrhythmusstörungen, Blutzuckerentgleisungen oder einer eingeschränkten zerebralen Durchblutung sein, denkbar wären als Ursache aber auch eine Teppichkante, schlechte Beleuchtung im Wohnbereich oder die unerwünschte Wirkung von Medikamenten.

Stürze haben regelmäßig ungute Auswirkungen auf ältere Patienten. Resultieren können Frakturen, Prellungen und Schädel-Hirn-Traumata, aber auch schwere Angststörungen, denn nach einem Sturz bricht oft nicht nur der Knochen, sondern auch das Zutrauen in die eigenen körperlichen Fähigkeiten.

Eines der häufigsten unerwünschten Ereignisse im Alter mit hoher Prävalenz beim Niedergelassenen, in der Notaufnahme, der Chirurgie und der Inneren ist der Sturz. 10 % der Transporte in die Notaufnahmen erfolgen wegen Stürzen im Alter. Dies mit erheblichen Konsequenzen, wie Frakturen, Verletzungen, Angst und dem „Post-Fall-Syndrom", stationären Aufnahmen, langer Verweildauer im Krankenhaus und Einweisung ins Pflegeheim. Der Sturz ist nicht nur die Verletzung, sondern ein sehr komplexes Geschehen mit weitreichenden Folgen und Konsequenzen. Diese schwerwiegenden Nachwirkungen werden von der Pflege und den Ärzten noch zu wenig antizipiert.

Nach einem Sturz drohen zudem gehäuft erneute Stürze. Und 30 % dieser Stürze sind verhinderbar. Ein strukturiertes Vorgehen zur Sturzprophylaxe vor und nach dem Ereignis ist unüblich, außer in der Geriatrie. Weniger als 30 % der Stürze werden den Ärzten mitgeteilt, es muss also stets aktiv angesprochen werden.

Ab dem 60. Lebensjahr stürzt jährlich jeder Dritte, 20 % haben bereits wiederholte Stürze hinter sich. Mit zunehmendem Alter stürzen etwa 50 % mindestens einmal pro Jahr. Seit 1990 nehmen alle zehn Jahre die Humeruskopf-, Schenkelhals-, Trochanter- und Femurfrakturen in Deutschland um 20 % zu.

Nicht die Diagnose einer akuten Erkrankung und das Alter des Patienten, sondern die funktionelle Einschränkung des Patienten beschreibt das Risiko. Wichtigste Marker sind intrinsische Faktoren wie Gang-Stand-Probleme, muskuläre Defizite, Sehstörungen, Einschränkung der Aufmerksamkeit und Exekutivfunktion bei Demenz, Dranginkontinenz, Antipsychotika und Stürze in der Vorgeschichte.

Extrinsische Faktoren im häuslichen Umfeld, wie z. B. „rutschige Badezimmerfliesen", sind nur sogenannte Ko-Faktoren, also das Tüpfelchen auf dem „i". Situative Risikofaktoren sind z. B. eine Selbstüberschätzung.

Die Erstmaßnahmen im Krankenhaus umfassen die Abklärung nicht nur der extrinsischen, sondern auch der intrinsischen Sturzursachen und die Begleitung (gerade in den ersten Tagen) bei nächtlichen Toilettengängen (mehr als ein Drittel der Stürze). Bedenken und behandeln muss man Dranginkontinenz und die hochfrequente Nykturie. Mit dem Training sollte man im Krankenhaus ab Tag 1, spätestens am Tag 2 beginnen.

> **Sturz**
>
> Ein ungeplantes Ereignis, das den Betroffenen auf einen tiefer gelegenen Gegenstand oder den Boden aufschlagen lässt (mit einem anderen Körperteil als dem Fuß).

Sturzneigung und Inaktivität bis zur Immobilität sind eigenständige Krankheitsbilder mit bedrohlichen Funktionsverlusten und vielen vermeidbaren Komplikationen. Stürze nehmen mit dem Alter zu.

Die Frakturenquote beträgt in Deutschland pro Jahr insgesamt 122 auf 100.000, bei über 65-Jährigen 660 auf 100.000. In Pflegeheimen sind es bis zu 4000 Ereignisse auf 100.000 Einwohner pro Jahr. Frakturen sind eine häufige Ursache für anhaltende Behinderung und Pflegebedürftigkeit. Bei der Schenkelhals-Trochanter-Fraktur kommt es bei bis zu 65 % zu nachfolgender Pflegebedürftigkeit mit hoher Mortalität innerhalb des ersten Jahres.

Zusätzlich zum Ereignis selbst sind diese assoziiert mit schlechteren Funktionsreserven und früherer Aufnahme in Pflegeheimen oder Krankenhäusern.

Sturzursachen sind im Alter nicht so häufig unfallbedingt, z. B. durch Hausarbeiten oder Verkehrsunfälle. Auch ein Adam-Stokes-Anfall (AV-Block, VT u. a.) oder Insult ist im Alter selten eine Sturzursache (nur bei 0,5–3 %). Mehr als 80 % der Ursachen sind multifaktoriell, intrinsisch lokomotorisch. Letzteres ist die häufigste Ursache, und ein Aspekt ist nur der allerletzte Auslöser. Eine Ursache im Zusammenhang mit dem Herz-Kreislauf-System und dem Zentralnervensystem (analog Synkope) liegt bei weniger als 3 % vor, meist unter 1 %. Neurologische Grunderkrankungen (Parkinson, Epilepsie nicht vergessen, Demenz) sind möglich, eine Transitorisch-Ischämische Attacke (TIA) ist bei Exsikkose möglich. Weiterhin müssen in diesem Zusammenhang untersucht werden: Visus, Gleichgewichtsorgan, Bewegungsapparat, Propriozeption, Fußdeformitäten und Medikamente (Diuretika, Sedativa, Neuroleptika).

Extrinsische Ursachen sind mitunter „Auslöser": Licht, Handgriffe, Teppiche, Kabel, Rutschiges, niedrige Toilette, zu hohes Bett, Schuhwerk, Gleitsichtbrille, bifokale Brille,

Gehhilfen. Ganz wesentliche weitere Risikofaktoren sind die Muskelschwäche, Stürze in der Vorgeschichte, Schwindel und Gangunsicherheit sowie die Verwendung von Gehhilfen.

Risikofaktoren für die Entwicklung zunehmender Immobilität und Sturzneigung im Alter sind Endstadium Alzheimer und andere Demenzen, Parkinson-Syndrom, Hirndruck (NPH, Tumor, SDH), vaskuläre ZNS-Veränderungen, auch CMAP-SAE-Binswanger, muskuloskelettale Erkrankungen, wie Arthrosen, Deformierungen, Spinalkanalverengung, Muskelschwäche, selten Myasthenie und andere neuromuskuläre Erkrankungen, Stürze in der Vorgeschichte (Post-Fall-Syndrom), Zustand nach Traumen/Verletzungen/Stürzen mit Angst und Unsicherheit, Gangstörungen und Trainingsmangel, Gleichgewichtsstörungen, auch Alkohol, Neuropathie und Kleinhirnaffektion, Gebrauch von Gehhilfen, Visuseinschränkungen, Sehstörungen. Auch Hörschwäche schränkt ein in der Raumwahrnehmung. Weitere Risikofaktoren sind Arthrosen, degenerative Gelenkerkrankungen, Fußveränderungen, eingeschränkte ATLs und Selbstversorgung im Alltag, Depression, kognitive Einschränkung, ein Alter über 80 Jahre, Gebrauch von Psychopharmaka, Klasse-1a-Antiarrhythmika, Digoxin, Diuretika sowie die Medikation mit Tranquillantien und Neuroleptika.

Risikofaktoren in der Umgebung sind die schlechte Wohnsituation (dies kann aber auch „Training" sein), schlechte Beleuchtung, ungute Badezimmerverhältnisse, nichtrutschfeste Fliesen, Kabel und kleine Teppiche, Stufen und Schwellen und schlechtes Schuhwerk.

Weitere Risikofaktoren sind chronische kardiopulmonale Einschränkungen, wie eine Herzinsuffizienz, akute Erkrankungen, wie Pneumonien, Adipositas und Mangelernährung.

Trainingsmangel entsteht bei sozialer Isolation, durch den Zustand nach Fixation und durch raschen Muskelabbau, durch Überfürsorglichkeit, kompensierende Pflege, bei seniler Gehstörung (ähnlich Parkinsonoid), bei Depression und bei Alkoholmissbrauch.

Habituelle Stürze geschehen bei einer Summe von Gegebenheiten ohne hinreichenden Einzelgrund. Oft sieht man sie bei „failure to thrive" mit progredienter Atrophie und Schwäche. Mehrere Handicaps potenzieren sich in der Auswirkung („excess disability"), und Unsicherheit nach einem Sturz führt zu weiteren Stürzen, zum Post-Fall-Syndrom.

Post-Fall-Syndrom

Das Post-Fall-Syndrom beschreibt die massive lokomotorische Unsicherheit und Angst nach einem Sturz – oft gepaart mit den unguten Maßnahmen, wie Bettruhe, Fixierung oder Sedierung.

Hier braucht man künftig bessere Lösungen, wie die Klingel-Matratze am Boden. Es muss gelingen, eine besondere Zuwendung und Überwachung ohne Immobilisation zu installieren. Ein Tag im Bett bedarf mehr als drei Tage Bewegung und Training, um beim alten Menschen den Muskelabbau wieder auszugleichen. Delir, Kontrakturen und Dekubiti sind eigentlich oft unnötige Komplikationen.

Die Sturzneigung tritt auch beim sogenannten Multitasking auf. Junge Menschen fahren schlechter Auto beim Telefonieren. Alte Menschen können oft nicht gleichzeitig sprechen und gehen. Eine kritische Schwelle für Stürze wird hierdurch erkennbar („Stop walking when talking").

30 % der über 65-Jährigen stürzen jedes Jahr. Sie haben dann die Angst vor erneuten Stürzen mit Rückzug, sozialer Isolation und Muskelabbau. 10 % der Stürze sind gepaart mit Verletzungen, Frakturen, wie den hüftnahen Frakturen, und nachfolgender Behinderung.

15.1 · Gangstörung, Stürze, Sturzsyndrom

Die Patienten stürzen meist tagsüber, in Institutionen meist in der ersten Woche nach Aufnahme, auch häufig beim Aufstehen von Bett oder Stuhl. Schlimm ist das Eilen zur Toilette mit „dual tasking", es wird im Alter immer schwieriger, zwei Dinge gleichzeitig zu tun, vor allem in ungewohnter Umgebung und nachts. Aus Angst davor wird dann zu wenig getrunken.

Im Krankenhaus und Seniorenheim gibt es oft Stürze wegen Drang-Harninkontinenz, im Delir, unter Beruhigungsmittel oder über das Bettgitter. Anmerkung: Diesbezüglich sind auch mal Matratzen auf dem Boden oder Sensormatratzen vor den Betten zu bedenken.

Mit zunehmendem Alter nehmen hüftnahe Frakturen, proximale Humerusfrakturen und Beckenfrakturen zu. Hingegen nehmen die UA-Radius-Frakturen (UA = Unterarm) mit zunehmendem Alter ab, weil Abstützreaktionen und Reflexe schlechter werden. Es besteht also ein Verlust der Schutzreaktion der Arme. Zu beachten ist auch das „lange Liegen am Boden" nach Trauma bei sozialer Isolation.

Prävention und Therapie
- Übungen für Kraft und Balance
- Kraft-, Balance-, Geh- und Treppen-Training
- Tai-Chi-artige Übungen
- Beurteilung der Wohnverhältnisse
- Schuhwerk, Socken beachten
- Hilfsmittel prüfen
- Hüftprojektoren „nur" bei Hochrisikogruppe – auch nachts!
- Bei gefährdeten Pflegeheimbewohnern Hüftprotektoren. Wahrscheinlich scheint diese nur effizient für Pflegeheim-Patienten, nur dann wird die Hochrisikogruppe erfasst und die Kontinuität gesichert.
- Kalzium-Vit-D3: verbessert v.a. Muskulatur und Motorik
- Konsequenzen aus dem Assessment im Detail ziehen
- Patienten beim Aufstehen und Gehen beobachten
- U.a. Medikation prüfen
- Rehabilitative und nachhaltige Therapien einleiten (in der Gruppe und auch individuell)

Eine Katarakt-OP ist zu bedenken, und es kann eine andere, neue Brille nötig sein. Prüfen sollte man ebenso die chronotrope Insuffizienz des Herzens (SM-Indikation).

Eine Sturzprävention und Therapie danach hat einen gesicherten Nutzen. Sie vermeidet Verletzungen, reduziert Vorstellungen und Transporte in die Notaufnahmen sowie stationäre Aufenthalte und auch Pflegeheimeinweisungen und verhindert den Abbau von Körperfunktionen. Sturzprävention und Therapie im Alter hat gesicherte enorme sozioökonomische Auswirkungen.

▪ Training

Trainingsprogramme sind vor allem für die posturale Haltungskontrolle, Kraft, Balance, Schnelligkeit (Reaktion) sinnvoll. Nur 10 % der Alten sind in ihrem Rahmen ausreichend aktiv. Balancetraining steht an erster Stelle. Wenn man mindestens drei Monate lang trainiert, und zwar mehr als 1 Stunde pro Woche, ist der Nutzen gesichert. Bei Parkinson muss man mindestens 2-mal 15 Minuten pro Tag für einen gesicherten Nutzen trainieren.

- **Visus**

Die Untersuchung findet durch den aufnehmenden Arzt oder Augenarzt statt. Oft ist eine Katarakt-OP indiziert. Bifokale Brillen und Gleitsichtbrillen steigern die Sturzhäufigkeit, beim Gehen muss man diese also wechseln. Eine Besserung der räumlichen Wahrnehmung tritt mit einer neuen, besseren Brille ein. Cave: In den ersten Monaten mit neuen Brillen besteht ein erhöhtes Sturzrisiko!

Es gibt einige Maßnahmen, die häufig zum Erfolg führen. Man sollte die Medikation minimieren, vor allem psychotrope Medikamente (auch Betablocker und andere Antihypertensiva), ein Übungsprogramm erstellen und auch Sehstörungen bedenken, inklusive einer Katarakt-OP. Das Tragen einer Gleitsichtbrille beim Gehen sollte verboten werden (auch bifokale sind hierfür ganz gefährlich), und das therapeutische Team muss Orthostaseproblemen begegnen (Hydrieren, elastische Strümpfe, Schwindeltraining) sowie Arrhythmien und Blöcke behandeln. Eine Vitamin-D-Substitution ist wesentlich für Muskulatur, Tiefensensibilität und Balance. Auch müssen die Füße behandelt werden. Die Patienten sollten breites und flaches Schuhwerk verwenden. Auch der Wohnbereich sollte überprüft und Hindernisse beseitigt werden. Wichtig sind zudem die Edukation und Information von Patienten und Angehörigen. Eine gute soziale Vernetzung wirkt sehr protektiv.

15.1.1 Komplikationen des Sturzes und der Immobilität

Der Teufelskreis auf funktioneller Ebene mit einer Abwärtsspirale mündet in den Muskelabbau mit Kontrakturen, Osteoporose und Dekubitalgeschwüren. Erfreulich selten sind die Venenthrombose mit der Lungenembolie.

Die Balance, Propriozeption, Gleichgewicht und Stellreflexe sind bei Trainingsmangel rasch vermindert. Das gilt auch für die kardiopulmonalen Reserven. Oft kommt es durch den Trainingsmangel zur orthostatischen Hypotonie, zu einer kardiovaskulären Dysregulation, einer Stuhl- und Blasendysfunktion, zu Kontrakturen, Dekubiti und psychischen Störungen sowie zur sozialen Isolation. Eine sensorische Deprivation folgt leider. Die Mangelbelüftung der Lunge führt zu einer Zunahme der Pneumonien.

Tests zum Assessment des Sturzrisikos sind zum einen Screening-Tests (TUG, 5-chair-rise-Test, Gehtempo über 4 m), zum anderen die Short Physical Performance Battery, der Tinetti-Test sowie die Berg Balance Score.

Maßnahmen der Short Physical Performance Battery sind: 5-mal vom Stuhl aufstehen, ohne die Arme zu benutzen, Semitandem-Stand, Stehen mit eng geschlossenen Füßen, Tandem-Stand und 2,44 m schnelles Gehen.

Anamnese und Status
- Medikation prüfen (vor allem zentral wirksame Neuroleptika, Sedativa, Anticholinergika)
- Befragung bezüglich Stürze, Angst und Gangsicherheit, Orthostaseproblemen
- Neurologischer Status
- Kognition, Delir?
- Kontrolle der Muskelkraft der Beine
- Bett-Stand-Transfer-Sicherheit
- Herz: HF, RR, Rhythmus, Orthostase
- Visus

15.1 · Gangstörung, Stürze, Sturzsyndrom

- Ernährung
- Beurteilung der Füße und der Schuhe
- Inkontinenz? Nykturie?
- Einschätzung der Wohnumgebung

Das geriatrische Assessment (GA) bezüglich des Sturzrisikos umfasst Timed „Up & go", Tinetti, die Beobachtung des Patienten beim Aufstehen und Gehen und die Short Physical Performance Battery (SPPB) mit folgenden Maßnahmen bzw. Tests: Gehgeschwindigkeit über 2,4 m, Chair-rising-Test sowie Romberg, Semitandem, Tandem.

Weitere Maßnahmen sind die Anamnese des Sturzes und der Vorgeschichte, die Medikation sowie die Einschätzung des körperlichen Status, der Kognition, der funktionellen Reserven, der Sehfähigkeit und der bestehenden Muskelkraft. Blutdruck, Herzfrequenz und Rhythmus müssen geprüft werden (evtl. Schellong-Test), Füße und Schuhwerk gesichtet und Wohnung und Umgebung abgefragt werden. Es folgt die Testung der Gehgeschwindigkeit (z. B. 6-Minuten-Gehtest, 2,44-Meter-Gehtest) oder eine Schätzung (die Gehgeschwindigkeit korreliert sehr gut mit der Lebenserwartung). Auch der Handgrip ist zu erfassen.

Es besteht keine Indikation zum Assessment, wenn jemand 1-mal stürzt ohne sonstige Schwierigkeiten. Das sollte man aber gut hinterfragen. Es besteht eine Indikation bei zwei oder mehr Stürzen in den letzten zwölf Monaten, aber auch bei Patienten mit Gang- und Gleichgewichtsproblemen ohne Sturz.

Der Sturz ist oft die Erstmanifestation einer Demenz. Aber auch der Morbus Parkinson ist zu bedenken, mit Verlust an Flexibilität, überschießenden Ausgleichsbewegungen auf Störungen, Gehen und Stand auf dem Fußballen, „Einfrieren" im Umdrehen.

Multitasking führt typischerweise zur Dekompensation. Für junge Menschen ist es unschwer möglich, z. B. Autofahren, Handy anwählen, Gedanken, Kurven und Stopps miteinander zu koordinieren. Bei alten Menschen kann Gehen und Sprechen gleichzeitig schon eine Überforderung sein, mit Sturzfolgen („Talking & Walking" ist als Test für alltagsrelevante Funktionsreserven geeignet).

Die HWS-Myelopathie ist oft subklinisch degenerativ, Osteophyten plus Bandscheibenvorfälle sind häufig und wahrscheinlich nicht selten die Ursache einer Gangstörung. Typisch wäre die distale Beinschwäche, oft mit Steifheit, wobei das Bein etwas nachgezogen wird.

Der Normaldruckhydrozephalus zeigt die Trias Demenz/Gangunsicherheit/Harninkontinenz. Dazu treten eine Verlangsamung, „Wackeligkeit", Schwäche, Müdigkeit, „drop attacks", Kopfschmerz. Der Patient ist schlaflos und vergesslich.

„Drop attacks" sind ein Tonusverlust der Beine und Sturz ohne Bewusstseinsverlust. Früher dachte man an TIAs (transitorisch ischämische Attacken), was sich nicht bestätigte. In zwei Drittel der Fälle findet man keine Ursache, alle anderen möglichen Ursachen bleiben stets vage; wahrscheinlich ist ein Zusammenwirken vieler Faktoren.

Die Polyneuropathie im Alter wird oft einfach hingenommen, der Patient hat sich daran gewöhnt. Er ist unfähig, auf unerwartete Hindernisse oder Störungen angemessen zu reagieren. Oft ist eben nicht nur die oberflächliche Sensitivität betroffen, sondern auch die Tiefensensibilität mit dem Verlust der schnellen Stellreflexe im Bewegungsablauf.

Wirkliche Synkopen, Adam-Stokes-Anfälle sind im Alter die Ausnahme. Eine Arteria-Vertebralis-Okklusion mit HWS-Osteophyten (Drehung, Streckung des Nackens) wird oft erwähnt, ist aber schwerlich sicher zuordenbar. Selten sind auch der hypersensitive Karotissinus sowie Arrhythmien oder Blockbilder. Diese Störungen manifestieren sich in der Regel bei den „jungen Alten", also bereits in früheren Jahren.

10 % der alten Patienten präsentieren sich mit Lagerungsschwindel (Cupulolithiasis, Verkleben des Zilienaparates, visköse Lymphe). Über 60 % der Stürze passieren wegen ungerichteter funktionell-degenerativer vestibulärer Störungen. 50 % davon können geheilt, zumindest gebessert werden, und zwar durch Lagerungsübungen, Schwindeltraining und reichliches Trinken.

Die Medikation ist stets zu beachten. Eingesetzt werden Benzodiazepine, Neuroleptika, Trizyklische Antidepressiva, Antikonvulsiva, Klasse-1a-Antiarrhythmika, Alphablocker.

Das Notrufsystem hat leider nicht das gebracht, was man sich erhofft hatte. Andererseits fühlen sich die alten Menschen doch sicherer, wenn sie wissen, dass jemand für sie erreichbar ist. Ebenso ist die soziale Vernetzung zu fördern, oft sind lokale Gruppen vor Ort aktiv.

Eine Woche Bettlägerigkeit führt bereits bei jungen Menschen zu enormen Einschränkungen. Die unkritische Verordnung von Bettruhe sollte also unterbleiben. Dies gilt ebenso für den unkritischen Einsatz von „Antidekubitus-Matratzen". Sie lähmen die Propriozeption, Mikrobewegungen finden nicht mehr statt, mit schwergradigen Folgen für den Trainingszustand: Die neuromuskulären Verknüpfungen atrophieren ganz rasch, und es kommt zudem sehr schnell zur Muskelatrophie.

Therapeutische Maßnahmen mit gesichertem Nutzen
— Medikation kritisch prüfen
— Dabei auch Orthostaseprobleme beachten
— Therapie von Arrhythmien, Blockbilder u. a.
— Gabe von Vitamin D senkt das Sturzrisiko
— Trainingsprogramme, vor allem für posturale Haltungskontrolle, Kraft, Balance, Schnelligkeit (Reaktion) – nur 10 % der Alten sind ausreichend aktiv
— Behandlung von Visusproblemen
— Anpassung der Umgebung
— Behandlung von Fußproblemen
— Passendes Schuhwerk verwenden
— Patienten-Angehörigen-Schulung

Ein genereller Nutzen des Hüftprotektors ist nicht gesichert. Er senkt die Frakturrate um 50 % bei unruhigen, sturzgefährdeten Patienten. Nach dem ersten Sturz ist der Einsatz zu prüfen. Ein korrekter Sitz ist wichtig. Protektoren sollten „unten" offen sein. (Cave: Häufig sind Stürze nachts auf dem Weg zur Toilette.)

Die kardiale Synkope ist beim alten Menschen selten: Bis zu 50 % der Stürze sind ätiologisch nicht präzise zuordenbar, die Ursache ist meist multifaktoriell-lokomotorisch; nur in 0,5–3 % sind kardiale Synkopen verantwortlich für Stürze im Alter.

„Synkope" bezeichnet das Passagere und das Selbstlimitierende, alle Differenzialdiagnosen des Komas sollte man darunter nicht subsumieren.

Differenzialdiagnosen
- **Orthostase**

Volumenmangel ist als sehr häufige Ursache bis zur TIA-Symptomatik bekannt. Meist ist es eine multifaktorielle Autoregulationsstörung. Eine vasovagale Bradykardie besteht meist bei jüngeren Patienten, auch selten als Miktions- oder Hustensynkope. Die okkulte GI-Blutung ist ebenso zu bedenken wie die Medikation zu beachten, u. a. Alphablocker.

- **Kardiale Erkrankungen**

Das Myxom manifestiert sich meist im mittleren Alter, vor allem die sklerosebedingte Aortenstenose ist sehr häufig. Die Lungenembolie ist erfreulicherweise nicht im Vordergrund, jedoch die kompensierte Herzschwäche mit Versagen bei Belastung. Bedenke eine Perikardtamponade bei Tumorerkrankungen, bei Tachykardie meist die TAA, bei bestehender Bradykardie meist Blockbilder. Kritische Vitien sind nicht so selten.

- **ZNS**

Beachten muss man eine mögliche Gefäßsklerose und mangelnde Autoregulation, also eine akute umschriebene Perfusionsstörung mit lokaler Hypoxie. Die Hyperventilation ist selten, im Alter sollte man auch an die Hyperkapnie denken. Die Hypoglykämie und auch starke Schwankungen sind zu bedenken, ebenso Alkohol, Benzodiazepine und Entzüge.

- **Epilepsie**

Eine Aura abfragen. Man muss den Zungenbiss prüfen und den ungewollten Urin-Stuhl-Abgang. Begleitet wird die Epilepsie meist von einem postiktalen Dämmerzustand und protrahierter Desorientiertheit.

Eine häufige Sturzursache ist das Eilen zur Toilette. Auch das Dual-Tasking ist häufig, also das gleichzeitige Stuhl-Harn-Anhalten und schnelles Gehen, wie auch das Ausrutschen bei unbemerkter Inkontinenz (nicht so selten). Häufige Ursache sind rutschige Fliesen im Bad, was derzeit noch kein Thema ist, aber eines werden sollte.

15.2 Immobilität, Frailty (Gebrechlichkeit) und Failure-to-thrive-Syndrom

Frailty und das Failure-to-thrive-Syndrom stellen hochkomplexe und für die Geriatrie typische Konstellationen dar, die nur unvollkommen in die deutsche Sprache zu übersetzen sind. Frailty (am ehesten: „Gebrechlichkeit") beschreibt eine Kombination von Ernährungsstörung (meist Gewichtsverlust) mit Muskelabbau, allgemeiner Schwäche, depressiver Stimmung und abnehmendem Aktivitätsniveau.

Das Failure-to-thrive-Syndrom (an ehesten: „Gedeihstörung") ist der Pädiatrie entlehnt und bezeichnet einen Zustand einer „Abwärtsspirale" im Gesundheitszustand des Patienten, ohne dass eine einzelne Krankheit ursächlich verantwortlich gemacht werden kann. Es besteht die große Gefahr der schnellen Verschlechterung, Lebensgefahr besteht regelmäßig.

Das Erkennen dieser komplexen Zusammenhänge stellt eine der schwierigsten Aufgaben der Geriatrie dar und fordert die Kompetenz des gesamten Teams in besonderer Weise.

Offensichtlich sind bei der Frailty die Sarkopenie und die Muskelschwäche mit nachlassender Gehgeschwindigkeit, mit Sturzgefahr, verminderter körperlicher Aktivität und sehr geringen Leistungsreserven. Etwa 5 % der Älteren gelten als gebrechlich.

Fünf Frailty-Kriterien nach Fried: langsame Gehgeschwindigkeit, ungewollter Gewichtsverlust mit Sarkopenie, Schwäche, Erschöpfung, niedrige Aktivität.

Die chronische Unterernährung führt zum Gewichtsverlust, dies beginnt bereits ab 1500 kcal/d. Aber Auslöser sind auch ein sozialer Rückzug und Depressionen, welche wiederum einen kognitiven Abbau befördern.

Eine chronische Unterernährung und Trainingsmangel führen zum Verlust von Muskelkraft und assoziiertem Defizit an muskeleigenen Mediatoren (Hormone, Mediatoren, Regeneration) – mit Mangel an anabolen Signalen und einem Überwiegen kataboler Hormone.

Prävention durch Training und Muskelaufbau bringt eine 60 %-ige Reduktion der Morbidität und Mortalität. Die Muskulatur ist zudem ein hormon- und mediatorenbildendes Organ, das neben seiner mechanischen Aufgabe auch die Psyche und den Stoffwechsel unterstützt. Langes gesundes Leben korreliert mit der Muskelmasse.

Das Failure-to-thrive-Syndrom gleicht einem Teufelskreis. Es beginnt meist mit Unterernährung und Muskelabbau, auch mit einer Depression oder auch mit Angst z. B. nach einem Sturz. Symptome sind Appetitlosigkeit, Gewichtsabnahme, Unterernährung, Sarkopenie, Schwäche, Gangunsicherheit, geringe Belastbarkeit, Sturz und dann Sturzangst bis zur Immobilität, Depression sowie Verschlechterung der Kognition. Weitere Folgen sind sozialer Rückzug, Resignation und – oft sekundär – Inkontinenz und Verwirrung.

Es besteht ein sehr hohes Risiko für Funktionsverluste, die Reserven werden immer geringer, oft gepaart mit Verwirrtheit und Stürzen sowie Dekompensation unter Stressbedingungen (Infekt u. a.).

Zusammenfassung
2–10 % der sehr Alten sind gebrechlich und weisen eine hohe Multimorbidität mit sehr geringen Funktionsreserven auf. Häufig sind Pflegeheim- oder Krankenhauseinweisungen. Eine Prävention (Training, Ernährung) ist meist erfolgreich. Sogar eine Rekompensation ist oft möglich, mit der Kombination Akut-Krankenhaus, Geriatrie und nachfolgender Tagesklinik.

15.3 Schmerz und Schmerztherapie in der Geriatrie

Der chronische Schmerz stellt im Alter eines der wichtigsten Symptome dar, das die Lebensqualität entscheidend einschränken kann. Ursache des Schmerzes können ganz verschiedene Krankheiten sein, auch gibt es in der Empfindung eine starke individuelle Komponente. Chronische Schmerzen müssen vorausschauend bekämpft werden, weshalb neben nichtmedikamentösen Verfahren (z. B. physikalische Therapie, psychologische Verfahren) auch eine Reihe verschiedener Analgetika benötigt werden.

15.3.1 Chronischer Schmerz

Bei der Abklärung sollte eine geduldige und ausführliche Anamnese erfolgen. Chronischer Schmerz taucht bei 60–80 % der Senioren auf, bei Dementen liegt der Anteil bei über 80 %, bei Patienten, die zu Hause sind bei 50 %, und bei Patienten aus Pflegeheimen bei 80 %. Meist sind diese Menschen unbehandelt.

Bildgebende Wiederholungsuntersuchungen sind einerseits zu vermeiden, andererseits oft sinnvoll. So erkennt das CT Frakturen, Diszitiden oder Tumore der Wirbelsäule oder des Beckens nicht immer mit der ersten Untersuchung. Es bedarf dann oft eines MRTs.

Das konventionelle Röntgen erkennt Frakturen nicht immer. Und das CT erkennt Spondylodiszitiden nicht immer. Ein Schmerzprotokoll mit Schweregraderfassung ist heute Standard, erstellt z. B. mit Analogskalen, verbal oder visuell. Möglich ist auch der Einsatz des McGill-Schmerzfragebogens.

Die **Therapieziele bei Multimorbidität** sind oft nicht mehr kurativer Art, es geht häufig nicht mehr um lebensverlängernde Maßnahmen, stattdessen um Schmerzfreiheit, Lebensqualität, Leben in vertrauter Umgebung – und es geht um eine gute Funktionalität.

Chronischer Schmerz tritt bei über zwei Drittel der geriatrischen Patienten auf. Er bleibt meist ohne oder mit unzureichender Behandlung. Auch finden meist keine angemessene Schmerzerfassung und Dokumentation statt. Das Nicht-Erkennen von Schmerz bei dementen Menschen geht einher mit einer Fehlbeurteilung des Leidensdrucks und der Resignation der Betroffenen. Risiken und Nebenwirkungen der Therapie werden oft überschätzt. Zudem besteht häufig eine fatalistische Fehlbeurteilung von nichtmedikamentösen Strategien, die Compliance der Betroffenen ist oft mäßig.

Patienten mit Demenz leiden, wie bereits erwähnt, zu über 85 % an Schmerzen. Doch es fehlen Evaluation, Assessment und Dokumentation. Auch gibt es einen Mangel an Mitarbeit von Seiten des Patienten.

Die Folgen des chronischen Schmerzes liegen in funktionellen und morphologischen Veränderungen neurologischer Strukturen sowie in der Prägung und Aktivierung eines Schmerzgedächtnisses. Sensorische und vegetative Begleitsymptome kommen hinzu, ebenso wie ein reaktiver Muskelhartspann. Bei 50 % gibt es eine zusätzliche depressive Komponente.

Der chronische Schmerz hat oft auch einen Verlust an sozialer Kompetenz sowie einen Verlust alltagsrelevanter Aktivitäten und Funktionen zur Folge. Auch sind die Nebenwirkungen von Opiaten und Antiphlogistika häufig unangenehm.

Häufige Ursachen des chronischen Schmerzes im Alter
- Degenerative Gelenk- und Wirbelsäulenerkrankungen bei 80 %
  - entzündliche Folgen
  - aktivierte Arthrose histologisch wie Rheuma (engl.: „arthritis")
  - Muskel-Sehnen-Schmerz sowie Ansatzpunkte
  - Muskelhartspann
  - Deformationen
- Die schwere Osteomalazie bei Vitamin-D-Mangel ist schmerzhaft
- Osteoporotische Wirbelkörpersinterungen nicht immer schmerzhaft
- Spinalkanalstenose
- Sekundärer paravertebraler Muskelhartspann und reaktive Entzündung
- Fehlfunktion mit Hartspann nach Insult oder Fraktur
- Neuralgische Schmerzen, meist Engpasssyndrome, Plexusreizungen
- Polyneuropathien
- Karzinome
- Herpes Zoster
- Arteriitis temporalis, Polymyalgia rheumatica, PCP-rheumathoide Arthritis
- pAVK

Akuter Schmerz ist meist diagnostisch klar und dieser klingt nach 1–2 Wochen ab. Chronischer Schmerz ist oft multikausal mit Vermeidungsverhalten, Depression und ganz schwierig zu erfassen bei Patienten mit Demenz und Aphasie. Chronischer, unbehandelter Schmerz führt zur Verselbstständigung mit fixiertem Schmerzgedächtnis.

Der somatogene, periphere Schmerz betrifft Knochen, Gelenke und ist muskuloskeletal gut lokalisierbar. Der viszerale Schmerz betrifft das Gastrointestinum, den Urogenitaltrakt und den Thorax, er ist dumpf-diffus und schwer lokalisierbar. Neurogener Schmerz hingegen ist brennend und stechend, meist bei Nervenkompressionen (Bandscheibenvorfall, Tumore, Karpaltunnelsyndrom). Ähnlich ist es beim Deafferenzierungsschmerz nach Amputation, Plexusverletzungen, Post-Zoster-Neuralgie und zentralem Schmerzsyndrom. Hierunter fallen auch reaktive Schmerzen bei gestörter sympathischer Versorgung, z. B. bei Morbus Sudeck oder nach Thalamusläsionen.

Bei der Erfassung bzw. dem Assessment des Schmerzes erfolgt der Einsatz einer visuellen Analogskala (VAS) mit zehn Einheiten, wobei Häufigkeit und Zeitdauer zu erfassen sind. Verwendet werden zudem Verbales Rating (VRS) (kein Schmerz; leicht; erträglich; sehr stark), der McGill-Fragebogen (mit sehr differenzierter Erfassung, auch qualitativ) und eine Dokumentation mit Körperschema (Schmerzort, Ausstrahlung, Dermatome). Komorbiditäten, wie Angst oder Depression, sind wichtig. Soziale Komponenten muss man mit erfassen: Mobilität, Bewegungsradius, Lebenspartner, Finanzen, Familie etc.

Die Therapie ist oft multimodal und besteht aus einer Kombination verschiedener Strategien. Medikamentös besteht ein festes Schema plus Bedarfsmedikation, wobei Schmerzfreiheit in der Regel nicht erreichbar ist. Erreichbar sind eine wesentliche Besserung und der Umgang mit dem Schmerz. Der Behandler muss auf eine möglicherweise auftretende Depression und auf Angst achten sowie eine Psychotherapie bedenken. Physiotherapie und physikalische Therapie sind sinnvoll, TENS hat eine hemmende Wirkung auf die Schmerzfortleitung. Bestrahlung kann notwendig sein, z. B. bei aktivierten Arthrosen oder Knochenmetastasen.

Zur Medikation: Paracetamol ist gut, aber regelhaft unterdosiert und toxisch ab 4 gr/d. Metamizol hat eine kurze Halbwertszeit (HWZ), deshalb ist die 500-mg-Gabe (4- bis 6-mal/d) empfehlenswert. Tramal wird auch oft unterdosiert (Tramal ret bis 2- bis 3-mal 150 mg). Aber: Oft ist es besser, früh ein niedrig dosiertes starkes Opioid zu nehmen. Diese sind die nebenwirkungsärmsten Analgetika in niedriger Dosis!

Eine Dauertherapie sollte mit retardierten Präparaten und in sinnvollen Abständen stattfinden. Kurze Abstände und niedrige Dosen sind oft besser verträglich, z. B. ist 3×20 MST wirksamer und hat weniger Nebenwirkungen (NW) als 2×50. Ibuprofen ist nur wenige Stunden wirksam, was kaum bekannt ist.

Besonderheiten bei der Schmerzmedikation älterer Menschen
— Im Alter gibt es leider häufiger NW
— Kombinationen und jeweils niedrige Dosen haben weniger NW
— Opioide titrieren und einschleichen wegen der zentralen NW
— Kombination peripher wirksamer Analgetika mit Opiaten ist besonders wirksam
— Bei neuropathischen Schmerzen plus Gabapentin oder Analoga
— Coxibe und NSAR bei Senioren nicht geeignet für die chronische Einnahme
— Eine Rescue-Medikation ist einzuplanen, dies z. B. kann mal Coxibe/NSAR sein
— Ko-Medikation mit Antidepressiva oft sinnvoll (Pregabalin!)
— Ebenso passager Kortikoide bei entzündlicher Aktivierung (häufig) sehr hilfreich, z. B. bei Wirbelsäulensyndrom mit schweren Veränderungen (oft mit rheumaähnlicher Histologie) enorm gute Wirkung mit initial und nur passager 3×20 oder 3×10 Prednisolon
— Magenschutz bedenken bei NSA/ASS plus Prednisolon
— Manche empfehlen eine Gastroskopie zur Abklärung von Ulzera und Helicobacter

Zusätzlich sollte man psychologisch-verhaltenstherapeutische Interventionen und auch eine physikalische Therapie bedenken (vor allem Wärme und Muskelrelaxation). Der Muskelaufbau ist ganz wichtig, denn Muskulatur stabilisiert und hat damit eine analgetische Wirkung. Ein multimodales ganzheitliches Herangehen ist wesentlich. Aber: Schmerzfreiheit ist in der Regel nicht realistisch, man sollte daher eher – zusätzlich zur Therapie – das „Coping" mit dieser Lebenssituation einüben. Und: Nebenwirkungen der Opiate wie Müdigkeit, Übelkeit und Obstipation bilden sich über 2–3 Wochen zurück.

Eine Indikation für die Transkutane elektrische Nervenstimulation (TENS) besteht bei Wirbelsäulen- und Gelenkschmerzen, postoperativen Wundschmerzen, bei Post-Zoster-Neuralgien und Amputationsstumpfschmerzen. Kontraindikationen sind Herzschrittmacher, Ablehnung und Angst, Unfähigkeit der Umsetzung und gravierende Hauterkrankungen.

Die elektrische Stimulation sollte mit spürbarer Wirkung von 2 Hz (Pochen) bis 100 Hz (Kribbeln) stattfinden, aber die Spannung darf nicht zu hoch werden, sodass es nicht schmerzhaft wird. Lokalisationen und Einstellungen sollten ca. 3-mal pro Tag wechseln. Eine Wirkung bzw. Nutzen lässt sich nach 1–2 Wochen einschätzen. Das Gerät ist ambulant verordenbar über drei Monate.

Untherapiert kommt es im Laufe der Jahre zur Bahnung mit Hyperalgesie, dies kann wieder zurückgeführt werden. Ähnlich wie bei der Physiotherapie, wird sowohl bei Massagen und physikalischer Therapie als auch beim Muskelaufbau und Training die Fortleitung der Schmerzen gehemmt.

Bei den Schmerztherapien unterscheiden wir zwischen der psychologischen und der physikalischen Therapie. Die psychologische Therapie des Schmerzes hat das Schmerzverhalten und die Schmerzbewältigung zum Thema. Entspannungstechniken können ebenfalls helfen, z. B. Autogenes Training, angewandt wird eine Verhaltenstherapie, die wechselnd aktivierend und entspannend wirken soll. Zentral und peripher wirksame Übungen werden gemacht, Gedanken, Interpretationen und Verhalten sollen modifiziert werden (Coping versus „Katastrophieren").

Die physikalische Therapie und Physiotherapie besteht aus Lagerung und Entspannung, Aktivierung und Muskeltraining, stabilisierenden Übungen sowie dem Einsatz von Massagen, Wärme und Elektrotherapie.

Fazit: Multimodale Therapieansätze wirken synergistisch.

Das Stufenschema der WHO sieht wie folgt aus:
1. Periphere Analgetika: ASS, NSAR, Coxibe, Paracetamol, Metamizol
2. Schwache zentrale Analgetika: Tilidin, DHC, Tramadol; sinnvolle Kombination mit peripher wirksamen Analgetika
3. Starke Opiate: Morphin, Hydromorphon, Oxycodon, Fentanyl, Buprenorphin; auch hier gute Kombination mit peripher wirksamen Analgetika, aber keine Kombination mit schwachen Opioiden (Konkurrenz am Rezeptor sowie partieller Antagonismus); und wichtig: die rescue medication bei Bedarf, z. B. mit Sevredol oder Fentanyl s. l.
4. Ko-Medikation: TAD, SSRI, NL, Kortikoide, Antikonvulsiva, Typ Gabapentin

15.3.2 Wichtige Nebenwirkungen der Opiate

Initial sind Übelkeit und Erbrechen (MCP, Ondansetron, Haldol) zu beobachten. Eine physische und psychische Abhängigkeit (ggf. Ausschleichen) ist möglich. Im Alter sind Verwirrung und Halluzination nicht ganz selten (2–3 Tage 3 × 0,5 mg Haloperidol). Auch Obstipation ohne Toleranzentwicklung und eine Blasenentleerungsstörung treten auf.

- **Tramadol**

Das ist ein Morphinäquivalent (1/10, also 10 % der Wirkung von Morphin). Es wird gerne als erste Wahl genommen, führt aber initial oft zu Übelkeit und Schwindel. Die mögliche Maximaldosis von 800 mg/d wählt man nie. Ab 3 × 150 mg sollte man eher auf Opiate wechseln.

- **Tilidin**

Dies ist ebenfalls ein Morphinäquivalent (1/10). Die maximale Tagesdosis beträgt 600 mg, ab 3 × 100 mg sollte man auf Opiate wechseln. Eine Reduktion bei Niereninsuffizienz ist nicht notwendig, wohl aber bei Leberschäden.

- **Morphin**

Morphin ist eine Referenzsubstanz der WHO. Es kumuliert bei Niereninsuffizienz. Mo-Retardgranulat kann über die PEG gegeben werden. Die Äquivalenzdosen betragen p. o. 30 mg, s. c. 15 mg und i. v. 10 mg.

- **Oxycodon**

Dies ist wieder ein Morphinäquivalent (1/2). Bei Leber- oder Niereninsuffizienz ist eine Dosisreduktion notwendig. Geläufig sind das Oxygesic® und das Targin®, Letzteres mit einem Antagonisten kombiniert. Es besteht eine gute Wirksamkeit, es flutet schnell an.

- **Hydromorphon**

Die Handelspräparate heißen z. B. Palladon® und Jurnista®. Es ist ein Morphinäquivalent (7/1). Die Metabolisierung findet in der Leber statt. Eine Retardkapsel wirkt 12 bzw. 24 Stunden. Cave: Im Alter ist die Kumulation mit Eintrübung/Delir häufig.

- **Buprenorphin**

Das ist als Pflaster erhältlich, und zwar in drei Wirkstärken: 35/52/70 µg/h (keine Dosisreduktion bei Niereninsuffizienz). Langsame Anflutung und langsames Abklingen sind ebenso zu beachten wie ein täglicher Wechsel. Es sollten keine Wärmeanwendungen im Pflasterbereich stattfinden (Cave: Trockenhaube beim Friseur!).

Ko-Analgetika
— Pregabalin bei neuropathischen Schmerzen, Angst und Depression
— Antidepressiva additiv und supportiv (Schmerzinterpretation)
— Glukokortikoide sind antiödematös, antiphlogistisch, psychostimulierend, gerade die abschwellende Wirkung kann oft von Nutzen sein im Wirbelsäulenbereich
— Bei Osteoporose oder Knochenmetastasen Bisphophonate
  - Aber: erst zahnärztliches Konsil
  - Verlangsamt vor allem den Progress der Metastasen
  - Bezüglich Schmerz ist der Nutzen umstritten, viele Studien mit negativem Ergebnissen oder schwachem Ergebnis (p um 0,1 bis 0,05) und erst nach Monaten
  - Wohl nur für bestimmte Präparate gegeben
  - Am besten wohl beim Mamma-CA
  - Eher keine guten Erfahrungen beim Bronchialkarzinom

Ein verbales Schmerz-Rating zeigt ◘ Tab. 15.1.

◘ Tab. 15.1 Verbales Schmerz-Rating

Intensität (Wie stark ist der Schmerz?)	Zeitdimension (Wie oft tritt der Schmerz auf?)
1. Kein Schmerz	1. Nie
2. Leichter Schmerz	2. Selten
3. Mäßiger Schmerz	3. Manchmal
4. Starker Schmerz	4. Häufig
	5. Sehr oft
	6. Immer

- **Alter, Demenz und Schmerz – Beurteilung von Schmerzen bei Demenz (BESD)**
Die Beobachtungsskala BESD zur Beurteilung von Schmerzen bei Demenz stammt von der Arbeitsgruppe „Alter und Schmerz" und wurde aus dem Amerikanischen übersetzt. Die BESD zeichnet sich aus durch eine hohe Konsistenz (0,85) und eine sehr gute Inter-Rater-Reliabilität von 0,8.

- **Schmerz bei Demenz**
Schmerz wird nicht von der erwarteten Reaktion begleitet, es ist eher eine Reaktion mit Aggression und Unruhe (z. B. bei schweren Frakturen oder Cholezystitis ohne Schmerzlokalisation), weil ein Verlust des Körpergefühls, mangelnde Schmerzlokalisation und eine herabgesetzte Entscheidungsfähigkeit vorliegen.

Typische Begleitsymptome und -erkrankungen bei Demenz sind Verwirrtheit (85 %), Harninkontinenz (70 %), Schluckstörung (70 %), Dekubitus (70 %), Schmerz (65 %), Depression (60 %), Exsikkose (60 %), Obstipation (60 %), Appetitverlust (60 %), Aspirationspneumonie (55 %), Unterernährung (50 %) und Harnwegsinfekte (35 %). Zudem hat der schmerzgeplagte Demente einen Verlust an Gedächtnis, Orientierung, Urteilsvermögen und an Umgang in der sozialen Gemeinschaft.

Eigeninitiative, Haushalt und Hobbys verkümmern ebenso wie die Körperpflege und die Kommunikation. Aber die Emotionalität bleibt erhalten. Es ist wie eine Regression auf Vorstufen im kindlichen Sinne.

Wichtig ist es, bei der Schmerztherapie von Dementen die Kategorien des BESD zu beachten, also Atmung, negative Lautäußerungen, Gesichtsausdruck, Körpersprache, Reaktion auf Trost, Nutzen von Schmerzmittel ex juvantibus, Zusammenhang mit Tageszeit, Aktivitäten, Position. Für jede Kategorie sind maximal zwei Punktwerte zu vergeben. Für die Auswertung addiert man die in der rechten Spalte in ◘ Tab. 15.2 angegebenen Werte über die einzelnen Kategorien, wobei man nur den jeweils höchsten erzielten Wert pro Kategorie berücksichtigt. Es ist ein maximaler Gesamtwert von 10 für Schmerzverhalten möglich. Ein Wert von 6 oder darüber in einer Mobilitätssituation wird als behandlungsbedürftig angesehen.

Tab. 15.2 Schmerzäußerung bei Demenz

	nein	ja	Punktwert
Atmung (unabhängig von Lautäußerung)			
Normal	☐	☐	0
Gelegentlich angestrengt atmen	☐	☐	1
Kurze Phasen von Hyperventilation (schnelle und tiefe Atemzüge)	☐	☐	
Lautstark angestrengt atmen	☐	☐	2
Lange Phasen von Hyperventilation (schnelle und tiefe Atemzüge)	☐	☐	
Cheyne-Stokes-Atmung (tiefer werdende und wieder abflachende Atemzüge mit Atempausen)	☐	☐	
Negative Lautäußerung			
Keine	☐	☐	0
Gelegentlich stöhnen oder ächzen	☐	☐	1
Sich leise negativ oder missbilligend äußern	☐	☐	
Wiederholt beunruhigt rufen	☐	☐	2
Laut stöhnen oder ächzen	☐	☐	
Weinen	☐	☐	
Gesichtsausdruck			
Lächelnd oder nichtssagend	☐	☐	0
Trauriger Gesichtsausdruck	☐	☐	1
Ängstlicher Gesichtsausdruck	☐	☐	
Sorgenvoller Blick	☐	☐	
Grimassieren	☐	☐	2
Körpersprache			
Entspannt	☐	☐	0
Angespannte Körperhaltung	☐	☐	1
Nervös hin und her gehen	☐	☐	
Nesteln	☐	☐	
Körpersprache starr	☐	☐	2
Geballte Fäuste	☐	☐	
Angezogene Knie	☐	☐	
Sich entziehen oder wegstoßen	☐	☐	
Schlagen	☐	☐	

15.3 · Schmerz und Schmerztherapie in der Geriatrie

◘ Tab. 15.2 (Fortsetzung)

	nein	ja	Punktwert
Trost			
Trösten nicht notwendig	☐	☐	0
Stimmt es, dass bei oben genanntem Verhalten Ablenken oder Beruhigen durch Stimme oder Berührung **möglich** ist?	☐	☐	1
Stimmt es, dass bei oben genanntem Verhalten Trösten, Ablenken, Beruhigen **nicht möglich** ist?	☐	☐	2
TOTAL/von max.			__/10
Normal	☐	☐	0
Gelegentlich angestrengt atmen	☐	☐	1
Kurze Phasen von Hyperventilation (schnelle und tiefe Atemzüge)	☐	☐	
Lautstark angestrengt atmen	☐	☐	2
Lange Phasen von Hyperventilation (schnelle und tiefe Atemzüge)	☐	☐	
Cheyne-Stokes-Atmung (tiefer werdende und wieder abflachende Atemzüge mit Atempausen)	☐	☐	
Negative Lautäußerung			
Keine	☐	☐	0
Gelegentlich stöhnen oder ächzen	☐	☐	1
Sich leise negativ oder missbilligend äußern	☐	☐	
Wiederholt beunruhigt rufen	☐	☐	2
Laut stöhnen oder ächzen	☐	☐	
Weinen	☐	☐	
Gesichtsausdruck			
Lächelnd oder nichtssagend	☐	☐	0
Trauriger Gesichtsausdruck	☐	☐	1
Ängstlicher Gesichtsausdruck	☐	☐	
Sorgenvoller Blick	☐	☐	
Grimassieren	☐	☐	2
Körpersprache			
Entspannt	☐	☐	0
Angespannte Körperhaltung	☐	☐	1
Nervös hin und her gehen	☐	☐	

Tab. 15.2 (Fortsetzung)

	nein	ja	Punktwert
Nesteln	☐	☐	
Körpersprache starr	☐	☐	2
Geballte Fäust	☐	☐	
Angezogene Knie	☐	☐	
Sich entziehen oder wegstoßen	☐	☐	
Schlagen	☐	☐	
Trost			
Trösten nicht notwendig	☐	☐	0
Stimmt es, dass bei oben genanntem Verhalten Ablenken oder Beruhigen durch Stimme oder Berührung möglich ist?	☐	☐	1
Stimmt es, dass bei oben genanntem Verhalten Trösten, Ablenken, Beruhigen nicht möglich ist?	☐	☐	2
TOTAL/von max.	☐	☐	_/10

15.4 Schmerzkonzept einer modernen Geriatrie

Die schmerztherapeutische Betreuung älterer und multimorbider Patienten ist einer der Kernpunkte geriatrischen Handelns. Die Verantwortung und Durchführung dieser Aufgabe liegt primär in Händen der bettenführenden Klinik. Weitere Kliniken können konsiliarisch hinzugezogen werden und diese Aufgabe zum Teil oder zur Gänze übernehmen. Die Zusammenarbeit und die Abgrenzung der Aufgaben sind durch die Vereinbarung über die Organisation der Schmerztherapie in der jeweiligen Klinik festgelegt.

- Qualitätsziele

Picker-Befragungen haben im Bereich der Geriatrie aufgrund des hohen Anteils kognitiver Einschränkungen und psychischer Komorbidität bekanntermaßen eine stark eingeschränkte Aussagekraft. Der aktuelle Kenntnisstand bezüglich alternativer Überprüfung von Qualitätszielen ist lückenhaft. Im Rahmen des QM-GEMIDAS-Benchmarking-Projektes der BVG wurde die Steigerung jenes Patientenanteils, der bei Entlassung eine deutlich geringere Schmerzintensität bzw. -häufigkeit angibt als bei der Aufnahme, verwandt. Ziel war also die Steigerung der Zahl von Patienten, die weniger Schmerzen angaben. Verfahren, die die Steigerung der Patienten- und der Angehörigenzufriedenheit bezüglich der schmerztherapeutischen Versorgung erfassen, befinden sich in der Entwicklung.

- Organisation

Die Schmerzbehandlung erfolgt durch die Ärzte der Abteilung für Geriatrie in enger Abstimmung mit Pflege, Psychologen, Physio- und Ergotherapeuten. Darüber hinaus steht der schmerztherapeutische Konsiliardienst der Abteilung für Anästhesie zur Beratung zur Verfügung. In komplizierten oder therapierefraktären Fällen ist eine kontinuierliche Betreuung durch ein interdisziplinäres Schmerzteam möglich. Spezielle Verfahren der Schmerztherapie (PDK, PCA, kontinuierliche periphere Nervenblockade) unterliegen der Verantwortung der Klinik für Anästhesiologie und Intensivtherapie, welche bei diesen Patienten tägliche Visiten durchführt. Die Verfahrensanweisung „Spezielle Schmerztherapien" ist die Grundlage für die Anwendung und Überwachung dieser Verfahren.

- **Verantwortung**

Jeder Arzt, der eine Schmerztherapie durchführt, handelt uneingeschränkt eigenverantwortlich. Für den Routineablauf werden Bedarfsmedikationen festgelegt, die Patient und Pflegepersonal integrieren und Letzterem erlaubt, selbstständig Schmerzmittel zu verabreichen.

- **Anordnung, Durchführung und Überwachung**

Der Ablauf ist durch die Verfahrensanweisungen „Medikamentöse Schmerztherapie" und „Nichtmedikamentöse Schmerztherapie" geregelt. Hierbei gelten – den Eigenheiten geriatrischer Patienten geschuldet – die folgenden Abweichungen: Bei einem nicht unerheblichen Anteil der Patienten sind konventionelle Skalen (VRS, NRS, VAS) nicht valide anwendbar. Hier ist auf alternative Verfahren (BESD, Doloplus-2 etc.) auszuweichen. Die Schmerzintensität wird im Bereich der Geriatrie durch eine nur vierstufige Skalierung besser abgebildet.

- **Schmerzmessung und Dokumentation**

Der Ablauf ist durch die Verfahrensanweisungen „Medikamentöse Schmerztherapie" und „Nichtmedikamentöse Schmerztherapie" geregelt. Hierbei gelten in der Geriatrie die unter dem vorherigen Abschnitt angeführten Abweichungen. Die Erfassung von Schmerz in den Dimensionen Häufigkeit und Intensität sind Bestandteil von bei Aufnahme zu erhebender ärztlicher und Pflegeanamnese. Zusätzlich wird bei allen Patienten routinemäßig ein Depressions-Screening durchgeführt.

Der besonderen Aufmerksamkeit bedürfen Schmerzfluktuationen, übungs- und belastungsinduzierte Schmerzen des Bewegungsapparates und (vor allem nächtliche) Schmerzspitzen.

- **Systemische Analgesie**

Für eine systemische Analgesie haben sich als sinnvolle Therapiestandards Kombinationen von Nichtopioidanalgetika mit Opioiden erwiesen. In diesem Therapiekonzept sollen die Nichtopioidanalgetika eine Basisanalgesie gewährleisten, die bei Bedarf durch den Einsatz stärker wirkender Opioide ergänzt wird. Jedem Patienten, der Analgetika erhält, ist eine analgetische Bedarfsmedikation zu verordnen. Die Integration von Psychologen, Physio- und Ergotherapeuten ist für das analgetische Gesamtkonzept unerlässlich. Die Besonderheiten der speziellen Schmerztherapie zur Behandlung chronischer und neuropathischer Schmerzen sowie von Tumorschmerzen sind zu beachten. Wirksame systemische Analgesie ist integraler Bestandteil einer qualifizierten palliativen Versorgung.

- **Fortbildung**

Alle an der schmerztherapeutischen Versorgung beteiligten Ärzte, Pflegekräfte und Therapeuten sind verpflichtet, sich in regelmäßigen Abständen über den aktuellen Stand der Schmerztherapie fortzubilden.

Schmerzen werden sich – gerade bei geriatrischen Patienten – auch in Zukunft nicht komplett beheben lassen. Es ist jedoch das erklärte Ziel aller an der Versorgung der Patienten Beteiligten, durch intensive Kooperation diese Schmerzen auf ein gut erträgliches Maß zu reduzieren.

15.4.1 Therapieschema zur medikamentösen und nicht medikamentösen Schmerztherapie

- **Grundsätze**

Die orale Gabe von Analgetika ist zu bevorzugen – nur in Ausnahmefällen erfolgt eine Initialtherapie mit transdermalen Systemen. Befolgt wird ein wirkdauerorientiertes festes zeitliches Verordnungsschema, bevorzugt in retardierter Form. Es existiert eine regelhafte Mitverordnung einer rasch wirksamen analgetischen Bedarfsmedikation für Schmerzspitzen. Orientiert wird sich am WHO-Stufenschema, wobei bei starken und stärksten Schmerzen bereits mit der Stufe II bzw. III begonnen werden kann.

Stufe I: Metamizol: 4- bis 6-mal 500 mg; Paracetamol: 4- bis 6-mal 500 mg (toxisch ab 4 g); NSAR/Coxibe: nur in Ausnahmefällen (ungünstiges UAW-Profil: gastrointestinale Ulzera, Verschlechterung von kardialer und renaler Insuffizienz, gehäuft Vorhofflimmern).

Stufe II: Stufe I plus Opioid: Tilidin/Naloxon: 2- bis 3-mal 100–200 mg; Tramadol ret: 2- bis 3-mal 100–200.

Stufe III: Stufe I plus Opiate: Morphin: 2- bis 3-mal 10–500; Hydromorphon: 1-mal 4–64 mg; Oxycodon: 2- bis 3-mal 5–400 mg; Fentanyl-TTS: 12,5–100 mg/h alle 3 Tage; für Durchbruchschmerzen oder Schmerzspitzen kurz wirksames Morphin: Capros®, Sevredol®.

- **Spezielle Schmerztherapie bei chronischem Schmerz**

Notwendig ist eine frühzeitige Mitbehandlung durch Psychologen. Zusätzlich wird medikamentös behandelt. Antidepressiva werden bei Antriebsmangel eingesetzt (Citalopram: 1×10–40 mg), bei Inappetenz oder Insomnie kommt Mirtazapin (Remergil®: 1×15–45 z. N.) zum Einsatz. Trizyklika muss man vermeiden! Für die adjuvante Schmerztherapie scheint es günstiger zu sein, Venlafaxin (Trevilor: 1×75–225) und Duloxetin (Cymbalta®: 1×30–120) einzusetzen.

- **Neuropathischer Schmerz**

Das Motto lautet „Start low, go slow". Eine Dosissteigerung findet alle 3–7 Tage statt. Gegeben wird Gabapentin (Neurontin®: 3×100 bis 3×200 mg), Pregabalin (Lyrica®: 2×50 bis 3×200 mg) und Carbamazepin (1×200 bis 3×600 mg). Bei umschriebener Lokalisation sollte man topisches Lidocain erwägen. Begrenzen muss man die Gabe von Steroiden und Benzodiazepinen. Zurückhaltung ist bei Cannabinoiden und Muskelrelaxanzien geboten.

- **Therapeutische Lokalanästhesie**

Bei verschiedenen Krankheitsbildern haben sich lokale Infiltrationstechniken wegen ihres schnellen Wirkungseintritts und ihres günstigen Wirkungs-/Nebenwirkungsspektrums in der Geriatrie bewährt. Zum Einsatz kommen verschiedene Lokalanästhetika. Besonders bewährt hat sich Prilocain wegen dessen hoher therapeutischer Breite. Medizinische Bereiche und Krankheitsbilder, bei denen sich die therapeutische Lokalanästhesie besonders bewährt hat, sind beispielsweise die Bruchspaltanästhesie (z. B. Rippen, Schambein), Schmerzen im Bereich von Wunden und Narben, paravertebrale Reizung, Trigeminusneuralgie und Phantomschmerzen.

- **TENS (transkutane elektrische Nervenstimulation)**
Die transkutane elektrische Nervenstimulation ist eine bewährte und nebenwirkungsarme Methode aus der Elektromedizin zur Schmerztherapie. Über Elektroden werden elektrische Impulse auf die Hautoberfläche übertragen. Gewöhnlich werden Frequenzen zwischen 1 und 100 Hz verwendet.

Ziel dieser Therapie ist es, afferente Nervenbahnen so zu beeinflussen, dass die Schmerzweiterleitung zum Gehirn verringert oder verhindert wird. Die Schmerzschwelle soll durch TENS heraufgesetzt werden. Dabei geht man entsprechend der Gate-Control-Hypothese davon aus, dass körpereigene Hemmmechanismen für die Schmerzfasern am Rückenmark aktiviert werden, indem afferente, rasch leitende A-Beta-Fasern gereizt werden. Andererseits sollen absteigende hemmende Nervenbahnen angeregt und die Freisetzung von Endorphinen gesteigert werden.

- **Psychologische Methoden der Schmerztherapie**
Insbesondere chronische Schmerzen haben immer auch eine psychische Komponente. Psychologische Verfahren der Schmerzdiagnostik und Schmerztherapie haben sich in zahlreichen wissenschaftlich kontrollierten Studien als effektiv erwiesen. Innerhalb des multidisziplinären Konzeptes zur Schmerztherapie spielt deshalb der Bereich Psychologie eine wichtige Rolle. Unter anderem kommen folgende Verfahren zur Anwendung:
- Selbstbeobachtung schmerzrelevanten Verhaltens und Erlebens,
- schmerzanamnestische und biografische Verfahren,
- psychologische Interventionsverfahren,
- Entspannungstherapie.

- **Prophylaxe und Therapie von Nebenwirkungen der Schmerztherapie**
Bei vorliegender Obstipation und bei akuter Exazerbation ist folgende Therapie empfehlenswert. Macrogol (Movicol): 1- bis 2-mal 1 Beutel, dazu extrem viel trinken!; Lactulose: 3×2–5 ml oder 1×10–20 ml. Bei Obstipation unter Oxycodon kann man alternativ Kombinationspräparate mit Antagonisten (Targin) wählen.

Bei Übelkeit ist die Gabe von Metoclopramid (MCP) empfehlenswert, aber nur 1–2 Tage. Die unterschätzten Nebenwirkungen übersteigen den minimalen Nutzen. Moderne Antiemetika wie Ondansetron und Nachfolger können ebenfalls angewendet werden, Dexamethason kurzzeitig.

Weitere, nichtmedikamentöse, physikalische Maßnahmen sind Therapien, die mit Wärme und Kälte arbeiten, sowie Massagen (▶ Lesetipps, Weiterführende Literatur).

15.5 Mangel- und Fehlernährung, Ess- und Trinkstörungen

Ernährung spielt im Gesundheitsmanagement geriatrischer Patienten eine überragende Rolle. Einige Krankheiten sind mit Ernährungsstörungen assoziiert (Kachexie, Adipositas, Mangel- und Fehlernährung, Exsikkose), bei anderen Krankheiten stellt die Ernährungstherapie einen wesentlichen Teil der Behandlung dar (z. B. Diabetes mellitus, Fettstoffwechselstörungen).

15.5.1 Mangel- und Fehlernährung

Beim BMI den „frail obese" bedenken, also Fett ohne Muskulatur. Dies bedeutet, dass der Betroffene zwar übergewichtig ist, aber kaum noch Muskulatur hat, d. h. nahezu nur noch afunktionelles weiches Fettgewebe. Es liegt also eine quantitative Überernährung mit Fett und Kohlenhydraten vor, wichtige Substanzen wie Eiweiße, Spurenelemente, Minerale und Vitamine fehlen aber. Die Folge sind Schwäche und Eintrübung bei qualitativer Mangelernährung.

Bei Älteren ist ein BMI unter 20, teilweise auch schon unter 22 als kritischer Ernährungszustand zu werten. Übergewicht beginnt in der Geriatrie erst mit einem BMI von 30!

Das Risiko und der Teufelskreis Mangelernährung lassen sich so beschreiben: Muskelmasse und Muskelkraft nehmen ab und damit die Funktionalität. Muskulatur lagert zunehmend Fett ein, oft über 50 %. Es entsteht eine zunehmende Schwäche und Erschöpfung, parallel nimmt die Knochendichte ab wegen mangelnder Impulse. Das Sturzrisiko steigt, es kommt häufiger zu Frakturen. Auch bestehen eine verminderte Immunabwehr und ein erhöhtes Infektionsrisiko bei Mikronährstoffmangel. Dekubiti und Wundheilungsstörungen können die Folgen sein. Es gibt zudem kaum noch Impferfolge. Überdies findet ein kognitiver Abbau statt, denn das Gehirn hat einen extrem hohen Energie-, Protein- und Mikronährstoffbedarf. Diese Konstellation ist häufig im Krankenhaus, mit hoher Sterblichkeit.

Die mangelernährten Menschen in der Akutklinik haben ein sehr hohes Risiko. Mit einer periphervenösen Infusion wird man diesem Umstand nicht gerecht. Mangelernährung führt zu einer sehr schlechten Rekonvaleszenz nach akuten Ereignissen und erhöht das Komplikationsrisiko und die Liegedauer. Muskulatur ist ein wesentlicher Prognose- und Gesundheitsfaktor.

Der Cut-off-Wert in Bezug auf Mangelernährung liegt bei einem BMI von unter 20. In den Pflegeheimen sind 10–15 % der Bewohner mangelernährt, im Krankenhaus bis zu 50 % der Hochbetagten (gerade bei perakuten Erkrankungen nicht bedacht, mit negativer Auswirkung auf die Rekonvaleszenz). Nimmt man den übermäßigen und kontinuierlichen Gewichtsverlust als Indikator, dann leiden im Krankenhaus 20 % der alten Patienten an Mangelernährung, im ambulanten Pflegebereich 15 %.

Gefährdet sind Patienten mit chronischen Erkrankungen und funktionellen Einbußen. Medizinische, psychische und soziale Ursachen müssen bedacht werden. Im Alter besteht zudem ein höherer Eiweißbedarf.

Gewicht alleine ist kein Maßstab. Es besteht ein höherer Körperfettanteil, er liegt um das 20. Lebensjahr bei 15 %, um das 70. Lebensjahr herum ist er verdoppelt und liegt bei 30 %. Betroffen sind die Leber, das zunehmende Fettgewebe und auch die zunehmend fettdurchsetzte Muskulatur. Parallel gibt es dazu eine Abnahme der Muskelmasse, damit auch des Körperwasseranteils – und damit eine zunehmende Schwächung.

> **Ursachen der Malnutrition**
> — Einseitige Ernährung und ungenügende Menge
> — Soziale Isolation
> — Verwirrung, Vergesslichkeit
> — Unfähigkeit, alleine zu essen
> — Mundtrockenheit

15.5 · Mangel- und Fehlernährung, Ess- und Trinkstörungen

- Mangelnde Mobilität (Küche, Speisesaal, Toilette), Sturzneigung
- Schlechtes Gebiss, Kaubeschwerden, Zahnprobleme
- Schluckstörung
- Refluxbeschwerden (oft atypisch, alkalisch, eher als Übelkeit empfunden)
- Chronische Schmerzen
- Stete körperliche Erschöpfung macht auch appetitlos
- Schmerzen und Schmerzmedikamente wie NSA, Opioide
- Polypharmazie und multiple Nebenwirkungen (Antibiose, Chemotherapie, NSAR, Psychopharmaka)

Zudem muss man die Abnahme von Geschmack, Geruch und Visus ebenso bedenken (kein Genuss) wie ein vermindertes Hunger- und früheres Sättigungsempfinden. Multimorbidität mit katabolen proinflammatorischen Mediatoren (Herzinsuffizienz, schwere COPD, Infektionen, Tumore, Hyperthyreose, Morbus Parkinson u. a.) nimmt ebenso die Lust am Essen wie eine schwache, untrainierte Muskulatur, die zudem depressiogen ist. Nach akuten Erkrankungen bleibt es oft bei zu wenig Ernährung.

Im Alter sinkt der Energiebedarf, zudem besteht ein verringertes Hunger- bzw. Durstgefühl. Häufig sind Achlorhydrie, Laktoseintoleranz und relative Pankreasinsuffizienz, seltener Sprue. Weitere Aspekte in diesem Zusammenhang sind relative Maldigestion und Malabsorption, Antriebs- und Appetitlosigkeit bei relativer Nebenniereninsuffizienz, Hyperthyreose, durch Appetitlosigkeit induzierter Zinkmangel, Folgen von Organerkrankungen (z. B. Herzinsuffizienz, Emphysem), unnötige „Diäten", Armut, Unfähigkeit, einzukaufen und zu kochen, ungute Wohnsituation, hauswirtschaftliche Inkompetenz, Einsamkeit (Kochen für eine Person) und geringes Einkommen, Alkohol, Demenz, Depression, Freudlosigkeit, Angststörung, Parkinson, ungewohnte Umgebung (z. B. im Krankenhaus).

Differenzialdiagnosen sind Karzinome, Reflux, Hernie, Ösophagitis mit atypischen Beschwerden, Roemheld-Syndrom (sehr häufig und nicht bedacht) sowie Ulzera und Gastritis.

Wichtige Details zum Thema: Bedenken muss man immer einen Proteinmangel (Kwashiorkor), einen Kalorienmangel (Marasmus), Mischformen von Kwashiorkor und Marasmus, die in leichter Form häufig sind. Meist finden wir eine Mischung aus allen Komponenten, inkl. Spurenelemente und Vitamine.

Malnutrition tritt zu Hause zu 10 % auf, im Pflegeheim bei bis zu 20 % und m Krankenhaus bei bis zu 50 % der stationären alten Patienten. Das Risiko ist hoch ab einem Wert unter 1500 kcal/d. Der Nährstoffbedarf der über 70-Jährigen liegt bei 30 kcal/kgKG. Ein Mehrbedarf liegt bei bestimmten Erkrankungen vor, z. B. bei Sepsis, großen Wunden und Trauma (Faktor: 1,3–1,6). Der Proteinbedarf ist dann ebenfalls erhöht (auf 1,5 g/kg).

Malnutrition bedeutet nicht immer Untergewicht, bei Alten ist es zuerst ein Muskelschwund.

Klinische Kriterien für ein hohes Ernährungsrisiko sind unzureichende orale Aufnahme, unbeabsichtigter Gewichtsverlust von 5 % in drei Monaten bzw. 10 % in sechs Monaten und ein BMI unter 20. Der normale physiologische Gewichtsverlust im Alter beträgt etwa 0,5 % pro Jahr, also 250–350 g. Gewichtsverlust gilt als Alarmsyndrom (Messung mindestens 2-mal pro Jahr).

Zum Screening: Den Gewichtsverlauf sollte man ab dem 65. Lebensjahr erfassen, wobei das SGA (Subjective Global Assessment) für die Routine im Normalkrankenhaus zu schwierig ist. Geeigneter sind MNA (Mini Nutritional Assessment), NRS (Nutritional Risk Screening) und MUST (Malnutrition Universal Screening Tool).

Der BMI bei jungen Menschen:
- < 17,5: extremes Untergewicht,
- < 20: Untergewicht,
- 20–25: Normalgewicht,
- 25–30: Übergewicht,
- 30–40: Adipositas I + II,
- > 40: Adipositas III.

Der BMI im Alter:
- < 18,5: schwere Malnutrition (◘ Tab. 15.3),
- < 20: Malnutrition,
- 20–22: Risiko erhöht,
- 22–27: Normalgewicht (auch bis 30),
- 27–30: leichtes Übergewicht, ab dem 75. Lebensjahr sogar akzeptabel,
- > 30: Adipositas.

◘ Tab. 15.3 Laborparameter und Malnutrition

	Schwer	Moderat	Mild
Albumin g/l	< 28	28–32	> 32
Transferrin g/l	< 1,5	1,5–2,5	> 2,5
Lymphozyten	< 900	9–1200	> 1500

Therapie im Krankenhaus

Zuerst muss geklärt werden, ob eine maligne Grunderkrankung vorliegt. Es sei denn, es geht um die Wiedergewinnung von Kraft und Selbstständigkeit nach einer Akuterkrankung. Der hochbetagte Patient selbst versteht oft das Thema nicht. Der Bedarf ist zu errechnen (25–30 kcal/KG/d) und für eine sichere Steuerung nach täglichem Körpergewicht und einem Tellerschema zu sorgen. Im Alter sollten Proteine (1,1 g/kgKG/d [junge Menschen um 0,8]) auf drei Mahlzeiten verteilt werden.

Was bei chronischer Niereninsuffizienz zu tun ist, ist offen – vielleicht erst die Rekonvaleszenz und erst dann wieder die Proteinreduktion. Den individuellen Geschmack muss man erfragen.

Eine hohe Kalorien- und Nährstoffdichte sowie bei den Zwischenmahlzeiten muss beachtet werden (mit Fett, Sahne, Zucker). Trinksupplemente am besten gekühlt zu sich nehmen und nach dem Öffnen innerhalb von 30–60 Minuten verbrauchen. Vitamin D ist initial sehr großzügig einzusetzen. Zudem sollte eine Spätmahlzeit um 21.00 Uhr genommen werden, die nachts „gut ansetzt". Das Essen sollte schön und ästhetisch vorbereitet werden, und am besten sollte in einer Gruppe gegessen werden.

Eine Malnutrition sollte man natürlich gar nicht entstehen lassen. Wenn sie aber vorliegt, sind bei der Therapie einige Punkte zu beachten: Man sollte in jedem Fall die Ursachen prüfen, beheben oder kompensieren, die Hilfsmittel und die Umgebung kontrollieren, Trink-

15.5 · Mangel- und Fehlernährung, Ess- und Trinkstörungen

und Essprotokolle erstellen, die Wunschkost beachten. Eine hohe Nährstoffdichte entsteht mit Sahne, Saucen, Supplementen.

Bei einer Parenteralernährung (passager) ist vor allem auf Lipide und Spurenelemente zu achten. Eine intermittierende, passagere PEG ist bei akuten Erkrankungen nötig, etwa bei Hirnblutung und Rekonvaleszenz, jedoch nicht bei unheilbaren Erkrankungen in der terminalen Lebensphase mit chronisch-progredientem und rasch deszendierendem Verlauf.

Die hochmolekulare nährstoffdefinierte Diät (NDD) gleicht einer Nährstufe in natürlicher Form. Die niedermolekulare chemisch definierte Diät (CDD) gleicht einer vorprozessierten, gespaltenen Form und ist indiziert bei eingeschränkter Resorptionsleistung.

- **Ausgewählte Tipps bei drohender Mangelernährung**

Wenn der Patient appetitlos ist, sollte man den Geschmack intensivieren, also gut würzen und süßen, sowie fettreiche Kost verabreichen. Wunschkost und Zusatznahrung für zwischendurch sind ebenfalls angebracht. Bei Kauproblemen muss man an eine Xerostomie denken, der sehr trockene Mund. Gebiss und Haftcreme sind auch nicht immer „auf dem Radar". Die Mundinspektion ist wichtig: Ist der Mund gepflegt? Existieren Borkenbildung oder ein Karzinom? Breikost kann man geben, aber sie sollte schmecken.

Bei einer Schluckstörung ist die logopädische Diagnostik notwendig. Die FEES (s. u.) liefert oft neue Erkenntnisse.

Beim Schneiden und Essen ist das Üben mit der Ergotherapie vonnöten. Man muss mit Hilfsmitteln und deren Einsatz trainieren, grundsätzlich Hilfe beim Essen anbieten und Selbstständigkeit üben.

Bei bestehender Immobilität (ganz wichtig) sollten Patienten möglichst nur im Sitzen essen. Bei vorliegender Demenz ist die Betreuung beim Essen mit Aufforderung nötig. Depressive ältere Menschen essen viel besser in der Gruppe. Hier kann eine Essverweigerung auch Protest sein. Bei sozialer Depression kommen Besuchsdienst, Sozialdienst und Essen auf Rädern in Frage.

Inappetenz tritt oft als einziges Erstsymptom bei Parkinson auf, man sollte also gegebenenfalls Neuroleptika absetzen und es mit Levodopa versuchen.

Bezüglich des Gastrointestinums muss man abklären, ob es von dieser Seite Ursachen des Appetitmangels gibt. Gleithernien oder Thoraxmagen sind eine häufige Ursache. Auch sollte das Behandlungsteam Ulzera und Tumoren bedenken, ebenso die relative Pankreasinsuffizienz (Therapieversuch mit Pankreasenzymen).

Eine relative Pankreasinsuffizienz ist im Alter häufig, Stuhlenzymmessungen haben eine Sensitivität/Spezifität um 50 %, sind also ungeeignet; deshalb sind ein Therapieversuch ex juvantibus und die tägliche Gewichtskontrolle empfehlenswert.

Nach einem Schlaganfall haben 50 % der Patienten Schluckstörungen, mit hoher Aspirationsgefahr. Nach sechs Monaten sind es nur noch 5 %. Die rascheste Rückbildung findet in den ersten 1–2 Wochen statt. Zum Einsatz der PEG nach einem Schlaganfall: Es heißt, die Nasensonde würde zu besserer Rekonvaleszenz führen als frühe PEG. PEG sollte wohl erst eingesetzt werden, wenn die Dysphagie mehrere Wochen besteht. Dazu steht im Widerspruch, dass die Nasensonde sehr belastend und in allen Trainingsbereichen enorm einschränkt. Die aktuelle Leitlinien (ESPEN) favorisieren deshalb die frühe passagere PEG.

Bei Xerostoma muss man auch den Einsatz von Betablockern bedenken sowie einen Eisen- und Vitamin-B-Mangel.

- **Folgen der Mangelernährung**

Es kommt bei einer Mangelernährung zu Müdigkeit und Schwäche aufgrund des Abbaus von Körperprotein.

Bezüglich der Skelettmuskulatur tritt ein Verlust an Kontraktilität, Kondition, Kraft und Masse ein. Es besteht ein erhöhtes Sturz- und Frakturrisiko. Alle Folgen der reduzierten Mobilität (u. a. Psyche, Vereinsamung) sind beobachtbar.

Beim Herzmuskel ist eine Verminderung des Herzminutenvolumens zu sehen. Es kommt zu Arrhythmien (auch bei Kalium-Magnesium-Mangel oder GI-Reflux).

Die Atmung wird durch die Schwächung der Atemmuskulatur beeinträchtigt. Es kommt zu negativen Folgen bei der Vitalkapazität, der Ventilation und der Selbstreinigung.

Beim Immunsystem ist eine höhere Infektanfälligkeit bei reduzierter Immunantwort beobachtbar.

Auf der Haut sehen wir eine gestörte Wundheilung und ein gehäuftes Auftreten von Dekubitalulzera.

Gastrointestinale Folgen sind Atrophie und erhöhte Permeabilität (Kolitiden, Diarrhoen) und Atrophie der Zotten (sprueähnliche Konstellation), vor allem bei bestehendem Mangel an Vitamin B 12, Folsäure, Kalzium, Eisen und Zink.

- **Was ist eine Sarkopenie?**

Bei Vorliegen einer Sarkopenie zeigen sich eine niedrige Muskelmasse, eine niedrige Muskelkraft und/oder eine schlechte Funktionalität. Es geht hier nicht nur um eine Verminderung der Muskelmasse, sondern auch um eine qualitative Minderung der funktionellen Eigenschaften der Sarkomere und deren Funktionalität. Ebenso besteht eine Dekonditionierung mit geringerer Kapillarisation (die Mikroperfusion der Muskulatur nimmt ab, ebenso die Mitochondriendichte) und Energie-O_2-Verwertung. Durch verminderten Grundumsatz wird Fett eingebaut (hoher Fettanteil im Muskel). Zudem besteht durch verminderte Aktivität und Impulse eine Rarefizierung der Knochenmatrix.

Interessant bezüglich des Stoffwechsels ist die Tatsache, dass sich durch die verminderte Autoregulation ein Diabetes manifestiert. Das Fettgewebe steigert die Insulinresistenz und den Blutdruck. Nur äußerst selten sehen wir Menschen mit sehr starker Muskulatur in der Diabetologie oder auf der Geriatrie.

- **Tipps bei vorliegender Schluckstörung**

Oft kann es ein oligosymptomatisches Erstsymptom bei Morbus Parkinson sein, also muss man Neuroleptika absetzen und/oder es mit Levodopa versuchen. Wichtig ist die Inspektion der Mundhöhle auf ein Karzinom, einen Infekt oder eine Xerostomie. Im Senium können Geschwüre, Darmverschluss (Subileus) oligosymptomatisch sein. Zudem sind Depression, Wahn und auch Protest zu bedenken.

- **Funktion der Logopädie**

Die Logopädie ist wichtig zur Diagnostik und Behandlung bei Sprech- und Sprachstörungen sowie meist bei den Schluckstörungen. Es findet eine Unterweisung der Patienten und der Angehörigen statt. Oft ist die Logopädie auch ins Trachelkanülen-Management eingebunden.

- **Schluckstörung und primäre Presbyphagie – ein Teufelskreis**

Symptome sind hier nachlassende Kaufähigkeit, eingeschränkter Geschmacks- und Geruchssinn, geringerer Appetit im Alter, nachlassende Konzentration, Schwäche durch Nährstoffmangel und Sarkopenie.

15.5 · Mangel- und Fehlernährung, Ess- und Trinkstörungen

- **Sekundäre Presbyphagie**

Diese wird verursacht durch die Demenz, M. Parkinson, Tumore, Neuroleptika und andere Medikamente, Delir, Exsikkose und Nährstoffmangel (vor allem Eisen, Spurenelemente, Vitamine).

- **Therapie und logopädische Strategien (auch für die Pflege)**

Man muss Diätmodifikationen mit dem Patienten einplanen, bei Mangelzuständen zusätzlich eine Supplementgabe. Geprüft werden muss die Zahngesundheit, vor allem sollten Untersucher den Zahnersatz beachten. Ein- und Ausfuhrpläne gewähren eine Übersicht.

Die tägliche Überprüfung des Gewichts ist bei kritischen Verläufen notwendig. Unbedingt sollte man an die aufrechte Körperhaltung beim Essen denken. Wichtig ist auch ein entspanntes und geduldiges Vorgehen beim Essen, es sollte keine Unterbrechungen beim Essen geben. Eine manuelle Hilfe (schneiden, öffnen etc.) ist oft nötig, Zahnprothesen müssen eingesetzt und gut befestigt werden. Eine Xerostomie wird oft nicht beachtet.

Viele Patienten müssen aufgemuntert werden. Wichtig ist zudem die genaue Beobachtung des Vorgehens und auch der Vorlieben der Patienten. Wesentlich ist das Erstellen eines Trink-Essprotokolls, bevorzugt grafisch. Die kcal sollten über 1800 liegen, mehr als zwei Drittel der Mahlzeiten sollten gegessen werden. Dazu kommen die bereits angesprochenen Gewichtskontrollen; oft ist es sehr gut, diese täglich zu machen.

Die PEG ist eine minimalinvasive Maßnahme, die auch nur passager möglich ist, allerdings mit einer prozedural-postinterventionellen Mortalität.

Angedickte Nahrung, Götterspeise oder Mus können das kontrollierte Schlucken erleichtern. Zu vermeiden ist bei schwerer Dysphagie krümelige Kost. FOTT (die faziorale Therapie) ist ein sensomotorisches Training, FDT (die funktionelle Dysphagietherapie) ebenfalls.

Sensibilitätsstörungen und Paresen kann durch Stimulation, Massage und Eis begegnet werden, z. B. mit Eislollis, heißen Röhrchen, Watteträgern usw. zur Stimulation. Schlucktechniken werden von der Logopädie modifiziert. Kausäckchen sind ebenfalls eine Möglichkeit.

- **Dysphagiekost, Stufe 1**

Sie ist püriert und gesiebt, frei von Fasern und Hülsenresten, hat eine breiige Konsistenz, darf keine Krümel (Brot, Kekse) enthalten. Gebundene Suppen sind günstig. Hiermit ist jedoch keine ausreichende Ernährung möglich. Es ist früh an eine PEG zu denken, diese kann auch passager sein.

- **Dysphagiekost, Stufe 2**

Dies ist eine weiche, breiförmige Kost. Püriertes Fleisch, weiches Gemüse, weiche Kartoffeln sind dabei. Auch hier dürfen keine trockenen Krümel verabreicht werden, und auch hiermit ist in der Regel keine ausreichende Ernährung möglich.

Der Energiebedarf im höheren Alter liegt um ein Drittel niedriger als im mittleren Alter. Nun hat man einerseits die Adipositas, andererseits die Mangelernährung. Letztere taucht nicht nur kalorisch auf, sondern auch bezüglich der Minerale, Vitamine, Spurenelemente. Mangelernährung betrifft in der Geriatrie bis zu 50 % der Patienten.

Unter 1500 kcal ist eine vollständige Ernährung nicht mehr gegeben. Die Patienten, die „gefüttert" müssen (korrekter: denen Nahrung angereicht werden muss) oder denen man beim Essen helfen muss, sind fast regelhaft mangelernährt.

- **Gewichtsreduktion bei Adipositas**

Zuerst werden bei Kalorienreduktion Glykogenspeicher und Muskulatur abgebaut, dadurch wird auch Wasser freigesetzt und ausgeschieden. Bei Formuladiäten hemmen hohe prandiale Eiweißspiegel im Serum (Feedback) den Muskelaufbau. Eine Glukoneogenese aus Eiweiß übersäuert, Abbauprodukte wirken diuretisch. Der Effekt: Muskelabbau und Diurese. Dann tritt der berühmte Jojo-Effekt auf, der Muskelmangel führt zu einem raschen Rückfall und einer zunehmend schlechteren Ausgangslage. Da hätte man besser gar nicht erst angefangen. Der Fettabbau gelingt kaum, dieser würde erst nach Wochen erfolgen. Und er gelingt nur, wenn zeitgleich Muskulatur aufgebaut wird. Der Aufbau und Erhalt von Muskulatur erfordert viel Energie.

Stattdessen ist es am besten, wenn man kohlenhydratreiche fettarme Kost zu sich nimmt. So erhält der Körper ausreichend Energie, sodass keine Muskulatur abgebaut wird. Die Nahrung sollte aber mit wenig Fett zubereitet werden, und zwar mit essenziellen und ungesättigten Fettsäuren (also mediterrane Kost mit Olivenöl, Meeresfisch, Salaten usw.). Parallel dazu sollte Training und Muskelerhalt stattfinden, sogar ein Muskelaufbau, wenn möglich. Dadurch tritt ein ganz langsamer Gewichtsverlust ein (2–4 kg pro Jahr), dies aber jedes Jahr kontinuierlich und ohne Jojo-Effekt.

15.5.2 Sondenernährung

PEG-Sonde

Sie sollte bei akutgeriatrischen Patienten mit neurologisch bedingten Schluckstörungen frühzeitig eingesetzt werden.

- **Indikation für eine passagere PEG-Anlage und Prüfung im Verlauf**

Spätestens nach zwei Wochen erfolglosen Schlucktrainings und Einsatz einer Nasensonde sollte die PEG-Sonde zum Einsatz kommen – eher früher, weil eine PEG-Sonde weniger belastend ist als eine Nasensonde.

- **Indikation für passageren, intermittierenden oder additiven Einsatz**

Bei eingeschränkter Ernährung entsteht häufig ein enormer Energie-Zeit-Aufwand. Oft wird über lange Zeit mangelernährt, mit deszendierendem Verlauf. Daraus resultiert tagsüber ein unglaublicher, frustrierender Aufwand für alle Beteiligten. Zudem braucht das Gehirn in der Regenerationsphase sehr viel Energie und Nährstoffe.

Das Konzept der passageren PEG ist bei akuten Ereignissen zu bedenken, ebenso das Konzept der additiven Ernährung über PEG (z. B. nachts). Keine Indikation besteht in einer terminalen Lebensphase. Kontraindiziert ist die PEG-Sonde bei fortgeschrittener Demenz (Patientenwille?).

- **Kontraindikationen für die Anlage einer PEG-Sonde**

Es kann keine Diaphanoskopie durchgeführt werden. Stenosen im GIT, Ileus, Tumoren und schwergradige Entzündungen sind Kontraindikationen (KI), so auch Ösophagus- und Magenvarizen (sonografisch: Gefäßkonvolute perigastral). Magen-Darm-Atonie, Paralyse, Gastroenteritis, Ulzera und Gastritiden sollen vorher abheilen, auch Diarrhoe und toxisches Megakolon. Weitere Kontraindikationen sind Peritonitis, Fistelungen ins Kolon, erhebliches Kurzdarmsyndrom und Resorptionsstörungen, Perforationsgefahr oder vorliegende

15.5 · Mangel- und Fehlernährung, Ess- und Trinkstörungen

Perforation, akute Kreislauf-Leber-Nieren-Insuffizienz und ganz frische Anastomosen. Hinzu kommen Gerinnungsstörungen, Peritonealkarzinose, Psychose, Anorexia nervosa und Aszites. Mit „etwas" Aszites besteht wohl keine KI mehr, sei wohl auch möglich unter Peritonealdialyse, man muss aber die Adhäsion-Abheilung und Fistelbildung sehr sorgsam sicherstellen (Anmerkung: Wir legen bei Aszites keine PEG-Sonden). Wichtige Kontraindikationen sind fehlendes Einverständnis oder mutmaßlicher Patientenwille und eine sehr schwergradige bzw. langjährige Demenz sowie die terminale Lebensphase.

- **Komplikationen der PEG-Anlage**

Komplikationen können sich z. B. ergeben durch Perforation, Infektion, Blutung, Pneumoperitoneum und die osmotische Diarrhoe (http://www.dgvs.de/media/5.2.PEG.pdf).

- **Ernährung über eine transnasale Magensonde**

Vor der Applikation sind Lage und Mageninhalt zu prüfen. Bei mehr als 100 ml Restmenge sollte keine Gabe von Sondennahrung erfolgen, stattdessen Hochlagerung und Kontrolle nach 30 Minuten (30–45° Hochlagerung bis 30 Minuten nach Nährstoffzufuhr). Bei Somnolenten mit Aspirationsneigung muss der Mageninhalt alle 4 Stunden geprüft werden. Es muss stets steril gearbeitet werden, Überleitungssysteme muss man nach spätestens 24 Stunden verwerfen. Wichtig ist auch eine gute Dokumentation der Zufuhr. Laboruntersuchungen sollten 1-mal pro Woche stattfinden, dabei sollten auch Albumin und Eiweiß kontrolliert werden. Zudem müssen die Behandler eine ernährungsbedingte Hyponatriämie beachten und stille Aspirationen bedenken (Nasensonde als Leitschiene verursacht Regurgitationen).

- **PEG-Anlage**

Am Anfang steht die Aufklärung des Patienten. ASS sollte drei Tage vorher und Clopidogrel eine Woche vorher abgesetzt werden (nicht zwingend). Am selben Tag darf vorher kein Heparin gegeben werden (nicht zwingend bei hohem Risiko, wie Stentanlage o. Ä.). Sicher will man nicht Heparin plus ASS und plus Clopidogrel. Der Patient muss nüchtern und die Mundpflege sehr gut sein.

Bei der Anlage muss man sehr reichlich Luft insufflieren, um einen guten/festen Kontakt zur Bauchwand zu haben. Diese sollte nach der Anlage über die PEG abgelassen und über das Gastroskop abgesaugt werden. Die Fixierung erfolgt zunächst (ca. 6 Stunden) recht straff, dann kann man etwas lockern, also ein fester und sicherer Kontakt besteht, aber ohne Spannung für 4 Tage, bis die Adhäsion Magen-Bauchwand sicher ist. Dann erfolgt eine minimale tägliche Sondenmobilisierung.

Nach 2 Stunden ist die Aufnahme von Wasser möglich – muss aber nicht sein. Am Folgetag ist Sondenkost möglich – muss aber auch nicht so rasch sein. Die Kontrolle erfolgt mit Arzt (inkl. Untersuchung des Abdomens).

Einen Fistelgang hat man erst nach 10–12 Tagen, bis dahin ist die PEG ohne Spiel, also fest anliegend, aber auch ohne Spannung. Man muss die Sonde fixieren. Bis dahin findet ein täglicher steriler Verbandswechsel statt. Nach zwölf Tagen hat die Sonde eine Fistel; 1-mal täglich sollte man sie 3 cm bewegen und drehen, um ein Einwachsen zu vermeiden. Nach 14 Tagen ist das Duschen möglich.

- **PEG-Entfernung**

Die PEG-Entfernung ist frühestens nach 3–4 Wochen möglich, wenn Fistel und Verwachsung ganz fest sind. Am besten erfolgt dies mit dem Gastroskop. Möglich ist das Abschnei-

den unter Zug, dann fällt die Halteplatte in den Magen. Dies soll (wahrscheinlich selten) einen Ileus verursachen. Allerdings kann die Platte eingewachsen sein (war sie mobilisierbar?). Bei Sterbenden muss man sie post mortem abschneiden.
Beachte: Nicht zu viel Sondenkost und diese langsam laufen lassen. Keine Boli verwenden! Möglich ist die additive periphervenöse oder subkutane Flüssigkeitsgabe. Denn 1 l Nährlösung plus 1 l Wasser könnten zu viel sein, mit den Folgen einer osmotischen Diarrhoe und Regurgitation von Mageninhalt. Oberkörper muss man hoch lagern, nachts in Rechtsseitenlage. Das Andicken von Flüssigkeiten (Nestargel) ist wichtig und auch die logopädische Mitbeurteilung und Mitbetreuung (▶ Serviceteil, Links unter „Sondennahrung").

15.6 Dysphagie: Diagnostik und Therapie von Schluckstörungen

Schluckstörungen (Dysphagien) haben viele Ursachen. Sie sind Folge verschiedener Krankheiten, die im Alter vermehrt auftreten. Besonders oft kommen sie nach Schlaganfällen vor. Bei vielen anderen nicht heilbaren Erkrankungen ist die Dysphagie ein wichtiges Symptom, beispielsweise im Endstadium einer Demenz, einer Parkinsonkrankheit oder einer Tumor-Erkrankung. Viele, auch tödlich verlaufende Komplikationen, besonders Pneumonien nach „stillen" Aspirationen, werden durch Dysphagien hervorgerufen, bleiben jedoch oft nicht erkannt.

Bis zu 7 % der deutschen Bevölkerung leiden an Schluckstörungen, in klinischen Einrichtungen bis 20 % und in Pflegeheimen bis zu 40 %! Die Dunkelziffer dürfte noch höher liegen. Deshalb ist besonders in der Geriatrie das Erkennen von Symptomen bzw. das Risiko für Schluckstörungen der Schlüsselpunkt zur Senkung der Mortalität durch Schluckstörungen.

Ursachen von Dysphagien
— Zerebrale Durchblutungsstörungen (ischämischer Insult, intrazerebrale Blutung, Tumoren usw.)
— Degenerative Erkrankungen (Morbus Parkinson, multiple Sklerose, amyotrophe Lateralsklerose)
— Zustand nach Schädel-Hirn-Traumata
— Alle Eingriffe im Kehlkopfbereich (Operationen, Z. n. Beatmung; insbesondere Z. n. Tracheotomie)
— Alle Arten von Muskelerkrankungen (Muskeldystrophien, Myopathien, Myositiden)
— Z. n. entzündlichen Erkrankungen (Poliomyelitis, HIV-Infektion, Guillain-Barré-Syndrom)
— Demenzen und Malnutritionssyndrome
— Iatrogene Ursachen (Medikamente, Z. n. Radiatio)
— Psychogene Ursachen

Klinische Hinweise auf eine Dysphagie sind häufiges Husten/Räuspern bei, während und nach der Nahrungs- und Flüssigkeitsaufnahme, eine gurgelnde Stimme, häufige Bronchitiden/Pneumonien, subjektive Schluckbeschwerden, Hinweise von Angehörigen zu Schluckstörungen, Kloßgefühl, Fremdkörpergefühl, Abwehr von oraler Nahrungs- und Flüssigkeitsaufnahme sowie Mangelernährung und Exsikkose.

15.6 · Dysphagie: Diagnostik und Therapie von Schluckstörungen

15.6.1 Möglichkeiten der Diagnostik und Therapie

Jedes Teammitglied sollte bei den oben genannten Punkten aufmerksam den Patienten beobachten und sofort oder gegebenenfalls in der Teambesprechung den Verdacht einer möglichen Dysphagie äußern bzw. den Arzt informieren. Wenn Dysphagieverdacht besteht wird die weitere Diagnostik zwischen Arzt, Sprachtherapeuten und übrigem Team festgelegt. Hier stehen verschiedene Möglichkeiten zur Verfügung: Dysphagie-Screening mittels Wasser-Test, Befundaufnahme durch Sprach- und Ergotherapeuten, Fiberendoskopische Schluckdiagnostik (FEES, „Fiberoptic Endoscopic Evaluation of Swallowing") und die Röntgendiagnostik (Breischluck).

Bei Dysphagieverdacht ist die sofortige Festlegung der weiteren Vorgehensweise im Team anzuordnen und zu dokumentieren (Kostform nach Dysphagiestufe, Hilfen bei der Nahrungsaufnahme, Angehörigeninformation, Möglichkeiten der Ernährung über Infusion, Sonde, PEG). Dies gilt auch, wenn die Diagnostik noch nicht abgeschlossen ist. Moderator ist hier in erster Linie die Sprachtherapie.

Befunde der Diagnostik und Behandlungserfolge können eine Änderung des Regimes erforderlich machen und sollten dann im Team umgesetzt werden, dazu ist eine genaue Dokumentation in der Patientenakte vorzunehmen. Die Angehörigen/Besucher der Patienten sind über eventuelle Schluckstörungen, die Konsequenzen und die Therapiemöglichkeiten eng einzubeziehen, gegebenenfalls auch in der Therapie. Hinweise sind patientennah anzubringen (z. B. Schilder am Bett).

Schluck-Screening durch Pflege und Arzt

Dysphagie besteht bei 30–40 % der Bewohner in Pflegeheimen, 30–35 % der Patienten in der Neurologie, 12–20 % der Patienten in den Krankenhäusern und bei 50 % der Patienten mit Morbus Parkinson. Dysphagie ist häufig bei Schlaganfall-Patienten: 50–60 % der akuten Insulte haben initial eine Dysphagie, 20–40 % mit Aspirationen und Pneumonierisiko, davon zwei Drittel „stumm".

Das Risiko bei Schlaganfall mit Dysphagie ist wie folgt: 25 % dieser Patienten sterben, 25 % erholen sich in den ersten zwei Wochen.

Andere Ursachen der Dysphagie sind die progrediente Demenz oder auch – selten, aber oft auch nicht bedacht – eine mechanische Ursache, z. B. wegen eines Tumors. In Frage kommen zudem die Xerostomie, Mundtrockenheit, z. T. auch medikamentös induziert, Morbus Parkinson, multiple Sklerose, amyotrophe Lateralsklerose, Critical-Illness-Polyneuropathie, nach Langzeitbeatmung bei ca. 80 %! Bedenken muss man auch eine psychogene Genese, z. B. Essstörungen oder eine schwere Depression. Vorab ist die Klärung folgender Fragen wichtig: Ist der Patient erweckbar? Kann er 15 Minuten im Bett oder im Stuhl richtig aufrecht sitzen? Ist er dabei wach und aufmerksam?

Die Ausführung des Schluckstörung-Screenings umfasst die Inspektion des oralen Status (Essensreste? Speichelseen?) sowie die Prüfung der Sensibilität und der Motorik (inspektorisch und mit Spatel).

Der Wasserschlucktest nach Daniels-Screening beginnt mit einem Schluckversuch, und zwar nur mit Leitungswasser. Zuerst ist auch der Versuch mit isotoner Kochsalzlösung sehr gut (schmeckt nicht schlecht), die Flüssigkeitsmenge wird langsam gesteigert. Es beginnt mit 5 ml Wasser (Teelöffel), dabei muss man Motorik und Kehlkopfhebung beachten. Auch das Absaugen aus der 10-ml-NaCl-Plastikampulle ist möglich. Dann wird die Menge gesteigert: 10 ml Leitungswasser (Esslöffel oder kleiner Schluck), 20 ml Wasser (größerer Schluck), 50 ml Wasser (halbes Glas).

Sobald mindestens zwei der in der folgenden Übersicht aufgeführten Symptome positiv sind, ist abzubrechen – denn dann droht eine schwere Dysphagie mit hoher Aspirationsgefahr.

Klinische Kriterien eines pathologischen Schlucktests
- Störung der Stimme (rau, heiser, gurgelnd, feucht, belegt)
- Störung des Sprechens (Artikulation verwaschen, instabil, nass, gurgelnd)
- Niesen nach dem Schlucken
- Flüssigkeit läuft aus der Nase oder aus dem Mund
- Wiederholtes Nachschlucken
- Räuspern
- Husten direkt nach dem Schlucken (selten, nur 20 % der Dysphagie-Patienten)
- Verzögertes Husten
- Veränderung der Stimmqualität nach dem Schlucken (nass, feucht, brodelig)
- Abnormaler, sehr schwacher, willkürlicher Husten
- $SäO_2$-Abfall um 2–3 Punkte
- Stille Aspiration ohne Husten (als Hilfsmittel ein Stethoskop benutzen)
- Vorgeschichte mit rezidivierenden Bronchopneumonien und Fieberschüben unklarer Genese

FEES – die endoskopische Schluckdiagnostik

Sie ist indiziert bei Schluckstörungen, meist nach einem Schlaganfall, bei Demenz (insbesondere im höheren Lebensalter), Morbus Parkinson, bei neurodegenerativen ZNS-Erkrankungen, postentzündlichen Defekten, Hirnstammläsionen und auch bei kortikalen Defekten.

50 % der Aspirationen verlaufen ohne Hustenreflex, es gibt also subklinische rezidivierende Ereignisse mit nachfolgenden Bronchopneumonien oder zumindest gereiztem Bronchialsystem. Auch bei diesem Verdacht ist eine FEES indiziert.

Welche Komponenten machen eine Dysphagie aus? Zunächst eine Störung der willkürlichen Vorbereitung und Steuerung des Schluckaktes, es folgt keine zeitgerechte Initiierung des Schluckens (Schluckreflex). Zudem gibt es oft sensible Störungen (faziooral und pharyngeal). Und die unvollständige ventrokraniale Bewegung des Larynx führt zu einer Relaxationsstörung im Hypopharynx (obere Ösophagusöffnung).

Vorteile der FEES: Man erkennt Schweregrade, man erkennt auch stille Aspirationen, und die Ursache einer Schluckstörung lässt sich meist erkennen.

Nachteile der FEES: Die pharyngeale Kontraktion mit Larynxelevation reduziert die Sicht. Sie ist oft nicht durchführbar bei motorischer Unruhe und erfordert die Kooperation des Patienten. Sie ist irritierend und oft nicht durchführbar bei Patienten mit kognitiven Störungen.

Die Testung verläuft in drei Schritten:
1. Beobachtung in Ruhe, vor dem Schluckakt:
    - Beschaffenheit der Schleimhaut
    - Die Anatomie der Mundhöhle und Abweichungen von der Norm
    - Speichel, Sekret, Befeuchtung
    - Prüfung der Sensibilität

2. Funktionstest ohne Nahrung:
    - Bewegungen ohne Nahrung
    - Symmetrie der Stimmbänder auf „hi" oder „kikeriki"
    - Glottisschluss bei Luftanhalten
3. Funktionstestung mit Nahrung (◘ Tab. 15.4):
    - Der Kau- und Schluckakt ist zu beschreiben.
    - Verbleiben Residuen im oder am Larynx?
    - Ist ein Nachschlucken erforderlich?
    - Besteht Aspiration, Leaking oder eine Penetration?

Leaking – Das Abgleiten und Absetzen von Bolusteilen, Brei, Krümel über den Zungenrücken neben und hinter die Epiglottis.

Residuen – In den Sinus, Valleculae und am Larynx bleiben Nahrungsreste liegen, auch einseitig, und zwar bei einer Schluckstörung, oft mit schwacher Zungenbasisretraktion und schwacher pharyngealer Kontraktion sowie eingeschränkter laryngealer Elevation und mit unvollständiger Öffnung des oberen Ösophagussphinkters.

Penetration – Eindringen von Nahrungsresten auf und in den Larynx, wenn dann meist bis auf Stimmbandniveau.

Aspiration – Es ist das Eindringen von Nahrungsbestandteilen oder Flüssigkeit bis in die Trachea, mit und ohne Husten.

◘ Tab. 15.4 Befunde bei Dysphagie

Dysphagiebefunde	Logopädische Interventionen
Leaking	Kopfanteflexion zum Schlucken
Einseitige Residuen	Kopfrotation zur betroffenen Seite und Nachschlucken
Residuen in den Valleculae	Kopfanteflexion kräftiges Nachschlucken ggf. Versuch, mit Flüssigkeit nachzuspülen
Residuen um den Larynx	Kopfdrehung nach links und nachschlucken, dann Selbiges nach rechts

Aufbau eines FEES-Untersuchungsbogens (▶ Lesetipps, Weiterführende Literatur, Abschnitt „FEES – die endoskopische Schluckdiagnostik"):
1. Anatomie/Funktion
    - Speichel
    - Zungenbasis und Pharynx
    - Larynx im Detail
    - Sensorik
2. Schlucken von Flüssigkeit und Festem
    - Orale Vorbereitung
    - Transit und Zungenbasismotorik (Leaking)
    - Initiation und Timing
    - Depositionen, Penetration, Aspiration
    - Nachschlucken und Reinigung
3. Verschiedene Konsistenzen
    - Einfluss von Positionen (Kopfdrehung, Beugung)
    - Aufforderung zum trockenen Nachschlucken

Penetrations-Aspirations-Skala nach Rosenbeck
- PA 1°: keine Penetration
- PA 2°: Material bis oberhalb Glottis und wird im zweiten Schluckakt oder bei Räuspern entfernt
- PA 3°: Material persistiert/wird nicht mehr entfernt
- PA 4°: Material liegt auf den Stimmbändern und wird entfernt
- PA 5°: Material wird nicht mehr entfernt
- PA 6°: Material wird aspiriert und abgehustet
- PA 7°: Material kann nicht mehr abgehustet werden
- PA 8°: Keine Abhustbemühungen mehr

15.7 Dekubitus, Versorgung chronischer Wunden

Die meisten chronischen und komplizierten Wunden im Krankenhaus werden in der Geriatrie behandelt. Dekubitus, Geschwüre am Bein (Ulcus cruris), Wundheilungsstörungen nach Operationen und Probleme im Bereich des Amputationsstumpfes gehören in die tägliche Routine jeder geriatrischen Station. Besonders Ärzte und die Mitarbeiter des Pflegedienstes benötigen hier eine umfassende Kompetenz. Der komplexe Behandlungsansatz (Wundversorgungstechnik, Mobilisierung, Ernährung, Kooperation mit den weiterversorgenden Kollegen) führt oft zu erstaunlichen Heilungserfolgen.

15.7.1 Dokumentation chronischer Wunden und Dekubitalulzera

Alle chronischen Wunden und Dekubitalulzera werden in der Geriatrie grundsätzlich fotografisch dokumentiert. Die Dokumentation sollte im Verlauf mehrfach wiederholt werden, zum ersten Mal am Tag des Auftretens bzw. dem Aufnahmetag des Patienten, danach bei wesentlichen Veränderungen (z. B. nach chirurgischer Revision), spätestens aber alle 14 Tage. Die fotografische Dokumentation erfolgt mittels elektronischer Kamera. Dokumentiert wird die ganze Wunde.

Mit abgebildet werden folgende Angaben (z. B. durch Patientenaufkleber):
- Name und Vorname,
- Geburtsdatum des Patienten,
- stationäre Aufnahme,
- Station,
- Datum des Fotos,
- Lokalisation der Wunde,
- Namenskürzel des Ausführenden und
- ein Zentimetermaß, das mindestens so lang ist wie die gesamte Wunde.

Die entsprechenden Fotos werden in der Patientendokumentation archiviert.

> Bitte immer daran denken, dass die Wundversorgung grundsätzlich mit Handschuhen durchgeführt werden muss.

Chronische Wunden

Die chronische Wunde ist meist nur die „Spitze des Eisbergs", die Manifestation eines komplexen und ganzheitlichen Problems.

Man spricht von der „primären Wundheilung" nach operativen Eingriffen mit Heilung innerhalb von Tagen bis zu zwei Wochen. Eine „sekundäre Wundheilung" nach Operationen oder Verletzungen muss nicht gleich chronisch sein, auch sie kann recht rasch granulieren, kontrahieren und epithelialisieren.

> **Chronische Wunde**
>
> Als „chronisch" gilt eine Wunde, wenn eine unvollständige Wundheilung vorliegt (oder eine solche gar nicht erst eintritt) mit wenig Heilungstendenz über mehrere Wochen, oft sogar eine Progredienz. Die allgemein akzeptierte Grenze zur Chronizität beträgt drei Monate.

Mehrere Wundzustände und Wundheilungsphasen bestehen nebeneinander, oft gibt es – bei langem Verlauf – einen anergen Wundgrund. Die chronische Wunde belastet den gesamten Organismus, und sie wäre oft vermeidbar. Und häufig wird vergessen, dass an der Wunde ein Mensch hängt.

Begünstigende Faktoren für eine Chronifizierung sind schlechte bis fehlende Durchblutung, abgestorbenes Gewebe, Infektion, ein reduzierter Allgemeinzustand und eine unzureichende Ernährung. Der zuletzt genannte Punkt ist gerade im Alter ein wesentlicher Faktor.

Anamnese und Inspektion
- Wie lange besteht die Wunde?
- Wie ist sie aufgetreten?
- Ist sie schmerzhaft?
- Wie wurde sie bisher behandelt?
- Welche Komorbiditäten bestehen?
- Welche Risikofaktoren liegen vor?
- Und im Alter dazu: ein umfassendes geriatrisches Assessment.

Beschreibung einer chronischen Wunde: Der Wundgrund ist trocken und inaktiv versus feucht und aktiv, belegt (Nekrosen, Fibrin, Eiter) versus einer sauberen Granulation; selten ist ein Tierbefall, nicht so selten bei Obdachlosen.

Das Wundsekret ist sauber oder eitrig, rahmig und geruchlos bei (Staph. aureus), gelbgrau-dünnflüssig bei Streptococcus pyogenes, bräunlich-fäkulent bei E. coli, blaugrün-süßlich bei Pseudomonas. Man muss den Geruch beschreiben, die Menge des Exsudates und die Flüssigkeit (blutig, serös, trübe).

Der Wundrand ist trocken, feucht oder sogar mazeriert, belegt oder sauber, fibrinös, granulierend oder epithelialisiert. Er zeigt eine Taschenbildung, die ist unterminiert, entzündet, ödematös, glatt oder zerklüftet.

Die Wundumgebung zeigt eine Rötung, Schwellung oder/und Mazeration, sie ist trockenrissig versus schuppig-feucht. Es gibt eine allergische Reaktion oder Ekzeme, eine Infektion und mangelnde Druckentlastung.

Zeichen der Wundinfektion sind:
- Rötung, Schwellung, Schmerz, Überwärmung (rubor, tumor, dolor, calor),
- trübe Sekretion,
- Geruch,
- Funktionseinschränkung.

Die Wunddokumentation muss bestimmten Grundsätzen folgen:
- klare Formulierungen mit abgeleiteten Konsequenzen,
- Bilddokumentation ist Standard,
- Maße angeben,
- einen Wunderfassungsbogen verwenden.

Auch müssen wesentliche Wundkriterien beschrieben werden:
- Lokalisation,
- Klassifikation (Ulcus cruris, Dekubitus, Platzbauch, diabetisch u. a.),
- Wundgröße,
- Wundtiefe und Taschenbildung,
- räumliche Beschreibung und Volumen,
- Entzündungszeichen,
- Wundrand,
- Wundumgebung.

> **Die vier Phasen der sekundären „feuchten" Wundheilung**
> — Die Entzündungsphase ist geprägt von Schmerz, Rötung, Schwellung, Erwärmung.
> — Die Reinigungsphase ist schwarzgelb mit Nekrosen und Fibrin.
> — Die Granulationsphase ist im günstigsten Falle hochrot (himbeerartig).
> — Die gehemmte Granulation ist eher gelblich.
> — Die Epithelisierungsphase ist rosa.

Trockene Wunden gibt es mit primärer Heilung nach Operationen. Ansonsten sind sie im Krankenhaus eher die Ausnahme. Ambulant sind sie häufig nach Bagatellverletzungen zu sehen. Diese können auch trocken verbunden werden mit üblichem Verbandsmaterial wie Kompressen oder Pflaster und ohne Luftokklusion.

Feuchte Wunden sind im Krankenhaus typisch bei Sekundärheilungen oder chronischen Wunden, z. B. nach Infektionen, Dekubiti, diabetischem Fuß, Ulcus cruris und Platzbauch. Hier sind ganz wesentliche Therapierichtlinien zu beachten: Das Behandlungsteam muss eine anhaltend hohe und körperwarme (!) Feuchtigkeit in der Wunde erhalten – dies ist auch beim Verbandswechsel zu bedenken. Die Wundspülung muss mit warmen Flüssigkeiten erfolgen – Kälte blockt die Granulation für ca. einen Tag. Eine atmungsaktive Okklusion ist über ca. drei Tage möglich. Feuchte Kompressen trocknen aus, man muss sie täglich wechseln und zwischendurch anfeuchten. Wichtig ist auch der Schutz vor weiteren Infektionen durch Abtragen von Nekrosen, Fibrin und Exsudat. Ebenfalls notwendig ist ein schonender Verbandswechsel ohne Wischen, um die Granulationsschicht nicht abzuwischen.

Die feuchte Gangrän muss abgetragen werden. Anders ist es bei der trockenen Gangrän; hier kann gerade an den Fersen das chirurgische Abtragen großen Schaden anrichten. Man sollte trocken und polsternd verbinden und die Stelle engmaschig im Verlauf beobachten. Das Gleiche gilt bei trockenen Demarkationen eines Zehs. Hier sollte man am besten bei trockenen, reizlosen und blanden, nicht infizierten Verhältnissen unter Beobachtung die Demarkation abwarten. Schwarze Nekrosen mit Entzündung können aber auch eine feuchte Gangrän abdecken, so häufig im Sakralbereich; dann muss man natürlich diese Nekrosenplatte abtragen.

Bei der belegten, infizierten Wunde muss wie folgt gehandelt werden:
- Aufweichen (oder besser: operatives Abtragen) von Nekrosen,
- Ablösen von Belägen, Schwarten, Fibrinauflagerungen,
- Bekämpfung der Infektion,
- Absorption eines überschießenden Sekrets.

Hydrogele weichen auf und bedürfen eines angefeuchteten Deckverbandes. Angefeuchtete Polyurethanschäume können drei Tage belassen werden. Feucht-Trocken-Verbände sind sehr effektiv, aber arbeitsintensiv. Kalziumalginat muss gut angefeuchtet werden, darf die Wundumgebung nicht berühren. Liegt eine Infektion vor, kann Silberalginat eingesetzt werden. Silberhaltige Wundauflagen gibt es in vielen Variationen. Die Madentherapie ist eine Option bei Fibrinauflagen, zerklüfteten Wunden mit Nekrosen, wird allerdings von den Kostenträgern derzeit nur im Ausnahmefall vergütet.

Eine gute, rote und feste Granulation ist gekennzeichnet durch das einer glänzenden Himbeere ähnelnde Aussehen. Sie ist vor Austrocknung und Auskühlen zu schützen. Ein Verkleben mit der Wunde ist immer zu vermeiden, vor allem beim Abziehen bzw. beim Verbandswechsel. Gazeauflagen sind denkbar und darüber hinaus ein zuverlässig angefeuchteter Deckverband. Hydrogele plus Deckverband sind ebenfalls sinnvoll. Hydrokolloide quellen und bilden eine schützend-feuchte Gelmatrix, sie sind sehr geeignet. Polyurethanschäume sind denkbar; sie müssen feucht gehalten werden, vor allem vor dem Abziehen.

Blass-rosa erscheint eine schwache, fragile Granulation. Die Wunde ist unbedingt feucht und warm zu halten. Überschüssiges Wundsekret wird aufgenommen. Vorsicht: kein Abreiben dieser beginnenden Granulation, z. B. durch Abwischen; dies gilt vor allem beim Verbandswechsel und Reinigen. Kalziumalginate werden angefeuchtet und bedürfen eines Deckverbandes. Polyurethanschäume sind denkbar, müssen auch gut angefeuchtet und vor allem vor dem Verbandswechsel sehr gut und lauwarm aufgeweicht werden. Hydrokolloide bilden eine schützende Gelmatrix. Gazeauflagen sind denkbar und darüber ein zuverlässig angefeuchteter Deckverband.

Kriterien für einen idealen Wundverband sind: Aufnahme und Ableitung von überschüssigem Wundsekret, Erhaltung des feuchten Milieus im Wundbereich, Gewährleistung des Gasaustausches, thermische Isolation der Wunde gegen die Umwelt (kein Auskühlen), atraumatische Entfernbarkeit, Schmerzfreiheit, keine Schädigung der Haut, bei Bedarf bakterizid.

> **Exkurs**
>
> **Verband in der Reinigungsphase mit starker Infiltration und Zellaktivierung**
> - Hydrogel: Zellulose und Glykole mit bakteriostatischen und autolytischer Wirkung
> - Zellaktivierung, belagablösend bei sehr hohem Wassergehalt
> - geeignet für Nekrosen und fibrinbelegte Wunden, auch zur „Aktivierung" von trockenen Wunden, welche man meist aber besser trocken verbindet und sich kontrahieren lässt
> - Alginate: Polysaccharide nehmen Exsudat auf, quellen und gelieren
> - Keime und Gewebstrümmer werden gebunden
> - auch für infizierte Wunden geeignet, vorab anfeuchten und ein Eintrocknen unbedingt vermeiden, dann geht es auch gut bei frischen Spalthautentnahmen.
> - Alginate reizen die Wundumgebung!
> - Enzyme: Wunddebridement
> - Enzyme können schmerzhaft sein.
> - Maden: bei hartnäckig infizierten, zerklüfteten und stark belegten Wunden, sie tragen nur avitales Gewebe ab.
> - Kontraindikation: Körperhöhlen, Nähe zu großen Organen, Nähe zu großen Gefäßen, pAVK-4°, starke Blutung, Pseudomonasbefall (Maden sterben ab), Chemotherapie.
> - VAC: Die Vakuumtherapie zieht das Sekret durch die Wunde, fördert so die Heilung und die Perfusion mit sehr guten Ergebnissen. Diese sind aber nicht besser, als die einer sehr guten Wundbehandlung: warm, feucht und mit System.
> - Silber: in Verbindung mit etlichen Wundauflagen, u. a. mit Alginaten
> - es wirkt antimikrobiell und geruchshemmend
> - vor allem für tiefe, stinkende Wunden geeignet

In der Granulationsphase beginnt die Sekundärheilung. Wichtig dabei sind Schäume (stark saugender Polyurethanschaum leitet ab, nimmt auf und schützt; er hält warm und feucht, muss aber angefeuchtet werden, speziell vor der Abnahme), Hydrokolloide (quellfähige Partikel mit Gelbildung und Wärmeisolierung; bei nicht infizierten Wunden [es gibt auch Silberkolloide]; ungeeignet bei Nekrosen) und Kollagen. Beim Kollagen muss eine schwammige Matrix angefeuchtet werden, es bindet hemmende Proteasen, sodass die Granulation verbessert wird. Es sollte nicht die Haut bedecken, ähnlich den Alginaten. Kollagen wird zum Teil resorbiert und ist in Verbindung mit Silber auch bei Infektionen geeignet. Wichtig ist auch die Epithelialisierung (Hydrokolloide, Schäume, Gaze). Manche sehen hier auch Hydrogele, Folien und Cavilonschutz.

- **Deckverband**

Viele Wundauflagen bedürfen einer Abdeckung. Kompressen saugen Feuchtigkeit ab, das kann beim Feucht-trocken-Prinzip mit Dochtwirkung sehr gut sein, analog dem VAC – der Vakuummethode –, aber es kann auch rasch austrocknen. Also: täglich wechseln und gezielt angewärmt anfeuchten.

Folien sind zwar theoretisch dampfdurchlässig und sehr angenehm, dichten aber doch zu sehr ab.

Fixomull sieht toll aus und atmet, reizt aber die Haut sehr mit Exfoliation beim Abziehen (also vorher Anweichen mit Desinfektionsspray und NaCl-Lösung).

Die Haut muss geschützt werden vor Exsudaten und reizenden Wundauflagen, wie Alginaten und Kollagen.

Cavilon als Hautschutz kann sinnvoll sein (◘ Tab. 15.5).

Tab. 15.5 Wundbehandlungskonzept nach Wundstatus

Symptom	Beachte	Therapie
Oberflächliche Wunde mit wenig Sekret	Feucht-warmes Milieu	Hydrokolloid auf die flache Wunde
Oberflächliche Wunde, starke Exsudation	Sekretaufnahme mit Schaumstoff	Eventuell angefeuchtetes Alginat, und darüber ein Hydrokolloid
Oberflächliche Wunde, infiziert	Antiseptischer Verband und Prontosan-Feuchtverband	1–2 Tage Braunovidon-Gaze und Feucht-Trocken-Ableitung Hydrokolloid + Silber, Silber-Alg. und Hydrokolloid
Tiefe granulierende Wunde	Granulation schützen	Ganz schonend behandeln, Alginat gut anfeuchten, darüber ein Hydrokolloid
Flache granulierende Wunde	Granulation schützen	Transparente Hydrokolloidauflage
Trockene, schwarze Nekrose	Besonders an der Ferse, auch an den Zehen	Trocken und weich verbinden Abwarten, beobachten Bei Fluktuation chirurgische Abtragung
Trockene Nekrose	Reizloser, sauberer Schorf schützt	Keine Intervention
Die feuchte Gangrän ist infiziert	Meist am Steiß oder im Fußbereich	Operativ sanieren „Aufweichen" ist meist ungut Nicht enzymatisch
Kleine Nekrose	Mit schmierigen Belägen	Enzyme < 5 Tage Scharfer Löffel nach LA Hydrogel, Hydrokolloid Eventuell: Feucht-Trocken-Prinzip Gegebenenfalls Hautschutz mit Cavilon
Eitrige Wunden	Mechanische Reinigung Abstrich aus tiefer Biopsie Antiseptische Verbände	Antibiose Silberverbände Prontosan Feucht-Trocken-Verbände
Stark infizierte, tiefe Wunden	Siehe bei „Eitrige Wunden": initial täglich Verbandswechsel, initial auch 2-mal/d Bei Besserung: Körperwarm durchtränken Darüber dicke trockene Lage Wechsel auf moderne Auflagen Wechsel alle 3 Tage	Feucht-Trocken-Verbände Unten Fettgaze Kompressen und Prontosan Alginate körperwarm anfeuchten

Die „alten" feucht-trockenen Verbände haben nach wie vor eine sehr gute Wirkung bei unsauberen Wunden. Metaanalysen zeigen auch die Gleichwertigkeit zu modernen Wundauflagen. Hierzu gibt es etliche Studien zum diabetischen Fuß. Gerade beim diabetischen Fuß hat man sich initial deshalb sehr dafür ausgesprochen. Aber man muss diese mindestens einmal pro Tag wechseln, in der Klinik auch zweimal; und man muss diese an der Wundoberfläche gut feucht halten. Der Effekt entsteht durch einen Sog, das Sekret wird durch Diffusion abgezogen, und die Wirkung ist diesen Vakuumverbänden ähnlich. Für diese Feucht-trocken-Methode braucht man viel Zeit und bekommt damit aber sehr gute Ergebnisse. An der Wunde liegt eine Fettgaze, das kann initial auch mal eine Polyvidon-Gaze für drei Tage sein. Dann folgt eine dicke Lage Kompressen mit Kochsalzlösung oder in Polihexanid getränkt (Kochsalz reicht eigentlich, dieses am besten immer körperwarm). Darüber sollte man trockene Kompressen und dann umwickeln oder mit Fixomull befestigen. Sehr unschöne Wunden werden damit rasch sauber und granulieren schön. Diese Granulationsschicht darf man niemals „abwischen", was leider recht beliebt ist. Sobald die Wunde sauber granuliert, kann man auf Schäume und Alginate wechseln und diese dann drei Tage zulassen.

15.8 Der Dekubitus

Therapeutische Maßnahmen beim Dekubitus sind vielfältig. Es findet zunächst eine sofortige Risikostratifizierung bei der Aufnahme statt (Norton-Skala: < 22 Punkte mit hohem Risiko). Regelmäßiges Umlagern sollte man alle 1–4 Stunden vornehmen, dabei muss man stets Steiß und Trochanter kontrollieren, die Unterlagen prüfen und glätten. Superweiche Matratzen haben sich nicht bewährt, sie verschlechtern die Propriozeption und die Mikrobeweglichkeit. Moderne Fleece-Unterlagen scheinen sehr gut zu sein, leiten vor allem Feuchtigkeit ab. Wichtig sind überdies die Druckentlastung gefährdeter Regionen und die Fotodokumentation. Falls kein Ulkus besteht oder nur eine kleine Läsion besser wird, dann sollte man die Strategie beibehalten. Falls dies schlechter wird, ist eine Steigerung der Maßnahmen empfehlenswert.

Die Gradeinteilung ist wie folgt:
- Grad 1: „nur" eine nicht wegdrückbare umschriebene Rötung
- Grad 2: Hautabschürfung, oft leicht ödematös und/oder Blasenbildung
- Grad 3: Schädigung, Nekrosenbildung der Subkutis bis zur Faszie
- Grad 4: Schädigung von Muskeln, Sehnen, Knochen

Extrinsische Risikofaktoren sind Feuchtigkeit (Pilz in der Rima ani), Reibung und Scherkräfte, Medikamente, Lagerung mit Druckstellen, mangelnde oder zu viel Körperhygiene.
  Intrinsische Risikofaktoren sind Alter, Exsikkose, reduzierte Mobilität, Gewicht, Stoffwechselerkrankungen, neurologische Erkrankungen, Sensibilitätsstörungen, Mangelernährung, Inkontinenz, Infektion (Pilz in der Rima ani).

15.8.1 Den Dekubitus früh erkennen

Zuerst bestehen eine lokale Mangelperfusion und Übersäuerung, dann Hyperperfusion und Ödem-Blasenbildung. Druck, Ischämie, Anoxie, Zellschädigung treten auf. Das alles wird von Behandlern zu oft nicht bedacht, ebenso die Mazeration und eine rasche Fadenpilzbesiedelung. Es ist eine Schädigung der Haut und des darunter liegenden Gewebes zu erkennen. Die Braden-Skala erfasst sechs Items mit jeweils vier Punkten (◘ Tab. 15.6; ► Anhang A1).

◘ Tab. 15.6 Braden-Skala

Punkte	4	3	2	1
Sensorik	Ohne Befund	Gering reduziert	Stark reduziert	Vollständig ausgefallen
Feuchtigkeit	Ohne Befund	Manchmal	Oft feucht	Ständig feucht
Aktivität		Ohne Befund	Eingeschränkt	Stuhl
Mobilität	Ohne Befund	Gering reduziert	Stark reduziert	Immobil
Ernährung	Gut	Ausreichend	Unzureichend	Schlecht
Reibung	Ohne Befund	Ohne Befund	Potenziell	Manifest

Die Dekubitusprophylaxe geschieht über Kommunikation, Dokumentation und gutes Überleitungsmanagement. Dabei sind Sensorik und Mikrobewegungen (Bobath, Aktivierung u. a.) zu prüfen. Die Ernährung ist oft völlig unzureichend. Es folgt die Inspektion (Druck, Fingertest, Druckverteilung, Umlagerung). Bezüglich der Mobilität muss man eine gute Lagerung, aktivierende Pflege, Druckstellen beachten.

15.8.2 Therapie des Dekubitus

Die Therapie zur Abheilung eines Dekubitus basiert neben der optimalen Wundversorgung auf acht Prinzipien: Druckminderung, Mobilisierung, Wahrnehmungsförderung, Kommunikation, Ernährung, Hautpflege, individuelle Faktoren, Therapie der Grunderkrankungen/Schmerztherapie.

Die Behandler müssen für eine Druckentlastung sorgen, der Patient darf nie auf dem Ulkus lagern. Nekrosen sind zu entfernen, meist chirurgisch (außer trockene und reizlose Nekrosen, typischerweise jene an der Ferse; diese gut polstern). Antibiogramm nicht aus dem oberflächlichen Abstrich (Kolonisation) entnehmen, sondern aus tiefem Abstrich, oder besser: aus einer Biopsie nach Wundreinigung.

Beim tiefen Ulkus muss man immer warm und feucht behandeln, das Granulationsgewebe nicht abwischen, Schäume oder angefeuchtete Alginate 2–3 Tage an der Behandlungsstelle belassen.

Bei flachen Schädigungen ist der Einsatz von Hydrokolloid möglich oder Paraffin-Gaze. Viele Dekubiti in der sehr frühen Phase sind durch Pilzinfektionen und Feuchtigkeit getriggert; die Anwendung von Nystatin-Zink-Paste wird kontrovers diskutiert, die eigenen Erfahrungen damit sind gut.

Das Inkontinenz-Management muss man überdenken, insbesondere Windeln und Feuchtigkeitsretention sind zu vermeiden. Wichtig ist es, unbedingt zu mobilisieren, eine Pilzbesiedelung und Mazeration sind zu bedenken und atmungsaktive Einlagen zu wählen. Auch eine sehr gute, vollständige Ernährung ist wichtig, eine Anämie auszugleichen, das Fieber zu senken und möglichst keine Sedativa einzusetzen.

15.9 Harninkontinenz

Inkontinenz (insbesondere Harninkontinenz) gehört zu den häufigsten Syndromen in der Geriatrie. Je nach Form der Inkontinenz (z. B. Dranginkontinenz, Stressinkontinenz) sind verschiedene Strategien anzuwenden. Deshalb ist ein genaues „Inkontinenz-Assessment" unerlässlich.

 Inkontinenz ist in vielen Fällen überwindbar!

Für das Inkontinenz-Management steht ein ganzes Arsenal von therapeutischen Optionen zur Verfügung, beispielsweise Beckenboden-Training, operative Verfahren (urologisch und gynäkologisch), Medikamente, transurethrale und suprapubische Katheter sowie andere Hilfsmittel. Dabei ist zu konstatieren, dass immer noch viele Patienten unnötig mit transurethralen Kathetern versorgt sind.

Die Harninkontinenz ist im Alter sehr häufig und wird bei 30 % der 70-Jährigen, die zu Hause leben, beobachtet. In Seniorenheimen liegt die Quote bei 50–70 %. Am häufigsten ist im Alter eine Kombination aus Belastungs- und Dranginkontinenz.

Komplikationen durch die Inkontinenz sind eine dramatische Verschlechterung der Lebensqualität, soziale Isolation, Depression und Suizidalität, Stürze und Knochenbrüche, Hautprobleme, Harnwegsinfekte und Urosepsis, erhöhter Pflegeaufwand und auch enorme private Kosten. Inkontinenz ist zudem einer der häufigsten Gründe für Heimübersiedlung/-einweisung.

Altersbedingte funktionelle und strukturelle Veränderungen sind Schwäche des Sphinktermuskels, Degeneration von Membranen, Muskel- und Nervenzellen, veränderte Reflexbögen und nachlassende kortikale Kontrolle, Umbauvorgänge (Descensus bei Frauen, Prostata bei Männern), Komorbiditäten, Polypharmazie und mangelndes Training.

Folgende reversible Ursachen sind zu erkennen: Infektionen, Atrophie der Vaginalschleimhaut, atrophe Kolpitis und Urethritis, Pharmaka (anticholinerg wirksame, Alphablocker, Alphamimetika, Sedativa), exzessive Diurese (Diuretika, Hyperglykämie, Hyperkalziämie, Theophyllin, Koffein, Alkohol), Depression, Immobilität, eingeschränkte Mobiliät und ADLs, schwere Obstipation.

Reversible temporäre Ursachen (DIAPERS):
- Delir,
- Infektion,
- Atrophie (atrophische Urethritis),
- Pharmazeutika (meist Psychopharmaka),
- Endokrin (Hyperkalziämie, Hyperglykämie),
- Restriktion und Immobilität,
- Stuhlverhalt (reflektorisch, oft mit Überlaufblase).

Die Therapie ist medikamentös und chirurgisch. Sie umfasst Hilfsmittel, das Üben der Toilettennutzung, das Ausgleichen funktioneller ADL-Schwächen (Mobilität, Auskleiden), Beckenbodentraining, Toilettentraining (alle 2–4 h fest nach Plan zur Toilette, unterstützt oder aufgefordert, durch zunehmend längere Intervalle ein Blasentraining, durch kurze Intervalle das Toilettentraining mit Vermeiden von Einnässen).

15.9 · Harninkontinenz

Alte Menschen mit Harninkontinenz leiden initial sehr und resignieren irgendwann. Möglichst früh sollte das Toilettentraining bei Stress-, Drang- und gemischter Inkontinenz sowie Beckenbodenschwäche zum Einsatz kommen (◘ Tab. 15.7). Dies ist eine nichtinvasive, aber sehr personalintensive Maßnahme.

◘ **Tab. 15.7** Das Toilettentraining

Form des Toilettentrainings	Durchführung
Feste Zeiten	Beispielsweise initial alle 2 h mit Dokumentation bzgl. Erfolg oder Einnässen
Individuelle Zeiten	Der Patient legt den Zeitplan selbst fest
Angebotener Toilettengang	Feste Zeiten, aber nur wenn gerade gewünscht; Verbunden mit verbaler Belohnung bei Erfolg
Sehr kurze Intervalle	Vermeiden von Einnässen und Training des Toilettengangs
Blasentraining	Steigerung der Intervalle, Evtl. gepaart mit reichlich Trinken nur vormittags
Beckenbodentraining	Gymnastik, Trainer, Feedback, Elektrostimulation

Formen der Harninkontinenz sind Belastungs-Stress-Inkontinenz, Drang-Urge-Inkontinenz (sensorisch und motorisch), Überlaufinkontinenz (mechanisch oder funktionell), Reflexinkontinenz (supraspinal und spinal), extraurethrale Inkontinenz (Fisteln), soziale und umgebungsbedingte Inkontinenz sowie Enuresis (meist bei Kindern) und Giggle-Inkontinenz (kleine Mädchen beim Lachen).

Die Harninkontinenz bei Männern zeigt sich in der Regel durch ein Prostataadenom und eine gestörte Motorik oder durch die Überlaufblase, Harndrang mit Pollakisurie und Nykturie (Differenzialdiagnosen: Urethritis oder Morbus Parkinson) und Drang-Inkontinenz. Auch gibt es die Harninkontinenz nach einer Prostata-OP.

Die Harninkontinenz bei Frauen ist meist eine Belastungs-Stress-Inkontinenz, oft gemischt mit einer Drang-Urge-Inkontinenz und häufig assoziiert mit einer Beckenbodenschwäche.

25 % der Frauen und 15 % der Männer über 60 Jahre leiden an Harninkontinenz. In Seniorenheimen sind es 50–90 %, bei der Hälfte besteht zusätzlich Stuhlinkontinenz.

Bei der Belastungs-Stress-Inkontinenz geht es meist nur um kleine Mengen. Sie offenbart sich beim Heben, bei Umlagerung und Lagewechsel, bei einer Schwäche der Beckenbodenmuskulatur oder des Blasenhalses und/oder Sphinkters. Die Schweregrade sind:

1. beim Husten und Niesen,
2. beim Gehen und Aufstehen,
3. bereits im Liegen.

15.9.1 Therapieformen bei Inkontinenz

Bei Kombination mit Dranginkontinenz lohnt sich der therapeutische Versuch mit lokalen Östrogenen – derzeit laufen Studien mit Duloxetin (SSRI-Cymbalta). Eine Besserung von

70 % ist möglich durch Beckenbodentraining, Blasentraining und Training allgemein. Manchmal ist aber eine Operation unumgänglich.

Drang-Urge-Inkontinenz zeigt sich durch die Unfähigkeit des Patienten, die Miktion zu verzögern. Die Kontraktion des Detrusormuskels kann nicht unterdrückt oder „übergangen" werden. Sie tritt auf meist bei einer Infektion (Zystitis, Urethritis, Steine), einer Beckenbodenabsenkung und anderen Schwächen, bei einem Harnblasen-CA, einer Gewebeatrophie von Blase, Harnröhre, Vagina, bei funktioneller subvesikaler Obstruktion, ZNS-Erkrankungen (wie Schlaganfall oder Demenz) und bei Morbus Parkinson. Bei M. Parkinson tritt die Drang-Urge-Inkontinenz ständig nachts auf und ist für den Einzelnen unerträglich, eine Besserung bewirkt Lorazepam.

Bei der Therapie der Drang-Urge-Inkontinenz ist Folgendes zu beachten: Anticholinergika kann man als Blasenrelaxantien einsetzen. Oxybutynin oder Flavoxat (beispielsweise) brauchen einige Tage bis zur Wirksamkeit. Anticholinerge Nebenwirkungen sind: Mundtrockenheit, Obstipation, Harnverhalt, kognitive Verschlechterung bis Delir. Trospium (Spasmex) ohne zentralnervöse Nebenwirkungen im Alter ist 1. Wahl. Der Einsatz von lokalen Östrogenen ist möglich. Gut sind das Beckenbodentraining bei leichter Ausprägung und guter Compliance sowie das Blasentraining. Hierbei sollte man feste Abstände ausweiten und dazu vormittags viel trinken.

Bei Dranginkontinenz ist immer der Infekt abzuklären. Es gibt einige Keime ohne Nitritentwicklung; ohne Bakteriennachweis an die Chlamydien denken! Bei sehr Alten muss das Toilettentraining mit kurzen Intervallen stattfinden, um das Einnässen zu vermeiden, bis es klappt; dann kann man eventuell die Intervalle strecken. Bei kooperativen Patienten kann man die Intervalle ausdehnen (bis 4 Stunden), um diesen unguten Reflex abzutrainieren – jeder kann sich eine Dranginkontinenz „zulegen", wenn er ständig zur Toilette geht.

Antimuskarin-Medikamente sind sehr hilfreich, etwa Oxybutynin, Trospium, Darifenacin u. a. Vorsicht wegen der anticholinergen Nebenwirkungen. Trospium ist nicht liquorgängig und deshalb zu bevorzugen.

Harnretention mit Inkontinenz: Alpha-Blocker sind nur in der Frühphase sinnvoll, z. B. Alna® oder Omnic® bei imperativem Harndrang, Pollakisurie, verzögertem Miktionsbeginn, Nykturie. Die Wirksamkeit setzt erst nach zwei Wochen ein, ein Versuch ist auch bei Frauen möglich. Katheter und interventionell bei benigner Prostatahyperplasie (BPH): Versuch mit Alphablocker und in der Langzeittherapie 5-Alpha-Reduktase-Hemmer. Auch die Kombination ist möglich.

Das Vorgehen bei der Abklärung verläuft so: Basisdiagnostik, phänomenologische Verdachtsdiagnose, selten ist im Senium eine apparativ-urologische Abklärung nötig, Therapieplan.

Bei der Basisdiagnostik ist Folgendes zu erfassen: Schwere, Dauer, Häufigkeit, Tagesrhythmik; Harnwegsinfektion (Klinik, Stix); Diabetes; neurologische Erkrankungen; Tumorleiden; Unterbauchoperationen oder Bestrahlungen; Medikation; komplette körperliche Untersuchung, inkl. rektal/vaginal (Prolaps?); Hautbeschaffenheit von Vulva-Perineum; Hustentest auf Stressinkontinenz; Nieren-Blasensonographie und Restharnbestimmung.

Die Zusatzdiagnostik umfasst, falls relevant: Miktionstagebuch (sehr differenziert, aufwendig); urologische und gynäkologische Vorstellung; Abklärung rezidivierender Infekte und intermittierender Hämaturie; Funktionsdiagnostik nach Operationen oder Bestrahlung.

Allgemeine Therapiekonzepte der Inkontinenz umfasst zunächst einmal die Antibiose bei Harnwegsinfekt. Auch Chlamydien muss man bedenken! Bei einer atrophen Kolpitis kommen lokale (oder orale) Östrogene zum Einsatz, z. B. Ovestin Vaginal-Ovula oder Estriol.

15.9 · Harninkontinenz

Oft tritt eine Besserung nach Monaten ein – dann ist auch ein Weiterführen oder auch das Pausieren denkbar. Bei einer Langzeittherapie kommt noch Gestagen hinzu (wegen der Gefahr eines Uterus-CAs).

Das Blasentraining sollte mit festen Abständen stattfinden, die zunehmend länger werden. Oder in so kurzen Intervallen, dass das Einnässen vermieden wird. Wichtig ist auch die Beckenbodengymnastik.

Bei Ödemen und Nykturie nimmt man morgens ein kurz wirksames Diuretikum. Nykturie bei Morbus Parkinson zerstört jeden Nachtschlaf, ist unerträglich und verschlechtert den Allgemeinzustand sehr. Initial ist ein kurz wirksames Schlafmittel ohne wirksame Metabolite empfehlenswert, z. B. Lorazepam. Das behebt dieses Problem oft vollständig.

Eine Dranginkontinenz ist stets zuerst mit Training und passager medikamentös zu behandeln. Möglich sind dann (offen-operativ) die suprapubische Kolposuspension und (minimal-invasiv) die Implantation eines TVT-Bandes.

Hilfsmittel sind Pessare, Vorlagen und Windeln (aufsaugend) sowie Dauerkatheter und suprapubischer Katheter (ableitend). Bedenken sollte das Team den Einsatz von Kondomurinalen. Ansonsten gelten folgende Maßnahmen bzw. Hilfsmittel: Urinflasche ans Bett, Toilettenstuhl, leicht zu öffnende Kleidung, Sehhilfen, Gehhilfen, Haltegriffe, ADL-Training. Bezüglich der Umgebungsanpassung ist Folgendes wichtig: Stuhlregulierung, geistige Anregung, körperliches Training und die Markierung des Weges zur Toilette. Eventuell muss man die Tagestrinkmenge überwiegend am Vormittag verabreichen.

Zum Blasenkatheter: 10–20 % der Patienten in der Geriatrie haben einen Dauerkatheter. Mit jedem Tag steigt das Risiko einer Infektion (auch bei der suprapubischen Ableitung). Und mit jedem Tag steigt das Risiko einer anhaltenden Inkontinenz. Ebenso steigt das Risiko einer unspezifischen Urethritis mit Vernarbungen. Einmalkatheter sind bei passageren Ereignissen vorzuziehen. Bei Männern in der Langzeitanwendung ist die suprapubische Ableitung vorzuziehen.

Eine Indikation für den Dauerkatheter besteht bei Harnverhalt (akut und chronisch) und bei Inkontinenz mit Hautschädigung. Wenn eine exakte Flüssigkeitsbilanzierung anders nicht möglich ist, ist der Dauerkatheter ebenso indiziert wie bei Schwerstkranken, bei denen kein häufiger Transfer möglich ist. Dies gilt auch bei speziellen urologischen Fragestellungen.

Kontraindikationen für einen Dauerkatheter (suprabubisch ableiten) sind: Entzündungen der Harnröhre, Harnröhrenstenosen, Prostatitis, Epididymidis, Phimose, Trauma (Risiko via falsa) und eine unklare Anatomie.

Das Vorgehen bei der Anlage: Wichtig sind hierbei Aufklärung und Information sowie der respektvolle und zugewandte Umgang. Das Lagern findet auf einer Einmalunterlage mit etwas erhöhtem Gesäß statt. Intimwäsche ist vorab gemacht worden, wie auch die Händedesinfektion. Wichtig: Sterile Handschuhe anziehen und steril zureichen lassen.

Beim Mann ist das Vorgehen wie folgt: Zunächst muss man die Vorhaut zurückziehen, eventuell mit Kompressen, dann Glans und Meatus desinfizieren (pro Tupfer ein Wisch). Den Zusatzhandschuh lässt der Arzt sich nun abziehen, es wird reichlich Gleitmittel tief eingebracht. Den Katheter muss man steril greifen, den Penis senkrecht nach oben richten und den Dauerkatheter bis zum „Anschlag" einführen. Dann muss der Behandler den Penis fußwärts legen und vorsichtig weitermachen (sobald Urin fließt, noch mindestens 5 cm weiter).

Bei der Frau erfolgt die Behandlung so: Man benutzt ein Schlitztuch, spreizt die Labien und reinigt von der Symphyse zum Anus, ein Wisch pro Tupfer. Die Labien muss man gespreizt halten, sich den Zusatzhandschuh abziehen lassen und den Katheter steril einführen (sobald Urin kommt, mindestens 5 cm weiter). Das Blocken geschieht mit einem Aqua-Glycerol-Gemisch.

Der Umgang mit dem Blasenkatheter verläuft wie folgt: Es muss ausreichend Flüssigkeit für einen Durchfluss (über 1,5 l/d) vorhanden sein. Man darf nicht längerfristig abklemmen, nur ganz kurzzeitig, dabei muss man das Abstöpseln vermeiden (eigentlich möglichst nicht und wenn, nur ganz steril). Auch darf es keinen Urinrückfluss geben, der Beutel muss immer tief hängen. Den Beutel darf man nicht auf den Boden legen und muss den Silikonkatheter alle sechs Wochen wechseln. Wichtig ist das Vermeiden von Zug am Dauerkatheter. Auch muss der Beutel früh entleert (über 2-mal täglich) und steril vorgegangen werden. Eine tägliche gründliche Intimpflege ist vonnöten. Der Katheter muss gereinigt werden, bei Frau erfolgt die Intimpflege nach jeder Stuhlentleerung. Beim Mann sind Paraphimosen zu vermeiden; die Vorhaut sollte stets über der Eichel liegen.

Blut im Urin und der Dauerkatheter: Oft kommt dies auch durch Manipulation am Dauerkatheter bei Verwirrung vor, meist ist Blut im Senium und mit Dauerkatheter harmlos. Ansonsten folgt natürlich die Ursachenabklärung (Tumor, Gerinnungsstörung, Steine, Infektion). Eventuell muss ein 3-lumiger Spülkatheter angelegt werden, die Spülung erfolgt mit Blasenspüllösung (angewärmte NaCl-Lösung oder Purisole). Bei akzidenteller (= geblockter) Entfernung durch den Patienten (Delir, Demenz) mit Blutung: zur Schienung stets einen neuen Katheter legen, auch um die Blutung zu überwachen (▶ Hinweise auf Websites und Institute, unter „Harninkontinenz").

15.10 Stuhlinkontinenz

Viele alte Menschen haben keine Kontrolle über den Stuhlgang. Stuhlinkontinenz wird oft verschwiegen und beeinträchtigt die Lebensqualität sehr. Stuhlinkontinenz hat eine Prävalenz von 10 % bei den über 65-Jährigen, bis zu 30 % in Altersheimen und bei bis zu 60 % in Pflegeheimen. Ein Tabuthema mit hohen sozioökonomischen Kosten.

15.10.1 Häufige Ursachen der Inkontinenz

- **Paradoxe Diarrhoe**

Skybala oder ein Tumor reizen im Enddarm mit Kolitis bzw. Entzündung, schleimig dünner Stuhl passiert. Und dieser kann oft nicht mehr kontrolliert werden.

- **Neurogene Störung**

Eine neurogene Störung ist vor allem bei diffusen Hirnschädigungen häufig Ursache. Spinale Läsionen und Cauda-equina-Affektion kommen vor. Stuhlreservoir und Kontraktionsabläufe sind verändert, innerer und äußerer Sphinkter koordinieren nicht. Stuhl wird unbemerkt abgesetzt

- **Muskuläre Schäden**

Es bestehen ein gesenkter Beckenboden, eine klaffende Analöffnung oder traumatisch bedingte Schäden, z. B. durch komplizierte Geburten oder medizinische Eingriffe (iatrogen).

- **Chronischer Durchfall**

Reservoir, Reflexe, Kontraktionsabläufe desorganisieren sich, Folge ist die Inkontinenz.

- **Lokal**

Als lokale Ursachen sind Analfissur, Hämorrhoidalprolaps, Rektumprolaps, Rektozele, eine ausgeprägte Beckenbodenschwäche, Tumoren und Entzündungen (Crohn, Colitis) möglich.

> **Stuhlinkontinenz**
>
> — Wiederholter unkontrollierter Verlust von Stuhlinhalt (Wind, flüssig, fest) häufiger als 1-mal pro Monat
> — Passiv: ungewollt ohne Wahrnehmung
> — Drangstuhlinkontinenz: trotz des Versuchs des aktiven Zurückhaltens
> — Stuhlschmieren: Verlust von kleinen Mengen, vor allem nach Defäkation (auch unter Klasse-1-Antiarrhythmika!)

Die Gradeinteilung lautet wie folgt:
- Grad 1: unkontrollierter Abgang von Winden,
- Grad 2: auch flüssig-breiig,
- Grad 3: auch fester Stuhl wird unbemerkt abgesetzt.

Häufiges Erstsymptom ist unbemerktes Schmieren nach Defäkation.

Pathophysiologie

Eine Induktion ist möglich durch Atrophie des Beckenbodens, neurogene Störungen (gestörter Reflexbogen, inkl. Plexus sakralis), zentrale Koordinationsstörung innerer und äußerer Analsphinkter, paradoxe Diarrhoe, lokale Schäden, protrahierte Diarrhoen.

Das Rektum ist ein elastisches und aktives Reservoir mit neuronalen Rezeptoren. Der äußere Sphinkter wird reflektorisch kontrahiert (Reflexbogen), und die Entspannung führt zur Defäkation.

Folgende Störungen können vorliegen: Verlust der Reservoirfunktion, Herabsetzung der Propulsion im Rektosigmoid, Herabsetzung der Sensorik und des Reflexbogens, Degeneration des Sphinkterapparates, Funktionsverlust, Kalzifikation, Muskelreduktion, Bindegewebseinlagerung. Meistens (bei > 80 %) liegt eine Mischung aus allem vor.

Nicht überraschend ist: Obstipation und Inkontinenz treten oft gemeinsam auf. Das nötige Stuhlvolumen, um den Sphinktertonus zu triggern, wird immer höher. Das ist also ein funktioneller Missstand, der potenziell reversibel sein kann.

Zu bedenken ist: Eine massive Koprostase (induziert eine leichte Kolitis) führt zur Inkontinenz, reflektorisch und zudem mit paradoxer Diarrhoe. Selten ist dies nach Geburten, Trauma, Tumoren, Myopathien, nach Hämorrhoiden-OP, CED der Fall.

In Frage kommen auch neuronale, degenerative und kognitive Prozesse bei ZNS-Erkrankungen, Demenzen, MS, Parkinson, nach Schlaganfall und Querschnittslähmung. Hier muss man auch die Kognition und Immobilität bedenken.

- **Abklärung der Stuhlinkontinenz im Senium**

Ein umfassendes geriatrisches Assessment ist notwendig. Die Anamnese kann mitunter unergiebig sein, deshalb auch die Fremdanamnese bedenken. Rektale Untersuchung (Sensitivität, Sphinktertonus, Prolaps, Kotsteine u. a.) ist wichtig, wie auch eine Inspektion des

Analbereichs. Ganz wichtig ist die Prokto-Rektoskopie. Einmal sollte eine Koloskopie stattfinden, zumindest eine Sigmoidoskopie. Defäkografie und Sphinktermanometrie sind meist nicht zielführend in der Geriatrie.

- **Konservative Therapie**

Das Abführen in den frühen Morgenstunden nach dem Frühstück reicht oft für den ganzen Tag, zumindest bis zum Abend. Das kann eventuell in Kombination mit einem Analtampon geschehen. Ernährung, die zu geformten Stuhl führt, besteht u. a. aus Reis, Ballaststoffen und Flüssigkeit. Kaffee, und Süßigkeiten sollte man weglassen und Unverträglichkeiten (Milch?) bedenken. Hier hilft auch passager Loperamid plus (einschleichend) Ballaststoffe, um einen geformten Stuhl zu bekommen.

Gut sind Beckenbodentraining plus Training allgemein, Biofeedbacktraining, anale Elektrostimulation und elektrische passive Anal-Stimulation. In Erprobung sind lokale Alphamimetika, Silikon-Injektionen in den Sphinkter, operative Verfahren sowie sakrale Nervenstimulation. Es kann selten auch mal ein Kolostoma zu erwägen sein. Wichtig ist in jedem Fall, die Haut des Afters zu schützen, u. a. mit Linola-Fett®. Amitryptilin senkt die Stuhlfrequenz, Valproin steigert den Sphinkterdruck.

- **Inkontinenz und Hilfsmittel**

Diese sind im stationären Bereich zu erproben. Die Bewährten sollen dann zu Hause eingesetzt werden. Sie sind verordenbar, wenn
- die Inkontinenz mit einem Dekubitus oder Dermatosen gepaart ist,
- Dekubitus oder Dermatosen drohen, z. B. bei schwerem Schlaganfall und Sprachstörungen,
- der Stuhlabgang unkontrolliert ist und der Patient sich nicht bemerkbar machen kann,
- nur durch den Einsatz von Inkontinenzhilfsmitteln die Teilhabe am Gesellschaftsleben möglich ist,
- dies der Überwindung oder Verminderung von Pflegebedürftigkeit dient.

Weitere Maßnahmen bestehen darin, das optimale Device zu testen, ausreichend Vorrat zu Hause zur Verfügung zu stellen und alle Entscheidungen mit dem Pflegedienst oder den Angehörigen abzusprechen (▶ Lesetipps, Weiterführende Literatur, unter „Stuhlinkontinenz").

15.11 Arzneimittel und Medikation im Alter

Über 70-Jährige nehmen im Durchschnitt mehr als sechs verschiedene Medikamente pro Tag, dies bei oft eingeschränkter Nierenfunktion und niedrigem Wassergehalt des Körpers (Verteilungsvolumen). Die Elimination über die Leber ist dann um 50 % reduziert, es bestehen eine hohe Empfindlichkeit für Nebenwirkungen (vor allem anticholinerge NW) und eine geringere therapeutische Breite. Im Rahmen eines Krankenhausaufenthaltes steigt das Risiko für ernste Komplikationen auf das 7-Fache, oft bedingt durch die Medikation. Beispielsweise die NSAR, nicht nur das Indometacin, mit Kopfschmerz, Flüssigkeitsretention, Nierenversagen, GI-Blutungen, Durchfall und Verwirrungszuständen (Delir) und einer erhöhten Rate von Tachyarrhythmien.

In Zulassungsstudien werden Medikamente und deren Interaktionen mit zwei, maximal drei Medikamenten getestet, und zwar an „relativ" Gesunden. Unsere Hochbetagten nehmen aber sehr viel mehr Medikamente zu sich, nicht selten 10–15 verschiedene, und zusätzlich oft noch viele selbst käufliche Präparate.

Bei mehr als fünf Pharmaka hat man in 10 % der Fälle relevante Nebenwirkungen, und es steigt das Risiko von Wechselwirkungen auf das 10-Fache an. 30 % der Arzneimittelnebenwirkungen beruhen auf Interaktionen, bei vier Arzneimitteln in 40 % der Fälle, bei über sieben Medikamenten schon in 75 %. Darauf beruhen 10 % der Krankenhauseinweisungen, wie Blutungen, Ulzera, Bradykardien, Hypotonien, Nierenversagen, Elektrolytstörungen. Nach der Entlassung gibt es dann immer noch 15 % der Medikationen mit dem Risiko von kritischen Wechselwirkungen. Andererseits sind 10 % der Einweisungen auf eine mangelnde Compliance zurückzuführen.

15.11.1 Prinzipien und Regeln der Arzneimitteltherapie im Alter

Wichtig ist die genaue Kenntnis der Wirkungen, Nebenwirkungen und Interaktionen. Vor allem muss man die anticholinerge Wirkung beachten Das Prinzip lautet „Start low – go slow". Weiterhin ist Beobachtung bei Neueinstellung beachtenswert, auch muss man das Körpergewicht und auch „lean body mass" bedenken sowie Abbauprodukte. Aktive Metaboliten sollten vermieden (wie bei Diazepam), Interaktionen bedacht werden (u. a. Opiate, Tranquilantien, Neuroleptika). Auch eine Polypharmazie muss man vermeiden, stattdessen öfter mal was absetzen.

Die Absprache zwischen Pflege, Angehörigen und Arzt ist wichtig. Und Nebenwirkungen muss man als solche erkennen und nicht „behandeln". Es entsteht eine veränderte Pharmakokinetik, die hepatische und renale Elimination ist vermindert, wie auch die Wasser- und Muskulaturanteile (um 40 %). Kompensatorisch kommt es zu einer Zunahme des Körperfettes um 50–100 %.

Gerade die **renale Ausscheidung** sinkt im Alter, und das ist gepaart mit einem niedrigeren Verteilungsvolumen. Das ist für sehr viele Medikamente bedeutsam, u. a. für Ampicillin, Aminoglykoside, einige Cephalosporine, Furosemid, Lithium, MTX und viele mehr. Zusätzlich hemmen die NSAR die Nierenfunktion.

Wenn in dieser Situation eine schlechte Compliance bzw. Therapietreue besteht, kann das auch mal was sehr Gutes sein. Dann sind nur wichtige Medikamente zu verordnen, und man sollte möglichst keine zu teilenden Medikamente einsetzen. Kann der Patient die Blisterpackungen öffnen?

Wichtig ist auch ein gut leserlicher Einnahmeplan. Und die Behandler müssen bei dem Patienten stets die psychische Lage, das Hören, Sehen, die Mobilität und Orientierung bedenken. Hat er Angst vor unerwünschten Nebenwirkungen? Gegebenenfalls muss man die Betreuenden mit einbeziehen, die Packungen und den Verbrauch im Verlauf kontrollieren sowie den Plan und die Indikation regelmäßig prüfen.

Selbst gekaufte Präparate sind nicht ohne Nebenwirkungen. NSAR schädigen Niere, Magen und Herz mit dem Risiko von Nierenversagen, Arrhythmien, oder GI-Blutungen. Ginko und Tai-Ginseng heben das Risiko von Hirnblutungen unter ASS. Viele andere interferieren mit der Resorption, Verstoffwechslung und Ausscheidung anderer Präparate.

Ganz unabhängig sinkt die Bereitschaft zur Einnahme, sie wird unregelmäßig, und die Gefahr von Verwechslungen steigt. Ab dem dritten Medikament sinkt die Compliance erheblich. (So war beispielsweise bei intelligenten Bürgern die ambulante Tuberkulosetherapie ohne Überwachung nicht möglich.)

Häufigste UAW im Alter sind Synkopen auf Diuretika, Antihypertensiva, Psychopharmaka sowie Verwirrung und Stürze auf Benzodiazepine, trizyklische Antidepressiva, Neuroleptika, Parkinsonmittel, Antihypertensiva, auch mal auf Sulfonylharnstoffe. Oft nicht bedacht wird, dass Antihypertensiva ihre Wirkung erst nach 2–3 Wochen entfalten. Das heißt: Einer guten Einstellung im Krankenhaus kann ambulant eine schwere Hypotonie folgen.

Möglich ist auch eine Bradykardie auf Amiodaron, Betablocker, Digitalis, Cholinesterasehemmer. Digitalis darf man nur ganz einschleichend und niedrig dosiert verabreichen. Die meisten UAW führen im Alter zu ganz unspezifischen Symptomen, wie Verwirrung, Apathie, Ohnmacht, Stürze, Inkontinenz.

Paradoxe Wirkungen im Alter:
- erregende, enthemmende, halluzinatorische Wirkung von Sedativa, Neuroleptika, Opiate,
- Schlafinduktion nach Koffein,
- erhebliche Verstärkung der Wirkung von Benzodiazepinen mit langer Latenz, ebenso für Cumarinderivate (Übelkeit, appetitlos),
- Wahn, Angst, Delir auf L-Dopa; zunehmende Nebenwirkung und verminderte Wirkung von L-Dopa bei Verlust dopaminerger Neuronen bei höherer Verfügbarkeit (langsamere MD-Passage im Alter),
- vermindertes Ansprechen auf Betablocker und gleichzeitig erhöhte Nebenwirkungen bei Abnahme der Rezeptorendichte (Selbiges gilt für Betamimetika).

Auslöser von Verwirrungszuständen sind
- Tranquillantien, Opiate, Alkohol, Sedativa, Neuroleptika, trizyklische Antidepressiva, SSRI,
- Entzugssysmptomatik (vor allem Alkohol und Benzodiazepine),
- überdosiertes Digitalis,
- L-Dopa, Dopa-Agonisten, Bromocriptin,
- Anticholinergika,
- starke Analgetika (Pentazocin unbedingt vermeiden),
- zentrale Antihypertensiva, wie Clonidin und Methyldopa,
- nichtsteroidale Antiphlogistika (insbesondere Indometacin) und Kortikosteroide,
- sedierende Antihistaminika,
- Chinolone (vor allem das Ofloxazin).

15.11.2 Delir durch Anticholinergika

Das Risiko bei Dementen oder grenzwertig dementen Patienten steigt um das 10-Fache, vor allem wenn mehrere solcher Medikamente zusammenwirken. Stress, Schmerz, Infektionen und Belastungen wie Trauma und Operationen kommen hinzu.

Symptome des anticholinergen Syndroms
Periphere Symptome:
- Mund- und Hauttrockenheit
- Tachykardie
- Pupillendilatation bis Glaukom
- Akkomodationsstörung, Verschwommensehen, Lichtscheu
- Detrusorschwäche der Blase bis Harnverhalt
- Obstipation bis zur Darmparalyse
- Erhöhte Temperatur, verminderte Wärmetoleranz

Zentralnervöse Symptome:
- Unruhe, Erregung, Agitation, Irritabilität, Reizbarkeit
- Gestörte Aufmerksamkeit, Verwirrung und Desorientierung
- Angst und Aggression
- Halluzination
- Gedächtnisstörung
- Krämpfe
- Koma

Verwirrtheitszustände, Unruhe, Angst, Gedächtnisstörungen werden bei alten Menschen oft einfach „hingenommen". Mundtrockenheit, Tachykardie, Pupillendilatation und Akkomodationsstörungen, Glaukomanfall, Harnverhalt sind oft nicht führend oder werden dann einer Demenz mit Delir und den vegetativen Folgen zugeschrieben. Statt die Medikation zu reduzieren wird sie dann eher noch um ein Sedativum oder Neuroleptikum erweitert.

Nebenwirkungen nehmen zu, und Gegenregulationsmechanismen werden schwächer, z. B. die anticholinergen Nebenwirkungen vieler Medikamente (Spasmolytika, trizyklische Antidepressiva u. a.), eine starke Dämpfung auf Opiate und Sedativa, renale und gastrale Nebenwirkungen von NSA und Coxibe, Elektrolytentgleisung und Volumenmangel auf Laxantien und Diuretika, Arrhythmien auf Digitalis sowie Hypoglykämien auf Antidiabetika. Die Kompensationsreserven sind im Alter vermindert, sodass man vorsichtig titrieren und beobachten muss. Unter anderem ist auch wichtig, dass Antihypertensiva ihre volle Wirkung erst nach drei Wochen entfalten. Das wirkt sich auch für häufige Kombinationen aus. Kortison plus NSA führen oft zu GI-Blutungen; Sulfonamide und Cumarin führen zu einer gegenseitigen Wirkungsverstärkung; ACE-Hemmer plus Kalium führen zur Hyperkaliämie; Statine und Makrolide können zur Rhabdomyolyse führen.

Hier anzumerken ist das sehr seltene Serotonin-Syndrom, meist ausgelöst durch SSRI mit Übelkeit, Fieber, Erregung, Zittern, Krämpfen. Es ist sehr selten, kann aber lebensbedrohlich sein. Es kann zu einer Serotoninüberladung kommen, und zwar bei Abbaustörungen und Kombinationen, wie z. B. SSRI, MAO-Hemmer (bei Morbus Parkinson) plus Linezolid wegen MRSA, vielleicht noch ein Makrolid und dann noch das Trinken von Grapefruitsaft.

15.11.3 Auslöser eines anticholinergen Syndroms

Oft übersehen oder nicht bedacht wird die kumulative Wirkung bei der Einnahme mehrerer Medikamente:
- Spasmolytika: Atropin, Scopolamin
- TAD: Amitryptylin, Imipramin, Doxepin, Trimipramin, Maprotilin, Clomipramin, Lithium (SSRI können das seltene Antiserotoninsyndrom triggern)
- Antiemetika: Meclozin, Scopolamin, Promethazin, unselektive Antihistaminika gegen Schwindel und Übelkeit
- Ältere Antihistaminika: Promethazin, Diphenhydramin, Chlorphenamin, Clemastin, Dexchlorpheniramin, Hydroxyzin
- Parkinson-Medikation: Biperiden, Trihexyphenidyl, Procyclidin, in geringerem Ausmaß auch das L-Dopa
- Analgetika: vor allem das Pethidin, Tramadoide, in geringerem Ausmaß Opiate (besser ein niedrig dosiertes Opiat als ein hoch dosiertes Tramadol!)
- NSAR: vor allem Indometacin und Diclofenac
- Antiarrhythmika
- Furosemid
- Kortikosteroide: euphorisierende und dysphorische Wirkung
- Digitalis: deshalb nur einschleichend und in niedriger Dosis
- Theophyllin: Agitation, Nervosität
- Gyrasehemmer. vor allem das Ofloxacin
- Antipsychotika: vor allem alte Neuroleptika, wie Olanzapin, Chlorprothixen, Zuclopenthixil; aber auch die modernen, wie Chlorpromazin, Thioridazin, Fluphenazin, Perazin, Pormethazin, Melperon (relativ wenig), Clozapin, Quetiapin

15.11.4 Das CYP-450-3A4-System der Leber

Vor allem Cytochrom-P-450 baut viele Medikamente ab und wird durch viele gehemmt oder seltener induziert. Amiodaron hemmt u. a. hierüber den Abbau von Betablockern, Cholinesterasehemmern, Makroliden und Statinen. Die zusätzliche Gabe von Statinen, Makroliden, Fibraten und Grapefruitsaft kann bis zur Rhabdomyolyse führen.

Inhibitoren von CYP-450 sind Amiodaron, Antimykotika, Makrolide, Propofol, Verapamil, Diltiazem.

Induktoren von CYP-450 sind Johanniskraut, Rifampicin und Analoga, Glukokortikoide, Phenytoin, Glitazone, Carbamazepin.

Substrate des CYP-450 sind Coumarine, Theophyllin, Amlodipin, Nifedipin, Midazolam, Diazepam, Mirtazapin, Opiate, Östrogene, PPI, NSAR, Statine, Digitalis u. a.

8 % der Bevölkerung haben kein funktionsfähiges Cyt-450-2D6 und bauen Betablocker, TAD und Neuroleptika ganz schlecht ab.

15.11.5 Andere wichtige Mechanismen

- Verdrängung aus der Eiweißbindung: L-Dopa und Nahrung, vor allem mit Proteinen, deshalb 45 min vor einem Essen mit Proteinen einnehmen
- PPI heben den Magen-pH, Eisen und B-12 werden kaum noch resorbiert
- Komplexbildung Milch-Kalzium und Tetrazykline und Gyrasehemmer
- Biphosphonate und L-Thyroxin nüchtern einnehmen, sonst entstehen keine Wirkspiegel
- Bindung an Ballaststoffe von Digoxin, L-Thyroxin, Metformin, Penicillin
- Komplexbildung mit Nahrungseiweiß auch bei Kumarinen

ASS/NSAR hemmen die RR-senkende Wirkung der ACE-Hemmer und auch von Diuretika und Betablockern. NSAR senken die Nierenfunktion, steigern das Blutungsrisiko unter Kumarinen um das 10- bis 15-Fache. NSAR plus ACE-Hemmer plus Spironolacton führen zur Nierenschwächung, Hyperkaliämie, aber auch zur Hyponatriämie.

PPI hemmen die Leber, die Spiegel von Kumarinen, Benzodiazepinen und auch von einigen Antidepresiva steigen. PPI hemmen die Wirkung von Clopidogrel.

SSRI steigern das Risiko einer OGIB. In Kombination SSRI mit einem NSAR steigt das Risiko um das 10-Fache.

Ibuprofen verdrängt oder verhindert die Bindung von ASS an die Thrombozyten. Unter dieser Konstellation steigt die Mortalität (mit anderen NSAR wohl nicht so ausgeprägt).

Das Serotoninsyndrom wird z. B. durch die Kombination SSRI mit Linezolid getriggert. Man denke auch an Lithium, TAD, Erythromycin, MAO-Hemmer, Grapefruitsaft, Triptane, Pethidin, Tramal, Johanniskraut, Valproin, Antiemetika, Amphetamine, u. a. Es ist ein Delir mit massiver hyperaktiver vegetativer Reaktion und Myoklonien.

Die Sexualfunktion wird durch viele unterschiedlich beeinflusst: SSRI, Betablocker, Antipsychotika, Kalziumantagonisten, Anticholinergika.

Levodopa wird im Alter bis zu 3-mal besser resorbiert, wegen der längeren Magen-Darm-Passage und der sinkenden Decarboxylase-Aktivität im Alter.

Clozapin ist das am stärksten anticholinerg wirkende Neuroleptikum. Atypische Neuroleptika verlängern die QT-Zeit und induzieren dadurch Arrhythmien. Am wenigsten gefährlich sind Risperidon, Olanzapin und Quetiapin.

Beispiel
Ein agitiertes Delir entwickelte sich bei Demenz unter Memantine und Neuroleptika. Memantine ist antriebssteigernd und kann den Abbau von Neuroleptika hemmen. Nachdem beides abgesetzt war, klang das hyperaktive Delir ab.

Beispiel
Eine Demenz mit psychotischen Symptomen wird erfolgreich bzw. stabil mit Donepezil und Risperidon „eingestellt". Unter Zugabe eines Spasmolytikums vom Urologen wird dies wesentlich schlechter. Die anticholinerge Wirkung führt zur raschen Verschlechterung mit schlechterer Kognition und Aktivierung der Psychose.

15.11.6 PIM (potenziell inadäquate Medikation im Alter): die Priscus-Liste

83 Arzneistoffe sind ungeeignet, 46 sind noch nicht sicher beurteilt, z. B. schnell freigesetztes Nifedipin und Prasugrel (◘ Tab. 15.8).

◘ Tab. 15.8 Potenziell inadäquate Medikationen im Alter

NSAID	NW: GI-Blutung, Niere, Herz, zentralnervös, Blutdruck Insbesondere Indometacin out Alternative sind Novalgin, Tramadol niedrig dosiert, Paracetamol oder auch mal nur kurz Ibuprofen Maßnahmen: allenfalls ganz kurz, im Alter mit PPI, Nierenwertkontrollen
Pethidin	NW: Stürze und Verwirrung
Flecainid	NW: Schwindel, Kognition, Blutdruck u. a.
Sotalol	NW: Proarrhythmogen, vor allem bei Kalium-Magnesiummangel Alternativen: Betablocker, Amiodaron, Propafenon
Digoxin	NW: Hohe Empfindlichkeit im Alter, vor allem Frauen Maßnahmen: Nierenfunktion beachten, ganz langsam und niedrig dosiert, mittlere Dosis reicht, hochnormale Kaliumspiegel anstreben
Nitrofurantoin	NW: ganz ungünstig im Alter (PNP, Leber, Lunge, Allergien)
Antihistaminika	NW: anticholinerg Maßnahmen: nichtsedierende AH verwenden, wie Loratidin
Spasmolytika	NW: anticholinerg Maßnahmen: Trospium, Beckenbodengymnastik
Prasugrel	NW: ungünstig Maßnahme: Clopidogrel
TAD (Doxepin)	NW: anticholinerg, Sturzrisiko Maßnahmen: SSRI
MAO-Hemmer	NW: Blutdruck-Krisen
Dimenhydrinat	NW: anticholinerg
Clonidin	NW: Sedierung, verschlechterte Kognition
Alphablocker	NW: Harninkontinenz, Benommenheit, Mundtrockenheit
Klassische, wie Haldol > 2 mg/d	NW: anticholinerg, extrapyramidal, Sturzgefahr Maßnahmen: atypische NL wie Risperidon nehmen, Anwendung nur kurz
Olanzapin und Clozapin (atypische NL)	NW: Clozapin mit Agranulozytose und anticholinerg; Olanzapin: hohe Sterblichkeit, auch erhöhte Insultrate
Muskelrelaxantien	NW: Tetrazepan und Baclofen mit Amnesie, Verwirrung, Sturz
Benzodiazepine	NW: Sturz, Reaktion, paradoxe Reaktion/Enthemmung, Kognition, Depression Maßnahmen: Mirtazapin, Melperon, Pipamperon
Kurz wirksame Benzodiazepine	NW: Sturz, Reaktion, paradox Reaktion/Enthemmung, Kognition, Depression Maßnahmen: Lorazepam < 2 mg/d, z. B. 0,5 mg zur Nacht und Oxazepam < 60 mg/d

Vollkommen ungeeignet für den Einsatz bei älteren Menschen sind Methyldopa, Reserpin, kurz wirksames Nifedipin, Ergotaminderivate, Paraffin (mit Aspirationsrisiko). Sehr wichtig und beachtenswert sind die Interaktionen von Medikamenten.

Wichtige Medikamenteninteraktionen
- Carbamazepin, Rifampicin: Induktion hepatischer Elimination
- Makrolide, Antimykotika, Grapefruitsaft: Hemmung hepatischer Elimination
- NASR: mit Prednisolon Magenblutungen
- Cumarine: mit ASS und Sulfonamiden erhöhte Blutungsgefahr
- Kalium: ACE-Hemmer, AT-Blocker, Aldosteronantagonisten mit Hyperkaliämie
- Statine: mit Makroliden, Fibraten, Ciclosporin, Grapefruit Rhabdomyloyse
- Nitrate: mit anderen Antihypertensiva RR-Abfall bei mangelnder Autoregulation

15.11.7 Schlafmittel, Hypnotika bei Schlafstörungen für alte Menschen

Die Kombination von Hypnotika, Tranquillantien bzw. Benzodiazepinen bewirkt möglicherweise:
- Kumulation, Verwirrtheit, Sturzneigung;
- Abhängigkeit, Toleranzentwicklung, Wirkungsverlust;
- zerstörte Schlafstruktur (REM und Tiefschlaf);
- Sucht und Entzugssymptomatik.

Triazolam mit sehr kurzer HWZ löst Verwirrungen aus. Mittellange BZD ohne Metaboliten, wie Lormetazepam, sind passager geeignet. Diazepam mit aktiven Metaboliten ist ungeeignet. Hoch dosiertes Oxazepam kumuliert. Flunitrazepam und Chlorazepat sind gänzlich ungeeignet.

Zudem ist bei älteren Menschen das Anfluten verlangsamt, aber auch die Abklingphase ist sehr lange. Es droht Verwirrung mit Sturz- und Unfallgefahr. Paradoxe Erregungszustände durch Enthemmung sind möglich. In Kombination mit Opiaten sind BZD atemdepressiv. Eine physische und psychische Abhängigkeit droht. Zolpidem und Zopiclon sind diesbezüglich günstiger. Baldrian-Hopfen-Extrakte müssen ausreichend hoch dosiert sein.

Alternativ sollte man den Tagesablauf aktiv gestalten und weniger Nachtschlaf akzeptieren. Auch kann man Koffein vor dem Schlafen versuchen (aber: Koffeinismus bedenken) und ein somnologisches Konsil und ein Schlaflabor bedenken. Nur kurz (1–3 Tage lang) sollte man Zopiclon, Zolpidem oder Baldrian (adäquate Dosis) geben. Besteht die Indikation für eine Schmerztherapie?

15.11.8 Antidepressiva in der Geriatrie

Ab dem 65. Lebensjahr findet man bei etwa 30 % Depressionen. Wahrscheinlich wird das zu wenig beachtet und therapiert. Die Depression nimmt zu mit der Zahl der chronischen Erkrankungen. Trizyklische Antidepressiva sind im Alter obsolet. Johanniskraut hat Nebenwirkungen (Photosensibilisierung, Induktion von Leberenzymen und multiplen Arzneimittel-Interaktionen), hier besteht kein gesicherter Nutzen – das Mittel gilt heute als ungeeignet.

SSRI ist das Therapiemittel der Wahl: Citalopram und Mirtazapin hemmen die Leberenzyme am wenigsten. Die Antriebssteigerung findet früher statt als die antidepressive Wirkung (Cave: Suizidalität). Die volle antidepressive Wirkung zeigt sich „erst" nach Wochen, aber eine erste Wirkung ist schon nach zwei Tagen möglich. Übelkeit, Erbrechen und Gewichtsverlust sind Nebenwirkungen, die SSRI wirken auf die Libido sehr hemmend. Wir sehen auch eine CYP-450-Hemmung sowie verminderte hepatische Eliminationen anderer Medikamente.

Cave: Kombination mit Makroliden, Grapefruitsaft, Diazepam, Cumarin, Digitoxin. Citalopram ist auch diesbezüglich am günstigsten.

15.11.9 Neuroleptikagabe (NL) bei älteren Patienten

10–60 % der Patienten in Pflegeheimen leben mit psychotischen Symptomen. Bei den in eigener Wohnung Lebenden sind es „nur" 5 %. Eine Schizophrenie ist extrem selten (< 1 %). Oft handelt es sich um eine Verwirrung bei vorbestehender Demenz oder Morbus Parkinson. Haloperidol wirkt vor allem bei produktiven Symptomen. Alte Menschen sind sehr anfällig für extrapyramidale NW und tardive Dyskinesien. Risperidon hat ein günstigeres Profil als Haldol. Beachten muss man die anticholinerge Wirkung aller Neuroleptika. Negativsymptome sind im Alter oft führend, hier wirken moderne Substanzen gut – ebenso das Clozapin, hier besteht aber ein hohes Risiko der Neutropenie.

NL sind assoziiert mit einer erhöhten Mortalität, es muss also eine kritische Indikationsstellung erfolgen. Bei Morbus Parkinson kann die Reduktion des L-Dopa und der Agonisten sehr helfen. Bei der Lewy-Körper-Demenz führen Neuroleptika zur akuten Verschlechterung.

15.11.10 Wahn im Alter

Der Begriff „Wahn" meint im Alter eine aus krankhafter Ursache entstehende, irrige, gegenwärtig nicht korrigierbare Überzeugung von unmittelbarer Gewissheit. Meist ist er assoziiert mit Demenz oder Morbus Parkinson. Bei fortgeschrittenem Morbus Parkinson sind wahnhafte Vorstellungen eine häufige Nebenwirkung von L-Dopa oder den Agonisten.

Die Schizophrenie selbst ist im Alter selten. Sie offenbart sich über Verfolgungswahn, Beeinträchtigungswahn, religiösen Wahn und Größenwahn.

Wahn bei Manie ist im Alter auch sehr selten. Er zeigt sich über Größenwahn, Liebeswahn und religiösen Wahn.

Depressive Wahnthemen sind hypochondrischer Wahn, Verarmungswahn, Schuld- und Versündigungswahn sowie nihilistischer Wahn.

Zusätzlich kennen wir den Querulantenwahn im Alter, den Wahn, in tiefster Überzeugung gegen „alle" zu sein, und auch „den Schrei nach Liebe". Eifersuchtswahn kommt oft bei Alkoholikern vor. Auch gibt es eine wahnhafte Eigenbeziehung mit abnormen Interpretationen.

Bei Weglauftendenz, also einer Form der wahnhaften Agitation bei vaskulärer und Alzheimer-Demenz, hat sich das Tiaprid bewährt. Man sollte es langsam einschleichen (wie immer), mit einer initialen Dosis von 2 × 25 mg bis 2 × 100 mg.

Tab. 15.9 Nichtkognitive Veränderungen bei Demenz, Alternativen zu Antipsychotika, abhängig von der Symptomatik und der Art der Demenz

	Affektiv	Paranoid-halluzinatorisch	Agitation	Apathie
Alzheimer-Demenz	Citalopram, Mirtazapin	Cholinesterasehemmer	Mirtazapin, Tiaprid	Citalopram, Cholinesterasehemmer
Vaskuläre Demenz	Idem	Idem	Idem	Citalopram
Lewy-Körper-Demenz	Idem	Idem	Mirtazapin	Citalopram, Cholinesterasehemmer
Parkinson-Demenz	Idem	Rivastigmin		Citalopram, Rivastigmin
Fronto-temporale Demenz	Trazodon, Paroxetin		Trazodon, Tiaprid	Selegelin, Moclobemid, Piracetam

15.11.11 Morbus Parkinson

Bei alten Menschen bevorzugt man L-Dopa, hier zeigt sich der beste Nutzen mit den wenigsten Nebenwirkungen. L-Dopa hat mit zunehmendem Alter eine höhere Bioverfügbarkeit bei langsamerer MD-Passage, besserer Resorption, geringerer Inaktivierung und geringerer Elimination.

Bei fortgeschrittenem Morbus Parkinson können alle Parkinsonmedikamente zu Psychosen, Halluzination, Albträumen und Verwirrung führen. Eine Dosisanpassung, also Reduktion, ist dann oft nötig, möglich und sinnvoll. Biperiden ist gänzlich ungeeignet; es ist sehr anticholinerg, mit der Folge massiver Verwirrung.

15.11.12 Demenz

Cholinerg wirksame Antidementiva setzt man ein bei leichter bis mittelgradiger Demenz (Galantamin-Reminyl®, Donepezil-Arizept®, Rivastigmin-Exelon®). Bei Lewy-Körper-Demenz ist die Wirkung sogar sehr gut. Zugelassen sind sie auch bei Alzheimer-Demenz und gemischt-vaskulärer Alzheimer-Demenz. Memantin (Axura®) ist bei mittlerer und schwerer Demenz zugelassen.

Rivastigmin wird als einziges Medikament CYT-450-unabhängig verstoffwechselt. Absolute Kontraindikationen sind AV-Block 2° und 3°, bei AVB-1° EKG-Kontrollen. Memantin wird fast nur renal eliminiert, es senkt die Krampfschwelle. Dopa-Agonisten, insbesondere Amantadin, verstärken die Wirkung.

15.11.13 Hypertonie und Antihypertonika

Grundsätzlich geeignet sind ACE-Hemmer, Betablocker, Diuretika, moderne Kalziumantagonisten, und AT-Blocker. Primär wählt man nicht mehr Thiazide, eher lange wirksame Kalziumantagonisten. Betablocker werden eingesetzt nach Infarkt und bei Arrhythmien, am besten moderne, wie das Nebivolol. Man kann sie auch ganz niedrig dosiert einschleichend bei Herzinsuffizienz verabreichen, z. B. bei Herzinsuffizienz (Metoprolol 2 × 12,5 oder Nebivolol 1 × 1,25). Propranolol (Nischenindikation für essenziellen Tremor und Ösophagusvarizen) und Atenolol sind für die antihypertensive Therapie obsolet.

ACE-Hemmer werden eingesetzt bei Herzinsuffizienz, Diabetes, Herz- oder Nierenaffektion (initial kurz wirksame, etwa Captopril). Gerade bei vorbestehender Niereninsuffizienz muss man die Medikamente langsam einschleichen. Thiazide retinieren Kalzium und beugen der Schenkelhalsfraktur vor, führen aber sehr oft in eine Hyponatriämie, in Kombination mit einem Schleifendiuretikum (sequenzielle Nephronblockade – nur kurzfristig!) in eine Hypokaliämie.

Ab einem Alter von 80 Jahren wird durch eine Blutdrucksenkung die Morbidität gesenkt, aber die Mortalität nicht mehr beeinflusst – eine zu starke Absenkung ist also zu vermeiden.

 Cave
Es treten mangelnde zentrale Autoregulation und orthostatische Hypotonie unter Diuretika auf.

15.11.14 Antiarrhythmika vermeiden

Primär muss die Suche nach Auslösern von Arrhythmien sein. Suchen muss man bei Betamimetika, Theophyllin, Dopamin und SD-Hormonen. Auch Hustensäfte enthalten Betamimetika. Anticholinergika und eine Digitalis-Überdosierung kommen ebenso in Frage wie Volumenmangel und Diuretika, Antiarrhythmika, Kalium-Magnesium-Mangel.

Primär ist das Vermeiden von QT-Verlängerungen (Haloperidol, Makrolide, Moxifloxazin, Ofloxazin, Chinidinartige, Antihistaminika, Thioridazin [Melleril]) und von mechanischen Auslösern, zu denen die Völlerei allgemein zählt und insbesondere spätabendliches Essen sowie die Einnahme refluxbegünstigender Getränke (Weißbier, Wein, Kaffee, Schwarztee, Cola u. a.).

15.11.15 Herzinsuffizienz-Medikation

Mit Diuretika muss man langsam ausschwemmen (maximal 500 ml/d), das insuffiziente Herz braucht Vorlast (Frank-Starling). 500 ml/d sollten nicht überschritten werden, es sei denn, der Patient ist akut bedroht. Diuretika sind zu steuern nach Körpergewicht und Ödemen. Unter Diuretika muss eine gewisse Vorlast bestehen bleiben, also eine leichte Retention. Ganz leichte periphere Ödeme sind erwünscht, man sollte sie nicht austrocknen. Den Verlauf muss man nach Körpergewicht titrieren (keine starren Dosen) und den Kalium- und Natriumspiegel bedenken.

Bezüglich der ACE-Hemmer sollte man vorliegender Niereninsuffizienz initial kurz wirksame ACE-Hemmer einschleichen (Captopril 3-mal/d). Das Einschleichen funktioniert mit kurz wirksamen ACE-Hemmern unter Kontrolle von Kreatinin.

In Bezug auf Betablocker gibt es ein unvorhersehbares Ansprechen bei älteren Menschen (s. Leitlinien). Initial sollte man daher extrem niedrig dosieren und die Dosis langsam steigern.

Digitalis ist indiziert (nach WHO) ab einer NYHA-III-Herzinsuffizienz, auch bei Sinusrhythmus, insbesondere bei tachykard übergeleitetem Vorhofflimmern. Digoxin ist besser steuerbar, eine Dosisanpassung muss bei Niereninsuffizienz erfolgen. In jedem Fall muss man Digoxin einschleichen, die sehr lange Halbwertszeit des hepatisch abgebauten Digitoxins ist bei Intoxikationen oft problematisch. Gerade bei Frauen sind niedrige Dosen und niedrige Spiegel wichtig. Man sollte auch die inotrope Wirkung, die auch weit unterhalb des therapeutischen Bereichs liegen kann, beachten, ebenso Kalium und Magnesium, das unter Digitalis initial abfällt.

NW sind: Inappetenz, Verwirrtheit, Depression. Dosierungen und Spiegel sind deshalb niedrig zu halten, vor allem in Kombination mit Betablockern.

15.11.16 Hyperkaliämie

Kritische Medikamente sind ACE-Hemmer/Sartane plus kaliumsparende Diuretika (Eplerenon, Spironolacton). Gerade bei Diabetes, eingeschränkter Nierenfunktion oder zusätzlichen NSAR steigt das Risiko der Hyperkaliämie rasch an. Die Einweisungsrate wegen einer Hyperkaliämie stieg – bedingt durch ACE-Hemmer, Sartane und NSAR – in den letzten zehn Jahren um das 5-Fache.

15.11.17 Medikamenteninduzierte Hyponatriämie – Vasopressinanstieg – SIADH

Hier bedenkt man Carbamazepin und alle Antidepressiva. Auch Diuretika kommen in Frage, vor allem die Thiazide, Amilorid-Triamteren, Azetazolamid. Möglich sind auch RAAS-Hemmer (ACE-Hemmer und Sartane, Aldosteronantagonisten und Heparine) sowie Antiarrhythmika, Antikonvulsiva, Antipsychotika, Neuroleptika, Benzodiazepine, MAO-Hemmer, NSAR und Opioide, Nikotin, PPI, Zytostatika und Sulfonylharnstoffe.

15.11.18 Hyponatriämie

Gerade bei Betagten ist die Hyponatriämie assoziiert mit Schwäche, Krampf- und Sturzneigung sowie Verwirrung (eine der häufigsten – gut behandelbaren – Delir-Ursachen). Gerade Thiazide, gepaart mit Abführmitteln, können zu schweren Hyponatriämien führen.

15.11.19 Antibiotikatherapie

Sie ist bei alten Menschen sehr häufig nötig. Meist betroffen sind die Atemwege, die Lunge und Weichteile. Häufig sind zudem Harnwegsinfekte.

- ❶ **Nephrotoxische Substanzen wie Aminoglykoside**
- ❶ **Chinolone bezüglich Nieren (Chelate in den Tubuli), Kognition (Verwirrung, Depression), Arrhythmien**
- ❶ **Sulfonamide plus Cumarine oder orale Antidiabetika (Sulfonylharnstoffe)**

Sehr häufig kommt es unter Antibiose zu Kolitiden und Clostridienbefall, vor allem mit PPI. (Anmerkung: Bei Aufnahme im Krankenhaus sind 5 % kolonisiert, bei Entlassung 40 %.) Eine Prophylaxe ist anzuraten mit jogurtreicher Kost (ein weißer Jogurt pro Tag). Auch Perenterol® schützt.

15.12 Endokrinologie im Alter

15.12.1 Hypothyreose

TSH gehört ins Aufnahme-Labor jedes geriatrischen Patienten. Über dem 60. Lebensjahr findet man bei ca. 2 % der Menschen manifeste Hypothyreosen, und etwa 10 % der sehr betagten Menschen leiden an latenten Hypothyreosen. Meist ist es eine Hashimoto-Thyreoditis, nach langem Verlauf gibt es keinen Antikörpernachweis mehr. Im Alter ist die Erkrankung oligosymptomatisch, meist treten „nur" Müdigkeit und Schwäche auf. Bei vorliegender Depression und kognitivem Abbau muss man an die Hypothyreose denken (wichtigste behandelbare Ursache). Einziges Symptom kann auch mal eine Psychose sein. Unspezifisch sind auch Gewichtszunahme, Ödeme, Obstipation, trockene Haut, Kälteintoleranz, Haarverlust. MAK ist bei einem Drittel der Hashimoto-Thyreotiden im Alter negativ. Die Hypothyreose sieht man auch im Zustand nach einer Schilddrüsen-Operation und bei unzuverlässiger Medikamenteneinnahme.

Die Therapie ist ganz langsam einschleichend mit initial 12,5 μg, max. 25 μg L-Thyroxin (Steigerung alle 2–4 Wochen). L-Thyrox hat eine Halbwertszeit von 2–3 Wochen. TSH ist als Verlaufsparameter ungeeignet, „hängt zu lange nach", gut ist fT4 als Verlaufsparameter für die initiale Steuerung und Dosisfindung. Die latente Hypothyreose soll man nur bei Symptomen behandeln, z. B. bei adynamen Patienten (vorsichtiger Therapieversuch nach Verlauf und Befinden). Allerdings verzögert eine Substitution den weiteren Progress einer Hashimoto-Thyreoditis. Ein Therapieversuch, z. B. bei Adynamie, muss ganz vorsichtig einschleichend geschehen. Gesichert empfohlen ist die Substitution bei symptomlosen Patienten ab einem TSH-Wert über 10 μU/ml.

15.12.2 Hyperthyreose

Die manifeste Hyperthyreose ist heute relativ selten. Heute sieht man sie bei unter 1 % der geriatrischen Patienten, früher in Jodmangelgebieten bei bis zu 10 %. Im Alter zeigt sich eine etwas andere Symptomatik als in jungen Jahren, meist mit Gewichtsverlust, Depression, Erregung, Verwirrung, Appetitlosigkeit, Tachykardie, Vorhofflimmern.

- **Amiodaron**

Amiodaron induziert meist leichte Veränderungen der Schilddrüsenwerte, Verlaufskontrollen sind immer notwendig. Hervorgerufen werden kann auch eine Thyreoditis Typ 1 bei Struma nodosa mit jodinduzierter Hyperthyreose, dann ist die Behandlung mit Thiamazol angezeigt. Bei jodinduzierter Hyperthyreose kann eine Notfall-OP notwendig werden. Bei einer entstandenen Thyreoditis Typ 2 mit Amiodaron-induzierter Zelldestruktion ist die Behandlung mit Steroiden alternativlos.

- **Morbus Basedow**

Hier erfolgt die thyreostatische Therapie mit 50 % Remission nach einem Jahr, dann (bei Rezidiv) meist die Radiojodtherapie. Thyreostatika-Dauertherapie sollte wegen der Nebenwirkungen nur ausnahmsweise und niedrigdosiert stattfinden.

15.12 · Endokrinologie im Alter

- **Sepsis**
Oft entsteht ein TSH-Abfall bei schwerer Erkrankung, meist Sepsis. Dies ist keine Hyperthyreose! Es folgt der T3-, dann erst der der fT4-Abfall. Eine Substitution ist nicht sinnvoll, es handelt sich um einen „Schutzmechanismus" bei Aggressionsstoffwechsel.

- **Schilddrüse und Kontrastmittelgabe**
Vor KM-Gabe bei latenter Hyperthyreose Perchlorat 3 × 10 gtt, Beginn einen Tag, mindestens vier Stunden zuvor, und dann sieben Tage lang. Manche empfehlen 3 × 20 gtt Irenat. Nebenwirkungen sind Arthralgien, gastrointestinale Nebenwirkungen und Exantheme. Trotzdem gibt es hiermit noch 10 % manifeste Hyperthyreosen, die sehr dramatisch verlaufen können. Es gibt Empfehlungen bei hohem Risiko:
- SD < 10 ml: 3 × 20 gtt 14 Tage plus 1 × 20 mg Thiamazol über 7 Tage,
- SD > 10 ml: 3 × 20 gtt 14 Tage plus 3 × 20 mg Thiamazol 14 Tage und 1 × 20 weitere 7 Tage.

- **Osteoporose nach der Menopause**
Ab dem 25. Lebensjahr geht jährlich 1 % Knochenmasse verloren. Bei Frauen tritt ab der Menopause zudem die Akzelerationsphase ein. Knochenanabol sind: Testosteron, Östrogen, Gestagene, Wachstumshormon, NN-Androgene. Vitamin D wird mit zunehmenden Lebensjahren weniger resorbiert und weniger aktiviert. Auch bei eingeschränkter Nierenfunktion gibt es eine geringere Aktivierung von Vitamin D und im Alter auch weniger Sonnenlichtexposition. Ohne Vitamin D sieht man einen höheren Parathormonspiegel und eine Freisetzung von Kalzium aus dem Knochen. Schmerzhaft ist eine Osteomalazie bei schwerem Vitamin-D-Mangel. Ansonsten ist die „normale" Osteoporose meist asymptomatisch und schmerzlos. Leichte Wirbelkörpersinterungen sind mitunter asymptomatisch. Gehäuft treten Wirbelsäulen-, Schenkelhals- und pertrochantäre Frakturen auf.

Labor: BB, BSG/CRP, Kalzium, Serumphosphat, Kreatinin, El-Phorese, Alk-Phos, GGT, TSH.

Differenzialdiagnose: primärer Hyperparathyreoidismus, M. Cushing, Diabetes Typ 1, Malabsorption, Plasmozytom, Hyperthyreose. Antiepileptika hemmen nicht nur das Knochenmark, auch die Aktivierung von Vitamin D. Vitamin D und Kalzium sind „nur" die Basistherapie zur Prophylaxe, sie sind nicht ausreichend bei Manifestationen der Osteoporose und bieten keinen Schutz vor dem Knochenabbau unter Prednisolon. Vitamin D wirkt frakturprotektiv über den Muskelaufbau und die verbesserte neuromuskuläre Koordination.

Bisphosphonate gelten als Therapie der ersten Wahl, sie wirken sofort auf die Knochenmatrix, aber mit nachweisbarem Knochenaufbau erst nach mehr als sechs Monaten. Dies ist wichtig bei Prednisolon-Therapie mit initial raschem Knochenabbau (high turnover).

Therapie im Alter: Muskeltraining, Gleichgewichtstraining, Insolation (täglich mehr als 30 Minuten im Freien, Hände und Gesicht ausreichend). Eine gesunde Ernährung und der Muskelaufbau sind ganz wesentlich. Eine Kalziumsupplementierung (1500 mg/d) forciert eine AVK, 500–1000 mg in Abhängigkeit vom Serum-Ca additiv reichen also. Zudem hat die Kalziumgabe kaum einen Nutzen und geschieht besser über Milchprodukte (Vitamin D 400–800 I. E./Tag als Cholecalziferol).

Osteoporose bedeutet eine unzureichende Knochenfestigkeit, eine Verschlechterung der Mikroarchitektur sowie eine erhöhte Frakturneigung. Eine spezifische Osteoporose-Medikation wird empfohlen ab einem „erhöhten 10-Jahres-Risiko" für eine proximale Femurfraktur oder eine Wirbelkörperfraktur. Eine Osteoporoseabklärung ist indiziert bei Frauen ab dem 70. Lebensjahr, bei Männern ab dem 80. Lebensjahr und bei Frakturen ohne adäquates Trauma sowie bei vorliegenden Risikofaktoren (◘ Tab. 15.10).

Tab. 15.10 Indikation zur Abklärung (Labor, DEXA) bei einem 10-Jahres-Frakturrisiko von über 20 %

Frauen	Männer	Abklärung bei Risikofaktoren und erhöhtem Risiko RR
< 50 Jahre	< 60 Jahre	hohes RR: Wirbelkörperfrakturen, Glukokortikoidtherapie, Cushing-Syndrom, Hyperparathyreoidismus
< 60 Jahre	< 70 Jahre	mittleres RR: sonstige Frakturen, rheumatoide Arthritis, Glitazone, Antiandrogene, Aromatasehemmer bei Mamma-CA
< 70 Jahre	< 80 Jahre	schwaches RR: proximale Femurfraktur, Untergewicht, Nikotin, multiple Stürze, Immobilität, Antiepileptika, nach Gastrektomie, Diab-mell-1, Hyperthyreose, sturzbegünstigende Medikation (NL, BZD, AE), B-II-Magen
> 70 Jahre	> 80 Jahre	Abklärung bei allen

- **Knochendichtemessung**

Das DEXA-Verfahren („Dual-energy-x-ray-Absorptiometrie") misst an der Lendenwirbelsäule (am LWK-1-4), am gesamten Femur und am Schenkelhals. Der T-Wert beschreibt gut das Ausmaß der Osteoporose (◘ Tab. 15.11 und ◘ Tab. 15.12). Ebenso findet eine Abklärung von Wirbelkörperfrakturen oder Höhenminderungen auf zwei Ebenen statt. Dazu muss man auch Kyphosen und Größenabnahme bedenken.

Tab. 15.11 Labor – häufigste Konstellationen bei Osteoporose und in der Geriatrie

Kalzium	Hoch: primärer Hyperparathyreoidismus, Metastasen, paraneoplastisch
	Niedrig: Malabsorption, Eiweißmangel, Glukokortikoide
Phosphat	Hoch: bei Niereninsuffizienz und sekundärem Hyperparathyreoidismus
	Niedrig: bei Malabsorption
CRP, BSG	Chronisch entzündliche Erkrankungen als Ursache der Osteoporose
Elektrophorese	Plasmozytom
Krea und GFR	Frage Niereninsuffizienz
Alk. Phosphatase und GGT sowie Leberwerte, zur Abgrenzung Knochen- versus Leber-AP	Bei Knochen-AP Risiko der Osteomalazie, eine schmerzhafte Knochenerkrankung bei Kalzium-Vit-D-Phosphatmangel
TSH	Eine Hyperthyreose ist ein Risikofaktor für Frakturen
Testosteron	Fakultativ bei Männern, Evidenz jedoch unklar
25-Vit-D3	Eine Einzelfallentscheidung, sollte man allerdings vielleicht öfter tun
	25-Hydroxyvitamin-D3 > 20 ng/ml (> 50 nmol/l)
Hypophyse (selten)	Auch mal an einen Hyperkortisolismus denken, an einen Mangel an Wachstumshormon oder einen Testosteronmangel
Knochenumbau	Kein gesicherter Nutzen bzw. Indikation für Knochen-AP, u. a.

15.12 · Endokrinologie im Alter

Tab. 15.12 Basismaßnahmen nach der DVO-Leitlinie Osteoporose

Muskulatur, Koordination	Ernährung, Lebensstil	Medikation prüfen
Körperliche Aktivität	Kalorienzufuhr, BMI > 20	Antiepileptika
Muskelaufbau	Abklärung Kachexie	Antidepressiva nötig?
Koordination	Kalziumzufuhr 0,5–1 g/d	Sedierende Medikamente
Balance, Gleichgewicht	> 30 Minuten Sonne/d	Orthostaseauslösende Medikamente
Ab dem 70. Lebensjahr Sturzanamnese	800 IE Vit-D/d	Neuroleptika
Ursachen-Risiko-Abklärung	B-12-Folsäure beachten	Glitazone bei Frauen
Prävention	Kein Nikotin	L-Thyroxingabe
Vitamin-D-Gabe	Protonenpumpenhemmer	Glukokortikosteroide

Bei einem hohen Erkrankungsrisiko sollte man eine spezifische Medikation wählen.

Spezifische Osteoporose-Medikation bei hohem Risiko
- Bisphosphonate, wie Alendronat, Risedronat, Zoledronat, Ibandronat
- Östrogenrezeptorantagonisten wie Raloxifen
- Parathormon, osteoanabole Steigerung des Knochenanbaus
- Strontiumranelat, antiresorptiv und osteoanabol
- Vitamin D3 ist „nur" die Basis mit 800–2000 IE/d
- Vitamin D3 ist die Basis für den Kalziumeinbau, auf der z. B. Bisphosphonate wirken
- Vitamin D3 wirkt nur prophylaktisch, alleine ist es nicht osteoanabol, schützt auch nicht vor der Glukokortikoid-induzierten Osteoporose, aber verbessert die neuromuskuläre Koordination und vermindert Stürze (entsprechend 30 Minuten Sonnenexposition/Tag)
- Kalzium wurde in seiner Bedeutung überschätzt, es kann eher schädlich sein (Gefäßsklerosierung); deshalb additiv < 1,0 g/d, bevorzugt Milchprodukte
- Vitamin-B-12- und Folsäure-Spiegel korrelieren auch negativ mit dem Frakturrisiko

15.12.3 Glukokortikoidtherapie und Osteoporoseprophylaxe

Eine länger als zwei Monate dauernde Gabe und mehr als ein 7,5-mg-Predni-Äquivalent sowie ein T-Score unter −1,5 sprechen für eine Bisphosphonatprophylaxe. Aber: In der Regel sind initial wesentlich höhere Dosen notwendig, der High-turn-over beginnt sehr früh, quasi sofort: bei sehr hohen Dosen und auch bei absehbar längerer Behandlung (mehr als ein Monat) wie bei pulmonalen oder rheumatoiden Erkrankungen sollte man m. E. bereits mit Beginn der Glukokortikoidgabe auch mit der Bisphosphonattherapie beginnen.

15.13 Obstipation

Stuhlverstopfung ist ein häufiges Syndrom in der Geriatrie. Bei ca. 10 % der Patienten wird eine chronische Obstipation gefunden. Neben den Unannehmlichkeiten für den Patienten können schwerwiegende Krankheitszustände bis zum lebensgefährdenden Ileus resultieren. Weitere Komplikationen sind gastrointestinale Symptome wie Übelkeit und Erbrechen, Bauchschmerzen (kolikartig oder diffus), paradoxe Diarrhoe, delirante Zustände, die Bildung von Kotsteinen oder Darmulzera mit rektaler Blutung. Die Aktivierung des Patienten, ein spezielles Ernährungsmanagement und die Koordination mit medikamentösen Verfahren bewirken eine Verbesserung in nahezu allen Fällen.

15.14 Kognitive Störungen im Alter, Delir (Verwirrtheit)

Kognitive Störungen sind insbesondere bei älteren Patienten weit verbreitet und haben deshalb für die Geriatrie eine überragende Bedeutung. Eine ätiologische Klärung mit Nennung der Diagnose ist in jedem einzelnen Fall erforderlich, weil je nach Krankheitsbild (Demenz, Delir, neuropsychologische Störung, Depression, kognitive Störung aufgrund einer anderen Erkrankung) vollkommen verschiedene Strategien erforderlich sind. In nahezu allen Fällen ist bei exakter Diagnosestellung eine Verbesserung der Lebensqualität zu erreichen.

Zu den Krankheitsbildern Delir und Demenz sind im ▶ Kap. 16 nähere Ausführungen gemacht.

15.15 Schlafstörung im Alter

Mit ansteigendem Alter nimmt die Häufigkeit von Schlafstörungen zu. Das physiologische Schlafprofil ändert sich, aber auch andere Einflüsse (beispielsweise Nykturie, Senkung der akustischen Weckschwelle) tragen zu dieser Entwicklung bei. Hinzu kommen die Auswirkungen von Krankheiten wie Schlaf-Apnoe-Syndrom, Morbus Parkinson oder Demenz. Unerwünschte Wirkungen von Medikamenten sind eine weitere häufige Ursache. Viele Patienten empfinden Schlafstörungen als wesentliche Einschränkung ihrer Lebensqualität. Die Therapie muss grundsätzlich im Kontext des ganzheitlichen Gesundheitsmanagements erfolgen und umfasst vor allem Maßnahmen der Tagesstrukturierung, aber auch die Überprüfung der Medikation. Gelegentlich wird der Einsatz von Medikamenten erforderlich, wobei aber auch wieder unerwünschte Wirkungen zu beachten sind. Insbesondere die Sturzgefahr nimmt bei Verwendung von Hypnotika deutlich zu.

Das Management spezieller Erkrankungen in der Geriatrie

16.1 Alkoholkrankheit und Sucht in der Geriatrie – 187

16.2 Anämie – 187

16.3 Angststörungen – 188

16.4 Augenerkrankungen – 190

16.5 COPD in der Geriatrie – 193

16.6 Delir (Verwirrtheit) – 195

16.7 Demenz – 203

16.8 Depression – eine affektive Störung – 218

16.9 Dermatologie – Auflistung wesentlicher Krankheitsbilder – 223

16.10 Diabetes mellitus – 226

16.11 Diarrhoe – 230

16.12 Epilepsie und Krampfanfälle – 231

16.13 Exsikkose, gestörter Wasser-Elektrolyt-Haushalt – 232

16.14 Fieber in der Geriatrie – 238

16.15 Gastroenterologie in der Geriatrie – 238

16.16 Gicht – 241

16.17 Herz-Kreislauf-Erkrankungen – 241

16.18 HNO-Probleme in der Geriatrie – 247

16.19 Hypothyreose – 249

16.20 Hyperthyreose – 250

P. Hien, R. Pilgrim, R. Neubart, Moderne Geriatrie und Akutmedizin
DOI 10.1007/978-3-642-25603-5_16 © Springer-Verlag Berlin Heidelberg 2013

16.21	Isolation bei MRSA-Nachweis – 250
16.22	Morbus Parkinson – 252
16.23	Orale Antikoagulation in der Geriatrie – 265
16.24	Osteoporose – 267
16.25	pAVK und Beinamputation – 269
16.26	Pneumologie – 273
16.27	Schlaganfall – 275
16.28	Schwindel im Alter – 288
16.29	Tracheostoma in der Geriatrie – 291
16.30	Urologische Probleme in der Geriatrie – 293

16.1 Alkoholkrankheit und Sucht in der Geriatrie

Angeblich gibt es bei alten Menschen bis zu 10 % Missbrauch, nach unserer Erfahrung liegt die Quote eher unter 5 %. Bei niedrigerem Verteilungsvolumen werden rasch höhere Spiegel erreicht.

Bei 1–4 % liege eine Alkoholabhängigkeit vor, also mit über drei Ereignissen pro Jahr, dem starken Wunsch nach Alkohol, einer Toleranzentwicklung, Entzugssymptomen, der Vernachlässigung anderer Interessen und dem Alkoholkonsum trotz aufgetretener Schäden. Entzugsdelire sind bei über 75-Jährigen sehr selten.

Zum Vorgehen: Ein Entzug im Rahmen einer akuten Erkrankung kann sehr gefährlich sein. Bei akuter Verwirrung („Delir") muss man stets auch an den Alkoholentzug denken, besonders bei Halluzination mit bewegten Objekten. Notwendig sind Anamnese und Laboruntersuchungen (Gamma-GT, Transaminasen, MCV), u. a. CDT (Carbohydrate-deficient-Transferrin). Die Sensibilität/Spezifität liegt bei 80 %.

Die Therapie ist vielfältig. Vegetativ werden Betablocker und Clomethiazol eingesetzt, bei Halluzinationen Haloperidol und Risperidon. Bei Unruhe kommen Clomethiazol und Benzodiazepine zum Einsatz. Wichtig sind auch reichlich Flüssigkeit, Elektrolyte, Kalium/Magnesium, Thiamin.

Clomethiazol (Distraneurin®) hat ein breites Wirkungsspektrum; sedierend durch Verstärkung der GABA-Wirkung, sehr gut antikonvulsiv, antiadrenerg, gering antipsychotisch wirksam; gut mit Neuroleptika kombinierbar; durch die kurze Halbwertszeit (3 h) gut steuerbar; geringe therapeutische Breite; aber ein hohes Suchtpotenzial. Nebenwirkungen: starke Bronchialsekretion, Hypersalivation, Erbrechen, Atemdepression; dies bedrohlich wohl nur bei i. v.-Gabe. Wird in Deutschland beim einfachen Entzug sehr häufig eingesetzt.

16.2 Anämie

Anämie im Alter ist nie normal und bedarf der Abklärung. Im Alter gibt es niedrigere Normwerte mit weiter Streuung.

Ursachen sind eine verminderte Knochenmarksreserve, eine Atrophie der Mukosa, alimentärer Mangel, Hypacidität (Dauertherapie mit PPI), eine renale Anämie, Medikamente (wie NSAR, Phenytoin), eine GI-Blutung, Alkohol, Myelodysplastisches Syndrom und schwere Infektionen.

Auftauchende Fragen sind solche nach dem Hb-Verlauf, nach Operationen und Blutungen (Hämoccult). Notwendig ist zunächst eine komplette körperliche Untersuchung (inklusive rektal).

- **Eisenmangel**

Bei Eisenmangel gilt Folgendes zu beachten. Ferritin ist bei akutem Entzündung-Stress-Trauma reaktiv erhöht wie das CRP, und dabei ist aber das Eisen reaktiv erniedrigt. Bei Eisenmangel reicht nur die orale Eisensubstitution oft nicht, es besteht ein zusätzlicher Bedarf an Kalium und Vitamin-B-Komplex-Präparaten. Beobachtbar ist ein Anstieg von Hb und Retikulozyten nach einer Woche. Gelegentlich sehen wir eine Unverträglichkeit der oralen Substitution.

- **Vitamin-B12-Mangel**

Vit-B-12 ist formal oft im unteren Normbereich, und doch ist es nicht ausreichend. Die Bestimmung von Methylmalonat erkennt dieses funktionelle Defizit. Langjährige Metformineinnahme führt auch zum B-12-Mangel. Die Therapie eines Vitamin-B12-Mangels sieht z. B. so aus: 1 Ampulle 2-mal pro Woche für 1–2 Monate. Dann beginnt die Langzeittherapie (1-mal pro Monat über ca. 6–12 Monate).

- **Folsäuremangel**

Therapie: Folsäure 5 mg 1-mal pro Tag.

- **Erythropoetinmangel**

Eine Messung kostet 35 €. Bei renaler Anämie ist die Indikation zur Substitution zu verifizieren. Man muss bedenken, dass oft auch ein aggravierender Eisenmangel (Ferritin und Eisen bestimmen) vorliegen kann.

- **Myelodysplastisches Syndrom**

Therapeutische Maßnahmen sind hier die EK-Substitution, der Einsatz von Eisenchelatbildnern (früh und bei Bedarf). Den Hb muss man im mittleren Bereich halten, ein hoher Hb supprimiert das Knochenmark. Möglich ist auch die Erythropoetingabe.

16.3 Angststörungen

- **Phobien im Alter**

Generalisierte Angststörungen treten bei 4 % auf, Agora- und Sozialphobie bei 1 %. Insgesamt leiden bis zu 10 % der alten Menschen unter Ängsten. Meist sind sie kombiniert mit anderen psychiatrischen Erkrankungen, wie der Alkoholkrankheit, Depression oder Demenz. Unterscheiden muss man Phobien (beziehen sich auf Lebewesen, Situationen, Objekte), die meist Sozialphobien und Agoraphobien mit Vermeidungsreaktionen sind, Panikstörungen (akut bis zur Todesangst), Generalisierte Angststörungen (angerichtete Angststörungen mit ständiger Anspannung) und Zwangshandlungen, die eher selten sind und meist ein Kontrollieren oder Zählen zur Folge haben. Auch tauchen unsinnige Gedanken auf, denen sich der Betroffene nicht entziehen kann, oder repetitive Handlungen.

Die Differenzialdiagnose ist die Schizophrenie.

- **Schizophrenie**

Schizophrenie taucht selten im Alter auf, meist mit Negativsymptomatik, wie Apathie und Kontaktverlust, und assoziiert mit einer Demenz. Typisch sind hypochondrischer Wahn, wie Angst vor einer invalidisierenden oder tödlichen Erkrankung, Verfolgungswahn, z. B. vertraute Personen durch Doppelgänger ausgetauscht, Eifersuchtswahn, induzierter Wahn (dieser wird oft auf eine zweite Person übertragen), Verarmungswahn und taktiler Wahn (Würmer, Insekten). Erlebt wird dann das Gefühl der Nicht-Existenz der eigenen Person, Paranoia und wahnhafte angstbesetzte Vorstellungen. Halluzinosen sind oft bezogen auf taktile Reize, wie Befall mit Insekten o. Ä.

Therapeutisch günstig sind im Alter häufig die Neuroleptika, natürlich vom Psychiater verordnet. Ganz wichtig sind soziale Kontakte.

16.3 · Angststörungen

- **Schizoide Persönlichkeitsstörung**
Ein Patient mit einer schizoiden Persönlichkeitsstörung vermeidet Beziehungen, hat keine starken Emotionen und wirkt gleichmütig.

- **Paranoide Persönlichkeitsstörung**
Der Patient mit einer paranoiden Persönlichkeitsstörung fühlt sich benachteiligt oder ausgenutzt. Es gibt Zweifel an der Loyalität von Partnern, Harmloses wird als „gegen ihn gerichtet" interpretiert. Er ist nachtragend, fühlt sich missachtet und reagiert mit Zorn – dieser ist oft gepaart mit Eifersucht.

- **Wahnhaftes Erleben**
Wahnhaftes Erleben gibt es im Alter regelmäßig, häufig nahe am Delir oder bei schwerer Demenz. Typisch sind hier Überzeugungen, verfolgt oder bestohlen zu werden sowie Stimmen und Befehle zu hören. Geräusche, Geruch, Geschmack und inadäquates Verhalten treten auf.
Diagnostik: Die Diagnostik verläuft analog zu Delir/Demenz. Wichtig ist der Ausschluss organischer oder toxischer Ursachen.
Therapie: Die Therapie ist eine Kombination aus Milieu- und Psychotherapie. Medikamentös wird mit Neuroleptika behandelt.

- **Halluzination**
Dies ist eine Trugwahrnehmung ohne objektiven Reiz. Halluzinationen sind optisch, akustisch, taktil oder olfaktorisch. Es besteht für den Betroffenen eine Realitätsgewissheit (bei Pseudohalluzinationen erkennt der Patient den Trugcharakter).
Halluzinationen sind oft bei akuter Verwirrung und deliranten Zuständen, ebenso bei Demenz und Psychosen. Sie können auch durch Opiate oder durch die Parkinson-Medikation hervorgerufen werden. Eine Illusion hingegen ist die verfälschte Wahrnehmung/Bewertung einer Wahrnehmung, z. B. wird der Vorhang als „Monster" gesehen.
Therapie: Delirauslösende Medikamente müssen abgesetzt werden. Möglich ist auch die Gabe von Neuroleptika, wie Risperidon oder Haloperidol.

16.3.1 Neuroleptika-Therapie

Typisches Neuroleptikum ist das Haloperidol mit starker antipsychotischer Wirkung. Die extrapyramidalen NW liegen bei unter 80 % unter Haloperidol. Es kann ein Parkinsonoid hervorrufen, zu Spätdyskinesien (vor allem Gesicht-Mund-Rachen) und zur Akathisie (Drang zu repetitiven Bewegungen) führen. Oft kommt es zu Stürzen, zu einer Fraktur, Orthostaseproblemen, Aspiration, selten zu einer malignen Hyperthermie. Nach 1–2 Jahren sieht man bei über 50 % Spätdyskinesien. Bei Alten kommen deshalb bevorzugt atypische Neuroleptika, wie Risperdon, Olanzepin, Sulpirid, zum Einsatz. Sedierend und schlafanstoßend wirken Pipamperon, Melperon oder Thioridazin (Melleril).

- **Haloperidol**
Die initiale Dosis ist 0,5–5 mg pro Tag, maximal (anstoßend) bis 10 mg pro Tag akut. Die Erhaltungsdosis liegt meist bei 1–3 mg pro Tag. Haloperidol wird nur ausnahmsweise, z. B. bei produktiver Symptomatik mit Wahnideen und Halluzinationen gegeben.

- **Risperidon**
Die Dosis liegt bei 0,2–1,0 mg pro Tag, oft 2-mal 0,5 mg bis 6 mg akut.

> **Cave**
> Oft gibt es psychotische Nebenwirkungen und ab 2 mg Parkinsonoid, PISA-Syndrom, RR-Abfall.

- **Pipamperon**
Bei Unruhe und Aggression wird Pipamperon eingesetzt, weniger bei Wahn, hat also eine sedierende Wirkung. Dosis: 10–80 mg pro Tag initial, meist abends.

- **Thioridazin**
Die Dosis liegt bei 10–50 mg bis maximal 200 mg. Diese Dosen sind gut sedierend, doch es gibt starke anticholinerge Nebenwirkungen. Im Alter und bei Dementen ist das Medikament also ungeeignet.

- **Melperon**
Hier liegt die Dosis bei 25–50 mg (abends).

16.4 Augenerkrankungen

- **Die akute schwere Konjunktivitis**
Sie ist meist nicht allergisch ausgelöst, sondern durch bakterielle Infekte, selten viral. Extrem selten ist es das hochkontagiöse Adenovirus, die Keratokonjunktivis epidemica.
In Frage kommen Schmutz und Reizstoffe, auch Cremes muss man als Verursacher bedenken. Unspezifische Sicca-Symptomatik ist sicher am häufigsten, gerade im Herbst/Winter mit trockener Heizungsluft, auch bei Wind, Zug, Luftverwirbelungen. Folge ist die Chemosis mit massiv überreizter Bindehaut und ödematöser Schwellung. Stets muss man auch an Herpes ophtalmicus denken, und man darf kein Prednisolon ohne Diagnose verschreiben. Das akute Glaukom kann wie eine schmerzhafte Konjunktivis imponieren – Bulbi palpieren!

- **Degenerative Involutionsprozesse im Alter**
Die Augenlider werden schlaff, elastische Strukturen degenerieren (Tränensäcke), die Bindehaut wird trocken, die Linsen werden zunehmend trübe (Katarkt) und hart (Presbyopie). Der Glaskörper wird inhomogen, Gefäßverschlüsse drohen (Zentralarterie), es kommt zu Ablagerungen und einer Engstellung im Augenwinkel (Glaukom). Der Arcus lipoides ist meist harmlos, er kann selten zu Hornhautgeschwüren führen.

- **Blepharoachalasie**
Das Oberlid wird zunehmend schlaffer, und die Deckfalte legt sich zunehmend über das Auge. Diese kann richtig schwer werden. Die Blepharoachalasie tritt oft mit einer Fettgewebshernie, dadurch wirkt der Gesichtsausdruck recht alt. Es kommt zu horizontalen Stirnfalten, mit Hochziehen der Augenbrauen, weil man versucht, dies aktiv über die Stirn auszugleichen.
Therapie: Plastische Chirurgie inkl. Abtragung der Fetthernie. Prophylaxe: Gesichtsmuskeltraining. DD: Myasthenie bedenken.

16.4 · Augenerkrankungen

- **Ektropium senile**
Das Unterlid kippt oder klappt nach außen, Schleimhaut und Bindehaut liegen frei. Die Folgen sind Entzündung, Austrocknung, Schmerzen.
Therapie: Operativ mit Verkürzung des Unterlides. Prophylaxe: Gesichtsmuskeltraining.

- **Entropium**
Der Lidinnenrand ist etwas eingerollt. Die behaarte Kante scheuert auf dem Augapfel, oft auch mit den Wimpern. Folge ist eine hartnäckige Entzündung mit einer Vaskularisation, auch der Hornhaut.
Therapie: Operativ mit Straffung. Initial: Behandlung der Entzündung und Besserung der Gleitfähigkeit, z. B. mit Panthenol-Augensalbe und nur 1- bis 2-mal lokal Prednisolon.

- **Erhöhter Augendruck bis zum Glaukom**
3 % der 40-Jährigen haben einen leicht erhöhten Augendruck. Die Augenlinse wandert nach vorne, und der Kammerwinkel wird flacher. Zudem kommt es zu einer „degenerativ-regressiven Verstopfung" des Abflusses mit kompletter Verlegung bei Miosis oder Mydriasis.
Im Glaukomanfall tauchen plötzliche einseitige Kopfschmerzen auf, mit verschwommenem Sehen und bunten Ringen um Lichtquellen sowie Schwindel und Erbrechen. Der Bulbus ist hart wie eine Steinkugel. Im Alter nicht so selten sind Übelkeit, ein brettharter Bauch oder Schmerzen im Thorax. Das Glaukom wird oft nicht bedacht bei Kopfschmerz, Schwindel, Bauch-Thorax-Schmerz.
Bei alten Patienten fehlen oft die typischen starken Schmerzen. Schmerzen werden oft „im" Kopf lokalisiert mit Unwohlsein, Übelkeit, Erbrechen. Manchmal erfolgt auch nur die Angabe von Schwindel.
Therapie des akuten Anfalls: Azetazolamid (500 mg p. o./i. v., dann alle vier Stunden 125–250 mg p. o.), Pilocarpintropfen 4 %, Timolol-AT 0,1–0,5 %, Mannit-Infusionen; meist reichen lokale Präparate, interventionell danach ein Irisloch mit Laser, Trabekulotomien u. a.
Wir erinnern uns an einen Patienten mit Übelkeit, Erbrechen und Kopfschmerz. Und es war ein erhöhter Augendruck, wofür es ansonsten keinen Anhalt gab, wenn man uns nicht fremdanamnestisch darauf hingewiesen hätte. Die Beschwerden waren sofort weg nach Gabe von Augentropfen, wieder da bei Pausierung und gleich wieder weg unter Therapie.
Im Vordergrund steht die Sehnervenatrophie durch den erhöhten Augendruck, die Verdünnung der Retina und Aushöhlung der Papille. Die Reduktion des Gesichtsfeldes wird erst symptomatisch wahrgenommen, wenn bereits 50 % ausgefallen sind.

- **Pseudoexfoliation (PEX)**
Abschilferungen lagern sich allerorten im Auge ab, Schüppchen sind gut erkennbar. 2–18 % der über 50-Jährigen sind betroffen, sehr häufig in Skandinavien. Dies führt dort oft zum Glaukom.
Die Therapie ist schwierig. Es kommt zu einem raschen Wiederverstopfen von Kammerwasserfisteln.

- **Grauer Star**
Hier ist eine Eintrocknung und Degeneration des Linsenkerns zu beobachten. Folge ist eine eingeschränkte Flexibilität und Transparenz, irgendwann mit Desintegration, Ansaugen von Wasser und akuter Verschlechterung. Die Linse kann dann auch noch platzen mit nachfolgend irreversibler Erblindung. Der Verlauf ist zunächst unmerklich und schleichend. Nacht-

fahrten auf regennasser Autobahn werden fast unmöglich. Die Augen sind sehr blendempfindlich.

Die Therapie ist operativ, sie erlaubt zeitgleich auch eine Korrektur von Fehlsichtigkeiten. Wegen der Empfindlichkeit der Makula im Blaubereich benötigen Patienten oft eine Linse mit Blaufilterung.

- **Altersbedingte Makuladegeneration (AMD)**

Hier sehen wir Ablagerungen um die Makula, die nicht mehr abtransportiert werden können, und zwar bei 5 % der 65-Jährigen und 95 % der 90-Jährigen. Bei 90 % kommt es zur trockenen inaktiven Form, die meist leichtgradig ist. Ein Abwarten ist möglich. 10 % haben die „feuchte" aktive AMD mit raschen subretinalen Gefäßneubildungen und Leckage von Plasma, Ödembildung und Fibrose. Das zentrale Sehvermögen ist möglichst noch zu retten.

Therapie: Empfehlenswert ist eine Fluoreszenzangiografie bei weichen Ablagerungen. Außerhalb der Makula können die Ablagerungen mit Laser eingedämmt werden, in der Makula mit photodynamischen Verfahren (i. v.-Gabe und dann Lichtexposition). Der Laser verhindert die Neovaskularisation, aber es gibt Gefahren: Visusverlust, Teilerfolg und rasche Nachbildung. Es gibt natürlich auch Netzhautverlagerungen und Sehhilfen, die eine Fixierung am Rande des Gesichtsfeldausfalles erlauben. Der Einsatz eines Argon-Lasers ist nur bedingt möglich (wegen der Nähe zur Papille). Eine photodynamische Therapie mit Verteprofin plus intravitrealem Triamcinolon ist zu bedenken, ebenso die Injektion von speziellen Antikörpern in den Glaskörper (Macugen, Lucentis).

Bei feuchter AMD ist seit 2007 das Ranibizumab möglich: Injiziert in den Glaskörper, hemmt es die Gefäßneubildung. (Bevacizumab ist wahrscheinlich genauso wirksam, sogar billiger, aber nicht zugelassen.) In jüngster Zeit sind gute Ergebnisse mit der Strahlentherapie publiziert worden.

- **Das trockene Auge**

Oft beginnt das Problem des trockenen Auges schon in der Jugend. Ursachen sind Zugluft, Rauch, PC-Arbeit, Allergie, Autofahren mit offenem Fenster, Schwimmen ohne Schwimmbrille. Ab dem 40. Lebensjahr sieht man es zunehmend bei Presbyopie. Die mucinproduzierenden Zellen degenerieren, aufgrund des Reizes produziert man dünnflüssiges Tränenwasser, das dann den Rest an Mucin auch noch wegspült.

Therapie: Hyaluronhaltige Tropfen oder Gele sind empfehlenswert, auch liposomale Sprays. Augentropfen mit Konservierungsstoff sind kontraindiziert, sie schädigen die Mucinproduktion zusätzlich. Auch die häufig verwendeten salz- und polymerhaltigen Augentropfen und Gele sind zuerst angenehm, leisten aber der Austrocknung nur Vorschub; diese sollten eigentlich auf die Negativliste. Allergien sind zu bedenken und lokal u. a. gut therapierbar mit Kortisonnasensprays und Cromoglicin AT. Was noch hilft: hochdosierte Omega-3-Kapseln sowie Vitamin A in sehr niedriger Dosis. Bei starker Entzündung und Trockenheit empfiehlt sich für 1–3 Tage im Monat eine Augensalbe mit Gentamycin plus Dexamethason.

- **Hyposphagma**

Ein Hyposphagma ist häufig bei trockenen Augen und auch bei einer Chemosis zu sehen. Es kommt zu einer Einblutung unter die Bindehaut bei brüchigen Blutgefäßen, die meist harmlos ist.

Therapie: Durch Augentropfen ist das Auge feucht zu halten, insbesondere wenn es eine starke Einblutung ist. Auszuschließen ist eine arterielle Hypertonie, ein Tumor und eine Gerinnungsstörungen. Die Behandlung des trockenen Auges ist notwendig.

- **Presbyopie**
Bei einer Presbyopie kann sich die Linse für das Nahsehen nicht mehr verformen. Dadurch wird die Nähe unscharf, und in der Ferne sind die Buchstaben zu klein.
Therapie: Einsatz bifokaler Gläser oder Gleitsichtgläser. Aber: Gleitsicht und bifokale Gläser nicht beim Gehen verwenden, wegen der Sturzgefahr!

- **Glaskörpertrübungen**
Diese treten meist ab dem 50. Lebensjahr auf („mouches volantes"). Sie sind eigentlich noch harmlos, können aber störend werden. Und: Der Glaskörper wird zunehmend instabil und flüssig. Dadurch löst er sich zunehmend von der Netzhaut mit kleinen Netzhauteinrissen.

- **Netzhautdegeneration**
Wegen dünner werdender Gefäße sind es zunächst „nur" periphere Läsionen. Dies sieht man bei 80 % der 80-Jährigen, oft verbunden mit Netzhautablösungen. Für den Betroffenen erscheint dies wie ein Blitz, ein Rußregen oder eine „schwarze Wand".
Therapie: Kleine periphere Areale sind kontrollbedürftig, ansonsten ist eine Lasertherapie angesagt.

- **Arteriosklerose**
Der Augenbefund korreliert sehr gut mit dem ZNS-Gefäßstatus. Gefürchtet ist der Zentralarterienverschluss. Oft sehen wir ein Fundusgefäßbild mit fadendünnen, unterbrochenen Gefäßen, ödematös gequollener weißer Netzhaut und – in der Mitte – ödemfreier roter Makula.
Therapie: Ganz schwierig, eventuell mit Senkung des Augendruckes. DD: Arteriitis temporalis (BSG, Schläfenarterie).

- **Retinopathia diabetica (RP)**
Nach 30 Jahren Diabetes haben 90 % eine RP. Die Hintergrund-RP ist leicht zu erkennen (mit Mikroaneurysmen, Cotton-wool-Herden). Gefährlich wird die proliferative Form, sie ist am besten zu erkennen mit der Fluoreszenz-Darstellung. Es gibt eine reaktive Neovaskularisation bei Hypoxie, diese Gefäße sind zudem fragil und undicht.
Therapie: Im proliferativen Stadium früh mit Laser, wichtig ist das Ausschalten nicht perfundierter Anteile. Prophylaxe und Therapie bei Hintergrund-RP: Eine sehr gute und nichtschwankende Blutzucker-Einstellung ist wesentlich. Schwankungen führen zu einer raschen Progredienz.

- **Zentralvenenverschluss**
Hier drücken steife Arterien die Vene ab, mit einer flammenartigen Einblutung bei Rückstau.
Therapie: Abgestufte Laserkoagulation, um eine überschießende Neovaskularisation zu vermeiden (mit Verlust des Augenlichtes).

16.5 COPD in der Geriatrie

Die COPD im Alter ist chronifiziert, und zwar entweder auf dem Boden eines Asthma bronchiale oder nach Rauchen oder Staubbelastung (Landwirtschaft u. a.). Bei Adipositas tritt sie mit kollabierenden Bronchien („blue bloater") auf, bei Schlanken mit Emphysem („pink puffer").

Differenzialtherapie: Basis sind inhalative Anticholinergika und lang wirksame Betamimetika, bei vorliegender asthmatischer Komponente kommt ein inhalatives Steroid hinzu. Vielversprechend bei gehäuften Exazerbationen ist das Roflumilast (Daxas®). Wesentlich ist die richtige Auswahl der optimalen Inhalationshilfe. Für Pulverinhalatoren ist in der Regel der Sog nicht ausreichend, für Dosieraerosole kann die Koordination unzureichend sein. Ebenfalls können Vernebler schlecht bedient werden. Hier bedarf es einer besonderen Expertise (vgl. Hien 2011).

Chronisch obstruktive Atemwegserkrankungen in der Geriatrie sind selten das hyperreagible Asthma bronchiale, wesentlich häufiger ist die stabile COPD mit schwerer Bronchitis („blue bloater") und meist die COPD mit Emphysem („pink puffer"). Maßstab für die irreversible Obstruktion bei COPD ist für uns die FeV1 (forcierte Exspiration). In der Regel ist die Diagnose bei jahrzehntelangem Verlauf bekannt, selten wird in der Geriatrie erstmals die Diagnose einer relevanten COPD gestellt. In der Regel ist die Diagnose vorbestehend mit Inhalationstherapie, der aktuelle Schweregrad aber offen.

Die FeV1 ist bei Vorliegen einer COPD ein wesentlicher Parameter für den Schweregrad. Die Werte sind im Sitzen zu bestimmen, und zwar mit dem FeV1-Messaufsatz eines Spirometriegeräts:
- J44.-0: < 35 %,
- J44.-1: 35–50 %,
- J44.-2: 50–70 %,
- J44.-3: > 70 %,
- J44.-9: nicht näher bezeichnet.

Nun fragt die ICD nur nach der FeV1, und das soll für Kodierungszwecke auch recht sein und wird so angegeben. Alte Menschen koordinieren und atmen sehr schlecht. Da muss man sich auch die Atemkurve und die Vitalkapazität daraufhin ansehen, ob da überhaupt richtig durchgeatmet wurde. Die FeV1/VC und die IVC sind also wichtiger. Und dazu auch das Korrelat zum klinischen Status und zur Auskultation, man darf sich hier nicht nur von einmalig erhobenen Zahlen leiten lassen.

Aus der Diagnose einer obstruktiven AWE oder dem entsprechenden Verdacht ergibt sich die Konsequenz einer Inhalationstherapie. Inhalationshilfen, wie Dosieraerosole, Diskus, Handihaler u. a. werden in der Geriatrie oft nicht erfolgreich umgesetzt – zum einen wegen mangelnder Koordination, zum anderen wegen des unzureichenden Soges. Günstig sind u. a. Dosieraerosole über große Spaces, z. B. der Glaxo-Volumatic-Spacer®.

Beim Röntgen-Thorax muss den Fragen nach einem Emphysem, nach Bullae und Ko-Erkrankungen nachgehen, gegebenenfalls ist auch eine Thorax-CT notwendig. Bei der Echokardiographie muss man die Rechtsherzbelastung prüfen, welche meist nicht signifikant ist. Bezüglich der O_2-Sättigung ist es wichtig, bei einer $SäO_2$ unter 92 % ohne O_2-Gabe eine Blutgasanalyse durchzuführen. Bei der Blutgasanalyse (BGA) sollte man „Aufheizen", also eine Arterialisation des Ohrläppchens mit Finalgoneinreibung provozieren. Nach einigen Minuten die Lanzettenpunktion; man sollte das Blut dann druck- und „blasenfrei" in eine Kapillare abziehen.

16.5.1 Respiratorische Insuffizienz (RI)

Bei einer Sättigung unter 92 % spricht man von einer respiratorischen Insuffizienz (RI). Eine Hypoxie ist eine schwere RI mit einem Sauerstoffpartialdruck (PO_2) unter 60 mmHg oder unter 8 kPa. Die akute RI haben wir meist bei Infektionen und Pneumonien, sie ist reversibel. Die chronische RI bei chronischer Atemwegserkrankung (AWE) ist oft irreversibel und vorbekannt. Individuelle Normwerte misst man nach Nomogramm, nach Alter und Broca-Index. Im 70. Lebensjahr liegt der Normwert um 65–70 mmHg.

Die Hyperkapnie spielt in der Geriatrie eher selten eine Rolle. Sie liegt ab einem pCO_2-Wert von über 45 mmHg oder über 6 kPa vor. Kritisch ist der Anstieg einer Hyperkapnie unter O_2-Gabe. Einerseits kann eine chronische Hyperkapnie stabil sein, andererseits kann diese akut ansteigen – bis zur Beatmungspflicht.

Bei der Sauerstoffgabe reichen akut meist 2 l/min, bei Lungenfibrosen auch mal bis zu 10 l/min. Bei einer vorliegenden Hyperkapnie muss man sehr vorsichtig sein (z. B. 0,5 l/min). Bei sehr schweren akuten Ereignissen gibt man auch bis zu 2 × 15 l/min (Maske + Brille). Bei Erfolg sollte die Kontrolle mit der Sättigungsmessung und Blutgasanalysen stattfinden.

Die Hyperkapnie tritt bei chronischen Lungenerkrankungen auf, speziell bei „blue bloater" und Adipositas. Dann muss auf Hyperkapnie geprüft werden. Im Falle einer Hyperkapnie sind Überwachung und Kontrolle wichtig. Eine maximale O_2-Sättigung von 92 % darf nicht überschritten werden.

16.6 Delir (Verwirrtheit)

Das **Delir** bzw. Delirium (syn.: akute Verwirrung, hirnorganisches Psycho- oder Durchgangssyndrom, rückbildungsfähige Psychose vom akuten-exogenen Reaktionstyp) ist eine Bewusstseinsstörung mit reduzierter Fähigkeit, die Aufmerksamkeit zu fokussieren, anhaltend oder wechselnd auszurichten. Ebenso betroffen sind das Denken, das Gedächtnis, die Emotionalität; gestörter Tag-Nacht-Rhythmus und nächtlicher Betonung; es ist eine akute Störung des Erkennens und des Verarbeitens von Informationen. Agitation, Wahnvorstellungen und Halluzinationen sind vorhanden, aber unspezifisch. Eintrübung, Aufmerksamkeitsstörungen, Gedächtnisstörungen, Sprachverständnis-Störungen und lautes Rufen des Patienten sind häufig.

10–20 % der Alten bei stationärer Aufnahme sind akut verwirrt. In den operativen Fächern werden sogar bis zu 25–50 % beschrieben. Bis zu 15 % bei sehr alten Patienten sind es in den konservativen Fächern, nach hüftnahen Frakturen ca. 20 %, bei Herzoperationen 30 %. Dies mündet in eine gesteigerte Komplikationsrate, längere Verweildauer und auch höhere Letalität.

Entscheidend ist es, die Risikopatienten zu identifizieren und die Risiken zu bedenken, Informationen zu erheben und im Team zu kommunzieren, Diagnostik und Therapie sehr überlegt zu steuern sowie Ängste, Orts- und Personenwechsel zu vermeiden. Gerade bei Alten kann Letzteres zum Delir führen. Wichtig ist auch ein auf den Assessments und der Kommunikation im Team basierender Therapie- und Managementplan.

Zusammengefasst sind vier Kriterien zu prüfen (nach ICD-10):
- Bewusstseins- und Aufmerksamkeitsörung (gezielte Aufmerksamkeit),
- Störung der Kognition (Orientierung, Gedächtnis),

- Psychmotorik gestört (Hypo- oder hyperaktiv),
- gestörter Schlaf-Wach-Rhythmus.

Das hypoaktive Delir wird sehr häufig übersehen. Symptome sind Bewegungsarmut, kaum Kontaktaufnahme, Halluzination und Desorientierung (schwer erkennbar), keine oder kaum vegetative Zeichen.

Das hyperaktive Delir ist gekennzeichnet von psychomotorischer Unruhe, leichter Irritierbarkeit, Halluzinationen, Angst und starken vegetativen Zeichen.

Diagnostische Kriterien des Delirs nach ICD-10 (F05)
A. Bewusstseinsstörung
– Verminderte Klarheit in der Umgebungswahrnehmung
– Wahrnehmungsstörungen bis zur Eintrübung
– Reduzierte Fähigkeit die Aufmerksamkeit zu fokussieren, aufrechtzuerhalten, umzustellen
– Konzentration kann nicht auf neue Reize gezielt verlagert werden
B. Störung der Kognition
– Beeinträchtigung des Immediat- und Kurzzeitgedächtnisses
– Bei relativer Intaktheit des Langzeitgedächtnisses
– Desorientierung zu Zeit, Ort und Person
– Denkstörungen (inkohärent, irrelevant, weitschweifig)
C. Psychomotorische Störung
Mindestens ein Merkmal:
– Rascher, nicht vorhersagbarer Wechsel zwischen Hypo- und Hyperaktivität
– Psychomotorische Aktivität gesteigert oder vermindert
– Verlängerte Reaktionszeit
– Vermehrter oder verminderter Redefluss
– Verstärkte Schreckreaktion
D. Störung des Schlaf-Wach-Rhythmus
– Schlafstörung bis zur völligen Schlaflosigkeit
– Mit/ohne Schläfrigkeit am Tage, also eine Umkehr des Schlaf-Wach-Rhythmus
– Nächtliche Verschlimmerung der Symptome
– Unangenehme Träume oder Albträume, die nach dem Erwachen als Halluzinationen oder Illusionen weiterbestehen können
E. Plötzlicher Beginn innerhalb von Stunden oder Tagen und fluktuierend im Tagesverlauf mit Schwankungen des Symptomverlaufs
F. Nachweisbarer Auslöser für die Symptome A–D
– Aufgrund Anamnese, körperlichen, neurologischen und laborchemischen Untersuchungen Nachweis einer systemischen oder zerebralen Krankheit
Kommentar: Affektive Störungen wie Depression, Angst, Reizbarkeit, Apathie, Euphorie, Ratlosigkeit und Wahrnehmungsstörungen (Illusion, meist optische Halluzinationen) und flüchtige Wahnideen sind typisch, aber diagnostisch nicht spezifisch.

Studien zeigten, dass nach postoperativen Deliren keine komplette Erholung eintrat mit erhöhter Morbidität und Mortalität. Eine vorbestehende Demenz ist nach durchgemachtem Delir in der Regel nachhaltig und wesentlich verschlechtert.

16.6 · Delir (Verwirrtheit)

> **Diagnostische Kriterien des Delirs nach DSM-IV**
> — A. Bewusstseinsstörung (z. B. reduzierte Klarheit der Umgebungswahrnehmung) mit eingeschränkter Fähigkeit, die Aufmerksamkeit zu richten, aufrechtzuerhalten oder zu verlagern.
> — B. Veränderung kognitiver Funktionen (Störungen des Gedächtnisses, Orientierungsverlust und Sprachstörungen) oder Entwicklung einer Wahrnehmungsstörung (Wahn, Halluzination, Fehlinterpretationen), die nicht besser durch eine bereits bestehende oder sich entwickelnde Demenz erklärt werden kann.
> — C. Entwicklung des Störungsbildes innerhalb einer kurzen Zeitspanne (Stunden oder Tage) und Fluktuation der Symptomatik im Tagesverlauf.
> — D. Verursachung des Störungsbildes durch einen medizinischen Krankheitsfaktor (OP, Insult o. a.)

Das postoperative Delir kann durch richtige prophylaktische und therapeutische Maßnahmen bei 30 % komplett vermieden werden. Und 50 % der schweren Delire kann man dadurch ebenfalls wesentlich abmildern.

Die CAM (Confusion Assessment Method) wird auf der ITS oder IMC oft eingesetzt. Die Kriterien sehen wie folgt aus:

1. Akuter Beginn und fluktuierender Verlauf (Sind die Veränderungen plötzlich aufgetreten und im Verlauf wechselhaft?)
2. Störung der Aufmerksamkeit (Kann der Patient bei einer Sache bleiben, z. B. einer Rechenaufgabe, Fragen folgen? Kann er seine Aufmerksamkeit auf etwas richten? Ist der Patient leicht ablenkbar und zerstreut? Ist seine Aufmerksamkeit auf etwas Irrelevantes fixiert? Besteht eine fluktuierende Aufmerksamkeit mit Konzentrationsschwäche?)
3. Desorganisation des Denkens (Denken verlangsamt, gehemmt, umständlich? Gedankenkreisen, Grübeln, Sinnieren, Perseverationen? Reißen Gedankengänge plötzlich ab? Sind sie weitschweifig, häufiger Wechsel? Oder vage, unklar, unlogisch, unverständlich?)
4. Quantitative Bewusstseinsveränderung (hypererregt, benommen, müde, somnolent, soporös?)

Wenn zwei Kriterien positiv sind, besteht ein starker Hinweis auf ein Delir.

Ein Delir ist auch eine funktionell-zerebrale Dekompensation: Der niedrige Acetylcholinspiegel und hohe Dopaminlevel im Gehirn führen zu einer solchen. Stress und Angst bringen ein labiles Gleichgewicht im ZNS zur Dekompensation. Alter und vorbestehende Demenz prädisponieren ebenso wie eine zerebrale Schädigung, wie Schlaganfall, TIA oder Trauma. Infektionen und Fieber sind Induktoren, auch muss man anticholinerge Medikamente bedenken. Exsikkose und Elektrolytverschiebungen, vor allem Hyponatriämien, müssen berücksichtigt werden und auch Herzinfarkt, Hypoxie, Nährstoffdefizit (sehr häufig die Mangelernährung auch in der Klinik), Anämie, Hypotonie-Schock, starke BZ-Schwankungen, Alkohol, Benzodiazepine (Entzug mit starker vegetativer Reaktion), schwere Obstipation und schmerzhafter Harnstau, chirurgische Erkrankungen (Trauma, Infekt, Schmerz), postoperatives Fettemboliesyndrom mit Atemnot, Leberaffektion. Die Patienten sind durch schlechtes Hören und schlechtes Sehen verunsichert, Ortswechsel werden nicht verstanden, häufig gibt es eine barsche Anrede, wobei der Text formal-freundlich ist, die Stimme aber barsch, angehoben, dominant und unerbittlich wirkt. Schmerzen sind ein starker Stressor, der Angst auslöst. Auch an die Schläuche (Infusion, Dauerkatheter, Thoraxdrainagen) muss man denken – und daran, dass Immobilisierung zur Involution führt.

16.6.1 Organische Ursachen bei akuter Verwirrung/Delir

Im Zentralnervensystem können folgende Ursachen liegen: Schlaganfall, Hirnblutung, subdurales Hämatom, Entzündung, Enzephalitis, Meningitis, Epilepsie, Trauma, Neoplasie (Hirndruck oder auch paraneoplastisch-autoimmun).

Kardiopulmonale Ursachen können sein: Herzinfarkt, Herzinsuffizienz, komplexe Arrhythmien, Lungenembolie, respiratorische Insuffizienz, Stress/Angst bei Erschöpfung der Atempumpe, Hypoxie (Verwirrung bei Prälungenödem), Blutdruckabfall, hypertensive Krise, Hyperkinesie und Hypoxie bei Anämie.

Ursachen aus dem Bereich Wasser und Elektrolyte können Exsikkose, Hypo- und Hypernatriämie sowie Hypo- und Hyperkalziämie sein.

BZ-Entgleisungen und starke Schwankungen, Urämie (Krea, Harnstoff), Leberinsuffizienz (Ammoniak und Stoffwechsel), Schilddrüse und Nebenniere (NNI, Kortisol u. a.) muss man bedenken.

Aus dem Bereich der Infektionen sollte man Pneumonien oder Harnwegsinfekte ebenso beachten wie Appendizitis, Cholecystitis und Divertikulitis sowie Darmischämien, die initial oft blande sind. Bei Manifestation gibt es oft schon Komplikationen (Durchbruch, inoperabel u. a.).

Metabolische oder toxische Ursachen des Delirs sind Medikamentenintoxikation (anticholinerg wirksame Medikamente, Antiepileptika und Benzodiazepine, Neuroleptika, Digitalis in hohen Dosen, zentral wirksame Antihypertonika bzw. zu niedrige Blutdrücke, Chinolone), Schwermetalle (Quecksilber, Blei), Morbus Wilson, Hyperkapnie, Azidose, Alkalose, Dialyse (Dysequilibrium) und Aluminium.

Das Delir wird ausgelöst durch anticholinerge Medikamente, diese sind abzusetzen oder zu reduzieren. Es sind meist Spasmolytika, Neuroleptika oder trizyklische Antidepressiva. Dadurch erklärt sich auch die Besserung durch Cholinesterasehemmer im Akutfall, wie z. B. früher mit Physostigmin. Die meisten Medikamente, auch Antihypertensiva, haben eine anticholinerge Wirkung. In Kombination, ab 3–4 Arzneimittel, kann dies schon sehr relevant sein. Viele Menschen werden plötzlich wieder wach und gesund, wenn man diese Medikamente absetzt.

Acetylcholin-Mangel (ACH-Mangel) im alternden Gehirn ist assoziiert mit Gedächtnisstörungen und Alzheimer-Demenz. Im Zusammenhang mit Stress, Angst und hohen Dopaminspiegeln kommt es dann zum Delir. Das Delir wird auch ausgelöst durch eine zu hohe L-Dopa-Dosierung – dann muss man die Dosis senken. Darauf beruht die Wirkung von Neuroleptika, sie senken den Dopamin-Spiegel. Neuroleptika kommen einerseits zur Delirbehandlung zum Einsatz, sie können andererseits das Delir auch mal induzieren.

Opiate befördern das Delir, sie steigern die Dopamin-Aktivität und senken den ACh-Spiegel, vor allem das Pethidin. Aber auch Schmerzen triggern das Delir. Also sollte man die Dosis anpassen und das Präparat mit Nicht-Opioiden kombinieren. Auch ein Versuch eines Präparatewechsels oder regionalen Verfahrens ist möglich.

Wahrscheinlich ist das Delir eine **ZNS-Dekompensation auf unerträglichen Stress und Angst.** Und das kann natürlich bei eingeschränkten Funktionen ganz anders sein als bei gesunden Menschen, sowohl die Stressschwelle (ab wann man etwas als Stress oder sehr ängstigend empfindet) als auch die Dekompensationsschwelle, also ab wann eine Dekompensation droht.

16.6 · Delir (Verwirrtheit)

Tab. 16.1 Medikamente als Auslöser eines Delirs

Anticholinergika Auch Augentropfen?	Spasmolytika Gerade das Atropin und das Scoplamin bei Interventionen bedenken Früher oft Agitation unter Prämedikation mit Atropin; es ist heute eigentlich verlassen.
Antihistaminika	Antiallergika, Medikamente gegen Übelkeit (Dimenhydrinat/Vomex) oder auch die leichte Sedierung (z. B. Promethazin/Atosil).
Antiparkinsonmittel	Alle, da sie den Dopamin-Spiegel erhöhen.
Trizyklische Antidepressiva	Insbesondere die alten, wie das Doxepin (Aponal) oder Amitryptilin, Imipramin
Sedativa	Paradoxe Reaktion mit Verwirrung, plötzlich können Dinge nicht mehr zugeordnet werden, Enthemmung
Neuroleptika	Primär helfen sie und sind auch prophylaktisch wirksam.

Aber: Es gab auch bei vielen Patienten eine starke Besserung, nachdem man die Neuroleptika wieder abgesetzt hat. Also muss man stets nach der niedrigstmöglichen Dosierung suchen.

Andere Medikamente begünstigen das Delir: Theophyllin (Agitation, Tremor), Lithium, Opioide (analog Sedativa), NSAR (oft Übelkeit), Kortison (Dysphorie), Antibiotika (Chinolone), Schleifendiuretika (Elektrolyte, Exsikkose) und Antikonvulsiva (s. unter Sedativa in Tab. 16.1). Zentrale Blutdrucksenker sollte man ebenso vermeiden wie Protonenpumpenhemmer.

Regel der Hälften beim Delir: 50 % der Delire werden allgemeininternistisch nicht erkannt; bei 50 % ist es eine akute Krankheit, die das Delir bei vorbestehender Demenz induziert; davon tritt bei 50 % eine Besserung durch die Behandlung dieser auslösenden Krankheit ein; davon bei 50 % mit einer Besserung über ein Jahr.

Die Risiken des perioperativen Delirs sind klar: Die mit dem Delir assoziierte Morbidität und die Mortalität sind bei Alten höher als durch eine tiefe Venenthrombose (TVT) und eine Lungenembolie (LE). 40–60 % der Patienten mit präexistierender Demenz entwickeln ein postoperatives Delir bzw. eine akute Verwirrung. Diese hatten ein hohes Risiko zu versterben, oder die Patienten erreichten ihr präoperatives Niveau nicht mehr. Ein wesentlich günstigerer Verlauf besteht, wenn man das Delir rasch beheben konnte.

- **Prophylaktische Maßnahmen ab Aufnahme**

Wichtig sind Abklärung und Therapie oben genannter Auslöser und Ursachen und auch das Weglassen von unnötigen Medikamenten, vor allem zerebral wirksamen (auch Betablocker). Dann muss man Orientierungshilfen geben, eine ruhige, klar strukturierte Umgebung schaffen, Angst und Stress vermeiden, eine kontinuierliche empathische, persönliche Bezugspflege garantieren (vor allem perioperativ), Sicherheit, Zuwendung bieten und eine bestimmte Bezugsperson zuordnen, um das Angstniveau zu senken. Ein freundlicher, verstehender Umgang ist enorm wichtig.

Eine gute Flüssigkeits- und Nahrungszufuhr wird oft nicht bedacht. Die Überwachung ist notwendig, um eine Selbstgefährdung zu vermeiden. Auch muss man die Elektrolyte beachten, also Natrium, Kalzium und Kalium, und auf einen ausreichenden Hämatokritwert achten (mindestens 30 % SäO$_2$ über 90 %, besser 95 %. Der Blutzucker sollte normnah und stabil sein, der Blutdruck im oberen Normbereich, auf alle Fälle über 100 mmHg. Gegebenenfalls muss eine Fiebersenkung erfolgen.

Der Patient sollte möglichst ohne Alarme am Bett (Stress, Angst) bleiben, Psychopharmaka sollten vermieden werden wie auch Fixierung, nasale Magensonden und Dauerkatheter. Wichtig sind der Schlaf-Wach-Zyklus und die Mobilisation und Sitzen (möglichst im Stuhl).

Man muss für eine ausreichende Schmerztherapie sorgen (kein Pethidin) und auf niedrig-dosierte Kombinationen achten.

Die Art der Anästhesie ist wohl nicht entscheidend, aber natürlich muss man stets eine ausreichend hohe O_2-Sättigung gewährleisten.

Obstipation und Harnstau sind zu vermeiden.

Eine einzelne Maßnahme ist nicht entscheidend, sondern „alles" in Zusammenschau.

- **Adäquate positive Stimuli zur Delirprophylaxe**

Positive Stimuli sind eine empathische Bezugspflege, zugewandte menschliche Kommunikation (eine Brille aufsetzen und reinigen, das Hörgerät prüfen), eine große Uhr, sichtbar und nahe am Patienten angebracht, ein sichtbarer Kalender, Licht, das tagsüber eingeschaltet ist, dann aber nachts ausgeschaltet wird, damit es dunkel wird. Tagsüber sollte Aktivität herrschen und nachts Ruhe. Radio o. Ä. sollte tagsüber laufen, mit angenehmer Musik. Auch sollte man Angehörige und Besucher stark einbinden.

Man muss die Medikation, Ko-Erkrankungen und Komplikationen „managen", also Nährstoffmangel, Arrhythmien (TSH, Kalium) behandeln, eine verminderte Koronarreserve beachten, einen Schlaganfall im Verlauf bedenken, ebenso Leber- und Nierenerkrankungen, gastrointestinale Blutungen, Harnwegsinfekte, Demenz, Parkinson, Epilepsie.

Die Medikation muss geprüft werden, und zwar auch daraufhin, ob sie anticholinerg ist: Urologische Medikation bei hyperaktiver Blase sind meist Anticholinergika, weitere sind Spasmolytika, trizyklische Antidepressive, anticholinerge Parkinsonmedikamente.

❶ **Cave**
Dopamin-Steigerung durch höher dosierteres Prednisolon oder Dexamethason, durch L-Dopa oder Agonisten, auch durch Amantadin.

Vermeiden sollte man Lithium, das Pethidin, überdosierte Opiate, Carbamazepin, Antihistaminika, Digitalis in hohen Dosen und Indometacin.

- **Medikation**

Der erhöhte Dopamin-Spiegel als Ursache erklärt, warum Neuroleptika helfen: Meist kommt es zum Einsatz von Haloperiol oder besser Risperidol, akut als Risperdal-Quicklet® (◘ Tab. 16.2). Auch moderne, neue Substanzen sind mittelfristig mit einer erhöhten Mortalität (RR 1,7) assoziiert, auch mit Sturzgefahr – deshalb sollte der Einsatz nur passager stattfinden. Benzodiazepine kann man additiv einsetzen, wie Oxazepam 2,5–5 mg zu Risperidol (z. B. 2-mal 0,5 mg – initial unter Überwachung!).

Der verminderte ACh-Spiegel erklärt, warum Cholinesterasehemmer wirken: Physostigmin hat viele NW, der Einsatz ist eigentlich nur bei sicherem, medikamentös induziertem ACh-Syndrom angezeigt – es hilft aber auch sonst, dann aber ganz, ganz vorsichtig unter Überwachung und initial minimaldosiert.

Bei schwerer Agitation und akuter Verwirrung (Delir bei Demenz) werden meist Neuroleptika gegeben, auch Clomethiazol (Distra bei Delir) sollte wohl sehr geeignet sein.

Tab. 16.2 Medikamentöse Therapie

Medikament	Wirkung	Dosis
Haloperidol	Wenig sedierend, bei Wahn, Halluzination, Erregung	0,5–2 mg po/iv/im 2–3-mal/d bis 6-mal 20 gtt sind 2 mg
Risperidon	Weniger extrapyramidale NW als Haloperidol	0,5–1,0 mg p. o. 3- bis 6-mal/d auch als Quicklet
Pipamperon	Vor allem sedierend, Wiederherstellung des Tag-Nacht-Rhythmus	1- bis 3-mal 25–100 mg, vor allem abends indiziert
Melperon	Idem	1- bis 3-mal 20–120 mg, z. B. abends: 0–0–5–5 ml 5 ml = 25 mg
Lorazepam	Vor allem angstlösend, auch bei Parkinson oder malignem neuroleptischen Syndrom (nach 8 h komplett abgeklungen)	1- bis 4-mal 0,5–2 mg, Nachtschlaf wieder gesichert, am Morgen metabolisiert, z. B. abends 0–0–0–0,5 mg

Viele alte Patienten kommen in die Rettungsstelle mit akuter Verwirrung, dies ist aber oft ein unspezifisches Krankheitssymptom, z. B. bei Pneumonie und Schmerzen. Ein akuter Beginn hat in der Regel einen Auslöser, der initial nicht gleich offensichtlich sein muss, wie z. B. eine Darmischämie.

Das Bewusstsein steht zunächst im Vordergrund; meist fluktuierend zwischen Agitation/Hyperaktivität und Somnolenz/Schläfrigkeit. Die Aufmerksamkeit ist gestört, die Patienten können sich nur mit Mühe konzentrieren, sind leicht ablenkbar, haben reduzierte Wahrnehmung, ein reduziertes Gedächtnis und Halluzinationen. Das Denken ist wahnhaft und unzusammenhängend. Zudem gibt es vegetative Zeichen, wie beim Alkoholentzug mit Zittern, Tremor, Myoklonien und Asterixis. Ebenso sehr häufig ist die Tag-Nacht-Umkehr.

- **Fixierung**

Autonomie und Fürsorgepflicht sind gegeneinander abzuwägen, eine Selbstgefährdung sollte bedacht werden. Eine Fixierung unter 24 Stunden ist mit Begründung und ärztlicher Anordnung möglich, bei einer Fixierung über 24 Stunden nur mit richterlicher Zustimmung. Bettgitter können Schaden zufügen (Quetschungen, Sturz darüber, Todesfälle), zudem exisitiert kein gesicherter Nutzen des Bettgitters. Ein einseitiges Gitter, um Sicherheit zu geben, ist unproblematisch. Man sollte eher mit einer Klingelmatratze arbeiten oder die Matratze auf den Boden legen.

- **Agitation**

Agitation jedoch muss noch kein Delir sein, sondern kann zusammenhängen mit Aufregung und psychomotorischer Unruhe, Aggression, Konfabulation, Desorientierung und Angst. Mit Wahn und Halluzination kombiniert, sind die Patienten aber schon verwirrt. 90 % der agitierten Patienten haben eine vorbestehende Demenz. Das Bild ähnelt dem Delir, mit Auslösern, aber hier mehr im psychischen Bereich mit Angst, Bedrohung, Depression, starken Affekten, die nicht eingeordnet werden können, und Verzweiflung – und das kann nicht sortiert und gesteuert werden (◘ Tab. 16.3).

Therapie der Agitation: In erster Linie findet diese psychologisch-menschlich statt, durch Gespräche. Die Umgebung sollte man optimal gestalten und auf die Einbindung der Angehörigen achten. Die Ursachensuche ist ähnlich wie beim Delir, man muss fragen, ob Medikamente abzusetzen sind und eventuell Neuroleptika eingesetzt werden sollten. Der Psychiater sollte über den Einsatz bestimmter Präparate nachdenken, z. B. Carbamazepin bei starker Gereiztheit, starken Stimmungsschwankungen oder Autoaggression, Buspiron bei Angst (akut besser: Lorazepam), Trazodon oder Mirtazapin bei abendlicher Agitation (ein sedierendes SSRI-Antidepressivum), Benzodiazepine (nur kurzfristig).

- **Halluzination und Delir**

Halluzination ist eine Trugwahrnehmung ohne objektiven Reiz. Halluzinationen sind optisch, akustisch, taktil oder olfaktorisch. Es besteht für den Betroffenen eine Realitätsgewissheit (bei Pseudohalluzinationen erkennt der Patient den Trugcharakter). Halluzinationen treten oft bei akuter Verwirrung und deliranten Zuständen auf, ebenso bei Demenz, Psychosen, Opiatüberdosierung, Parkinsonmedikation.

Eine Illusion hingegen ist die verfälschte Wahrnehmung und Bewertung einer Wahrnehmung, z. B. wird der Vorhang als „Monster" gesehen.

Therapie: Delirauslösende Medikamente absetzen oder die Gabe von Neuroleptika, wie Risperidon oder Haldol (◘ Tab. 16.3).

◘ **Tab. 16.3** Differenzialdiagnosen der Verwirrung

Krankheit	Unterschiede	Weitere Symptome	Verlauf
Delir	Fluktuierendes Bewusstsein mit verminderter Aufmerksamkeit	Orientierungsverlust, Wahnvorstellungen Agitation, Apathie, Gedächtnisstörung Aufmerksamkeitsdefizit	Akuter Beginn mit einem Auslöser Reversibler Zustand
Demenz	Gedächtnisschwund	Orientierungsverlust Agitation	Chronisch Schleichender Beginn Langsamer Prozess
Psychose	Realitätsverlust	Sozialer Rückzug Apathie	Langsamer Beginn Prodromi, Vorstufen, chronisch mit Exazerbationen
Depression	Traurigkeit Interessenverlust Freudlosigkeit	Schlafstörung Konzentrationsstörung Energielosigkeit Gefühl der Wertlosigkeit und der Hoffnungslosigkeit Suizidgedanken	Einzelne, rekurrente Episoden oder chronisch

Zum Thema Delir gibt es einen sehr guten PP-Vortrag im Internet, und zwar unter der Adresse http://www.altenpflege.vincentz.net/fileserver/vincentzverlag/files/54300/54349/Delirmanagement.pdf. Empfehlenswert sind auch die Webadressen http://www.neuro24.de/show_glossar.php?id=385 sowie – zur Pflege – http://www.kpw-dcn-uhbs.ch/downloads/screeningassessmentunddiagnostik.pdf.

16.7 Demenz

Demenz ist ein Sammelbegriff, ein ätiologisch unspezifisches Syndrom. Altersbedingt beobachten wir zunehmende Prävalenzraten: 2 % im 65.–70. Lebensjahr, alle fünf Jahre gibt es eine Verdopplung. 20 % Prävalenz ab dem 80. Lebensjahr, 30–40 % ab dem 90. Lebensjahr. Derzeit sind in Deutschland 1,2 Millionen Menschen betroffen, im Jahr 2020 werden es 1.500.000 sein, im Jahr 2050 2 Millionen.

Zuerst fällt eine Abnahme des Gedächtnisses aktueller Ereignisse auf sowie Defizite im Erlernen und Behalten neuer Information, also im Kurzzeitgedächtnis. Später bemerkt man auch Defizite bereits erlernter Informationen, also im Mittellangzeitgedächtnis.

Alltagsrelevante Einschränkungen entwickeln sich sowohl verbal als auch nonverbal. Abstraktes Denken (Wortfindung, Sinn von Redewendungen usw.), Orientierungsstörungen (Person, Ort, Zeit) und die Veränderung höherer kognitiver Funktionen (Aphasie, Apraxie,, Akalkulie) schreiten meist langsam voran.

Veränderungen im Sozialverhalten sind oft ein erster Hinweis. Ganz früh, wenn alle anderen Parameter noch normal sind, können die Beurteilung des Umfeldes, die Planung im Alltag und die Umsetzung gestört sein. Dies kann bei manchen sehr charmant und intelligent kompensiert werden; andere werden dadurch auch unruhig, labil, gereizt, grob, können resignieren und werden apathisch. Also gibt es auch zunehmend im Verlauf Veränderungen der Persönlichkeit, zuletzt mit Verhaltensauffälligkeiten, bis hin zu Aggression, Agitation, Wahn, Lärmen, Schreien und illusionären Verkennungen.

Die Fremdanamnese ist wichtig wie auch einfache Orientierungsfragen zum Ort, zur Zeit und zur Person. Wichtige Tests sind der MMSE, der Uhrentest und der DemTect.

Die Demenz ist eine chronische Verwirrung und von akuten Verwirrungszuständen abzugrenzen. Definitionsgemäß ist eine Dauer über sechs Monate gefordert, bevor man von einer Demenz spricht.

Zwei Drittel aller kognitiv auffälligen im Alter werden zuerst beim Hausarzt vorstellig, der Beginn initial meist schleichend: Merkfähigkeitsverluste, Aufmerksamkeitsdefizite und Wortfindungsstörungen. Dann kommt es zu fehlender zeitlicher Orientierung und zu Schwierigkeiten beim planenden Denken und Handeln. Erst später kommen die räumliche Desorientierung und die Desorientierung zur Person hinzu.

Über 70 % der Demenzen treten im hohen Alter auf. Bei positiver Familienanamnese und Manifestationsalter unter dem 60. Lebensjahr ist eine genetische Testung angeraten. Ansonsten ist diese Testung nicht sinnvoll, es liegt hier eine multifaktorielle Genese vor, ähnlich dem Diabetes Typ 2. Protektiv sind geistig-körperliche-Aktivität, Bildung, Musizieren, vor allem das Klavierspielen. Negativ sind ein überhöhter Blutdruck, hohe Fette, Alkohol und Rauchen, entgleister Diabetes mit schwankendem Verlauf und fette, opulente Ernährung.

- **Kriterien für die Diagnose nach DSM-IV-R**

Kriterien für die Diagnose nach DSM-IV-R sind Störung des Kurzzeitgedächtnisses und Orientierungsstörungen (Ort, Zeit, Person), später auch Störung des Mittel- und Langzeitgedächtnisses, Störung abstrakten Denkens (Synonyme, Gegensätze, Begriffe, Sprichwörter), eingeschränkte Urteilsfähigkeit, Veränderung der Persönlichkeit. Mindestens eine weitere Störung anderer kognitiver Funktionen muss hinzutreten: Aphasie (Störungen der Sprache), Apraxie (Handlungsstörungen, beeinträchtigte Fähigkeit motorische Aktivitäten zu planen und zielgerichtet auszuführen), Agonosie (Erkennstörungen, Unfähigkeit, Gegenstände zu identifizieren bzw. wiederzuerkennen), Akalkulie (Rechenstörungen), Störungen der Exekutivfunktionen (Planen, Organisieren, Einhalten einer Reihenfolge) mit einer Einschränkung zuerst der komplexen ATLs (Soziales, Tagesverlauf, Organisation, Planung). Diese kognitiven Defizite verursachen eine Beeinträchtigung sozialer und beruflicher Aufgaben und stellen eine deutliche Verschlechterung gegenüber einem früheren Leistungsniveau dar.

Wesentlich – aber oft schwierig – sind der Ausschluss einer akuten Verwirrung (Delir, Durchgangssyndrom, HOPS), einer akuten Bewusstseinseintrübung, organischer Ursachen und psychiatrischer Erkrankungen (Wahn, Depression, Schizophrenie).

- **Demenzsyndrom nach ICD-10**

Nach der ICD-10 gelten folgende Kriterien: 1. Abnahme des Gedächtnisses, am deutlichsten beim Lernen neuer Informationen, und in besonders schweren Fällen dann auch bei der Erinnerung früher erlernter Information; 2. Verminderung der Urteilsfähigkeit und des Denkvermögens (Fremdanamnese, Tests); 3. Die Verminderung der früher höheren Leistungsfähigkeit sollte nachgewiesen werden; 4. Bestehen gleichzeitig delirante Episoden, sollte die Diagnose Demenz aufgeschoben werden; 5. Emotionale Labilität, Reizbarkeit, Apathie, Vergröberung des Sozialverhaltens.

Für eine sichere klinische Diagnose sollte Punkt 1 mindestens sechs Monate vorhanden sein. Wichtig ist auch der Ausschluss von akuten, organischen und psychiatrischen Erkrankungen, u. a. sind dies: zerebrovaskuläre Erkrankung, HIV-Krankheit, Normaldruck-Hydrozephalus, Parkinson, internistische Erkrankung (z. B. Hypothyreose, Folsäure-Mangel, Hyperkalzämie, Vitamin-B12-Mangel und hier auch Methylmalonat bedenken) oder einen Alkohol- oder Substanzmissbrauch.

Laut ICD gibt es initial „nur" die Beeinträchtigung höherer kortikaler Funktionen, wie Gedächtnis, Rechnen, Lernfähigkeit, Denken, Sprache, Orientierung (Raum, Zeit, Person), Urteilsvermögen, zudem Beeinträchtigungen der emotionalen Kontrolle, des Antriebs und des Sozialverhaltens.

Wichtige Fragen sind: Was war bevor ein dementer Patient auffällig wurde? Gab es ein triggerndes Ereignis? Daraus leitet sich oft ein rehabilitatives Potenzial ab.

Ist er ein sogenannter Läufer, also aggressiv, schreiend? Ist er mit Abmontieren und Zerlegen beschäftigt oder dem Verteilen von Gegenständen? Will er die Kleider ausziehen?

Oder ist er ein Stiller? Diese Patienten ziehen sich zurück, essen und trinken oft nicht mehr.

Oft sind Demente unverständlich, erzählen eine Geschichte, dichtend, mystisch, archaisch. Solche Denkmuster sind menschheitsgeschichtlich alt (vgl. den Jungschen Archetypus). Es ist wie eine Regression in eine andere Welt, oft mit Infantilisierung, in die man sich eindenken können muss. Das kann bei einer alten Frau vom Lande ganz anders sein als bei einer ehemaligen Chefsekretärin aus Berlin.

- **Wie erkennt man die beginnende Demenz?**

Zum Erkennen der Demenz sollte man in verschiedenen Bereichen schauen, wie sich der Patient oder Angehörige verhält. Es gibt auch minimale Einschränkungen, nahe dem Normbereich (MIC = Mild Cognitive Impairment). Dies sollte man nicht als Demenz bezeichnen.

Im Bereich des Geruchssinns gibt eine starke Assoziation zwischen stark reduziertem Geruchssinn und Demenz. Im Versuch mit Mäusen ist es ein Frühzeichen, diese zentralen Areale sind zuerst betroffen.

16.7 · Demenz

Im Bereich Gedächtnis hat der Patient Erinnerungslücken, gerade für aktuelle Ereignisse. Er findet Gegenstände nicht mehr, er wiederholt sich und kennt z. B. die Jahreszahl, den eigenen Aufenthaltsort und den Namen des Bundeskanzlers nicht.

Im Bereich Planung-Organisation kann der Patient komplexe Tätigkeiten nicht ausführen (Kochen, Formular ausfüllen). Er kann nicht planen oder organisieren, noch schwieriger wird dies in fremder Umgebung. Zwei Dinge gleichzeitig kann er nicht umsetzen, etwa zugleich gehen und sprechen.

Bezüglich der Urteilskraft fehlen praktische, vernünftige Problemlösungsstrategien, z. B. bei kleinen Krisen: Essen brennt an, Wasser läuft über. Und er verliert manchmal die Umgangsformen.

Bei der räumlichen Orientierung ist es so, dass der Prüfer auf die Frage „Wo sind Sie gerade?" keine richtige Antwort erhält. Die diesbezüglichen Schwierigkeiten treten zuerst an fremden Orten auf (z. B. beim Auto- oder U-Bahn-Fahren), irgendwann ist der Mensch auch in vertrauter Umgebung nicht orientiert, auch zeitlich zunehmend desorientiert (Frage: „Welches Datum ist heute?") und auch bei Angaben zur eigenen Person („Wann sind Sie geboren?", „Wo wohnen Sie?").

Im Bereich Sprache hat er Mühe, die richtigen Worte zu finden. Er kann einem Gespräch nicht folgen. Sprichwörter/Redewendungen werden falsch formuliert bzw. nicht verstanden.

Im Bereich Verhalten wird der Patient zunehmend passiv, reagiert langsam. Er wird oft misstrauisch und ist leicht erregbar, denn er missinterpretiert Wahrnehmungen.

Begleitsymptome manifestieren sich erst später im Verlauf: Bewegungsstörungen, Inkontinenz, psychomotorische Entgleisungen (Delirneigung, akute Verwirrung) u. a.

- **Erkennung der Demenz im Geriatrischen Assessment**

Zuerst kommt es stets zur ärztlichen und pflegerischen Aufnahme, Visus und Gehör muss man bei der Untersuchung unbedingt bedenken, wie auch Reflexe und die Praxie (Palmomentalreflex, Greifreflex, Saugreflex, Praxietests mit den Händen: Beten, Kette, Schmetterling).

Demenzspezifische Assessments sind: Barthel-Index und IADLs nach Lawton-Browdy; Screening mit Uhrentest und MMSE; Quantifizierung mit DEMTECT, FIM, NOSGER usw.; TFDD (Test zur Früherkennung von Demenzen mit Depressionsabgrenzung; vgl. Doktorarbeit unter http://deposit.ddb.de/cgi-bin/; hier gibt es neun Aufgaben zur Demenz und ein Depressionsteil; in ca. zehn Minuten vom Arzt oder geschulten Personal durchführbar).

- **Ätiologie der Demenz**

60 % der Erkrankten leiden an DAT, der Demenz vom Alzheimer-Typ, 20 % davon mit vaskulärer Ursache, meist Multiinfarktdemenz (wiederholte „Schlägle"), oft auch die SAE oder CMAP (zerebrale Mikroangiopathie), seltener nach einem solitären Insult. In 10 % gibt es Mischformen.

Weitere mögliche Ursachen sind Lewy-Body-Demenz (Parkinsonoid, szenische und visuelle Halluzination, dramatisch schlechter auf Neuroleptika und gute Besserung auf Antidementiva), Demenz bei weit fortgeschrittenem Parkinson, Frontalhirndemenz mit Enthemmung, Normaldruck-Hydrozephalus (NPH).

Selten sind infektiöse Ursachen, also etwa virale Enzephalitiden (Herpes, HIV), initial mit Delir, dann Demenz, Meningoenzephalitiden, postinfektiöse Formen (autoimmun im weitesten Sinne), Tuberkulose, Borreliose, Syphilis, AIDS, Creutzfeld-Jakob.

Nicht vergessen sollte man postanoxische und posttraumatische Ursachen sowie das chronische Subduralhämatom, die nächtliche Hyperkapnie, Schlafapnoe und Vitamin-B-12-, Vitamin-B-1- sowie Folsäuremangel.

Übersicht über die verschiedenen Demenzen
Primär neurogenerativ
— Morbus Alzheimer
— Frontotemporale Demenz
— Lewy-Körper Demenz
— Parkinson-Demenz
— Sehr seltene, wie die Progressive supranukleäre Parese u. a.

Primär vaskulär
— Mikroangiopathie (SAE, CMAP)
— Makroangiopathie, Multiinfarktdemenz
— Einzelinfarkt in strategisch bedeutsamer Läsion

Toxisch-metabolisch
— Alkohol (Korsakow, Wernicke), Hepatose
— B-12-Mangel oder B-12-Stoffwechselstörung (Methylmalonat)
— Stoffwechseldefizite, wie die Hypothyreose (häufigste behandelbare Ursache!)

Infektiös
— HIV, Syphilis, Herpes, Meningoenzephalitiden

Raumforderung
— Neoplasien, auch paraneoplastisch
— Subdurales Hämatom
— Normdruckhydrozephalus

Sowie
— Mischbilder, z. B. CMAP-Demenz-NDH
— Depressive Pseudodemenz (Affektverarmung, Antriebsstörung
— Denkhemmung, Konzentrationsstörung)

- **DAT: Die Demenz vom Alzheimer-Typ**

Degenerative Veränderungen der Neuronen, initial nicht betroffen sind Motorik, Sensorik, Kleinhirn und Stammhirn. Es gibt initial kaum frontotemporale Symptome (Persönlichkeitsveränderungen s. unten), im Vordergrund stehen zunächst Gedächtnisstörungen, mangelnde Problemerkennung und Lebensplanung. Es folgt zunächst meist ein sprachlicher Abbau (Kognition, Abstraktion), dann die räumliche Desorientierung.

Histologie: Neurofibrillen, neuritische Plaques, Lewy-Körper, verminderte Neuronen und Synapsen. Reduziert sind: Cholin-Acetyl-Transferase, Noradrenalin, Serotinin, Dopamin, Glutamat, GABA, 5-HIAA.

Eine Demenz bei jungen Menschen muss man sehr gründlich abklären. Zur Abklärung und Differenzierung sind dann folgende Untersuchungen indiziert:
— Liquortest auf Beta-Amyloid-1-42, Gesamt-Tau,
— ein MRT,
— FDG-PET, HMPAO-SPECT oder FP-CIT-SPECT,
— Untersuchung auf den Apolipoprotein-Genotyp.

- **Vaskuläre Demenz**
An eine vaskuläre Demenz muss man denken bei plötzlichen Veränderungen, schrittweisen Ereignissen (nicht kontinuierlich), einem wechselnden, fluktuierenden Verlauf, nächtlicher Verwirrtheit (mangelnde cerebrovaskuläre Reserve – Kaffee hilft), emotionaler Labilität, arterieller Hypertonie, pAVK und Karotisplaques, Schlaganfall in der Vorgeschichte und neurologischen Herdsymptomen (Hemiparese o. a.).
Vaskuläre Demenz bei Mikroangiopathie: Sie wird als subkortikal bezeichnet (analog SAE/CMAP). Kleinste Gefäße, die senkrecht ins Parenchym abgehen, sklerosieren. Gedächtnisstörungen sind eher im Hintergrund, eher eine Verwirrung, gestörte Impulskontrolle und Affektinkontinenz (Weinen/Lachen). Der Beginn ist meist abrupt, dann stufenförmig mit lakunären Läsionen.

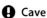 **Cave**
Gingko-Präparate sind ohne Nutzen, und sie verstärken das Blutungsrisiko unter ASS.

Vaskuläre Demenzen liegen bei etwa 20 % der Demenzen vor. Oft gibt es Mischformen des Morbus Alzheimer und der vaskulären Genese. Viele Menschen mit schweren vaskulären Veränderungen haben aber keine Demenz. Risikofaktoren sind Hypertonie, Diabetes, Lipide, Adipositas, Alkohol, Rauchen.
Bei einer Multiinfarkt-Demenz gibt es einen akuten Beginn, sie ist schwankend im Verlauf, es kommt zu einer stufenweisen Verschlechterung. Die Einzelinfarkt-Demenz beginnt üblicherweise abrupt, plötzlich.
Multiple lakunäre Läsionen sehen so aus: kleine lakunäre Infarkte im subkortikalen Marklager, Kerngebieten, Hirnstamm; CMAP (cerebrale Mikroangiopathie) und kognitiver Abbau; kleinste Gefäße gehen von außen senkrecht ab und hyalinisieren mit Stenosierung; es besteht eine Diskonnektion kortikaler Strukturen. Diese Menschen sind u. a. planlos.
Morbus Binswanger: Die subkortikale arteriosklerotische Enzephalopathie (SAE) ist ein Subtyp der CMAP. Die weiße Substanz ist demyelinisiert, auch sieht man eine periventrikuläre Marklagerschädigung. Folgen sind Verlangsamung, Gangstörung, Inkontinenz.
CADASIL (Cerebral Autosomal Dominant Arteriopathy with Subcortical Infarcts and Leukoencephalopathy): Das ist CMAP plus SAE und beginnt ab dem 50. Lebensjahr mit Krampfanfällen und Migräne. Dann folgen TIAs und Demenz.
Seltene neurodegenerative Formen sind folgende:
Demenz mit Lewy-Körpern (Patienten sind akinetisch-rigide); hier kommt es zu visuellen Halluzinationen (dadurch Angst, Aggression, Raumwahrnehmung gestört). Therapie: Parkinson-Medikation und gegebenenfalls Clozapin einschleichend, plus, wenn nötig, Antidepressiva und die Ch-E-Hemmer.
Frontotemporale Degeneration; hier sind Persönlichkeit und Sozialverhalten enthemmt, obszön, rücksichtslos und gewalttätig. Oft kommt es zum Verlust von Sprechfluss und Wortbedeutung, oder der Sprachfluss versiegt.
Progressive supranukleäre Parese; hier sehen wir Hypokinesie und Rigor, frontal gefärbte Auffälligkeiten, reduzierte Augenbewegungen und kompensatorisch angehobene Stirnlider.
Infektiöse Ursachen; dies sind Creutzfeld-Jakob, HIV und Herpes simplex (meist Temporallappen) sein.

- **Die frontotemporale Demenz – Morbus Pick**
Bei dieser Form tritt ein frontotemporaler Schaden mit Persönlichkeitsstörungen auf, zudem ein Verfall des Sozialverhaltens (distanzlos, enthemmt, verflacht). Meist um das 50. Lebens-

jahr taucht diese Form auf, und zwar in einer familiären Häufung. Oft geschieht das sehr schleichend über Jahre. Die Patienten sind sozial unangepasst mit fehlender Einsicht. Sie sind enthemmt und impulsiv, rigide und unflexibel. Verwahrlosung, Trägheit bis zur Apathie und Unreinlichkeit fallen auf. Sie sind sehr fixiert mit Perseverationen, Stereotypien, Ritualen. Es kommt zu einer Regression mit einer Hyperoralität, spät im Verlauf oft auch mit einem Parkinsonoid.

Therapie: Angehörigenschulung und Milieutherapie, moderne Neuroleptika, SRI bei Enthemmung und Zwangssymptomen. Kein cholinerges Defizit, also keine Cholinesterasehemmer.

Differenzialdiagnose Lewy-Body-Demenz: Initial fluktuierende kognitive Leistungen, Halluzinationen aller Art (vor allem visuell), paranoider Wahn, Parkinsonsyndrom (vor allem Rigor und Hypokinesie), fluktuierender Verlauf und Gedächtnisstörungen, Verlust des Raum-Sinnes, Synkopen. Die Therapie sieht hier anders aus: ChE-H, möglichst früh einzusetzen, sie sind sehr erfolgreich; Donezepil (Aricept): 5–10 mg, Rivastigmin (Excelon): 6–12 mg, Clozapin bei Wahnvorstellungen. Andere Neuroleptika sind kontraindiziert, Levodopa-Präparate bei Parkinson.

- **Mild Cognitive Impairment – MCI (dt.: LKB, leichte kognitive Beeinträchtigung)**

Gedächtnisleistungen, Lernen und Konzentration werden schwieriger. In unbekannter Umgebung ist der Betroffene nicht mehr planungsfähig. Eine schnelle geistige Ermüdung besteht, „nur" 25 % entwickeln keine Demenz.

Wichtig ist, dass es keine kurative Therapie der Demenz gibt und die Ätiologie vom Geriater benannt werden sollte. Ungeeignet sind Begriffe, wie z. B. HOPS oder Zerebralsklerose. Die Angehörigen müssen geschult werden für diese Situation. Und die Umwelt muss sich leider oft sehr anpassen. Die Kognitionseinschränkung führt zu Verhaltensstörungen und diese zu Betreuungsproblemen. Einschränkungen der basalen ADL und der komplexen ADL sind zu beschreiben.

Die wichtigste Differenzialdiagnose und Ko-Morbidität ist die Depression. Der Patient ist klagsam über die Ausfälle, der Demente nimmt die Demenz nicht wahr! Depressive sind oft verlangsamt, die Antworten sind bei geduldigem Vorgehen aber stimmig. In Tests sind sie oft gut motivierbar. Kognition und Gedächtnis sind oft gut, wegen des sozialen Rückzugs aber oft schwach in der örtlichen und zeitlichen Orientierung. Oft gibt es aber eine sehr schwierige Differenzialdiagnose und Überlappungen. Dann: Gabe von ex juvantibus SRI – und nach drei Wochen erneut prüfen.

Weitere Differenzialdiagnosen für Demenz und Depression sind NDH (Gangstörung: Bügeleisengang, psychomotorische Verlangsamung, Demenz) Inkontinenz sowie Tumoren mit Hirnmetastasen.

- **Umfassende Therapie der Demenz**

80 % der Angehörigen entwickeln schwere Depressionen und Überlastungssyndrome. Die Angehörigenbetreuung und -beratung ist ganz wesentlich. Man muss Patienten und Angehörige aufklären und die Zukunft planen, sowohl in persönlicher Hinsicht als auch juristisch, wirtschaftlich und medizinisch. Soziale Sicherung und Versorgungsplanung müssen besprochen, Pflege und Grundversorgung gesichert werden. Das ADL-Training beeinflusst den Verlauf sehr positiv. Eine aktivierende Betreuung und Pflege ist gut, den Patienten sollte man in Aufgaben einbinden. Wichtig auch: Physiotherapie, Training und gute Ernährung, struk-

turierte Tagesabläufe mit Ritualen, Orientierungshilfen und Wohnraumgestaltung. Cholinerge Antidementiva für die leichte und mittler Demenz sind auch glutamaterg, Memantin eignet sich für die mittlere und schwere Demenz. Beide sind für die vaskuläre Demenz nicht zugelassen, obwohl sie hier sehr wirksam sind; wohl aber für die Mischformen. Schizophrenieähnliche Plus-Symptome, wie visuelle Halluzinationen, Paranoia, muss man bedenken. Und dann vorsichtig und kurzzeitig Neuroleptika geben, bei Gereiztheit und Depression SSRI oder SNRI (niemals TAD).

- **Umgang mit Dementen**

Stressoren und Belastungssituationen sind zu vermeiden. Ortswechsel induzieren akute Verwirrungen. Auch Verlegungen und Einweisungen sollte man vermeiden. Lärm, Unruhe, Hektik – all dies kann vom Dementen nicht eingeordnet werden. Störungen sollte man also vermeiden, eine ruhige Umgebung ist möglichst zu schaffen wie auch ruhige, verlässliche Verhältnisse ohne Veränderungen. Alle Behandlungsteammitglieder sollten langsam, deutlich und ruhig sprechen, bei Bedarf das Gesagte öfter wiederholen. Es sollten keine Diskussionen entstehen, alle müssen Geduld mitbringen. Am besten funktioniert das Gespräch auf Augenhöhe mit Körperkontakt. Die Behandler müssen Empathie zeigen, auch in der Mimik.

Sinnvolle Beschäftigungen sind wichtig mit Strukturierung des Tagesablaufs, die Orientierung kann durch Farben und Markierungen verbessert werden. Der Austausch im Team über den Patienten sollte regelmäßig stattfinden, um sich zunehmend in ihn und seine Welt eindenken zu können. Und man kann dem Patienten Gedächtnisstützen anbieten (Uhr, Kalender, Tafeln o. Ä.).

- **Kommunikation mit Dementen**

Die Kommunikation sollte entspannt und freundlich sein, erst einmal sollte man 15–30 Sekunden lang ganz ruhig sein oder einander nur „ansehen" usw. Nichts Unvermitteltes sollte geschehen, man muss Zeit und Geduld mitbringen, das „rechnet sich am Ende". Wichtig ist auch: Augenhöhe und Blickkontakt herstellen, eventuell ganz vorsichtig am Arm berühren, man sollte sich hinsetzen, aber nicht zu nahe (eher nicht aufs Bett!), sich vorstellen. Wertschätzung und Respekt sind hier wichtig. Man sollte immer alles erklären, auch mit Gesten, und sich in den Dementen und seine Lage versetzen und Wahlmöglichkeiten anbieten, um Autonomie und Selbstbestimmung zu fördern.

Bei einer negativen Reaktion sollte man ganz freundlich bleiben und es nochmals versuchen. Auch sollten die Behandler eine emotionale Sicherheit geben. Langsam und deutlich sprechen, in kurzen Sätzen, bei Bedarf wiederholen. Dem Dementen muss man auch Ja-Nein-Antworten ermöglichen und viel Zeit zur Reaktion geben.

Gemeinsame Mahlzeiten in der Gruppe bewirken mehr Freude am Essen! Auch sollte man Hilfsmittel einsetzen, wie Brille oder Hörgerät. Ein Tipp: Stethoskop in die Ohren stecken und reinsprechen.

- **Angehörigenberatung**

Hier muss man eine realistische Erwartungshaltung vermitteln, den fluktuierenden und deszendierenden Verlauf erklären, Info-Material bereithalten und Unterstützung vermitteln (Pflegedienst, Seniorenheime, Tagesstätten, Selbsthilfegruppen). Sehr gefragt ist in diesem Bereich der Sozialpädagoge.

- **Milieutherapie**

Die Gestaltung der Umgebung des Patienten ist sehr wichtig, um Progress und Verlauf zu beeinflussen. Die patientengerechte Anpassung erfolgt nach der Situationsanalyse (Vorgeschichte, Familienanamnese, Assessment), der Information und gemeinsamen Planung (Patient, Angehörige, Betreuende), der Kompensation von Defiziten mit vorausschauender Planung und Management, der Aktivierung der Ressourcen (Rehabilitation) und der Anpassung der Umwelt (Schuhe, Herd, Licht, Toilette, Hilfsmittel, Raumgestaltung). Einen Umzug sollte man vermeiden, er kann aber auch mal positiv sein.

- **Therapie der Demenz und des MCI**

Hier sind kognitive Übungen wichtig, Körpertraining und Musiktherapie. Ziele sind: ADLs stabilisieren, immer wieder üben und trainieren, die Selbstständigkeit erhalten durch aktivierende therapeutische Pflege.

> ❶ Es gibt das Risiko der „Burn-out-Pflege". Wichtig ist die Aufwertung dieser schweren menschlichen und therapeutischen Aufgabe.

Man muss auch die Arbeitszufriedenheit der Pflege und der Pflegenden beachten. Die psychosoziale Integration mit Ritualen im Tagesablauf gibt Geborgenheit. Demenz-Patienten sind „kompetent" bezüglich Emotionen, Schmerz, Selbstgefühl. Man sollte eine Ebene der Kommunikation wählen, langsam sprechen, den anderen menschlich akzeptieren. Es sollten möglichst keine unnötigen Verlegungen ins Krankenhaus oder Pflegeheim erfolgen, dies führt oft zu akuten Verwirrungen (Delir).

Differenzialdiagnosen der Demenzen muss man bedenken und abklären und anticholinerge Medikamente vermeiden (trizyklische Antidepressiva, Spasmolytika, Urologika und Neuroleptika), wobei der Großteil aller Medikamente eine anticholinerge Komponente hat und diese sich addieren. Antihypertensiva, auch Betablocker können die Kognition verschlechtern, diese sollte man besser vermeiden oder hochselektive wählen, wie das Nebivolol. Ab 3–4 Medikamenten wird die Kognition nachweislich schlechter und bessert sich nach dem Absetzen. Es gibt sogar Hinweise darauf, dass das Absetzen nichtlebenswichtiger Medikamente im Senium Lebensqualität und Lebenserwartung wesentlich verbessert.

- **Medikamentöse Therapie bei Morbus Alzheimer**

Bei moderater bis schwerer Demenz: mit Memantin (Axura®), es ist günstig in Bezug auf Kognition, Allgemeinzustand, Alltagstätigkeiten, Sozialverhalten. Leichte bis mittelschwere Demenz: Cholinesterasehemmer. Bei schwerer Demenz ist auch das Donezepil (Arizept®) möglich. Bei Zweifeln an der Wirksamkeit probiert man es mit einem Absetz-Auslass-Versuch nach ca. 3–6 Monaten oder mit der Re-Evaluation mit Tests und Fremdanamnese alle zwölf Wochen.

Bei 10 % der Patienten tritt eine merkliche Verbesserung ein, bei mehr als 50 % eine Verlangsamung des Progresses und Verzögerung eines Heimeintrittes um 6 Monate. Nach 3–6 Monaten ohne Nutzen erfolgt ein Absetzversuch unter Beobachtung.

> ❶ Scheinbar abgelegte „fordernde" Verhaltensstörungen können unter Medikation mit Antidementiva, mit einer Besserung und Aktivierung, plötzlich wieder da sein.

Eine Rückbildung gibt es nicht, oder nur teilweise, nur ganz vereinzelt tolle Ergebnisse, jedoch meist eine Verlangsamung des Abbaus bzw. des Verlaufs. Produktive Symptome (Wahn, Halluzination, Delir), insbesondere bei der Lewy-Körper-Demenz, werden merklich beeinflusst.

Cholinesterasehemmer reduzieren KH-Einweisungen und verlangsamen den Verlauf. Das gilt auch für die NMDA-R-A (Memantine). Depression und Psychosen im Verlauf werden dadurch ebenfalls reduziert. Eine Nebenwirkung kann die Agitation sein.

Die Ergebnisse sind insgesamt nach Einschätzung von KV-Gruppierungen aber wenig überzeugend, deshalb ist im Verlauf zu prüfen, wer wirklich profitiert. Eine Prüfung sollte nach 3–6 Monaten stattfinden, dann muss man sehen, ob sich ein positiver Einfluss ergab. Mit einer Einweisung ins Krankenhaus oder Pflegeheim wurde das Therapieziel möglicherweise nicht erreicht.

ChE-H sind bei Lewy-Body-Demenz sehr erfolgreich; diese mit gesicherter Wirkung bei Parkinson-Demenz. Bei der Pickschen Demenz sind leider nur Neuroleptika und Antidepressiva wirksam. Wie bereits gesehen: Gingko bleibt ohne Wirkung, aber es verstärkt das Blutungsrisiko unter ASS.

Die Ausscheidung Niere versus Leber bei den Antidementiva muss man beachten, wie auch deren Wirkdauer und die Interaktionen über die Cytochrome (Makrolide, Grapefruit, Antimykotika u. a.).

Bei Depression gilt folgende Medikation: SSRI wie Citalopram morgens oder Mirtazepim zur Nacht, Mirtazepam wirkt zudem günstig über Hemmung der Serotonin-Wiederaufnahme und zusätzlich auch noch der Noradrenalin-Wiederaufnahme.

Bei den Neuroleptika sind alle anticholinerg (außer Clozapin) mit vielen anderen Nebenwirkungen. Bei Lewy-Body-Demenz gibt es sogar eine paradoxe Wirkung mit Psychosen.

- **Medikamentöse Therapie der Demenz**

Donepezil (Aricept®) ist ein Cholinesterasehemmer (ChE-Hemmer) und wird bei leichter bis mittelschwerer Demenz eingesetzt, im Mittel mit einem Anstieg von zwei Punkten im MMSE nach zwölf Wochen. Ein Nutzen ist frühestens nach 2–6 Wochen zu sehen. Nutzen bedeutet hier eine Verlangsamung des Progresses über 6–12 Monate. Nur bei 5 % der Behandelten ergibt sich eine Besserung. Zunächst gibt man 5 mg zur Nacht, nach sechs Wochen: 1 – 0 – 1. NW: selten passagere Übelkeit, Diarrhoe, Erbrechen.

Rivastigmin (Excelon®) ist ebenfalls ein ChE-Hemmer. Angewendet werden kann es auch als Pflaster oder Tablette (2-mal pro Tag à 1,5–6 mg).

Galantamin (Reminyl®) hat eine kurze HWZ. Verabreicht werden 2×4 mg bis max. 2×12 mg, wohl am besten nur morgens, um tagsüber zu aktivieren und dann aber den Nachtschlaf nicht zu beeinträchtigen.

Memantin (Axura®, Ebixa®) wird auch bei schwerer Demenz eingesetzt. Man beginnt mit 5 mg, steigert dann auf 2×5 mg bis maximal 2×10 mg.

- **Nebenwirkungen der Cholinesterasehemmer**

Möglich sind eine cholinerge Stimulation mit Übelkeit, Erbrechen, Bauchschmerz, Durchfall (langsame Toleranzentwicklung) sowie Muskelkrämpfe, Müdigkeit und Schlaflosigkeit, Schwindel, Kopfschmerz, Schwäche. Der Patient kann agitiert und verwirrt werden und Krampfanfälle zeigen. Depressionen sind möglich. Unter Galantamin kommt es auch Gewichtsabnahme und Anorexie, unter Rivastigmin zu einer Gewichtszunahme.

- **(Relative) Kontraindikationen für Cholinesterasehemmer**
(Relative) Kontraindikationen sind Magengeschwüre oder eine Therapie mit NSAR, Krampfanfälle in der Vorgeschichte, das Sick-Sinus-Syndrom, supraventrikuläre Erregungsleitungsstörungen, Asthma mit reagiblem Bronchialsystem, eine stabile COPD eher nicht. Zudem besteht bei einer Blasenobstruktion das Risiko der Kontraktionen gegen einen Harnverhalt. Vor einer geplanten Operation mit Vollnarkose sollte man die ChE-Hemmer nur kurz absetzen. Das Absetzen, vor allem jenes von Memantine, kann zu Verschlechterungsschüben führen. Nichtmedikamentöse Interventionen sind sehr wichtig, also die psychosoziale Intervention, kognitive Verfahren und entsprechendes Training, Ergotherapie, Aktivität, Kunst und Musik, Sensorik und die Einbeziehung der Angehörigen.

Zur medizinischen Therapie bei vaskulärer Demenz liegt keine gesicherte Empfehlung vor (außer ASS, RR, BZ, Lipide steuern). Das gilt ohne Ausnahme auch für die medizinische Therapie bei fronto-temporaler Demenz. Die Therapie der Demenz bei Morbus Parkinson umfasst Rivastigmin, bei Lewy-Körperchen-Demenz ist stets ein Versuch mit Rivastigmin angezeigt. Die Therapie bei gemischter Demenz verläuft analog zu jener bei Morbus Alzheimer (ASS, RR, BZ, Lipide).

Die Schweregrade nach Reisberg lauten (◘ Tab. 16.4):
- leicht (komplexe, instrumentelle ATLs gehen verloren; bis Reisberg 3 scheinen Menschen in gewohnter Umgebung unauffällig),
- mittel (selbstständiges Leben ist gefährdet, zum Teil mit Überwachung)
- schwer (dauernde Betreuung).

Die Reisberg-Klassifikation
Stufe 1: → keine deutlichen Symptome
Stufe 2: (Vergesslichkeit) → Verlegen mancher Dinge und Vergessen mancher Namen von Bekannten
Stufe 3: (leichte Verwirrung) → Versagen bei komplexeren Aufgaben in Beruf und Gesellschaft (z. B. Reisen oder Aufenthalt an einem neuen Ort), Vergessen von schriftlichen Texten; Verlaufen auf Reisen und mangelhafte Arbeitsleistung. Konsequenz: Rückzug aus der Überforderung; Training ist hier noch sehr hilfreich.
Stufe 4: (starke Verwirrtheit) → Unverständnis der Tagesnachrichten oder Zeitung; Vergessen von größeren Lebensereignissen; Begehen finanzieller Fehler; Leugnen eines Vorhandenseins eines Problems. Benötigt Hilfe bei schwierigen Aufgaben des täglichen Lebens (Einkauf, Einladungen, Buchführung). Konsequenz: überwachte Selbstständigkeit.
Stufe 5: (leichte Demenz) → Vergessen von Adressen, Namen naher Verwandter und/oder Telefonnummern sowie des Tages (Datums) der Jahreszeit und des Jahres; Schwierigkeiten beim Auswählen richtiger Kleidung; benötigt Hilfe zur alltäglichen Lebensführung, wie Baden, Waschen, Kleidung. Konsequenz: Unterstützung im Tagesablauf.
Stufe 6: (mittlere Demenz) → Vergessen des Namens von den eigenen Kindern oder des Lebenspartners; schnelles oder sofortiges Vergessen, auch zunehmend des Langzeitgedächtnisses, wie älteren Erinnerungen; Orientierungslosigkeit auch im Alltäglichen, einhergehend mit Wahrnehmungsstörungen und möglichen Halluzinationen und starker Veränderung der Persönlichkeit; Inkontinenz; Schlafstörungen; Konzentrationsstörungen. Konsequenz: Hilfe, Betreuung.
Stufe 7: (schwere bzw. starke Demenz) → extreme Verschlechterung aller bisherigen Symptome; Nachlassen sprachlich bis auf weniger als sechs Wörter, kommunikativer Fähigkeiten sowie der Motorik (Bewegung), kann nicht mehr sitzen, gehen, lachen, den Kopf halten. Hilfebedürftigkeit in allen alltäglichen Lebenssituationen. Konsequenz: Pflege.

16.7 · Demenz

Tab. 16.4 Übersichtliche Form der Reisberg-Klassifikation

Stufe	Zustand des Patienten	Demenzgrad
I	Keine Symptome	
II	Vergesslichkeit	
III	Versagen von komplexen Aufgaben, bemerkt man kaum im Alltag in vertrauter Umgebung, z. B. im Beruf oder auf Reisen (AADL)	Grenzwertig
IV	Hilfe bei IADL wie Einkaufen	Leicht
V	Hilfe bei Entscheidungen, wie Wahl der Kleidung	Mittel
VI	Hilfe bei basalen ADL, Inkontinenz	Schwer
VII	Pflegebedürftig, weniger als sechs Wörter; sprechen, lachen, sitzen, Kopfhaltung nicht mehr möglich	Sehr schwer

Initial gestört sind die Merkfähigkeit aktueller Themen sowie konstruktive planerisch-organisatorische Leistungen. Da kann der Uhrentest noch gut bestanden werden und die Kommunikation noch ganz normal sein. Dann bekommt der Patient Wortfindungsstörungen, ist räumlich desorientiert und zerstreut. Und zuletzt ist die Tagesrhythmik aufgehoben, verändert sich die Persönlichkeit, es gehen soziale Fähigkeiten verloren, Kleider, Körperpflege werden vernachlässigt – bis zur vollständigen Pflegebedürftigkeit.

Bestimmte Persönlichkeitszüge können sich ganz ungut enthemmen, manche können einfach verschwinden. Bei der DAT (Demenz vom Alzheimer-Typ) tritt ein schleichend progredienter Verlauf ein, bei der vaskulären Demenz gibt es plötzliche Schübe und ein stufenweises Fortschreiten (Tab. 16.5).

Tab. 16.5 Auswirkungen und Entwicklung der Demenz

Demenzgrad	Kognition	Lebensführung	Störung von Antrieb/Affekt	MMSE (max. 30 Punkte)
Leicht	Komplizierte Aufgaben nicht mehr auszuführen	Eingeschränkt, aber noch unabhängig	Unspontan, antriebslos, reizbar, stimmungslabil, depressiv	< 24
Mittel	Nur noch einfache Tätigkeiten, andere nicht, nicht vollständig oder nicht angemessen getan	Nicht mehr unabhängig, fremde Hilfe, Unruhe, Wutausbrüche, nur teilweise selbstständig, aggressiv	Unruhe	< 20
Schwer	Gedankengänge können nicht mehr nachvollziehbar kommuniziert werden	Unselbstständig, Nesteln, Schreien, Tag-Nacht-Umkehr	Unruhe	< 10

- **Leichtes frühes Stadium**
Hier tauchen erste kognitive Defizite auf, d. h., es gibt oft kein intaktes Urteilsvermögen mehr, planvolles Handeln ist im Vertrauten noch immer möglich, aber oft mit ersten Einschränkungen. Das Vokabular beginnt zu verarmen, der sprachliche Ausdruck wird unpräzise. Wichtige Fragen sind in diesem Stadium: Bestehen Wortfindungsstörungen? Wie sind die Rechenfähigkeiten? Wie ist Handhabung von Gegenständen? Wie gut sind visuell-konstruktive Fähigkeiten? Wie ist die zeitlich-örtlich-persönliche-Orientierung?

- **Mittleres Stadium**
Eine selbstständige Lebensführung ist in diesem Stadium nicht mehr möglich, fremde Hilfe bei den komplexen IADLs (Einkauf, Haushalt, Ankleiden) ist vonnöten. Es bedarf der Unterstützung (Ernährung, Verwahrlosung, Stürze, Schulden etc.). Zudem kommen oft Ruhelosigkeit, Reizbarkeit, Stimmungslabilität und Aggressivität hinzu, wie auch Inkontinenz, völlige Desorientierung, das Nichterkennen der Angehörigen. All dies führt zwangsläufig zum Zusammenbruch der häuslichen Pflege.

- **Schwere Demenz**
Hier ist das Gedächtnis erloschen, sprachliche Fähigkeiten gehen verloren, einfachste Bedürfnisse können nicht mehr artikuliert werden. Der Mensch ist absolut hilflos und braucht Unterstützung bei einfachsten Handlungen (basale ADLs) wie Essen. Es bestehen eine vollständige Inkontinenz, Geh- und Haltungsstörungen sowie Bettlägerigkeit.

- **Prävention**
Man sollte nicht rauchen, einen Diabetes früh, sehr gut und stabil einstellen und den Blutdruck möglichst niedrig unter 120 mmHg systolisch halten. Die Blutfette sollten normnah sein, keine alimentären Risikofaktoren vorliegen. Gesunder Lebensstil und mediterrane Ernährung sind wichtig sowie Bildung und Musizieren (vor allem Klavierspielen scheint sehr geeignet). Geistige und körperliche Aktivität, musikalische Intelligenz – all das ist wichtig. Im Alter ist aber auch zu beachten, dass es zu Hyptonien und Orthostaseproblemen unter zu viel Antihypertonika kommen kann und auch zu Unterernährung und Muskelschwund bei Diäten.

Die Differenzialdiagnosen sind zu bedenken: Delir, Depression, Mild Cognitive Impairment, Stoffwechselentgleisungen, Dysphasien und Aphasien, bestimmte Formen der Epilepsien, organische Ursachen sowie Visus- und Hörstörungen. Ebenso zu beachten sind die psychiatrischen Begleitsymptome: Depression, Unruhe (Störverhalten), verbale Aggressivität, körperliche Aggressivität gegen Sachen und Personen, Zurückgezogenheit, Apathie, Ängstlichkeit, Wahn, Halluzinationen, Weglauftendenz sowie suizidales Verhalten.

- **Konflikte und „fordernde Verhaltensweisen"**
Typische Verhaltensweisen sind Herumwandern, Aggression, Spucken, Entkleiden, ungerechtfertigtes Fordern von Hilfe, repetitive Sprache. Man muss immer die Ursachen suchen, wie Delir, Depression, Schmerz, Harnverhalt, Hyperthyreose, BZ-Entgleisung, Blutdruckkrise, TAA, Hypoxie, Prälungenödem, Medikation, soziales Umfeld, Überforderung, Reizüberflutung, Ängste. Auch sollte man eine Benachteiligung oder Vernachlässigung bedenken, auch Gewalt (auch subtile „Gemeinheiten", Dominanzen) mit Angst und Stress. Erst dann ist an eine Umstellung und Erweiterung der Medikation zu denken.

16.7 · Demenz

- **GISAD – geriatrisch-internistische Station für Akuterkrankte mit schwerer Demenz**

Es wird diskutiert, bis zu fünf Patienten pro 100-Betten-Akutklinik unterzubringen. Die Station ist für Schwerdemente mit Weglauftendenz, Rufen, Unruhe, dem „fordernden Verhalten" und schwerer Führbarkeit gedacht. Am besten sollten die Patienten gleich ab Notaufnahme und ohne Umschieben zugeordnet werden. Ein abschließbarer Bereich mit geschultem Personal ist notwendig. Auch sollten geeignete Räumlichkeiten für Schwerdemente eingerichtet werden, d. h. mit Möbeln, Bildern, Spielen, Beschäftigungs- und Ruhemöglichkeiten. Im halboffenen Bereich ist auch die Eingliederung ohne Vormundschaftsgericht möglich. Man sollte immer wichtige Merkblätter bereit halten für die Betreuung, Fixation, Hüftprotektoren u. a.

> **Cave GISAD:**
> Aufpassen muss man darauf, dass es nicht zu geschlechtlichen Übergriffen kommt.

- **Verhaltensauffälligkeiten bei Dementen und Umgang hiermit**

Demenz-Patienten haben einen gestörten Schlaf-Wach-Rhythmus, eine Weglauftendenz, Wahnvorstellungen, Angst, Paranoia und zeigen psychomotorische Unruhe und forderndes Verhalten. Ein Versuch mit Neuroleptika ist lohnenswert, eventuell kann man Benzodiazepine additiv einsetzen, alles nur passager und unter Überwachung. Eunerpan und Dipiperon sind bei nächtlichen Störungen anzuraten, bei nächtlichen Angstzuständen und Agitation auch mal kurzzeitig Lorazepam. Clomethiazol ist bei akutem Delir bei Demenz wohl auch sinnvoll, bei Parkinsonoid und Wahnvorstellungen Riperidon, besser noch: Clozapin. Glianimon ist wegen der sehr kurzen HWZ geeignet.

Demenz und **Depression** werden in der Frühphase oft übersehen oder verwechselt und haben eine hohe Überlappung. Interessant ist, dass häufig vor der Diagnose einer Demenz bereits depressive Symptome auftreten. Die konsequente Behandlung einer Depression mit SRI kann den Progress zur Demenz um einige Jahre aufschieben. Bei Auftreten einer Depression im Alter sollte auch an die Demenz gedacht werden. Wesentlich ist also eine frühe Diagnose, um den degenerativen Prozess in einem frühen Stadium zu unterbrechen. Die Wirksamkeit der Antidementiva ist noch unbefriedigend. Der Verlauf der Erkrankung kann allenfalls verzögert werden, bestehende kognitive Defizite können nicht mehr aufgebaut werden (◘ Tab. 16.6).

Deshalb sollte eine Therapie so früh wie möglich einsetzen. Memantine, übrigens auch das Amantadin, blockieren früh eine schädliche glutamaterge Überstimulation. Cholinesterasehemmer, wie das Donezepil, Rivastigmin und Galantamin, verhindern vorab den Schaden durch Acetylcholinmangel. Benzodiazepine sind zu vermeiden, sie bergen das Risiko zusätzlicher kognitiver Beeinträchtigungen, der Sturzgefahr und paradoxer Reaktionen. Aktivierungsprogramme, Verhaltenstherapie, Musik, Angehörigenarbeit sind wirksame Therapien, die früh einsetzen sollten. So sind u. a. das Singen und das Vorsingen von Liedern sehr gut.

Im Grenzbereich zwischen Demenz, Agitation und Delir liegt das „**herausfordernde Verhalten**", also Weglauftendenz, Schreien etc. Es ist für die Betreuenden ein enormer Stress, der „care giver distress", der dann oft zu Einweisungen in Krankenhäuser oder Pflegeheime führt. Hier werden nun meist Antipsychotika, also Neuroleptika eingesetzt – leider oft mit dem Ergebnis, dass die Patienten nur ruhiggestellt sind. In der Summe ist dies aber eine unbefriedigende Situation. Deshalb wird nachfolgend die Neuroleptika-Therapie bei schwerer Demenz mit hyperaktivem und herausforderndem Verhalten beschrieben.

◘ Tab. 16.6 Depressive Pseudodemenz und die echte Demenz

Depressive Pseudodemenz	Echte Demenz
Stabile depressive Symptomatik	Affektlabil, leicht ablenkbar
Klagen über kognitive Defizite	Kognitive Probleme werden dissimuliert (nicht wahrgenommen und überspielt und negiert)
Gedächtnisprobleme werden betont, in den Vordergrund gestellt und detailliert beschrieben	Semantische Paraphasien (Wortgebilde und Verwechslungen)
„Ich kann das nicht" wird betont, es besteht aber Alltagskompetenz	Testverhalten und Alltagsverhalten entsprechen einander
Nicht verwirrt, eher gehemmt	Denken ist „durcheinander" und verlangsamt („viskös")
Keine Orientierungsstörung	Desorientierung
Abendliche Stimmungsaufhellung	Abendliche Verwirrung und Tag-Nacht-Umkehr
Oft akuter Beginn	Langsamer, unklarer Beginn
Besserung durch Antidepressiva	Keine Besserung der Kognition unter Antidepressiva

Anmerkung: Semantische Paraphasie = Tatsächliches Wort und Zielwort sind ähnlich, wie Baum und Blume. Verbale Paraphasie = Tatsächliches Wort und Zielwort sind ohne Bezug, wie Baum und Auto. Syntagmatische Paraphasie = Merkmalsbeschreibung, z. B. wird das Aquarium zu einem „Käfig für Fische".

- **Neuroleptika-Therapie bei schwerer Demenz**

Haloperidol ist ein 1GAP, ein Antipsychotikum der ersten Generation, wie auch das Pipamperon und das Melperon. Risperidon ist ein 2GAP, stammt also der zweiten Generation. Unter Risperidon hat man weniger extrapyramidale Nebenwirkungen (EPS) als unter Haloperidol, was aber auch dosisabhängig ist. Sedierende 1GAP wie Pipamperon und Melperon wiederum produzieren sehr wenig EPS, sie sind auch nicht sehr anticholinerg, was bei Demenz günstig ist. Und das Melperon senkt die Krampfschwelle nicht; es verlängert aber die QT-Zeit, was allzu oft nicht bedacht wird.

Der Nutzen der Neuroleptika beim herausfordernden Verhalten (wir sprechen hier nicht vom Delir!) ist überraschend begrenzt. In Studien zeigten sich ganz schwache Ergebnisse. Allerdings führte bei einer Gruppe der Absetzversuch zu einer deutlichen Verschlechterung, sodass der Auslassversuch zur Einschätzung des individuellen Nutzens herangezogen werden kann. Tiaprid ist günstig bei Weglauftendenz.

Bei allen kommt es unter Neuroleptika zur kognitiven Verschlechterung und zur Verschlechterung der Alltagskompetenz. Haloperidol 0,25 mg/d ist dabei nicht gefährlicher als Risperdal 2 mg/d oder Pipamperon 40 mg/d. Zu bedenken ist, dass das Risperdal bei Demenz nur zugelassen ist bis zu einer Dosis von 2 mg/d und nur für die Indikation „Schwere chronische Aggressivität"; da sind fast alle Anwender im Off-lable-Use.

Bezüglich der körperlichen Aktivität kann Clozapin oder Olanzapin günstig sein, diese modernen Substanzen schränken die motorische Aktivität erst nach Monaten bis Jahren ein. Therapieversuche des herausfordernden Verhaltens mit Cholinesterasehemmern und Antidepressiva können sehr sinnvoll sein.

16.7 · Demenz

- **Planvolles Vorgehen**
In jedem Fall ist ein planvolles Vorgehen beim herausfordernden Verhalten notwendig. Es beinhaltet die Suche nach Ursachen (organischer Art? Medikamente? Umstände?), fragt, ob ein adäquater Umgang mit Dementen gegeben ist, ob es subtile Gemeinheiten gibt. Es wägt das Risiko der Behandlung gegen Nutzen ab und fragt, ob schwere Symptome wie Psychosen oder Verhaltensstörungen vorliegen und auch, ob man das Verhalten akzeptieren sollte. Vor Therapiebeginn muss man definieren, um welche Zielsymptome es geht und im Verlauf die geringste effektive Dosis wählen. EKG- und Laborkontrollen sind notwendig, und auch an Absetz- oder zumindest Reduktionsversuche sollte man denken. Über nichtmedikamentöse Therapieansätze (wie Singgruppe, Musiktherapie, Beschäftigung usw.) sollte man nachdenken.

Tab. 16.7 Vier nichtkognitive Veränderungen bei Demenz, Alternativen zu Antipsychotika, abhängig von der Symptomatik und der Art der Demenz

	Affektiv	Paranoid-halluzinatorisch	Agitation	Apathie
Alzheimer-Demenz	Citalopram, Mirtazapin	Cholinesterasehemmer	Mirtazapin, Tiaprid	Citalopram, Cholinesterasehemmer
Vaskuläre Demenz	idem	idem	idem	Citalopram
Lewy-Körper-Demenz	idem	idem	Mirtazapin	Citalopram, Cholinesterasehemmer
Parkinson-Demenz	idem	Rivastigmin		Citalopram, Rivastigmin
Fronto-temporale Demenz	Trazodon, Paroxetin		Trazodon, Tiaprid	Selegelin, Moclobemid, Piracetam

Tab. 16.8 Klinische Merkmale zur Unterscheidung zwischen Delir und Demenz

Merkmale	Delir	Demenz
Auslöser nihiliert	Ein akutes Ereignis	Chronisch seit > 6 Mo., aber oft nihiliert
Bewusstsein, Aufmerksamkeit	Getrübt, reduziert, fluktuierend, distrahiert	Initial noch relativ klar
Orientierung	Schwerstgestört (Zeit)	Gestört
Sprache/Sprechen	Inkohärent, verwaschen	Wortfindungsstörungen, ansonsten normal
Halluzinationen	Häufig (optisch)	Selten
Wahn	Häufig	Selten
Psychomotorik	Gesteigert/reduziert	Reduziert
Motorik	Tremor, Myoklonus, Asterixis	Meist altersentsprechend unauffällig
Symptombeginn	Akut, ganz rasch (Stunden/Tage), aber oft Demenz vorbestehend	Schleichend
Symptomverlauf	Stark fluktuierend	Beständig (bei Lewy-Demenz auch fluktuierend)

Eine gezielte Schmerzreduktion vermindert oft das „herausfordernde Verhalten". Herausforderndes Verhalten ist als Ausdruck eines unbefriedigten Bedürfnisses oder eines misslichen Zustandes zu erachten. Diese Bedürfnisse sind zu erkennen und zu behandeln. Herausforderndes Verhalten besteht in Agitation, Herumgehen, Rastlosigkeit, Aggressivität, vokalen Störungen (Rufen, Schreien), Apathie, Passivität und Verweigerung der Nahrungsaufnahme.

Bei Weglauftendenz, also einer Form der Agitation bei vaskulärer und Alzheimer-Demenz, hat sich das Tiaprid bewährt (◘ Tab. 16.7). Man sollte es langsam einschleichen (initial 2 × 25 mg bis 2 × 100 mg).

Die klinischen Merkmale zur Unterscheidung von Delir und Demenz zeigt ◘ Tab. 16.8.

16.8 Depression – eine affektive Störung

Die Ursachen für eine Depression im Senium sind vielfältig. Die endogene Depression beginnt in jungen Jahren, zum Teil mit schweren Verläufen. Bei älteren Patienten ist die Ursache multifaktoriell. Oft sind sie reaktiv und eine Anpassungsstörung. Eine Rolle spielen Verluste (Menschen, Kognition, Funktion, Isolation). Organische Ursachen sind aufgrund von Erkrankungen, Multimorbidität (Involutionsdepression) oder chronischen Schmerzen zu finden, reaktiv bei Multimorbidität. ZNS-Erkrankungen, wie Demenz, Parkinson, Apoplex, Epilepsie u. a., müssen ebenso bedacht werden wie eine Hypothyreose. Neurotische Anteile sind selten, Persönlichkeitsstörungen begünstigen eine Depression.

Zudem sind Medikamente wie Neuroleptika depressiogen, ebenso die Benzodiazepin-Einnahme über längere Zeit. Auch bei Betablockern (vor allem Propranolol) sollte man über die NW nachdenken, wie auch bei zentralen Antihypertensiva wie Clonidin und Prazosin. NSAR und vor allem Steroide sind dysphorieinduzierend, zudem Chinolone (hier vor allem das Ofloxacin) und auch Sulfonylharnstoffe, Zytostatika, Drogen und Alkohol.

- **Depression im Alter**

Die leichte Depression ist sehr häufig bei alten Menschen, 2 % der Menschen über 65 Jahre leben mit einer sehr schweren Depression, 10 % mit einer leichten Depression, 30 % mit einzelnen Symptomen. Bei über 65-Jährigen sind es 10 %, die zu Hause leben, und 50 % in Heimen. Es gibt aber oft eine falsch-positive Diagnose, ein initial positiver Screeningtest im Krankenhaus sei sehr oft falsch positiv (reaktiv), sagen Berichte.

Es gibt eine höhere Mortalität, vor allem nach Herzerkrankungen. Im Alter sind die Symptome oft nicht typisch, es gibt oft eine Somatisierung mit Schmerzen.

Das Depressionsrisiko ist erhöht bei weiblichem Geschlecht, Partnerlosigkeit, Belastungssituationen, fehlendem sozialen Netzwerk, bei Verlusten, fehlender Tagesstruktur, wenig Licht, Aufgabenlosigkeit, sozialer Isolation und Ziellosigkeit.

- **Klinik nach DSM-IV und ICD**

Eine wichtige Frage lautet: „Fühlen Sie Sich oft traurig und niedergeschlagen?" Typisch sind Empfindungen wie traurig, gedrückt, freudlos, interessenlos, auch eine gedrückte Stimmung, Interessenverlust an der Umgebung, verminderte Konzentration und Aufmerksamkeit, vermindertes Selbstwertgefühl, Gefühl der Wertlosigkeit und der inneren Leere mit dementsprechender Körperhaltung und Mimik. Depressive Menschen sind rasch erschöpfbar, leiden an Konzentrationsverlust, Insomnie oder Hypersomnie, Schlafstörungen, sind appetitlos, gehemmt oder agitiert. Im Alter ist dies oft mit Wahn (Verarmung, Schuld, Versündigung) verknüpft, auch mit Resignation, Misstrauen, Hypochondrie, Reizbarkeit und Suizidgedanken.

16.8 · Depression – eine affektive Störung

- **Diagnosekriterien nach DSM-IV**

Wenn folgende Symptome länger als Wochen bestehen, spricht man von einer Depression: Niedergeschlagenheit, Teilnahms- und Interessenlosigkeit, Appetitlosigkeit, Gewichtsabnahme oder -zunahme (+/- 5 kg), Schlaflosigkeit oder vermehrtes Schlafen, Agitation oder Verlangsamung, Abgeschlagenheit, das Gefühl der Wertlosigkeit oder unangemessener Schuld, Störung der Konzentration oder Entscheidungsfähigkeit, Gedanken an Tod oder Selbsttötung.

Immer muss man die Pseudodemenz durch die Depression bedenken, vor allem bei einschneidenden Ereignissen (Umzug, Todesfall o. a.). Innerhalb von drei Monaten nach einem schweren Schicksalsschlag sollte eine passagere Anpassungsstörung abklingen, bevor man von einer Depression sprechen sollte.

Für die Diagnose Depression sollte immer ein Hauptsymptom vorhanden sein: 2–4 Symptome bei leichter Depression (bei ca. 10–15 %), mehr als 5 Symptome entsprechen einer schweren Depression (bei ca. 1–4 %).

- **Hauptsymptome**

Hauptsymptome sind Melancholie mit Leere und Verzweiflung, Interessenverlust, Freudlosigkeit, Antriebsmangel, erhöhte Ermüdbarkeit.

- **Zusatzsymptome**

Zusätzliche Symptome sind verminderte Konzentration und Aufmerksamkeit, vermindertes Selbstwertgefühl, Schuldgefühl, Wertlosigkeit, Pessimismus, Suizidgedanken, vegetative Symptome mit Schlafstörungen, vermindertem Appetit, Gewichtsverlust, Libidoverlust, GI-Beschwerden, psychosomatischen Beschwerden, Kopfschmerzen, Krankheitsgefühl.

- **Weitere Symptome**

Weitere Symptome sind die Unfähigkeit, zu entscheiden, emotionales Freezing, das Gefühl der Gefühllosigkeit, das Getrieben-Wirken, Agitation, morgendliches Tief, Kraft- und Energielosigkeit, Grübeln.

- **Diagnose**

Die Diagnose wird gestellt, wenn mehr als zwei Haupt- und zwei Zusatzsymptome vorliegen, und zwar über eine Dauer von mehr als zwei Wochen. In diesen müssen die Symptome durchgehend vorhanden sein und das Leben beeinträchtigen. Die Diagnostik erfolgt mittels MMSE und DemTect sowie der Geriatrische Depressionsskala (GDS) nach Yesavage (◘ Tab. 16.9).

Erfragt wird das Lebensgefühl der letzten Wochen bis Monate. Gewertet/addiert werden die unterstrichenen Ja/Nein-Antworten. Normal sind bis zu fünf Punkten, ab sechs Punkten ist eine Depression möglich, ab elf Punkte ist eine schwere Depression annehmbar. Der GDS-Test ist gut evaluiert mit einer Sens/Spez um 90 %. Auszuschließen ist vorab eine kognitive Einschränkung, ansonsten ist der Test nicht verwertbar. Abzugrenzen sind Angststörungen, also eine wichtige Differenzialdiagnose, oder eine Verdrängung einer Depression mit Bagatellisierung. Angststörungen werden zu oft nicht bedacht und werden unterschätzt. Bei guter Evaluation hätten Ältere in 10–20 % relevante Angstsymptome.

Körperliche Beschwerden können bedrücken, müssen aber nicht depressiv machen; deshalb werden diese hier nicht abgefragt. Die einfache Frage „Fühlen Sie sich oft traurig oder niedergeschlagen?" hat eine überraschend hohe Wertigkeit.

Tab. 16.9 Geriatrische Depressionsskala

Sind Sie mit Ihrem Leben zufrieden?	Ja	**Nein**
Haben Sie viele Interessen/Aktivitäten aufgegeben?	**Ja**	Nein
Haben Sie das Gefühl, Ihr Leben sei unausgefüllt?	**Ja**	Nein
Ist Ihnen oft langweilig?	**Ja**	Nein
Sind Sie die meiste Zeit guter Laune?	Ja	**Nein**
Haben Sie Angst, dass Ihnen etwas Schlimmes zustoßen könnte?	**Ja**	Nein
Fühlen Sie sich die meiste Zeit glücklich?	Ja	**Nein**
Fühlen Sie sich oft hilflos?	**Ja**	Nein
Bleiben Sie lieber zu Hause, anstatt etwas zu unternehmen?	**Ja**	Nein
Glauben Sie, mehr Gedächtnisprobleme zu haben als andere?	**Ja**	Nein
Finden Sie es schön, jetzt zu leben?	Ja	**Nein**
Kommen Sie sich in Ihrem Zustand wertlos vor?	**Ja**	Nein
Fühlen Sie sich voller Energie?	Ja	**Nein**
Finden Sie, dass Ihre Situation hoffnungslos ist?	**Ja**	Nein
Glauben Sie, dass es den meisten Leuten besser geht als Ihnen?	**Ja**	Nein

Es gibt zwei Gipfel der Erkrankung: Zum einen 15 % der jungen Menschen um das 20. Lebensjahr mit nachfolgend oft schweren Verläufen, zum anderen entwickeln 30 % der alten Menschen über 65 Jahre – doppelt so häufig mit Diabetes – eine Depression; hier gibt es aber meist leichte Verläufe. Dann fühlen sie sich anhaltend niedergeschlagen und antriebslos, interessieren sich häufig nicht mehr für Dinge, die ihnen früher Freude bereiteten, und es fällt ihnen schwer, sich zu einfachen Aktivitäten aufzuraffen. Am ausgeprägtesten ist dies am Morgen so.

16.8.1 Therapie

Im Rahmen der medikamentösen Behandlung kann man im Zweifel auch mal mit SSRI ex juvantibus behandeln. Eine Soziotherapie steht bei schweren Verläufen an (Aktivitäten anregen, Aufgaben geben, Aktivierung in Gruppen). Eine Psycho- und Gesprächstherapie ist sicher sinnvoll, eine Lichttherapie im weitesten Sinne (viel Bewegung im Freien).

- **Pharmakotherapie**

TAD sind obsolet, es sei denn, sie sind bereits eingeführt und werden gut vertragen. Delir, Gedächtnisstörungen und weitere anticholerge Nebenwirkungen sind bekannt.

Johanniskraut ist ohne nachgewiesenen Nutzen und bewirkt eine Photosensibilisierung und weitere Nebenwirkungen.

Citalopram bis 20 mg, Sertralin bis 100 mg: kaum Interaktionen, aber Flüssigkeitsretention und Hyponatriämie. Beide eher aktivierend, deshalb soll man es morgens einnehmen.

Aktivierende SSRI sind bevorzugt morgens (Citalopram, Reboxetin [Edronax], Setralin) zu geben, die antriebssteigernde Wirkung ist oft günstig. Citalopram kann man auch bei Angststörungen einsetzen (auf QT-Verlängerung achten! Höchstdosis bei geriatrischen Patienten 20 mg/d).

Nebenwirkungen der anregenden SRI sind Übelkeit, Schwindel, Kopfschmerz, Schwäche, Schlaflosigkeit, Tremor, Agitation, Gewichtsabnahme.

Mirtazapin bis 45 mg hat eine schlafinduzierende Wirkung am Abend, dies kann auch zu sedierend sein (manchmal erwünschte). UAW: Appetitsteigerung (manchmal ebenfalls erwünscht).

Unter Venlafaxin (Trevilor®) sind Blutdruckkrisen zu bedenken, es ist geeignet bei schwerer Depression (2×75 bis 2×150 mg).

Nach Remission beginnt stets über 6 Monate eine Erhaltungstherapie. Bei rezidivierenden Schüben ist wohl mindestens zwei Jahre lang behandeln.

Ein erster Effekt unter SSRI kann sich schon nach Tagen abzeichnen, bei TAD erst nach zwei Wochen; der beste Effekt stellt sich erst nach 2–6 Wochen ein. SSRI sind schneller wirksam und haben weniger Nebenwirkungen. Sie sind deshalb im Alter zu favorisieren, ebenso die Serotonin-Noradrenalin-Wiederaufnahmehemmer (SNRI) wie Mirtazapin (Remergil®) oder Venlafaxin (Trevilor®). Theoretisch kann man SSRI und TAD bei schweren Fällen auch mal kombinieren, es sind unterschiedliche Wirkprinzipien.

- **Lithium bei manisch-depressiver Form**

Im Alter ist die bipolare Form einer Depression (manisch-depressiv) eine seltene Krankheit. Niedrige Lithiumserumspiegel reichen im Alter (0,3–0,6 mval/l), man muss Lithium initial wöchentlich messen, es gibt eine geringe therapeutische Breite. Auch ist es wichtig, das Präparat langsam einzuschleichen und reichlich Wasser sowie Kochsalz zur Elimination hinzuzugeben. Diuretika hemmen die Lithiumausscheidung. Im Alter kommt es oft zu einer Überdosierung und zu Lethargie, Schwäche, verwaschener Sprache, zum Tremor, zu Ataxie, Delir und Krämpfen. Die Therapie besteht aus Pausieren, Magenspülung, Infusionen mit NaCl, osmotischer Diurese und Hämodialyse.

- **Milieutherapie**

In der Milieutherapie sollte man der Vereinsamung entgegenwirken und z. B. eine Tagesstruktur geschaffen wird. Unbedingt notwendig sind auch die Herbeiführung körperliche Aktivität, stützende Gespräche und Psychotherapie sowie eine Familienkonferenz. Hierbei geht es um die Führungsrolle eines Betreuers, die Entlastung von Entscheidungen, die Übertragung von Aufgaben und die Vereinbarung von Zielen.

- **Emotionale Gesundheit – Depression**

Verwendet wird die geriatrische Depressionsskala nach Yesavage (15 Fragen), akzeptiert ist auch die gekürzte Version (MMSE-SF nach D'Ath) (◘ Tab. 16.10). Klinisches Bild und Beobachtung sind additiv unverzichtbar, und ein nachfolgendes Gespräch zur Bewertung ist wesentlich. Angst wird in der Geriatrischen Depressionsskala (GBA) nicht erfasst, Ängste haben 20 % unserer Patienten, vor allem nach akuten Erkrankungen und anhaltenden Bedrohungen oder Risiken. Ein Beispiel für ein entsprechendes therapeutisches Interview ist das Angstinterview nach Nowotny.

- **Diagnosekriterien nach DSM-IV**

Wenn folgende Symptome länger als zwei Wochen bestehen, spricht man von einer Depression: Niedergeschlagenheit, Teilnahms- und Interessenlosigkeit, Appetitlosigkeit, Gewichtsabnahme oder -zunahme ab 5 kg, Schlaflosigkeit oder vermehrtes Schlafen, Agitation oder Verlangsamung, Abgeschlagenheit, Gefühl der Wertlosigkeit oder unangemessener Schuld, Störung der Konzentration oder Entscheidungsfähigkeit, Gedanken an Tod oder Selbsttötung.

Bei Vorhandensein eines Symptoms plus Niedergeschlagenheit spricht man von einer Dysthymie, das muss noch keine Depression sein. Innerhalb von drei Monaten nach einem schweren Schicksalsschlag sollte eine passagere Anpassungsstörung abklingen, bevor man von einer Depression sprechen sollte.

Für die Diagnose Depression sollte immer ein Hauptsymptom vorhanden sein. 2–4 Symptome müssen bei leichter Depression vorliegen (bei ca. 10–15 %). Das Vorliegen von mehr als fünf Symptomen entspricht einer schweren Depression (bei ca. 1–4 %). Siehe hierzu auch nachfolgende Übersicht.

Hauptsymptome der Depression
— Melancholie mit Leere und Verzweiflung
— Interessenverlust, Freudlosigkeit
— Antriebsmangel, erhöhte Ermüdbarkeit

Zusatzsymptome
— Verminderte Konzentration und Aufmerksamkeit
— Vermindertes Selbstwertgefühl, Schuldgefühl, Wertlosigkeit, Pessimismus
— Suizidgedanken
— Vegetative Symptome mit Schlafstörungen, vermindertem Appetit, Gewichtsverlust, Libidoverlust, GI-Beschwerden, psychosomatische Beschwerden, Kopfschmerzen, Krankheitsgefühl

Weitere Symptome
— Unfähigkeit zu entscheiden
— Emotionales Freezing
— Gefühl der Gefühllosigkeit
— Getriebensein und agitierend
— Morgendliches Tief
— Kraft- und energielos, Grübeln

Tab. 16.10 Geriatrische Depressionsskala nach D'Ath

	Ja Punkte	Nein Punkte
1. Sind Sie grundsätzlich mit Ihrem Leben zufrieden?	0	2
2. Haben Sie das Gefühl, dass Ihr Leben leer ist?	1	0
3. Haben Sie dauernd Angst, dass Ihnen etwas Böses zustoßen könnte?	1	0
4. Fühlen Sie sich meist glücklich und zufrieden?	0	2

Beurteilung:
≥ 1 Punkt: Eine Depression bedenken

16.9 Dermatologie – Auflistung wesentlicher Krankheitsbilder

- **Physiologisches Altern der Haut**

Dies ist eine Rarefizierung und Verdünnung aller Strukturen mit verminderter Funktionalität des Bindegewebes und zunehmender Trockenheit bei verminderter Schweiß- und Talgproduktion. Daraus resultieren zunehmend Wundheilungsstörungen, eine lokal reduzierte Immunabwehr sowie eine verminderte Sensitivität. Dies wird beschleunigt durch Sonnenlichtexposition, vor allem bei hellen Typen.

- **Alterung im Gesicht**

Zunehmend sind Quer- und Längsfalten sowie die Krähenfüße. Typisch sind die tiefere Nasolabialfalte, gepaart mit prominenten Bäckchen. Dazu oft Tabaksbeutellippen und eine Rautenfältelung im Nacken. Die Ohren verlängern sich tatsächlich.

- **Hauttrockenheit**

Sie ist häufig und wird befördert durch heißes Duschen und Baden – meist mit entfettenden Seifen und Shampoos. Dies führt im Alter zu chronisch trockener Haut mit Pruritus.

Die Therapie sieht folgende Mittel vor: rückfettende Pflegemittel, harnstoffhaltige Externa im Sommer und im Winter auch eine fettreiche Creme, wie z. B. Linola oder Nivea-Milch.

- **Seborrhoische Keratosen**

Das sind Alterswarzen, oval erhabene pigmentierte Flecken bzw. Papillen. Meist treten sie im Schweißbereich am Rücken auf, auch Gesicht oder Handrücken sind betroffen.

Therapie: Mit scharfem Löffel abtragen, vereisen oder mit Laser behandeln. DD: die Talgdrüsenhyperplasie, die in der Regel im Gesicht auftritt.

- **Lentigines senilis**

Das sind Sonnen- oder Altersflecken im Gesicht oder am Handrücken. Ein Abblassen mit bleichenden Cremes ist möglich.

Therapie: Eine Entfernung findet mit Lasern oder über das Vereisen statt. DD: Purpura senilis, flächenförmige Einblutungen am Handrücken.

- **Elastose mit Zysten und Komedonen**

Morbus Favre-Racouchot, periorbital, meist am Jochbogen, bevorzugt bei hoher Sonnenlichtexposition. Die Haut ist schlaff, faltig, gefeldert, mit Zysten und Komedonen.

- **Altersteleangiektasien**

Erweiterungen dermaler Gefäße an UV-Licht-exponierten Stellen. Manchmal mit kleinen erhabenen Angiomen.

- **Haare und Alterung**

Der Haarausfall findet bevorzugt unter androgenen Hormonen statt, zudem ist dies genetisch getriggert und tritt auch mit zunehmendem Alter ein. Das Ergrauen findet etwa ab dem 40. Lebensjahr statt, bei Degeneration der Melanozyten.

- **Präkanzerose – aktinische Keratose**

Ab dem 50. Lebensjahr an zeigen sich Keratosen an stark UV-lichtexponierten Stellen, meist auf der Glatze oder dem Handrücken. Zuerst handelt es sich um gerötete Hautflecken mit rauer Oberfläche, dann bildet sich darüber eine Hornschicht, und zuletzt sieht man erhabene, weißlich höckerige Keratosen. Das ist eine potenzielle Präkanzerose.

Therapie: chirurgische Entfernung, eine Kürettage, Kryotherapie, Peeling mit ätzenden Lösungen, Laser, chemisches Peeling, phytodynamische Therapie, Lokale-5-FU-Salbe, Diclofenac-Hyaluronsäuretherapie.

- **Lentigo maligna**

Diese taucht an sonnenlichtexponierten Stellen auf, mit einer zunehmenden Größe (bis handtellergroß). Die Farbe ist schwarz, braun oder scheckig. Die Trennung von Altersflecken, oberflächlich spreizendem Melanom und der Lentigo maligna ist schwierig; je schwärzer und je unregelmäßiger und je hässlicher der Fleck ist, umso eher muss man von einer Kanzerose ausgehen. Die Lentigo maligna kann in ein Malignom übergehen.

Therapie: Exzision oder Röntgenweichbestrahlung.

- **Basaliom**

Auch „weißer Hautkrebs" genannt, der semimaligne ist und lokal infiltrieren kann bis zum Knochen, aber extrem selten metastasiert. Das Auftreten sieht man an langjährig lichtexponierten Stellen, mit perlmuttartig glänzendem Randsaum und darüber mit Teleangiektasien sowie mit häufigen Blutungen. Wird initial oft als „chronische" Wunde erachtet.

Therapie: Resektion mit 5 mm Abstand oder Röntgenweichbestrahlung, Kürettage, Kryotherapie, lokale Chemo- oder Immuntherapie.

- **Spinozelluläres Karzinom**

Das ist das maligne Plattenepithelkarzinom. Vorgänger ist oft die aktinische Keratose, es ist warzig, hautfarben bis rötlich bis zur sehr derben, zuletzt bretthartem Infiltration. Lymphknoten-Metastasen sind früh, spätestens ab 2 cm zu bedenken. DD: aktinische Keratose.

Therapie: Im Gesunden exzidieren, möglich sind aber auch photodynamische Verfahren, lokale Chemotherapie, Kryotherapie, Strahlentherapie.

- **Malignes Melanom**

Das ist der schwarze Hautkrebs, der bei sehr starker Sonnenlichtexposition schon in der Jugend auftritt. Die ABCDE-Regel heißt: Asymmetrie, Begrenzung unregelmäßig, Color unregelmäßig, gesprenkelt, Durchmesser > 5 mm, Erhabenheit. Das Melanom tritt auch primär an der Schleimhaut oder den inneren Organen auf. Es gibt unterschiedliche Formen (knotig bis flach, ähnlich einer Lentigo maligna) und auch nichtpigmentierte Formen.

Therapie: Exzision mit sehr weitem Sicherheitsabstand, gegebenenfalls Chemo- und Immuntherapie, neuerdings auch mit Tyrosinkinasehemmern.

- **Kutanes T-Zell-Lymphom (Mycosis fungoides)**

Sieht zuerst wie ein Pilzbefall aus, ist aber eine T-Zell-Infiltration. Meist sieht man gelbrötliche Flecken am Rumpf oder wie ein Ekzem oder eine Schuppenflechte aussehende Stellen. Es handelt sich um Flecken bis zu weichen Erhabenheiten, die auch flächenhaft sein können. AIDS ist zu bedenken.

Therapie: Photochemotherapie, Röntgenweichstrahlen bei isolierten Herden, Chemotherapie, Photochemotherapie, Immuntherapie u. a.

- **Schuppenflechte (Psoriasis vulgaris)**

Sieht zunächst wie ein Ekzem aus, wird auch mal mit der Krätze verwechselt. Silbrig-weiß schuppende Herde, oft rund und ziegelrot, an den Streckseiten der Extremitäten und am

behaarten Kopf. Gelenke, Bänder und Weichteile, auch Augen und Gefäße können befallen sein. Auslöser für einen Schub sind individuell, z. B. Stress, Medikamente, Kosmetika usw.
Therapie: Ernährung, verschiedene Externa und Bäder, entschuppende Externa, lokal wenig Prednisolon, oder auch mal kurzzeitig systemisch. Licht- und Phototherapie können nützlich sein, bei schweren Fällen kann man auch Methotrexat, TNF-Alpha-Blocker u. v. a. verschreiben.

- **Rosacea**

Dies ist eine akneähnliche, entzündliche Erkrankung der Gesichtshaut, die ab dem 50. Lebensjahr auftritt. Man sieht Pusteln, Papeln, Erytheme und Teleangiektasien, dann flächenhaft entzündliche Papeln mit Hypertrophie der Taldgrüsen. Heute entwickelt sich die Erkrankung nur noch selten bis zur Knollennase (Rhinophym) mit bizarrer Vergrößerung der Nase.
Therapie: Metronidazolsalbe, Tetrazykline, Retinoide, operativ u. a.

- **Herpes zoster (Gürtelrose)**

Stress, Belastungen und ein geschwächtes Immunsystem führen zur Reaktivierung der „Windpocken" in den Spinalganglien, nun als Gürtelrose. Es handelt sich um eine reaktivierte neurokutane Varizelleninfektion eines Nervensegmentes. Initial wirkt es wie ein leichtes Ekzem mit neuralgiformen Schmerzen. Zuerst sieht man nur Schmerz und Hyperästhesie im Segment, dann rote entzündliche Herde entlang dem Dermatom und klare Bläschen. Unkomplizierter Verlauf mit Eintrocknung nach 2–3 Wochen. Komplizierte Verläufe bei generalsiertem Befall oder des Auges, unangenehm im Auge oder im Genitalbereich.
Therapie: So früh wie möglich antivirale Therapie – diese senkt die Inzidenz und Schwere der Post-Zoster-Neuropathie. Einsetzen kann man Aciclovir und (besser) die Nachfolgepräparate (Brivudin, Famciclovir u. a.). Brivudin (1 × 125 mg über 7 Tage) ist dem Aciclovir überlegen. Unter Brivudin ist keine Dosisanpassung bei Niereninsuffizienz erforderlich.

- **Onychmykose (Nagelpilz)**

Dies sind Fadenpilze, die bei warm-feuchtem Milieu und einer Prädisposition auftreten können (wie AVK, Diabetes) und krümelig-pudrig von vorne den Nagel infiltrieren.
Therapie: Je nach Schwere, z. B. Keratolyse oder Laserablösung des betroffenen Nagels. Dann schließt sich eine antimykotische Behandlung von Nagelbett und nachwachsendem Nagel an. Wichtig sind die Desinfektion der Schuhe und Socken sowie luftdurchlässige, nichtbeengende Socken und Schuhwerk. Den aufgerauten Nagel sollte man naturheilkundlich mit Essig behandeln, eventuell systemisch mit Itraconazol oder Terbinafin über viele Monate.

- **Ulcus cruris (Chronisch venöse Insuffizienz)**

Dies ist ein chronischer Stau über dem Knöchel bei Varikosis oder Insuffizienz der tiefen Venen: das chronisch-venöse Stauungssyndrom. Erst zeigen sich leichte Ödeme und Besenreiser, dann kommt es zunehmend zu Verhärtung, Sklerose und Pigmentierung, dann zu Geschwüren mit Erythem bis zur Phlegmone. Die Varikosis sieht man klinisch und im Duplex.
Therapie: Sicherung des Abflusses durch Lymphdrainage, Hochlagerung, Gehen und Rosskastanienextrakte. Sitzen und langes Stehen sind zu vermeiden. Tagsüber sollte eine

Kompression des Unterschenkels stattfinden, mit Kompressionsstrümpfen, im ganz frühen Stadium der Varikosis kann auch Kompressionsklasse 1 reichen. Zur Sicherung des Abflusses gehört auch noch die operative Sanierung insuffizienter Venen mit Shunts und Privatkreislauf. Als weitere therapeutische Maßnahme gilt die Lokalbehandlung der Ulzera.

- **Pemphigus vulgaris**

Hierbei handelt es sich blasenbildende Autoimmundermatose, auch „Blasensucht" genannt. Es treten konfluierende Eyrtheme an Haut und Mundschleimhaut auf sowie nässende Erosionen bei sehr vulnerabler Haut (mit hauchdünner Blasenbildung).

Therapie: Glukokortikoide, Azathioprin, Rituximab; Immunadsorption, Plasmapherese.

- **Haut-Juckreiz**

Über 10 % der Menschen im Alter haben chronischen Juckreiz. Es ist meist eine Atrophie der Haut und der Hautanhangsgebilde. Es kann sich auch um Unverträglichkeiten handeln, hier meist um allergoide Reaktionen auf Nahrungsmittelzusätze, Reizstoffe, Medikamente; eher seltener richtige allergische Reaktionen. Möglich ist eine Xerodermie durch austrocknende Seifen, trockene Luft und austrocknende Kleidung. Meist ist er im Winterhalbjahr zu sehen und zuerst an den Unterschenkeln. Selten sind Parasiten (Haut, Darm) die Ursache.

Und Diabetes, Niereninsuffizienz, Cholestase, Tumoren begünstigen die Xerodermie. Es gibt auch Perfusionsstörungen an den Akren mit Atrophie. Die Neuropathie bei Eisen-Vitamin-Mangel geht auch mit einer trockenen Haut einher. Bedenkenswert sind auch Skabies, Läuse, Flöhe, Mykosen und eine mikrobielle Kolonisation.

Exsikkose und sehr trockene Haut gehen oft zusammen, meist eine chronische Hautaustrocknung, z. B. an den Füßen und am Rücken. Selten bei Urämie, Malignomen oder Cholestase. Bei Pruritus versucht man es mit der Gabe von Naloxon, endogene Opioide können die Ursache sein.

Therapie: An erster Stelle steht die Suche nach einer reversiblen Ursache. Kurzfristig können auch mal Prednisolon-Salben eingesetzt werden. Zur Nacht kann man Antihistaminika versuchen, z. B. Loratidin, im Winter Linola-Fett (nicht im Sommer, darunter schwitzt man). Im Sommer kann man harnstoffhaltige Cremes ausprobieren. Antidepressiva kann man erwägen, z. B. nachts Mirtazepin. Haldol hat eine starke antihistaminische Wirkung.

16.10 Diabetes mellitus

- **Diabetes und Alter**

Jeder vierte Deutsche über 75 Jahre hat einen Diabetes mellitus. Der Normwert HbA1c bei jungen Menschen liegt um 6,5 %, der bei sehr alten Menschen etwa 1 % höher. Hypoglykämien sind im Alter unbedingt zu vermeiden, ebenso eine massive Gewichtszunahme (Insulinmast bei den jungen Alten – bei mangelernährten oder kachektischen Patienten u. U. erwünscht!). Beides erhöht die Morbidität und Mortalität. Die Nahrungsaufnahme im hohen Alter ist oft sehr unregelmäßig (qualitativ und quantitativ). Eine Therapie ist anzupassen (kurz wirksame Insuline, Glinide, Metformin, GLP-Ant., DPP4-H.).

16.10 · Diabetes mellitus

- **Diagnose eines Diabetes mellitus**

Die Werte bei Vorliegen eines Diabetes mellitus liegen bei > 7 mmol/l nüchtern (> 126 mg/dl), > 11,1 mmol/l im Tagesverlauf oder nach oGTT (> 200 mg/dl). Weitere Messungen sind:
- normaler Nü-Bz < 110 mg/dl bzw. < 6 mmol/l,
- IGT, gestörte Glukosetoleranz mit BZ nüchtern zwischen 6 und 7 mmol/l,
- Diagnose Diabetes bei Nü-BZ > 7 mmol/l (> 126 mg/dl)
- normaler postprandialer BZ nach 2 h < 140 mg/dl bzw. < 7,8 mmol/l,
- IGT-2h-pp, gestörte Glukosetoleranz 2h-pp zwischen 7,8 und 11,1 mmol/l
- Diagnose Diabetes bei pp-BZ > 11,1 mmol/l (> 200 mg/dl).

Aber: Postprandiale Werte steigen mit dem Alter; oGTT-Werte sind nach zwei Stunden etwas erhöht, und zwar bis 220 mg/dl. Eine „Entgleisung" im Rahmen von Infektionen, Stress oder Trauma ist im Alter häufig. Das kann sich aber wieder normalisieren. Man sollte also behandeln und dann kritisch prüfen, ob man die Dosierungen reduzieren kann, eventuell mit Auslassversuch.

- **Ziele der Diabetestherapie im Alter**

Eine Verbesserung des Befindens ist möglich durch das Beenden eines katabolen Stoffwechsels. Die Erhöhung der Lebensqualität wird durch die „anabole" Wirkung von Insulin bewirkt und durch eine Verlängerung der behinderungsfreien Lebenszeit durch Vermeidung von Folgeerkrankungen. Es gibt Verbesserungen in folgenden Bereichen: Verminderung der makrovaskulären Komplikationen, Verbesserung der Immunabwehr, besserer Stoffwechsel mit kräftigerer Muskulatur, bessere Kognition und Befinden. Weiterhin: weniger Harnflut, seltener eine diabetische Zystitis, ein besserer, stabilerer Visus, eine bessere Kognition durch gute BZ-Einstellung, eine bessere Wundheilung (Dekubiti, Diabetischer Fuß) und eine Besserung einer Polyneuropathie sowie weniger vegetative Neuropathien, damit auch weniger Inkontinenzen durch bessere Sensibilität und Autonomie im Bereich Blase und Rektum. Zudem ergibt sich eine günstige Beeinflussung der Psyche – dadurch sind seltener antidepressive Therapien erforderlich.

- **Einstellungsprobleme bei alten Typ-2-Diabetikern**

Bei geringer Muskelmasse und mangelnder Bewegung besteht eine schlechte Autoregulation, die Leberfunktion ist reduziert und damit die Gluconeogenese. Es liegt zudem eine reduzierte Nierenfunktion vor und damit eine Störung des Metabolismus und der Ausscheidung. Hinzu kommen Sehstörungen, schlechteres Handling, auch Probleme bei der Nahrungsaufbereitung, Zahnstatus, GI-Störungen, Schluckstörungen, Tremor, Polyarthrose, verändertes Hunger-Durst-Gefühl, Polymedikation mit Medikamenten-Nebenwirkungen, Depression, kognitive Einschränkungen, Demenz, Parkinson. Jeder dritte Diabetiker hat eine Depression. Vereinsamung, Gleichgültigkeit und der Verlust sozialer Kompetenz sind dann typische Merkmale.

- **Unterschätzte Risikofaktoren**

Eine schwankende Einstellung kann mit einem normnahen HbA1c einhergehen, dies zum Teil mit sehr hohen entgleisten BZ-Werten, andererseits auch Hypoglykämien und dabei insgesamt hohem Insulinbedarf. Dies ist bedingt durch stark schwankende Wirkspiegel und stark ausschlagende Mediatoren (Glukagon, Adrenalin, STH, Kortisol u. a.).

Therapeutische Strategie: Man sollte gleichmäßige Wirkspiegel über 24 Stunden und eine stabile Einstellung erreichen, zunächst auf mittlerem Niveau, mit ausreichend und kontinuierlichem Basalinsulin zusätzlich zu den Mahlzeiten, und den Spiegel schrittweise optimieren.

> **Mit einer besseren und stabilen Einstellung sinkt der Insulinbedarf!**

Eine wichtige Basis ist die **Diabetesleitlinie für alte Menschen von DDG und DGG:** Wichtige Erkenntnisse aus Studien mit jungen Menschen sind zu berücksichtigen, andererseits bedarf es für ältere Menschen besonderer Empfehlungen, die sicher nicht immer unstrittig sein können. Und Ältere bedürfen anderer Konzepte mit Einbeziehung von Pflege, Hausarzt, Familie und Spezialisten.

Jeder zweite Diabetiker in Deutschland ist älter als 65 Jahre; bis zum 80. Lebensjahr sind es 20 % innerhalb dieser Altersgruppe. Danach fällt der Anteil, denn Diabetiker werden seltener älter als 80 Jahre. Der medizinische und der pflegerische Leistungsanspruch ist 2- bis 3-mal so groß als jener bei gleichaltrigen Nichtdiabetikern, was den Stellenwert der Prävention unterstreicht. Die Kosten alleine für den Diabetes liegen ca. bei 3000–4500 € jährlich. Das relative Risiko ist ein RR von 2–3 für Komplikationen, meist sind es die makrovaskuläre Folgen (Herzinfarkt, Schlaganfall, pAVK), aber auch die mikrovaskulären Komplikationen mit Niereninsuffizienz, Sehstörungen und Neuropathien.

Die Definition des geriatrischen Patienten nach DDG und DGG ist interessant: Er ist mindestens 65 Jahre alt, hat alltagsrelevante Behinderungen sowie Multimorbidität (mit Wechselwirkungen), eine erhöhte Vulnerabilität und Defizite in mehreren Bereichen: organisch, sozial, psychisch, funktionell. Er ist instabil, verfügt über eine verringerte Anpassungsfähigkeit und eine begrenzte Kompensationsfähigkeit, zeigt affektive und kommunikative Störungen, atypische Symptome, reduzierte Rekonvaleszenz und einen erhöhten Rekompensationsbedarf. Häufig treten typische geriatrische Syndrome bei ihm auf, etwa Inkontinenz, Obstipation, Sturzneigung, chronische Wunden, Malnutrition, Depression, Demenz, chronische Schmerzen, Schlafstörungen, Polypharmazie. Es droht der Verlust der Selbstständigkeit, das Auftreten von Pflegebedürftigkeit und eine reduzierte soziale Unterstützung. Auch ist der geriatrische Patient anfällig für iatrogene Schäden.

Zu prüfen sind die häufigsten Komorbiditäten, also der Bluthochdruck (max. 140/90 mmHg), Herzinsuffizienz und Vorhofflimmern (EKG und Echokardiographie) und Retinopathie (Kontrolle beim Augenarzt ist ein Muss). Bezüglich der Niere sind die Mikroalbuminurie, Infekte und die GFR zu beachten. Podopathie ist zu beachten, es sollte also alle drei Monate eine Fußkontrolle stattfinden – Patienten selbst können das in der Regel nicht mehr. Bezüglich der Polyneuropathie gilt das 10-g-Filament als Standard, zudem sind Tiefensensibilität und Temperatur zu prüfen. Bei Vorliegen einer Harninkontinenz ist die Ursache häufig eine diabische Zystopathie und Detrusorhyperreflexie. In jedem Fall muss man Malnutrition, Zahnstatus, Mundschleimhaut und das Schlucken beachten. Eine gute und stabile Einstellung kann die Demenz reduzieren. Depression und Diabetes beeinflussen sich wechselseitig negativ.

Basistherapie ist reichlich Bewegung mit Muskelaufbau. Bezüglich der Ernährung ist die sogenannte mediterrane Kost zu beachten, also Obst, Nüsse, Gemüse, Ballaststoffe, Meeresfrüchte, ungesättigte Fette (und Omega-3-Fettsäuren) sowie wenig mageres Fleisch. Keine „Diabetikerkost", diese ist eher schädlich. Und im Senium ist auf eine gute und ausreichende Ernährung ist zu achten.

16.10 · Diabetes mellitus

Metformin ist der Standard bei Diabetes mellitus Typ 2, auch im Alter: Es senkt die Insulinresistenz und den Insulinbedarf.

> **Cave**
> Unter Metformin kommt es im Senium oft zu einer Vitamin-B-12-Depletion; und die Serumspiegel führen mitunter in die Irre; also ist auch die Bestimmung von Methylmalonat wichtig.

Die Kombination mit anderen OAD oder Insulin ist sinnvoll. Die Kontraindikationen sind zu beachten (Niereninsuffizienz mit einer GFR < 60 ml/min). Man muss es ganz langsam einschleichen (initial 1 × 500 oder 2 × 250) und wöchentlich steigern (max. 1000 mg/d), ansonsten kommt es gleich zur unangenehmen gastrointestinalen Unverträglichkeit. Es reduziert den HbA1c um 0,5–2 %. Es gibt keine Altersbegrenzungen. Bei einer Ernährung unter 1200 kcal sollte man Metformin absetzen (katabole Stoffwechselsituation). Die Kombination mit Sulfonylharnstoffen, DPP4-H und Insulin kann sinnvoll sein.

Sulfonylharnstoffe (SH) sind nur begrenzt sinnvoll: Glibenclamid kumuliert, es entsteht ein hohes Hypoglykämierisiko, und der Einsatz ist kritisch bei Niereninsuffizienz. Glimepirid hier wesentlich günstiger. Glinide sind relativ schwach, die Wirkung ist nur kurz; aber es ist geeignet als OAD bei Bedarf (titrieren) zu den Mahlzeiten. Leider kommt es auch zu einer Gewichtszunahme und zur Erschöpfung der Betazellen. SH reduzieren den HbA1c um 0,5–1,5 %, den Nü-BZ um bis zu 50 mg/dl. Bei Niereninsuffizienz muss die Dosis reduziert werden. Dann sollte man Glimepirid nehmen, am besten Gliquidon. Die Kombination mit Metformin und Insulin kann sinnvoll sein.

Glinide haben keinen gesicherten Nutzen oder Benefit, aber sie scheinen geeignet bei unsicherer und unregelmäßiger Nahrungsaufnahme, direkt davor oder während dem Essen.

- **DPP4-Inhibitoren**

Diese Inhibitoren ersetzen zunehmend andere OAD. DPP4-Hemmer werden noch zu wenig eingesetzt. Sie hemmen den Abbau von Insulin und unterstützen die Betazellen. Der Nutzen ist oft sehr beeindruckend. Es gibt keine Hypoglykämien und keine ungewünschte Gewichtszunahme. Die Anwendung erfolgt in Kombination mit Metformin oder Insulin.

GLP-Analoga, wie z. B. das Exenatide, wirken analog den DPP4-Hemmern – nur wesentlich stärker.

- **Glitazone**

Sie sind heute obsolet und werden ersetzt durch die DPP4-Hemmer. Sie steigern die Insulinsensitivität ähnlich wie Metformin. Der Nutzen ist den SH ähnlich. Kontraindiziert ist die Einnahme bei Herzinsuffizienz. Bei älteren Frauen wurde eine erhöhte Schenkelhalsfrakturrate beobachtet.

- **Insulin**

Insulin hat eine ganz tolle anabole Wirkung. Es wird meist zu lange hinausgezögert, initial z. B. nur sehr spätabends als NPH-Insulin in den Oberschenkel und/oder geringe Dosen Normalinsulin zu den Mahlzeiten. Möglich ist die Kombination mit Sulfonylharnstoffen oder Metformin. Die Kombination mit DPP4-Hemmern ist auch möglich. Wunderbare Ergebnisse bei schwierigen Einstellungen kann man durch die Kombination Insulin und GLP-Analoga-s.c. erzielen, wofür es noch keine Zulassung gibt – sie wird aber oft angewandt.

- **Lipidsenkung**

Die Prosperstudie zeigt einen Nutzen der Lipidsenkung bezüglich Herzinfarkt und Schlaganfall, so auch viele andere Studien mit universitärer Patientenselektion. Die Studie AllHat mit 5000 Patienten über acht Jahre konnte dies nicht zeigen – AllHat orientierte sich am üblichen gemischten Patientengut. Es existiert also ein gesicherter Nutzen (evidence-based), der sich aber in der täglichen Anwendung (also community-based) nicht so einfach nachvollziehen lässt. Statine sind also einerseits sehr propagiert, andererseits auch kritisch zu sehen bezüglich Ernährungsstatus, Malnutrition, Muskulatur, Compliance, Komorbiditäten. Dem regelhaften und routinemäßigen Einsatz sollten differenziertere Empfehlungen folgen. Gerade im Alter mit Polypharmazie und Mangelernährung sollte man kritisch sein.

Ein aktuelles Thema lautet „Pankreatitis unter GLP-Analoga und DPP4-Inhibitoren". Diesbezüglich gibt es einen fraglichen Hinweis auf ein erhöhtes Risiko für Pankreatitiden und das Pankreaskarzinom (durch inkretinbasierte Therapien bei Diabetes mellitus Typ 2). Es handelt sich aber eben nur um einen Hinweis, der ansonsten durch nichts gedeckt ist.

Deshalb gibt es derzeit keine geänderten Empfehlungen für Dipeptidylpeptidase-IV-Inhibitoren (DPP-4-I) Sitagliptin (Januvia) und Vildagliptin (Galvus) sowie Glucagon-like-peptid-1-Analoga (GLP-1-A) Exenatid (Byetta) und Liraglutide (Victoza) (▶ Hinweise auf Websites und Institute, unter „Diabetes").

16.11 Diarrhoe

- **Ursachen**

Eine paradoxe Diarrhoe tritt auf bei schwerer Koprostase oder gar großem Kotstein, Selbiges auch bei einem stenosierenden Tumor. Die schwere Koprostase kann zu einer lokalen Kolitis führen. Mögliche Ursachen sind Infektionen, vor allem Clostridien oder Noroviren, im Sommer Salmonellen, osmotisch durch Sondennahrung. Möglich ist der Ausbruch auch durch Medikamenteneinnahme (Laxantien, Antibiotika, Zytostatika), Laktasemangel, Sprue (und M. Whipple) sowie autonome diabetische Neuropathien. Selten sind Toxine Ausgangspunkte, eine Allergie oder Pseudoallergene (Farbstoffe u. a.) sind wiederum häufig. Das sogenannte Reizdarmsyndrom ist im Alter auch selten. Weitere mögliche Ursachen entstehen nach einer Gastrektomie oder durch eine Pankreasinsuffizienz (auch die relative! Therapie ex juvantibus). Eventuell besteht auch ein Bedarf an Gallensäuren, das wird oft nicht bedacht. Ebenfalls zu bedenken sind die Darmischämie, auch die relative, Strahlenenteritiden, CIBD (also Morbus Crohn und die Colitis ulcerosa), Karzinome, die Hyperthyreose sowie eine Mangelernährung mit Darmatrophie.

- **Clostridien**

Meist treten sie nach Operation oder nach Antibiosen auf, vor allem Chinolone Klasse 3 und 4, ebenfalls begünstigt durch Prednisolon-Einnahme. Die Kolitis liegt bei schleimig-blutigem Stuhl vor: Rektosigmoidoskopie ist fakultativ. Ein Absetzen der Antibiose ist meist ausreichend. Metronidazol ist nur bei schwerer Erkrankung indiziert, es erzeugt selbst eine Diarrhoe. Die Wirkung von Probiotika ist nicht gesichert, aber wahrscheinlich ist deren Einsatz sinnvoll. Aminoglykoside sind nicht grundsätzlich „besser" als Metronidazol (Vancomycon oral 4×250 mg). Aminoglykoside (AG) zerstören die Darmflora, sie werden bei Metronidazol-Resistenz eingesetzt. AG bleiben zweite Wahl, weil hierunter oft eine rasche Resistenzentwicklung zu beobachten ist.

- **Isolation**
Notwendig ist hier die Kittelpflege, also „nur" wenn man an das Bett tritt. Man sollte bevorzugt die Patienten alleine unterbringen, eigene Toilette und Hygiene können bei leichten Formen ausreichend sein. Wichtig sind Schutzkittel und Handschuhe bei Kontaktpersonen, obligat sind Handschuhe und die Händedesinfektion. Letztere allein reicht nicht, da Alkohol nicht gegen die Sporen wirkt – deshalb ist nach dem Kontakt ein sehr gründliches Händewaschen wichtig. Die Handschuhe sollte man im Zimmer ausziehen. Die Isolation kann aufgehoben werden, wenn der Patient 48 Stunden ohne Diarrhoe blieb. Allerdings persistiert die Darmkolonisation noch 2–3 Wochen. Man sollte also auch danach noch ein Händewaschen und Desinfizieren nach dem Toilettengang durchführen.

Die Wäsche muss man mindestens 1-mal täglich wechseln und in dichten Säcken direkt zur Reinigung bzw. Wäscherei geben. Die tägliche Reinigung trägt zur Verhinderung der Ausbreitung bei. Reinigungsutensilien müssen danach entsorgt oder aufbereitet werden. Die Schlussdesinfektion ist obligat.

- **Norovirus**
Noroviren sind eine häufige Ursache von Gastroenteritisausbrüchen in Gemeinschaftseinrichtungen (wie Pflegeheime, Krankenhäuser), können aber auch zu vereinzelten Erkrankungen führen. Die Übertragung ist fäkal-oral oder über Tröpfchen-Aerosole, die beim Erbrechen entstehen. Nur wenige Partikel reichen schon für eine Ansteckung, z. B. beim Kontakt zu benutzten Gegenständen. Es können auch mal verunreinigte Speisen sein, vor allem Fisch und Meeresfrüchte an sich. Es ist eine starke Magen-Darm-Infektion mit starken Durchfällen, Bauchschmerzen, Übelkeit, Erbrechen, Muskelschmerz und Mattigkeit. Die Inkubationszeit und die Dauer sind 12–72 h. Erkrankte dürfen Speisen nicht zubereiten oder verteilen und dürfen auch andere Patienten nicht betreuen, bis zweite Tage lang keine Krankheitszeichen mehr vorliegen.

Zur Vermeidung einer Übertragung sind folgende Mittel wichtig:
- Mundschutz, Handschuhe und Schutzkittel,
- Isolation mit eigenem WC, auch in Gruppen (Kohortenisolierung) möglich,
- Händehygiene und spezielle virustatische Desinfektionsmittel (das gilt auch für die Patienten),
- Einsatz der Desinfektionsmittel auf Flächen und im Sanitärbereich und besonders auf Türgriffen,
- Bettwäsche und Kleidung in einem geschlossenen Sack,
- Abwurf im Patientenzimmer,
- Desinfektion, Mundschutz, Kittel, Handschuhe vor dem Zimmer,
- Informationsschilder vor dem Zimmer.

16.12 Epilepsie und Krampfanfälle

Der erste Anfall sistiert meist spontan. Bei einem einmaligen idiopathischen Anfall ohne (!) Ursache wird in der Regel keine Dauertherapie empfohlen, vor allem wegen der enormen Nebenwirkungen der Antiepileptika. Aber bei alten Menschen ist wegen des hohen Risikos (Frakturen u. a.) eine Therapie zu erwägen, mit einem Auslassversuch nach ca. einem Jahr. Im Alter sind akute Schlaganfälle oder Ischämien die häufigste Ursache (c-CT). Fokale Anfälle mit nachfolgendem Sopor sind zu bedenken.

- **Abklärung eines epileptischen Anfalls**
An erster Stelle steht die Ursachensuche, bei Älteren ist es meist ein Insult. Hyperventilation und Intoxikation muss man bedenken. CCT/MRT (Insult, Tumore, SDH, Hämangiom, Enzephalitis) sind ebenso notwendig wie Anamnese, Fremdanamnese bezüglich der Vorgeschichte (u. a. Trauma), EEG, internistisches Labor. Wesentlich ist auch die Abklärung von Blutzucker und Elektrolyte.

- **Therapie der Epilepsie**
Meist wird eine Monotherapie mit Carbamazepin (Tegretal) oder Valproat durchgeführt, zunehmend auch mit Levetiracetam (Keppra). Außerdem kommen Gabapentin (Neurontin), Lamotrigin (Lamotriax), Topiramat (Topamac), Valproinsäure (Valproat), Phenytoin oder Kombinationen zum Einsatz, u. a. mit Pregabalin (Lyrica).

Die Therapie im Status epilepticus besteht aus dem Freihalten der Atemwege mit Güdeltubus oder blinder nasaler Intubation. Mit Güdel ist es oft nicht möglich, dann muss z. B. eine blindnasale Intubation erfolgen. Bei blinder nasaler Intubation sollte der Behandler vorab aufpassen, dass der Tubus nicht in die Nase rutscht. Eingesetzte Medikamente sind Diazepam i. v., Midazolam i. v. oder schnelle Aufsättigung mit Phenytoin. Gegebenenfalls kommt eine O_2-Gabe hinzu. Stets muss der Blutzucker bestimmt und ein vollständiges internistisches Laborbild angefertigt werden (▶ Weiterführende Literatur, unter „Krampfanfall und Epilepsie").

16.13 Exsikkose, gestörter Wasser-Elektrolyt-Haushalt

16.13.1 Hyponatriämie

Leichte Formen sind häufig bei älteren Menschen, in der Regel handelt es sich sekundäre Störungen nach der Diuretika-Einnahme und bei Kalium-Magnesium-Mangel. In 20–50 % der Pflegebedürftigen ist die leichte Hyponatriämie meist „nur" ein Kaliumdefizit! Es besteht auch ein Natriumverlust wegen Kaliumrückresorption, Magnesium wiederum unterstützt die Kaliumrückresorption.

Die Patienten sind meist an niedrige Werte langzeitig adaptiert, deshalb zeigen sie keine Überreaktionen. Zudem zeigen sich im Alter etwas niedrigere Normwerte. Eine Verwirrung wäre also mehr vom akuten Abfall als vom Absolutwert abhängig, z. B. ab einem Natriumwert unter 120 mmol/l mit Lethargie, Müdigkeit, Muskelkrämpfen, Anorexie, Übelkeit und Erbrechen. Bei einem niedrigeren Wert als 115 mmol/l treten abgeschwächte Sehnenreflexe und Eintrübung auf, unter 110 mmol/l und rascher Zufuhr von Flüssigkeit droht ein ZNS-Schaden. Stets ist für einen sehr langsamen Ausgleich zu sorgen, initial muss man isotones NaCl plus Kaliumsubstitution bedenken.

Formen der Hyponatriämie
1. Verminderte Osmolarität < 280 mOsm/kg (= zuviel Wasser) mit Ödemen:
  - Wasserretention: Herz-Nieren-Leberinsuffizienz
    Nephrotisches Syndrom
  - als SIADH: mit hoher Na-Konzentration im Urin > 20 mmol/l
    Bei Pneumonie, paraneoplastisch, Medikamente, s.u.
    Hypothyreose, NNI, Bronchialkarzinom, Schlaganfall
2. Erhöhte Osmolarität > 296 mOsm/kg bei Hyperglykämie

16.13 · Exsikkose, gestörter Wasser-Elektrolyt-Haushalt

3. Osmolarität im Normbereich
- mit Exsikkose: Diuretika, Hyperkalziämie, Glukosurie, Salzverlustniere, Diarrhoe, Schwitzen, Erbrechen, Peritonitis
- sowie die: Pseudohyponatriämie bei Hyperlipidämie oder Hyperproteinämie (MM)
- Kaliumdefizit: kompensatorisch Natriumausscheidung

Differenzialdiagnostik Hyponatriämie

EZV erniedrigt	EZV normal – erhöht
Urinnatrium hoch > 20 mmol/l	
Renaler Na-Verlust:	Niereninsuffizienz
	Medikamentöse ADH-Stimulation
Diuretika	ADH-Stimulation durch Schmerz, Stress, Psychosen
Aldosteronmangel	SIADH paraneoplastisch
Nieren-Krankheiten	Diuretika (Thiazide)
Salzverlustniere nach ANV	Hypothyreose
Prox. renotub. Azidose	Kortisolmangel
Urinnatrium niedrig < 20 mmol/l	
Extrarenaler Na-Verlust:	ADH-Stimulation:
Durchfall, Erbrechen	Herzinsuffizienz
Schweiß, Hitze	Leberinsuffizienz
Verbrennungen	Nephrot. Syndrom
Verlust 3. Raum	

Sowie: bei Hypokaliämie wird Kalium retiniert und dafür Natrium ausgeschieden. Ein Magnnesiummangel wirkt sich auch aus, weil dies Pumpe Magnesiumgetriggert ist. Magnesium also ein wesentlicher Kofaktor für einen ausgeglichenen Elektrolythaushalt. Mit ausreichend Magnesium kann auch ausreichend Kalium rückresorbiert werden und damit muss auch kein mangelndes Natrium ausgeschieden werden.

Bei Hypokaliämie wird zudem Kalium retiniert und dafür Natrium ausgeschieden. Ein Magnesiummangel wirkt sich auch aus, weil diese Natrium-Kalium-Pumpe in den Nierentubuli magnesiumgetriggert ist. Magnesium ist also ein wesentlicher Kofaktor für einen ausgeglichenen Elektrolythaushalt. Mit ausreichend Magnesium kann auch ausreichend Kalium rückresorbiert werden, und damit muss auch kein mangelndes Natrium ausgeschieden werden.

- **ADH-Stimulation bis zum SIADH**

Dies ist eine nicht so seltene Konstellation. Man sieht dann eine Überwässerung mit Hyponatriämie, einen Urinnatriumwert von mehr als 20 mmol/l, eine verminderte Plasmaosmolarität, eine intravasale Hypovolämie trotz interstitieller Ödeme, eine Herz- und Leberinsuffizienz sowie ein nephrotisches Syndrom. SIADH auch parainflammatorisch pulmonal: Bronchialkarzinom, Pneumonie, Tuberkulose.

Paraneoplastisch zeigt sich eine ektope Bildung bei SCLC, Pankreas-NPL, Lymphomen. Das ZNS als Trigger: Apoplex, Meningitis, subdurales Hämatom. Schmerz, Stress, Psychosen triggern Vasopressin, ein Stresshormon wie Adrenalin. Medikamentös getriggert über Carbamazepin, Vincristin, Narkotika, Antidepressiva (SSRI), NSAR.

Tolvaptan, ein ADH-Antagonist, ist in Europa nur für das SIADH zugelassen, in den USA auch bei Herz-Leber-Insuffizienz. Nicht einzusetzen ist das Mittel bei Volumenmangel, dieser würde dadurch schlimmer werden. Trotz besserem Na-Spiegel gibt es keinen Einfluss auf die Prognose.

- **ADH-Mangel und Hypernatriämie**

Durch einen ADH-Mangel (hypothalamisch) kommt es zum zentralen Diabetes insipidus (Therapie mit Desmopressin). Der Körper verliert Wasser, der Urin wird nicht konzentriert. Diesen ADH-Mangel gibt es auch im Grenzbereich als relative Insuffizienz im Alter. Und es ist eine altersphysiologische mangelnde Wirkung des Vasopressin an der Niere, formal ein „renaler Diabetes insipidus". Dies wird begünstigt durch Infektionen wie eine chronische Pyelonephritis mit vermehrter Wasserausssscheidung oder die polyurische Phase nach akutem Nierenversagen oder nach schwerem Harnstau mit vermehrter Wasserausscheidung. Ebenso bei Tubulusschaden durch anhaltend schwere Hypokaliämie oder Hyperkalziämie.

- **Hypernatriämie**

Eine Hypernatriämie tritt bei ca. 1 % der geriatrischen Patienten auf, meist mit Wasserverlust, aber ohne Turgorverlust. Zu sehen sind auch fokale Ausfälle bis zur Hemiparese, Sensibilitätsstörungen, Sopor und Krämpfe. Ursachen können sein: gestörtes Durstempfinden im Alter, insensible Wasserverluste und ungenügende Zufuhr, zentraler Diabetes insipidus (Trauma, Tumor, Meningitis), nephrogener Diabetes insipidus (Lithium, Hyperkalziämie), postobstruktiver Diabetes insipidus, polyurische Phase nach Nierenversagen, Infektion oder Harnstau, Diuretika, Magensonde, Erbrechen, Diarrhoe, Na-Bikarbonat-Infusion oder NaCl-Kapseln.

Therapie: sehr langsamer Ausgleich, initial isotones NaCL, gegebenenfalls mit Kalium.

- **Therapie bei Hyponatriämie**

Bei Vorliegen einer Hypovolämie empfehlen sich isotone NaCl-Infusionen, bei Vorliegen einer Hypervolämie die Wassersrestriktion. Ist der Patient euvolämisch, kann man vorsichtig NaCl zuführen. All dies muss mit einem stets langsamen Ausgleich geschehen, und mit dem Hinweis auf die pontine Myelolyse und das Hirnödem.

- **Ursachen der Hypokaliämie**

Mögliche Zufuhr-Ursachen sind: Parenteral Flüssigkeit ohne ausreichend Kalium, langfristig zu wenig Kalium in der Nahrung (ist die häufigste Zufuhr-Ursache), Alkohol, Malnutrition, Anorexie.

Bei der intrazellulären Umverteilung kommen in Frage: Insulin plus Glukose (treibt Kalium in die Zelle), Alkalose (Kaliumshift intrazellulär), Betamimetika, Prednisolon. Selten ist die Ursache idiopathisch.

Renale Verluste können entstehen durch Diuretika, Alkalose, nach ANV, nach Obstruktion, Magnesiummangel (Mg-Retention führt zum Kaliumverlust und die Tubuluspumpenfunktion ist magnesiumabhängig), Acetacolamid. Es gibt seltene Syndrome, die meist in der Kindheit auftreten.

Renale Verluste mit Hypertonie können auftreten bei primärem Hyperaldosteronimus, Nierenarterienstenose, Morbus Cushing, übermäßigem Konsum von Lakritze, Nierenerkrankungen.

GI-Verluste mit Alkalose treten bei Erbrechen und einer Magen- oder Duodenalsonde auf. GI-Verluste mit Azidose sind möglich bei Durchfall, Laxantienabusus und Enterostomie.

Symptome sind: Arrhythmien, EKG (ST-Senkung, T-Abflachung, U-Welle), Müdigkeit, Schwäche bis zur Myopathie, Rhabdomyolyse, Verwirrung, Darmparalyse, Magenatonie, Harnverhalt und Hypotonie.

16.13 · Exsikkose, gestörter Wasser-Elektrolyt-Haushalt

Therapie: Das Defizit liegt oft über 200 mmol. Hilfreich sind zum einen kaliumsparende Diuretika, ACE-Hemmer, zum anderen auch Orangen, Bananen, Birnen, getrocknete Pflaumen/Aprikosen, Kirschsaft, Kalium als Retardtabletten à 8 mmol, Brause à 40 mmol (sehr verdünnt, z. B. 2-mal ein halbe Tüte in je 250 ml Wasser). An Infusionen empfehlenswert sind: peripher maximal 20 mmol/500 ml, maximal 200 mmol/Tag (in der Regel nur über ZVK möglich). Bei hohen Dosen ist eine Monitor-Überwachung notwendig.

- **Ursachen der Hyperkaliämie**

Zufuhr-Ursachen können sein: Bluttransfusion, Penicillin, Fehlinfusion mit zu viel Kalium, unfraktioniertes Heparin.

Eine zelluläre Umverteilung nach extrazellulär kommen in Frage: Azidose, Insulinmangel, Zelluntergang (Trauma, Hämatom, Myolyse, Tumorlyse), Succinylcholin (Krämpfe, initial Hartspann, Depolarisation), idiopathisch.

Verminderte Ausscheidung ist möglich bei Niereninsuffizienz, kaliumsparenden Diuretika, ACE-Hemmer und AT-Blocker, NSAR, auch Cotrimoxazol und Betablocker, Morbus Addison und Aldosteronmangel.

Artifizielle Ursachen können sein: zu lange Stauung, zu langes Stehenbleiben der Blutproben.

Mögliche Folgen und Symptome sind Arrhythmien, Symptome wie Schwäche, Parästhesien bis Paresen; EKG mit kurzer QT, Zelt-T, Blockbilder, breiter QRS-Komplex bis Kammerflimmern; Muskelschwäche bis zur Lähmung.

Therapie: Glukose-Insulin-Infusion treibt Kalium in die Zellen, inhalative Betamimetika (wie Salbutamol), NaCl-Infusion mit Furosemid, 15 g Resonium A verdünnt oral oder als Klysma bis zu 4-mal/Tag, Prednisolon und Betamimetika. Selten ist eine Dialyse erforderlich.

- **Hyperkalzämie**

Möglicherweise durch kalziumhaltige Ionenaustauscher, Sarkoidose (wirkt über den Vitamin-D-Stoffwechsel), Vitamin-D-Überdosierung. Nicht so ganz selten ist ein primärer Hyperparathyreodismus. Möglich sind auch Nebenniereninsuffizienz, Knochenmetastasen, Plasmozytom. Paraneoplastisch ist sie meist schwergradig (meist das SCLC). Zu bedenken sind Hyperthyreose, Immobilisation, Rhabdomyolyse. Die leichtgradige Form entsteht oft durch Thiazide.

Symptome sind Eintrübung, Kopfschmerz, Verwirrung, Delir, Nierenversagen, ganz rasche Gefäßverkalkungen, Hypertonie, QT-Verkürzungen, Darmparalyse bis Ileus.

Therapie: reichlich NaCl-Infusion und Furosemid (Kalium ausgleichen). Prednisolon unterbricht den enterohepatischen Kreislauf. Biphosphonate i. v.

- **Therapie der Hypokalzämie**

Vorsicht: Man sollte das Phosphat mitbestimmen, bei Hyperphosphatämie sollte man vorher das Phosphat mit Aluminiumhydroxid (Anti-Phosphat) senken.

Chronischen Mangel kann man mit Kalzium-Brause behandeln und meist auch mit Vitamin D (2000–4000 IE für vier Wochen, dann auf 400 IE/Tag). Bei enteraler Malabsorption kann man auch mal 20000/Tag verabreichen. Bei unzureichender Wirkung gibt man aktivierte Metaboliten, 0,25–1 µg/d Rocaltrol oder Decostriol (1-alpha-25-[OH]2D3).

- **Symptome der Hypokalzämie**
Symptome sind neuromuskuläre Übererregbarkeit, Laryngospasmus, Krampfanfälle, Verwirrtheit, Psychosen, QT-Verlängerung, Herzinsuffizienz, Arrhythmie, Hypotonie, Diarrhoe und Hyperperistaltik.

- **Ursachen der Hypokalzämie**
Möglich ist eine verminderte Resorption (Vitamin-D-Mangel, Parathormonmangel, Malabsorption). Auch eine verminderte Mobilisation aus dem Knochen kann ursächlich sein (Parathormonmangel, Pseudohypopara: Endorgane sprechen nicht an), wie auch eine vermehrte Ausscheidung (Schleifendiuretika, renal tubuläre Azidose) und interstitielle Kalziumablagerungen (akute Pankreatitis, Hyperphosphatämie, Rhabdomyolyse). Bei den Medikamenten kommen die Biphosphonate in Betracht. Die Verminderung des ionisierten Anteils (Alkalose) kann ebenso eine Hypokalzömie zur Folge haben wie auch die Pseudohypokalzämie (Albuminmangel).

- **Kalzium, Phosphat und die chronische Niereninsuffizienz**
Immer muss zuerst das Phosphat gesenkt werden (Ablagerung in Gefäße, Weichteilen), gegebenenfalls mit kalziumfreien Phosphatbindern. Die verminderte Aktivierung von Vitamin D führt zur Hypokalzämie und damit zum sekundären Hyperparathyreodismus.

16.13.2 Exsikkose

Im Alter kommt es zu Besonderheiten der Nierenfunktion. Es sinkt deren Anpassungsfähigkeit. Trotz zu geringer Flüssigkeitszufuhr wird weiter ausgeschieden, ADH hat nur noch eine geringe Wirkung an der Niere. Trotz geringer Salzaufnahme kann die Niere dieses kaum retinieren. Deshalb sollte im Alter keine kochsalzreduzierte Kost verabreicht werden, eher sogar solche etwas mehr Kochsalz. Hinzu kommt das verminderte Durstgefühl im Senium. Flüssigkeitsverluste und reduziertes Trinken können oft kaum kompensiert werden, und dies kann zu starken gesundheitlichen Problemen führen (▶ „Anmerkung zum schnellen Erfolg von strengen Diäten"). Deshalb sollte auf eine ausreichende Trinkmenge geachtet werden. Und diese darf auch nicht nur Wasser sein, denn das „marschiert" ganz schnell durch die Niere. Geeignet sind – ähnlich wie im Leistungssport – Tees, Erfrischungsgetränke, Elektrolytgetränke oder (ganz einfach) Apfelsaftschorle.

- **Exsikkose im Alter**
Im Alter verfügt der Mensch in der Regel über weniger Muskelmasse, dadurch gib es auch eine geringere Autoregulation, denn Muskulatur bindet viel Wasser. Die Niere kann zudem nicht mehr ausreichend konzentrieren und nicht mehr ausreichend Natrium und Kalium zurückhalten. Es entsteht ein partieller Kompensationsversuch durch erhöhte ADH-Sekretion mit vermehrt freiem Wasser (Hyponatriämie und Hypokaliämie). Regelhaft sehen wir ein vermindertes Durstgefühl, die häufige Konsequenz ist die Exsikkose mit Kaliummangel und Hyponatriämie. Zudem entstehen Verluste durch Diuretika, Glukosurie, Erbrechen, Diarrhoe sowie Infektionen und Wunden, Hyperthyreose, Hyperkalzämie, relative Nebenniereninsuffizienz und oft auch ein Eiweißmangel. Die mangelnde Zufuhr entsteht wegen Depression, Demenz, Schluckstörung, eines mangelnden Angebots und fehlendem Durstgefühl.

16.13 · Exsikkose, gestörter Wasser-Elektrolyt-Haushalt

Mangelnde Flüssigkeitszufuhr ist im Alter sehr häufig. Ursachen sind ein nahezu komplett fehlendes Durstempfinden, mangelndes Angebot, eine Schluckstörung, Verwirrung, Depression, Angst vor dem langen Weg zur Toilette und Angst vor dem Einnässen.

- **Symptome der Exsikkose**

Symptome sind Schwäche, Schwindel, Apathie, Stürze, Kollapszustände, Synkopen, orthostatische Hypotonie, rascher Gewichtsverlust, „pudertrockene" Axilla, verminderter Turgor mit stehenden Hautfalten, trockene Schleimhäute bis zur Oligurie, Tachykardie und Verwirrung. Ab einem Flüssigkeitsverlust über 10 % des Körpergewichtes kann es zu einem Krampfanfall und einem Schock kommen. Das klinische Bild ähnelt oft einem Coma cerebrale, wie bei einem Schlaganfall, einem Herzinfarkt und einer Rhabdomyolyse.

- **Therapie der Exsikkose**

Die Therapie erfolgt optimalerweise über eine orale Zufuhr. Man muss Diuretika reduzieren und Ursachen suchen und beheben. Meist bestehen ein Kaliumdefizit und eine Natriumausscheidung, um das Kalium zu halten. Subkutane Infusionen sind üblich. Es sollte ein nur langsamer Ausgleich stattfinden (pontine Myelinolyse), initial stets ein isotonischer Ausgleich. Ansonsten droht auch ein erhöhter Hirndruck mit Ödem und Verwirrung.

> **Cave**
> Bei alten Menschen darf man nur sehr langsam ausgleichen, nicht 500 ml/h, sondern maximal 1500–2000 ml/d. Ansonsten besteht die Gefahr der kardialen Dekompensation!

Zusätzlich interessant kann Folgendes sein: trockene Mundschleimhaut (wird als Dysphagie fehlinterpretiert), Schwindel (bei Hypotonie Stürze und Schwäche), Eintrübung (Fehlinterpretation Schlaganfall; Patienten im Koma durch eine schwere Exsikkose wachen eine Stunde nach der Infusion wieder auf), Verschlechterung nach Therapie (eine Korrektur kann eine Herzinsuffizienz zur Dekompensation bringen). Andererseits braucht auch das schwache Herz ausreichend Vorlast, die Infusion kann also auch zu einer wesentlichen Besserung führen.

> **Exkurs**
>
> **Anmerkung zum schnellen Erfolg von strengen Diäten**
> Der katabole Stoffwechsel führt zur Übersäuerung, vor allem bei eiweißreichen Diäten. Die Übersäuerung führt zur Diurese, der schnelle Erfolg kommt durch die Exsikkose. Und: Eine hohe Eiweißzufuhr mit hohen Serumspiegeln hemmt die Proteinsynthese, zudem gibt es bei diesen Diäten eine mangelnde Kohlenhydrataufnahme. Deshalb erfolgt die Glukoneogenese aus Muskelprotein, man verliert sehr viel Muskulatur und Wasser, in zwei Monaten bis 10 kg. Das Problem ist: Das Körperfett bleibt nahezu unverändert, und es folgt das Jojo-Phänomen. Die verlorene Muskulatur wird nicht wieder aufgebaut, sondern nur weiteres Fett! Fazit: Am Ende bleibt das Fettgewebe, die Muskelmasse ist irreversibel abgebaut.

- **Subkutane Infusion**

Diese wird bei leichter bis mittlerer Exsikkose vorgenommen und ist auch in Pflegeheimen und zu Hause möglich. Sie erfolgt in den Oberschenkel oder die Bauchdecke, oberhalb des Schulterblattes oder infraklavikulär. Insgesamt sind 1–2 Liter pro Tag möglich, pro Einstichstelle maximal 1000 ml. Ideal ist die isotone NaCl-Lösung (500 ml), dazu sind bis zu 10 mmol KCL/l denkbar, wie auch Glu-5 % 500 ml plus 40 mval NaCl – oder eine Mischung aus beiden. Die unkomplizierte Gabe ohne Venenpunktion ist möglich und wird in Großbritannien sehr häufig umgesetzt.

16.14 Fieber in der Geriatrie

Fieber ist oft gar nicht das Problem, sondern ein hohes CRP unklarer Genese. Mögliche Ursachen einer Entzündungsreaktion und von Fieber sind Infektionen (HWI, Pneumonie u. a.), Exsikkose, Herzinfarkt, stille Aspirationen und hypostatische Pneumonien (meist rechts basal), Thrombose und Lungenembolie, Endokarditis (initial in der Echokardiographie oft negativ), Rheuma, Kollagenose, Tumoren, Tuberkulose und Medikamente (extrem selten). Bei Verwirrung, Eintrübung oder Allgemeinzustandsverschlechterungen im Alter ohne typische Klinik sollte man auch an intraabdominelle, pneumologische oder Weichteilinfektionen denken, aber auch Schlaganfall, Lymphome, Leukämien, Nierenzellkarzinom, Rheuma, Polymyalgia oder Lupus mit Gewichtsverlust und Schwäche.

16.15 Gastroenterologie in der Geriatrie

- **Veränderungen des Darms im Senium**
Im Alter gibt es zunehmend weniger Nervenzellen im Plexus myentericus, weniger Muskulatur in der Darmwand sowie mehr Fibrosierung der Mukosa und der Muskulatur. Die atrophe Schleimhaut wird empfindlicher gegenüber pathogenen Keimen, es besteht also eine verminderte lokale Immunabwehr.

- **Der Schluckakt – die orale Phase**
Im Alter kommt es zu einer Abnahme der Kraft von Kaumuskulatur und Zunge. Es gibt zunehmend mehr Fett und Kollagen im Gewebe. Die Xerostomie (Mundtrockenheit) ist sehr häufig! Beachtenswert ist zudem der Zahn- und Knochenmasseverlust.

- **Der Schluckakt – die pharyngeale Phase**
Zu beobachten ist eine Kraftminderung der hebenden und öffnenden Pharynxmuskulatur im Bereich des Kehlkopfes und des oberen Ösophagussphinkters durch Muskelatrophie, Fett- und Bindegewebseinlagerung sowie den Verlust protektiver Reflexe (vermehrt Aspiration). Das ganze System ist gesteuert von einer Verkettung „unbewusster" Reflexe, die aneinandergereiht den Schluckakt bedeuten. Etliche Reflexe sind ab dem 70. Lebensjahr nicht mehr da.

- **Ösophagealer Schluckakt**
Im Alter kommt es vermehrt zu nichtpropulsiven Kontraktionen und irregulären Spastiken. Die reguläre Propulsion ist zunehmend vermindert ab dem 60. Lebensjahr. Additiv gehäuft ist die Kardiainsuffizienz mit „Rückstau". Zwei Drittel der Menschen über 60 Jahre haben eine axiale Gleithernie.

- **Besonderheiten des Magens im Alter**
Im Alter existiert eine verminderte Propulsion des Magens. Es besteht manchmal eine atrophe Gastritis mit verminderter Resorption von Kalzium, Vitamin B 12 und Folsäure. Der Gipfel des Magenkarzinoms ist um das 60.–70. Lebensjahr herum erreicht.

- **Kolon- und Dünndarmveränderungen**
Die Wanddicke nimmt ab mit vermehrten Kollageneinlagerungen. Zudem kommt es zu einer Verschiebung der Darmflora (weniger protektiv) und einer Zunahme von Infekten.

Zunehmend ist auch ein relativer Laktasemangel. Eine leichte Sprue ist nicht selten (mit der Erstmanifestation im Alter), oft ohne Durchfall. Gehäuft liegt eine Eisenmangelanämie vor.

Das kolorektale Karzinom ist stets im Alter zu bedenken (Vorbefunde erfragen) und auch die Divertikulose mit stenosierender Divertikulitis.

Es gibt „late-onset-CED", also späte Manifestationen von Crohn und Colitis. Schwere Koprostasen und auch rezidivierende Infektionen können zu Kolitiden führen.

Die Appendizitis verläuft im Alter oft subklinisch und nach Labor recht blande, auch bei Perforationen.

- **Veränderungen von Leber, Galle und Pankreas**

Es gibt Veränderungen der Struktur, der Funktion und auch der Perfusion mit 10–50 % Reduktion der hepatischen Clearance. Ebenso tritt eine längere Erholung nach Störungen auf. Die Galle wird zunehmend lithogen, und es kommt häufiger zu einem atrophen Pankreas mit relativer Pankreasinsuffizienz.

- **Obstipation und Koprostase**

Diese Erkrankungen treten meist ab dem 65. Lebensjahr auf, es gibt sie insgesamt bei 20 % der Bevölkerung. Hierbei kommt es zu einem Verlust der Reservoirfunktion des Rektums. Der Analsphinkter wird schwächer, und die Sensibilität im Rektum wird geringer. Der Entleerungsreflex springt schlechter und langsamer an. Er bedarf einerseits mehr Füllung und Vordehnung und kann andererseits den Druck nicht halten; deshalb gehen Obstipation und Inkontinenz oft zusammen. Diese komplexe Tätigkeit (bowel movement) findet nur noch teilweise statt, deshalb kommt es auch zu dem Gefühl der unvollständigen Entleerung.

Therapie: Morgens nutzt man die gesteigerte Darmmotilität nach dem Frühstück, z. B. plus frühmorgens nach dem Frühstück ein Klysma. Die Toilette muss rasch erreichbar sein. Bevorzugt direkt nach dem Frühstück sollte man sich ausreichend Zeit nehmen, und gerade hier sollte kein Aufschieben des Stuhldrangs stattfinden.

Medikation bei Obstipation oder gar Koprostase: Ballaststoffe wie das Psyllium aus Samenschalen (Agiolax) binden Wasser, dazu auch reichlich trinken; Leinsamen und Kleie sind blähend, langsam einschleichen. All dies hat aber im Senium seine Grenzen, Risiken und eine beschränkte Wirksamkeit.

Magnesium- und natriumhaltige Mineralwasser wirken abführend, ebenso das Glaubersalz oder Magnesium-Brause. Ricinus oder Paraffinöle sind seltenst notwendig. All dies ist auch eher ungeeignet im hohen Alter.

Lactulose ist ein nichtresorbierbarer Zucker und macht den Stuhl weich, aber eine niedrige Dosis führt zur Verstopfung, eine zu hohe zur Diarrhoe, häufig zu Meteorismus; im Verlauf muss die Dosis eher etwas gesteigert werden. Nichtresorbierbare Glykole wie z. B. im Movicol wirken sehr zuverlässig. Diese beiden Prinzipien plus Mikroklysmen am Morgen sind heute eigentlich Standard.

Obstipierendes, vor allem Reis, Bananen und schwarze Schokolade sind zu meiden. Einläufe und Klysmen sind sinnvoll, vor allem frühmorgens Mikroklysmen. Der Nutzen von Flüssigkeit ist nicht gesichert, aber Exsikkose führt zu hartem Stuhl. Die therapeutische Wirkung von Bewegung ist wohl auch nicht gesichert, aber junge Menschen, die sich nicht mehr bewegen (Flugreise o. Ä.) bekommen eine Obstipation.

Obstipierend wirken Opiate, Anticholinergika, Neuroleptika, Antikonvulsiva, Antidepressiva, die Parkinson-Medikation, MAO-Hemmer, Diuretika und andere Antihypertensiva, Verapamil und andere Kalziumantagonisten, Eisen (und Schwermetalle wie Blei, Quecksilber, Wismut), chronischer Laxantienabusus, vor allem von Anthrachinonpräparaten. Obstipierend wirken auch mechanische Obstruktionen aller Art, Briden nach Operationen, Fremdkörper oder Kotsteine und Entzündungen am Anus oder Fissuren mit Analspastik.

- **Diagnostik bei Obstipation**

Wenn mehr als eins der folgenden Kriterien in den letzten drei Monaten auftrat und der Symptombeginn vor mehr als sechs Monaten zu sehen war: erschwerter Stuhlgang (straining), knolliger oder harter Stuhl, Gefühl der inkompletten Entleerung, Gefühl der analen Blockierung (Stuhl geht nicht durch), manuelle Manöver, wie digitale Ausräumung, sind nötig, und es findet seltener als 3-mal wöchentlich ein Stuhlgang statt (50 %).

Notwendig sind dann
- Anamnese (Operationen, Medikamente),
- Fragen nach Ernährung, Trinken und Gewichtsverlauf, Immobilität oder Depression,
- Stuhlinspektion,
- abdominelle Untersuchung und Ultraschall (◘ Tab. 16.11),
- rektal-digitale Untersuchung und Inspektion, inkl. Spinktersensibilität und Tonus,
- eine Koloskopie sowie
- Laboruntersuchungen (TSH, Kalium, Elektrolyte, Hämoccult, Blutbild, Blutzucker) (▶ Weiterführende Literatur, unter „Gastroenterologie").

◘ **Tab. 16.11** Häufigste Ursachen eines akuten oder unklaren Abdomens

Ursache	Abklärung	Anmerkung
Gastritiden, Ulzera	ÖGD	Häufig mit schwerem Reflux
Harnverhalt	Sonographie	Katheter, dauernd oder intermittierend, bei BPH oft eine suprapub. Ableitung
Stuhlverhalt	Rektal abklären, Sonographie, Röntgen, paradoxe Diarrhoe bedenken	Abführen, evtl. Gastrographie, evtl. eine Koloskopie, Vorbefunde abfragen
Harnwegsinfekte	Zystitis und Pyelonephritis	Klinik wichtiger als Urinstatus, evtl. Therapie ex juvantibus
Basale Pneumonie	Klinik, Auskultation, Röntgen	Oft sonographisch besser zu sehen
Mechanischer Ileus	Klinik, Röntgen, Sono	DD: Schwergradige Koprostase, bei Alten sehr häufig die „fecal impaction"
Perforation	Nicht immer eine Luftsichel, Sonographie oft besser	Exploration ist nicht selten negativ Die konservative Therapie kann „möglich" sein, evtl. CT
Entzündungen	Divertikulitis, Pankreatitis, Appendizitis, Cholecystitis	Labor und Klinik u. U. relativ blande Cave: atypische Klinik
Ischämie	Mesenterialinfarkt, Inkarzerierationen	Klinik, PCT und Laktat Sonographie ganz wichtig
Herzinfarkt	EKG	Hinterwand und rechtes Herz
Wirbelsäule	Röntgen	Klinik und Anamnese

16.16 Gicht

Meist ist das Großzehengrundgelenk betroffen, oft auch das Knie, das obere Sprunggelenk oder das Daumengrundgelenk. Typisch ist der heftigste Schmerz, die Schwellung, Rötung und die Überwärmung. Im Anfall ist die Harnsäure im Serum normal, oft sogar erniedrigt, weil die Harnsäure im Gewebe auskristallisiert.

- **Primäre Gicht**
Typisch sind die gestörte Harnsäure-Sekretion in den Tubuli und ein gestörtes Lösungsgleichgewicht im Gewebe.

- **Sekundäre Gicht**
Hier zeigt sich ein Zellzerfall und vermehrte Harnsäure, und zwar bei Leukämie, Polyzythämie u. a.

- **Therapie**
Die Akuttherapie ist in der Regel mit NSAR erfolgreich. Prednisolon, z. B. 3×20 mg p. o. für wenige Tage, wirkt extrem gut. Eine initial höhere Dosis, z. B. 100–50–50 mg p. o. wirkt Wunder, vor allem bei sehr schwerem Ereignis und der Affektion großer Gelenke. NSAR plus Prednisolon sollte man immer kombinieren mit einem PPI (Säureblocker, 40 mg). Prednisolon ist auch gut geeignet, wenn man wegen Niereninsuffizienz keine NSAR einsetzen darf.

Ein Vorteil bei **Colchicin** ist die sichere Diagnose durch die erfolgreiche Therapie. Nachteil sind die schweren und unangenehmen gastrointestinale Nebenwirkungen. Das Vorgehen sieht so aus: 1 mg jede Stunde ca. 3- bis 4-mal, dann 0,5 mg alle zwei Stunden ca. 3- bis 4-mal; maximale Tagesdosis: 6 mg.

Urosurica sind in den englischsprachigen Ländern sehr verbreitet.

Die konservative Therapie lautet: Viel trinken, Vermeiden von Alkohol, Diuretika und Purinhaltigem (Würste etc.).

Allopurinol hat viele Nebenwirkungen. Man muss die Dosis titrieren (z. B. Reduktion bis auf 50 mg/d, abhängig von der GFR). Man darf es nie im akuten Anfall einsetzen, der wird hierdurch verschlimmert (Lösungsgleichgewicht). Febuxostat ist wirksamer als das Allopurinol; gerade bei chronischen leichten Gelenkbeschwerden und Harnsäurewerten, die mit Allopurinol nicht in den Normbereich gesenkt werden, kann man mal das Febuxostat testen. Mitunter kommt es zu wesentlichen Besserungen bis zur Beschwerdefreiheit.

Und man darf erst zwei Wochen nach dem Anfall beginnen, sonst wird dieser wieder ausgelöst. Was viele nicht immer bedenken: Im akuten Anfall flockt Harnsäure aus, die Serumspiegel sind dann meist normal!

16.17 Herz-Kreislauf-Erkrankungen

- **Verlauf der Herz- und Gefäßveränderungen im Alter**
Die Gefäßwände verdicken sich, fibrosieren und verlieren an Elastizität. Dazu kommt eine komplexe Endotheldysfunktionen, im pathologischen Falle zusätzlich zur Intimasklerose die Plaquebildung. Kardial kommt es zu zunehmenden diastolischen Funktionsstörungen mit Rückstau bei Belastung sowie zur Rarefizierung des Herzmuskels mit bindegewebigem Um-

bau und initial latenter systolischer Insuffizienz. Diese Kombination kann bereits zur manifesten Herzinsuffizienz führen, mit echokardiographisch in Ruhe noch normaler Pumpfunktion. Zudem kann eine Frequenzstarre mit mangelnder Adaptationsfähigkeit und auch mit Rarefizierung der Leitungsbahnen mit ektoper Reizbildung, kreisenden Erregungen, Blockbildern eintreten.

- **Die arterielle Hypertonie im Alter**

Mehr als 60 % der Patienten über 65 Jahre haben eine arterielle Hypertonie, oft die isolierte systolische Hypertonie. Der Sollwert soll unter 140/90 mmHg liegen. Die arterielle Hypertonie ist meist asymptomatisch; selten gibt es Symptome, wie frühmorgendlicher Hinterkopfschmerz, Schwindel, Nervosität, Ohrensausen, Epistaxis, Sehstörungen, Übelkeit, Erbrechen, häufiger schon die Atemnot bei Belastung und die Enge im Brustkorb. Eine Abklärung ist meist schon erfolgt mit LZ-RR, Ergometrie, Echokardiographie, Spiegeln des Augenhintergrundes, Nieren- und Nierenarteriensonographie, Albumin im Urin, Gefäßduplex-Karotiden. (Vgl. http://www.evidence.de/Leitlinien/leitlinien-intern/Hypertonie_Start/Hypertonie_Diagnostik_Haupttex/hypertonie_diagnostik_haupttex.html)

- **Die Langzeitblutdruckmessung**

Die höchsten Blutdruckwerte sind vormittags messbar, der nächtliche Abfall liegt bei ca. 10 mmHg. Die Messintervalle tagsüber sind 15 Minuten, nachts sind es 30 Minuten. Bei alten Menschen gibt es einen Abbruch einer Fehlmessung beim dritten Versuch. Der normale Tagesmittelwert liegt unter 135/85 mmHg, die so genannte Grenzwerthypertonie bei tagsüber 146/87 mmHg. Die leichte Hypertonie beginnt bei einem diastolischen Wert von 92 mmHg, die mittelschwere Hypertonie bei 98 mmHg (diastolisch) und die schwere Hypertonie bei Werten über 98 mmHg (diastolisch). Der 24-h-Mittelwert sollte 130/80 mmHg nicht überschreiten, mit dem nächtlichen Abfall um ca. 10 %. Einzelwerte über 172/125 mmHg sind nur selten bei Normotonen. Bei 100 Watt Belastung liegt der maximale Blutdruck bei 200/100 mmHg, dann fällt er in der Erholung ab. Auch ein Belastungsblutdruck bis 210/105 mmHg kann noch tolerabel sein.

- **Therapie der arteriellen Hypertonie im Alter**

Bevorzugt werden lange wirksame moderne Dihidropyridin-Kalziumantagonisten, eventuell kombiniert mit niedrig dosierten ACE-Hemmern. Mit Thiazid-Diuretika sollte man ganz vorsichtig umgehen, da die Kompensationseigenschaften der Niere bezüglich Wasser und Natrium sehr reduziert sind – Wasser und Natrium werden auch bei einem Defizit nicht mehr ausreichend retiniert. Betablocker sind im Alter oft ungeeignet, man bevorzugt stoffwechselneutrale Substanzen wie Nebivolol oder Bisoprolol. Gewichtsreduktion ist im Alter meist kein Thema, im Gegenteil. Ausdauertraining ist eine gute Maßnahme, aber natürlich sehr reduziert. Salzarme Kost ist kritisch, oft besteht sogar eine Exsikkose und Hyponatriämie. Nikotin- und Alkoholvermeidung ist im Alter in der Regel nicht das Thema.

> **Cave**
> Die Parkinson-Medikation senkt den Blutdruck eher, aber oft kommt es mit der Parkinson-Medikation im Liegen zu einer Hypertonie und im Stehen zum Blutdruckabfall.

Die Kombination ACE-H und NSAR kann die Nierenfunktion verschlechtern. Auch kommt es unter Diuretika-Einfluss zu Hypovolämie und zu einer Elektrolytentgleisung. Thiazide sind aber günstig bezüglich der Kalziumretention und Osteoporose. Hier gibt es auch weniger Schenkelhalsfrakturen, allerdings gehäuft Hyponatriämien. Zu beobachten ist auch eine erhöhte Empfindlichkeit auf Betablocker, insbesondere in der Kombination mit Digitalis. Alphablocker induzieren Orthostaseprobleme, sind aber günstig bei einer Prostatahyperplasie. Moderne, lang wirksame Dihidropyridin-Kalziumantagonisten sind zu wählen, Verapamil und Diltiazem haben zu viele Nebenwirkungen. „Alte", kurz wirksame Kalziumantagonisten sind wegen der Tachykardie obsolet.

- **Hypertensiver Notfall**

 Cave
Vorsicht ist geboten bei einer drohenden Organminderdurchblutung (Orthostasesyndrom) mit dramatischen Folgen durch zu starke, zu rasche Blutdrucksenkung.

Der Blutdruck wird spätestens ab einem RR von 200/120 mmHg kritisch, oft mit Lungenödem, Enzephalopathie, Angina pectoris, Angst, Übelkeit und Kopfschmerz.
Therapie: Bei kardialem Rückstau muss man Sauerstoff, Furosemid und Nitropräparate geben. Ansonsten sind in der Regel Ebrantil und Nitrendipin (Bayotensin akut) erfolgreich. Selten sind Clonidin oder andere Mittel (wie Betablocker) nötig.

- **Die koronare Herzkrankheit (KHK) im Alter**

Eine signifikante KHK findet man bei mehr als 50 % der über 60-Jährigen. Die Ergometrie ist oft nicht durchführbar, und das mit einer Sensitivität von nur 50 %. Ein Karotisduplex hat Korrelation von > 0,9 bezüglich Karotisplaques und Koronarstenose. Die Echokardiographie ist wesentlich, u. a. zur Abklärung von Kinetik, Hypertrophie und Vitien. Bei der Abdomensonographie schaut man nach Aortensklerose, Nierenarterienstenosen und nach dem zentralen Venendruck (ZVD); dieser wird geschätzt über die Vena cava (Durchmesser und atemabhängige Schwankung). Ein kardiales 64-Zeilen-CT ist zur nichtinvasiven Diagnostik geeignet. Die interventionelle Therapie erfolgt nach den Leitlinien. Das Kardio-MRT oder die Myokardszintigraphie werden zu oft nicht durchgeführt. Ab einem Ausfall von über 20 % profitiert der Patient von einer PCI (Koronarangiographie) bei stabiler Angina pectoris.
Konservative Therapie der stabilen Angina pectoris: Eine gute Blutdruckeinstellung ist mit ACE-Hemmern, Diuretika, LW-Kalziumantagonisten möglich. Eingesetzt werden initial auch Betablocker (niedrigdosiert und langsam einschleichend), zusätzlich lange wirksame Nitrate. Bei Bedarf kann man Nitrospray verwenden sowie Statine und ASS 100. Geeignete Lebenstilmaßnahmen sind mediterrane Ernährung, Omega-3-Fettsäuren, Entspannung und Ausdauertraining.

- **Angina pectoris (A. p.)**

Bei sehr Alten muss man abwägen, ob eine Krankenhausbehandlung wirklich notwendig ist, da mit jeder Einweisung das Risiko von Komplikationen, wie das Delir, besteht. Unterscheiden muss man die stabile und die instabile Angina pectoris, oft kann eine ambulante konservative Therapie der stabilen A. p. ausreichen. Akut sind stets indiziert: 12-Kanal-EKG und ein Rhythmusmonitoring, Senkung des Blutdrucks mit Nitropräparaten auf ca. 100–120 mmHg systolisch, eventuell additiv Titrierung von Betablockern (initial niedrig dosiert). Es kann ganz wenig Morphin oder Piretramid sinnvoll sein, wie z. B. 1 mg. Gegeben werden können auch ASS und Heparin oder NMH (niedermolekulare Heparine) plus Clopidogrel. Bei ST-Streckenhebungen und neu aufgetretenem Linksschenkelblock erfolgt eine Reperfusionstherapie, vorher stets die Echokardiographie, um Differenzialdiagnosen (Dissektion, akutes Vitium, Perikarditis) zu erkennen. Falls keine ST-Hebung vorliegt und das Troponin negativ ist, sollten in den ersten 2–6 Stunden wiederholt Troponin- und EKG-Kontrollen unter Überwachung stattfinden. Bei einer PCI bevorzugt man BMS (bare metal stents), um die Kombination ASS-Clopidogrel auf vier Wochen beschränken zu können. Alte Menschen haben oft Komplikationen, oder es kommt zu Operationen oder Traumen innerhalb eines Jahres.

- **Vorhofflimmern**

Dies ist eine Rarefizierung der netzförmigen Leitungsbahnen mit kreisenden Erregungen und Arrhythmien. Ektope Herde bilden sich in den Pulmonalvenen, wo die Erregungen dann ungehemmt kreisen. Vorhofflimmern korreliert mit Alter, Adipositas, Alkohol, langkettigen Fetten, aber nur statistisch mit der KHK. Wahrscheinlich ist auch der Zusammenhang mit dem GI-Reflux, der Kardiainsuffizienz und dem Rückstau in den unteren Ösophagus mit Reizung des vagalen gastro-ösophageal-kardialen Nervengeflechtes. Zunehmend sind auch junge und sehr aktive Menschen betroffen, eine körperlich-seelische Überaktivität könnte eine Rolle spielen. Die Häufung im Rudersport und bei Sängern spricht für die „Überreizung" im mediastinalen Bereich. Bekannt ist auch das „Holiday heart" mit Ereignissen nach reichlichem Alkoholgenuss und auch zu opulentem Essen, meist in der zweiten Nachthälfte auftretend.

Bezüglich der **Inzidenz und Ursachen** des Vorhofflimmerns ist anzumerken, dass zunehmend junge Männer im 30.–40. Lebensjahr betroffen sind. Es besteht eine Prävalenz von 5 % bei über 65-Jährigen und von 10 % bei über 75-Jährigen. Weitere mögliche Ursachen sind Thyreotoxikose, Hypokaliämie, Digitalsintoxikation, Theophyllin, Betamimetika, Anämie, eine allergische Reaktion mit Schwellung des Sinusknotens sowie Herzinsuffizienz mit Rückstau und Gefügedilatation.

Meist sind ältere Menschen weitestgehend asymptomatisch, palpatorisch die „Absoluta", also ein anhaltend irregulärer Puls. Atemnot und Leistungsminderung treten auf bei der Tachyarrhythmie. 30 % mit sehr unangenehmen Symptomen, wie Thoraxdruck, Palpitationen, Schwindel – das kann manche Menschen in jungen Jahren „ganz verrückt" machen. Stets muss man das Thema Säure- bzw. Volumenreflux mit bedenken. Ein großes mediastinales Vagusgeflecht versorgt efferent und afferent Kardia, Speiseröhre, Atria und Bronchien.

> **Zentrale Fragen beim Vorhofflimmern**
> — Gibt es eine externe Ursache?
> — Besteht das Flimmern permanent, intermittierend oder paroxysmal?
> — Ist es symptomatisch oder asymptomatisch?
> — Besteht das Vorhofflimmern weniger als drei Monate oder länger?
> — Ist der linke Vorhof größer oder kleiner als 4,5 cm?
> — Ist es ein „Holiday heart", nach Rotweingenuss oder extrem opulentem Essen?

Die **Kardioversion** bei Vorhofflimmern (VF) ist meist erfolgreich bei A-fib < 3 Mo. und bei einem Vorhof, der kleiner als 4,5 cm ist. Ideal ist die Kardioversion mit einer eingeleiteten Rezidivprophylaxe, sie ist immer anzustreben, aber die Chancen sind gering bei lange bestehendem VF (> 3 Monate), einer großen Atria (> 5 cm), hohem Alter und dilatativer Kardiomyopathie (DCM) oder konzentrischer Hypertrophie.

Die Kardioversion erfolgt medikamentös oder elektrisch. Zuvor gibt es stets eine Echokardiographie und eine transösophageale Darstellung. Bei einem weniger als zwei Tage beste-

16.17 · Herz-Kreislauf-Erkrankungen

henden Vorhofflimmern reicht prophylaktisch wohl nur Heparin, aber es können unerkannte lange Episoden vorausgegangen sein, mit Thrombenbildung im Vorhof oder im Vorhofohr. Deshalb ist vorab eigentlich stets eine transösophageale Echokardiographie (TEE) zu empfehlen.

Zur **Rezidivprophylaxe**: Nach erfolgreicher Kardioversion sind nur 25 % nach einem Jahr noch im Sinusrhythmus. Die prophylaktische Basistherapie ist der Betablocker plus Klasse-1c-Antiarrhythmika (Propafenon, Flecainid) mit einem Schutz in einem Jahr um 40 %. Donazepil ist im Nutzen ähnlich wie die Klasse-1C-AA. Amiodaron hat einen Nutzen um 60 %, jedoch vereinzelt bedrohliche Nebenwirkungen. Aber es gibt einen Erfolg von über 90 % mit der Pulmonalvenenkryoablation bei der intermittierenden Absoluta und von über 60 % bei der bereits anhaltenden Absoluta ohne Vorhofdilatation von mehr als 5 cm und einem Verlauf von wenigen Monaten.

Zum **Schlaganfallrisiko**: 45 von 1000 Patienten mit Vorhofflimmern erleiden in einem Jahr einen Schlaganfall, unter ASS sind es „nur noch" 30 von 1000 Betroffenen. Unter oraler Antikoagulation wird das Risiko reduziert auf 15 : 1000 pro Jahr. Aber bei hohen Risikofaktoren, wie einem Zustand nach Insult, steigt das jährliche Risiko auf über 10 % an, also auf 100 : 1000. Und unter oraler Antikoagulation steigt das Risiko einer Hirnblutung im Senium um das 18-Fache (◘ Tab. 16.12).

◘ Tab. 16.12 Der CHADS-Score

	Punkte	Interpretation
Kongestive Herzinsuffizienz	1	Score Null: ASS
Hypertonie	1	Score = 1: Abwägen, ob orale Antikoagulation
Alter > 75 Jahre	1	Score ≥ 2: orale Antikoagulation
Diabetes	1	
Z. n. TIA/Insult	2	

Das Abwägen beim Score-1-Punkt kann von der Herzmorphologie abhängen, also der Frage, ob ein großer Vorhof vorliegt, mit Geldrollenbildung, Klappenvitien, LV-Hypertrophie und Plaques in den Karotiden.

Es gibt auch einen erweiterten CHADS-Vasc-Score, die dort ergänzten Faktoren lauten „Schwere AVK oder Herzinfarkt", „Alter 65–75 Jahre" und „Weibliches Geschlecht" (alle ein Punkt).

Es gibt viele Nebenwirkungen der **Frequenzkontrolle**, beispielsweise Bradykardie unter Digitalis und Betablocker sowie zum Teil kritische Komplikationen bei Amiodaron. Auch ist der Kalziumantagonist Verapamil sehr kardiodepressiv, und die Klasse-1-Antiarrhythmika gehen mit erhöhter kardiovaskulärer Mortalität einher. Auch kann man erhöhtes Blutungsrisiko unter oraler Antikoagulation beobachten. Und Marcumar fördert zudem die Osteoporose (also Vitamin D, Kalzium, Biphosphonate bedenken).

- **Sinuatriale und atrioventrikuläre Blockbilder**

Es gibt eine hohe Rate mit symptomatischen Blöcken im Alter. Man sollte bremsende Medikamente, wie Betablocker oder Digitalis, ersetzen, dabei aber auch die kardiodepressive Wirkung einer aberranten SM-Stimulation bedenken. Deshalb ist die Indikation zum SM kritisch prüfen, eventuell nur zum „Schutz". Auch AAI-SM muss man bedenken sowie die ventrikuläre Implantation am proximalen Septum.

- **Aorten-Klappenstenose**

Rheumatische Ursachen oder bikuspide Klappen manifestieren sich um das 50. Lebensjahr. Im Alter gibt es in der Regel eine degenerativ-sklerotische Genese, in 50 % gepaart mit einer relevanten KHK.

Bei der asymptomatischen Stenose und guter EF gilt die Risikoabwägung. Dazu muss man den mittleren Druckgradienten und die Aortenöffnungsfläche (AÖF) heranziehen. Falls keine OP-Indikation besteht, dann muss man unbedingt Tachykardien vermeiden mit (einschleichend) Betablockern. Flüssigkeit und Schilddrüse sind zu beachten, das Kalium soll im hochnormalen Bereich liegen. Auch die Endokarditisprophylaxe ist zu bedenken. Bioklappen bedürfen nur drei Monate der OAK, eine Revision findet oft schon früh statt (unter zehn Jahre).

Eine perioperative Mortalität der Aortenklappenoperation ergibt sich bei mehr als 10 % der Patienten, die älter als 80 Jahre sind. Deshalb sind manchmal perkutane selbstexpandierende Bioklappenprothesen (über die Aorta oder den Herzapex) nötig. Bei zunehmender Expertise gibt es auch eine häufigere Indikationsstellung und gute Erfolge, bei insgesamt stark zunehmendem Bedarf an Aortenklappenoperation. Die perkutane Valvuloplastie spielt keine Rolle mehr, aufgrund hoher Restenoserate. Akute Insuffizienzen wurden nicht toleriert, es gibt keinen Benefit.

❶ Cave
Bei niedriger Ejektionsfraktion (EF) ist auch der Druckgradient vermindert!

- **Die Herzinsuffizienz**

Die Herzinsuffizienz findet man bei mehr als 10 % der über 80-Jährigen. Es besteht eine 5-Jahres-Mortalität von 50 % bei eingeschränkter systolischer Funktion. Auch die diastolische Herzinsuffizienz geht schon mit einer 4-fach erhöhten Mortalität einher, es gibt eine 5-Jahres-Mortalität von 25 % bei diastolischer Funktionsstörung. Zu bedenken ist auch die latente Herzinsuffizienz, mit normnaher Funktion in Ruhe und massivem Rückstau bei geringster Belastung.

Diagnostik: Symptome sind bekannt, Assoziation mit Arrhythmien und Apoplex, Anamnese und körperlicher Status, Röntgen, BNP und Echokardiographie.

Therapie: ACE-Hemmer und HCT initial sehr niedrig dosiert, ACE-Hemmer initial mit kurz wirksamem Captopril 3 × 12,5 mg (Krea beachten), dann gegebenenfalls Betablocker (ganz ganz niedrig dosiert, unter Kontrolle und einschleichend). Den Benefit der Betablocker in Bezug auf Morbidität/Mortalität von 15 % gibt es nur bei ganz langsamem Einschleichen unter echokardiographischer Überwachung – ansonsten riskiert man über 30 % Dekompensationen unter der Betablockade.

Ab NYHA-III-Herzinsuffizienz (Atemnot bei leichter Belastung) ist Digitalis nach den Leitlinien (WHO) indiziert und der symptomatische Nutzen gesichert. Man sollte niedrige Dosen bevorzugen und mittlere Spiegel anstreben, insbesondere bei Frauen sollte es nicht höher gehen. Das Kalium soll im hochnormalen Bereich liegen, Hypokaliämie ist ein Risiko. Hyperkaliämien sind zu bedenken unter Aldosteronantagonisten plus ACE-Hemmer und eventuell auch noch eine Niereninsuffizienz.

Bei den 80-Jährigen sind die Symptome oft unspezifisch, z. B. Schwäche, Appetitlosigkeit, Eintrübung, Angst. Stets ist eine Echokardiographie indiziert, und gegebenenfalls sind Vorbefunde abzufragen.

Komorbiditäten, wie pulmonale Erkrankungen, und die umfangreiche Medikationen sind zu prüfen. Zu bedenken ist die Dekompensation und Flüssigkeitsretention unter NSAR und Coxibe. Unter Verapamil kommt es häufig zur Dekompensation, unter Betablockern bei bis zu 30 %. Andererseits ist man überrascht, wie viele Patienten auch sehr hohe Dosen Verapamil und Betablocker unbeschadet überstehen. Unter Betamimetika und Theophyllin bei Hypokaliämie kommt es gehäuft zu Tachyarrhthmien.

16.18 HNO-Probleme in der Geriatrie

- **Schwerhörigkeit**

50 % der 70-jährigen sind deutlich schwerhörig. Ab dem 65. Lebensjahr lebt jeder Dritte mit subjektiven Einschränkungen. In der Regel handelt es sich dabei um eine primäre Presbyakusis, eine altersphysiologische Degeneration. Doch natürlich sind auch Ohrerkrankungen, wie eine entzündliche Otitis, die Otosklerose, das Akustikusneurinom u. a., zu bedenken. Bei der sekundären Presbyakusis ist die Summe der schädlichen Einflüsse entscheidend: Medikamente, Lärm, Stress, Erkrankungen – wobei Lärm sicher der wesentlichste ist.

Eine Schwerhörigkeit wird lange Zeit zentral kompensiert. Trotzdem ist möglichst früh eine beidseitige Versorgung anstreben, um diese Kompensationsmechanismen (bevor diese versagen) noch zur Adaptation an die Hörgeräte zu nutzen. Also ist ein früher Einsatz von Hörhilfen (immer beidseitig mit gleicher Hörqualität) empfehlenswert, damit man der Patient das noch üben und lernen kann, und das Gehirn muss für die Signalverarbeitung noch genug Plastizität haben.

Die Prophylaxe besteht in erster Linie aus Lärmvermeidung (Autofahren kann sehr laut sein). Ebenso sollte man reichlich trinken, damit die Endolymphe nicht viskös wird.

Leitsymptome sind vermindertes Hören hoher Frequenzen (Ticken der kleinen Uhr, Zirpen, Türglocke) und schlechteres Sprachverstehen, vor allem in Gruppen oder wenn es hallt. Auch wird durch zentrale Kompensation normal Lautes als „überlaut" empfunden, dies ist oft gepaart mit Tinnitus. Die Symptomatik befördert eine soziale Isolation, Misstrauen, Depression, was manchmal sogar die Erstmanifestation sein kann.

Hörgeräte: Die Verordnung ist nur über den HNO-Arzt möglich. Dabei wird beim Patienten eine ausreichende kognitive Funktion vorausgesetzt. Ebenfalls muss die Compliance gegeben sein. Wichtig ist, dass man die einfache Bedienbarkeit bedenkt. Ein Akustiker ist verpflichtet zur optimalen Versorgung, im Zweifel muss eine Nachbesserung oder gar eine Rücknahme stattfinden. Das Tragen im Ohr ist möglich (mit Fernbedienung), aber leider hat dies oft Entzündungen zur Folge, eine Belüftung des Ohres sollte man also bedenken.

Ein Ausgleich ist heute in der Regel erfolgreich möglich. Unschöne, pfeifende Rückkopplungen sind durch digitale Unterdrückung behebbar. Man sollte offene Hörgeräte bevorzugen, sodass der Gehörgang nicht komplett verschlossen ist. Störgeräuschfilterung ist zum Teil möglich. Ein stets beidseitiger Ausgleich ist mandatorisch. Da können auch Störgeräusche aktiv über das ZNS besser gefiltert werden. Man muss die Feinmotorik bedenken und eine Schulung des Anwenders ermöglichen. Das Hörtraining findet im Rahmen einer solchen Schulung. Es sollte ein früher Ausgleich stattfinden, da es sonst zur neuronalen Deprivation kommt. Prophylaxe ist ganz wesentlich (Lärm, Knallen, Walkman, Beruf, Medikamente etc.).

- **Pathophysiologie der Presbyakusis**

Intrinsische Ursache ist eine Degeneration des Innenohrs und der Sinneszellen. Extrinsisch ist vor allem die Lärmbelastung zu erwähnen, zudem Chemotherapien, Aminoglykoside, Schleifendiuretika sowie Adipositas, Hyperlipidämie, Hochdruck und Diabetes als Risikofaktoren. Dann gibt es vorbestehende andere Ohrenerkrankungen, wie gehäufte Mittelohrentzündungen, Otholithen, Zilienbrüche, Eintrocknung der Endolymphe (Hörsturz, Lagerungsschwindel). Morphologisch-funktionell gesehen, gibt es Verschlechterungen auf mehreren Ebenen: Veränderungen im Bereich der Cochlea, ebenso im Bereich der Hörnerven sowie zentral und im Hirnstammbereich, darüber hinaus in der Stria vascularis (die sogenannte Batterie des Innenohrs) mit gleichmäßigem Hörverlust über alle Frequenzen.

- **Pathophysiologie der Speichelproduktion**

Für die Speichelproduktion sind drei paarige Drüsen verantwortlich: Glandulae parotis, sublingualis, submandibularis. Zudem gibt es viele kleine Speicheldrüsen, verteilt in der Mundhöhle. Es werden 1,5 l Speichel pro Tag produziert. Speichel ist u. a. antiseptisch, verdauungsfördernd, regt die Magenmotorik an, wirkt reinigend und Karies entgegen, remineralisiert die Zähne, fördert das Geschmacksempfinden und ermöglicht den Schluckakt. Ohne oder zu wenig Speichel führt zu Xerostomie mit Mundsoor, Karies, Gingivitis, Ulzera, Zungenbrennen, Mundgeruch, Geschmackstörungen, Dysphagie, Gewichtsverlust, verzögerter Magenpassage, Prothesenunverträglichkeit, mangelndem Selbstbewusstsein sowie Schlaf- und Sprechstörungen.

- **Xerostomie**

Diese übermäßige Trockenheit in der Mundhöhle entsteht durch regressive involutive Vorgänge und mangelndes „Training". Auslösend sind auch Medikamente: Diuretika, Anticholinergika, Neuroleptika, Opioide, Antihistaminika, Antidepressiva, Betablocker, Antiparkinson-Mittel. Als Ursachen in Frage kommen auch die Strahlentherapie und die chronische Exsikkose, selten sind es Autoimmunphänomene, oft wiederum sehen wir die Xerostomie bei rheumatoider Arthritis oder bei Diabetes. Mangelnde Kaubewegungen und Mundatmung sind ebenfalls als Ursachen möglich.

Therapie: Man muss eventuell die Medikation umstellen, in jedem Fall ausreichend Flüssigkeit geben, initial sehr viel.

> Wasser wird rasch ausgeschieden, therapeutisch sollte man also ein Getränk mit „Inhalt" verabreichen, z. B. Tee, Apfelsaftschorle u. Ä.

Therapeutisch sinnvoll sind auch Kaugummis, Kaustäbe, Kieselsteine im Mund u. Ä., weiterhin künstlicher Speichel plus isotonisches NaCl (wird sonst furchtbar klebrig). Carbachol auf die Mundschleimhaut ist als Ultima ratio denkbar.

- **Stimme und Alter**

Im Alter verknöchert der Kehlkopf, die Stimmbänder atrophieren, ebenso die Schleimhaut mit Austrocknung. Es kommt zu einer Verminderung der neuronalen Endigungen und zu einer Schwäche der Pharynxmuskulatur durch mangelndes Training. Folgen sind eine Depressionsneigung ohne freudvolle Kommunikation, die Einschränkung der Elastizität und des Volumens des Brustkorbs sowie ein Hörverlust und eine mangelnde Rückkopplung.

- **Pathophysiologie des Geruchsinns**

Olfaktorische Rezeptorneuronen können fein diskriminieren. Dieser Prozess wird zunehmend „gröber" und unselektiver. Die Rezeptoren werden alle acht Wochen erneuert, doch das gelingt zunehmend weniger. Zudem kommt es zu einer „Überwucherung" mit Schleimhautepithel und zu einer Abnahme der Zellen und der Neuronen. Die Duftidentifikation wird immer schwächer. Es gibt zwei olfaktorische Regionen im ZNS mit dann kontinuierlich reduzierter Aktivität, die auch mit dem limbischen System verknüpft sind.

Therapie bei Geruchs- und Geschmacksstörungen: Die Zahnprothesen muss man gut reinigen und gut einpassen, die Zunge abbürsten und eine Xerostomie nachhaltig behandeln. Wichtig ist es auch, Sehhilfen nutzen und zu optimieren. Die Patienten sollten auch die Nahrung sehen und im Mund fühlen (nicht nur Püriertes!), lange im Mund lassen und gut kauen.

> In jedem Fall sollte man prüfen, ob Rauch noch gerochen werden kann!

Kurzzeitig kann Prednisolon das Riechvermögen bessern, eventuell auch Nasenspülungen. Es kann auch durch sehr viele Medikamente (Thyrostatika, Lipidsenker, trizyklische Antidepressiva, Antibiotika und Antihypertensiva) zu einer Störung kommen.

- **Das Akustikusneurinom**

Das diagnostische Bild wirkt wie rezidivierende Hörstürze mit Tinnitus, oft mit Schwindel und Nystagmus oder „einseitiger" Presbyakusis verbunden.

Therapie: Bei sehr kleinen Tumoren ist eine sechsmonatige Verlaufskontrolle bezüglich der Dynamik notwendig. Im Alter ist auch eine abwartende Haltung möglich. Die Therapie der Presbyakusis kann auch mit Hörgeräten funktionieren und die des Schwindels physiotherapeutisch. Eine OP birgt immer das Risiko der Taubheit und des Facialisausfalls. Die stereotaktische Bestrahlung (Gammaknife) gewinnt an Bedeutung.

16.19 Hypothyreose

Thyreotropin (TSH) gehört ins Aufnahmelabor jedes geriatrischen Patienten. Unter den Menschen, die älter als 60 Jahre sind, findet man bei ca. 2 % manifeste Hypothyreosen, und etwa 10 % der sehr betagten Menschen haben latente Hypothyreosen. Im Alter ist die Erkrankung oligosymptomatisch, wird meist „nur" als Müdigkeit und Schwäche gesehen. Bei vorliegender Depression und kognitivem Abbau muss man an die Hypothyreose denken (wichtigste behandelbare Ursache). Das einzige Symptom kann auch mal eine Psychose sein. Unspezifisch sind auch Gewichtszunahme, Ödeme, Obstipation, trockene Haut, Kälteintoleranz, Haarverlust. Meist ist es eine Hashimoto-Thyreoditis, bei der es nach langem Verlauf keinen Antikörpernachweis mehr gibt. Der Test auf mikrosomale Antikörper (MAK) zeigt bei einem Drittel der Hashimoto-Thyreotiden im Alter ein negatives Ergebnis. Auch der Zustand nach einer Schilddrüsen-Operation und eine unzuverlässige Medikamenteneinnahme kommen als Ursachen in Frage.

Die Therapie ist ganz langsam einschleichend (initial 12,5 µg, maximal 25 µg L-Thyroxin). Eine Steigerung kann alle 2–4 Wochen stattfinden. L-Thyroxin hat eine HWZ von 2–3 Wochen. TSH als Verlaufsparameter ungeeignet, es „hängt zu lange nach". Als Verlaufsparameter ist fT4 vorgesehen (für die initiale Steuerung und Dosisfindung). Die latente

Hypothyreose soll man nur bei Symptomen behandeln, z. B. sollte bei adynamen Patienten ein vorsichtiger Therapieversuch nach Verlauf und Befinden stattfinden. Allerdings verzögert eine Substitution den weiteren Progress einer Hashimoto-Thyreoditis. Ein Therapieversuch, z. B. bei Adynamie, muss ganz vorsichtig und einschleichend beginnen. Gesichert empfohlen ist die Substitution bei symptomlosen Patienten ab einem TSH von über 10 U/ml.

16.20 Hyperthyreose

Die manifeste Hyperthyreose ist heute relativ selten. Man findet sie bei unter 1 % der geriatrischen Patienten, früher waren es in Jodmangelgebieten bis zu 10 %. Im Alter sieht man eine etwas andere Symptomatik als in jungen Jahren, meist mit Gewichtsverlust, Depression, Erregung, Verwirrung, Appetitlosigkeit, Tachykardie, Vorhofflimmern.

Die Einnahme von Amiodaron induziert meist leichte Veränderungen der Schilddrüsenwerte – hier sind immer Verlaufskontrollen notwendig. Eine weitere Ursache könnte eine Thyreoditis Typ 1 sein, bei Struma nodosa mit jodinduzierter Hyperthyreose – dann ist eine Behandlung mit Thiamazol nötig. (Bei jodinduzierter Hyperthyreose kann eine Notfall-OP notwendig werden.) Oder eine Thyreoditis Typ 2 mit amiodaroninduzierter Zelldestruktion – dann ist die Behandlung mit Steroiden unumgänglich.

Bei Vorliegen eines Morbus Basedow ist die thyreostatische Therapie mit 50 % Remission nach einem Jahr empfehlenswert, bei einem Rezidiv dann meist die Radiojodtherapie. Die Thyreostatika-Dauertherapie sollte wegen der NW nur ausnahmsweise und niedrigdosiert stattfinden.

Bei einer Sepsis sehen wir oft einen TSH-Abfall bei schwerer Erkrankung, dies ist keine Hyperthyreose! Es folgt der T3-, dann erst der fT4-Abfall. Eine Substitution ist nicht sinnvoll, es handelt sich um einen „Schutzmechanismus" bei einem Aggressionsstoffwechsel.

- **Schilddrüse und Kontrastmittelgabe**

Vor KM-Gabe gibt man bei latenter Hyperthyreose Perchlorat (3 × 10 gtt). Man beginnt damit einen Tag, mindestens vier Stunden zuvor, die Therapie läuft dann sieben Tage lang. Manche empfehlen 3 × 20 gtt Irenat. Nebenwirkungen sind Arthralgien, gastrointestinale Nebenwirkungen und Exantheme. Trotzdem bleiben hiermit noch 10 % manifeste Hyperthyreosen, die sehr dramatisch verlaufen können.

Es gibt Empfehlungen bei hohem Risiko:
- SD < 10 ml: 3 × 20 gtt 14 Tage plus 1 × 20 mg Thiamazol über 7 Tage sowie
- SD > 10 ml: 3 × 20 gtt 14 Tage plus 3 × 20 mg Thiamazol 14 Tage und 1 × 20 weitere 7 Tage.

16.21 Isolation bei MRSA-Nachweis

Risikopatienten für eine Kolonisation sind Menschen mit MRSA (multiresistenter Staphylococcus aureus) in der Vorgeschichte oder solche, die zeitweise oder dauerhaft in einer Einrichtung mit hoher MRSA-Prävalenz lebten, etwa in Pflegeheimen oder in mehreren Krankenhäusern, oder solche mit mehreren Antibiosen in der Vorgeschichte. Weitere sind

16.21 · Isolation bei MRSA-Nachweis

MRSA-Kontaktpersonen, chronisch pflegebedürftige Menschen, solche, die mit Dauerkatheter und PEG-Sonde in Berührung kommen, Menschen mit Dialysepflichtigkeit, Hautulkus, Gangrän, chronischen Wunden, einer Weichteilinfektion und Brandverletzungen. Infektionen sind die Ausnahme, meist sind es Kolonisationen.

Mittlerweile gibt es ein Netzwerk zur Prävention multiresistenter Erreger. Informationen dazu findet man auf der Website www.mrsa-owl.net.

- **Abstriche**

Die Entnahme findet in der Nasenhöhle (tief links/rechts) statt oder im Rachen (bis in die Tiefe) oder in der Achselhöhle (rechts/links) oder in der Leiste (rechts/links). Auch ein Wundabstrich ist sinnvoll. Und manche fordern zudem Haaransatz und Spontanurin. Man sollte immer angeben, dass es „nur" um das MRSA-Screening geht (Kosten).

Das Vorgehen beginnt zunächst Informationen: Information von Patient und Angehörigen, der Hygienebeauftragten und des gesamten Teams. Das Zimmer muss man vor der Verlegung prüfen und reinigen, auch das Screenen von Kontaktpatienten sollte stattfinden. Am besten legt man einen MRSA-Patienten ins Einzelzimmer, die Kontaktpatienten kann man „noch" trennen, bevor diese auch kolonisiert sind. Ein Zweibettzimmer kommt nur bei gleicher Konstellation in Frage, wenn also beide „nur" kolonisiert sind und eine Chance auf Sanierung (Kohorte) besteht oder beide eine sehr protrahierte Infektion haben. Im Zimmer sollte nur das belassen werden, was gebraucht wird. Wichtig sind auch ein Schild und Hinweise an der Tür. Vor dem Zimmer muss die Möglichkeit zur Händedesinfektion gegeben sein, ebenso müssen Mundschutz, Kittel, Handschuhe und ein Garderobenhaken vorhanden sein. Im Zimmer selbst ist der Müllsack wichtig, zudem Blutdruckmessinstrument, Stethoskop, Stauschlauch, Fieberthermometer, Trinkglas, Essbesteck.

16.21.1 Therapie

Bei diabetischem Fuß therapiert man mit Vancomycin, oft helfen auch Cotrim, Linezolid oder Minocyclin (oder Doxycyclin). Die Eradikation findet statt mit folgender Dosis: 3-mal/d Turixin-Nasensalbe beidseits, 3-mal/d Rachen spülen mit Chlorhexidin oder Octenisept. Zahnbürsten muss man nach Gebrauch in Octenisept einlegen, ebenso die Zahnprothese, Kamm, Brille. Die tägliche Ganzkörperwaschung mit antiseptischer Seife, wie Stellisept, ist wichtig. Man darf keinen Deoroller und keine Cremes aus Töpfchen verwenden. Nach Abschluss der Behandlung ist immer eine Händedesinfektion, auch wenn man Handschuhe trug. Handschuhe sind stets zu tragen, Papiermundschutz und dünne (billige) Papierkittel ebenfalls. All dies ist immer im Zimmer zu entsorgen. Die Eradikation findet über mindestens fünf Tage statt, sie beginnt frühestens 24 Stunden nach der Beendigung von drei Abstrichserien an drei Tagen. Erst wenn alle drei negativ sind, kann entisoliert werden. Bei Kontaktpersonen, die man „nur zur Sicherheit" isoliert, kann man gleich drei Serien in Folge machen – ohne vorherige Eradikation.

Wichtig ist außerdem, die Bettwäsche täglich wechseln, den Wäschesack im Zimmer zu verschließen und nochmals in eine Schutzhülle zu stopfen. Man sollte überdies Einmalgeschirr bevorzugen. Mehrfachgeschirr muss man reinigen, z. B. mit Microbac. Den Abfall sollte man nochmals umhüllen.

Der Patient darf aus dem Zimmer, wenn er einen Mundschutz und einen Kittel trägt. Händedesinfektion und Handschuhe sind obligat, er darf nicht in andere Zimmer gehen und keinen Kontakt zu anderen Patienten haben. Es darf keine gemeinsamen Nutzungen (Toilette o. Ä.) geben, er darf nicht zu Gemeinschaftsveranstaltungen und zur Funktionsdiagnostik erst am Ende des Programms. Der Transport muss in einem anderen, frischen Bett stattfinden, der Transporteur hat Handschuhe, Kittel, Mundschutz an. Auch muss alles wischdesinfiziert werden, womit Patient Kontakt hatte.

Bei der Entlassung eines Patienten mit MRSA nach Hause muss man Angehörige, Hausarzt und den Transportdienst informieren. Wäsche kann in Säcken mitgegeben werden (Waschen bei 60°), die Sanierung muss zu Hause fortgeführt oder beendet werden. Man sollte möglichst nicht nach Hause entlassen, wenn dort Säuglinge leben oder Immungeschwächte oder Menschen mit offenen Wunden.

Verlegungen in andere Einrichtungen sollten möglichst erst nach Eradikation/Sanierung stattfinden, wobei Pflegeheime das Konzept heute routiniert fortsetzen. Eine MRSA-Besiedlung darf kein Grund sein, die Übernahme abzulehnen! Raumreinigung und Desinfektion vor Neubelegung sind selbstverständlich.

Antibiose bei MRSA
— Vancomycin: grundsätzlich 1. Wahl, ist aber oft wegen der Niereninsuffizienz nicht verträglich
— Cotrim, Tetrazykline, Minocyclin oft möglich
— Daptomycin: 1. Wahl bei Haut-Weichteil-Infektionen (Cave: Statine, Fibrate, Makrolide [CYP-450-3A4] mit Myopathien)
— Linezolid: 1. Wahl für die Lunge (Daptomycin und Tigacyl sind beide nahezu nicht lungengängig) (Cave: viele Nebenwirkungen und Kontraindikationen)
— Tigazyl: 1. Wahl im Bauch- und Weichteilbereich
— Rifampicin: wird oft nicht bedacht, ist einfach und unkompliziert, preiswert, funktioniert peroral und ist sehr effektiv

16.22 Morbus Parkinson

Die Prävalenz liegt etwa bei 0,2–1 % der 65-Jährigen. Pathophysiologisch ist es die übermäßige Reduktion der melaninhaltigen Neuronen der Substantia nigra und damit des dopaminergen Inputs von der Sustantia nigra ins Striatum. Es ist der Untergang pigmentierter Neuronen der Substantia nigra. Die dopaminerge Projektion von der Substantia nigra zum Striatum ist nur noch reduziert möglich. Histologisch wichtig sind zudem die degenerativen intrazellulären Lewy-Körper, diese sind aber auch gering bei asymptomatischen Menschen. Mit zunehmendem Alter kommt es bei allen Menschen zur Reduktion des Dopamin-Transportes – nicht selten sieht man deshalb häufig im hohen Alter ein ganz leichtgradiges, subklinisches Parkinsonoid. Lewy-Körper weist man erst in der Obduktion nach. Es ist prinzipiell eine ganz unspezifische intrazelluläre Degeneration der Neuronen, die auch beim Gesunden in geringerem Maß vorkommt – bei Morbus Parkinson eben besonders in der Substantia nigra, bei Gesunden gering verteilt im ganzen ZNS und bei Demenz vom Lewy-Körper-Typ mit kortikalen Ablagerungen.

Die Substantia nigra in den Basalganglien hat u. a. Zellen, die Dopamin produzieren. Dieses Dopamin hemmt die Zellen im Corpus striatum, die Acetylcholin freisetzen. Werden diese dopaminproduzierenden Zellen um 30 % schwächer, dann beginnt Acetylcholin zu überwiegen.

Folgen sind
- Hypokinesie (typisches Gangbild, ähnliche Lage im Bett),
- Rigor (wächsern, bleirohrartig, Zahnradphänomen),
- Tremor (langsam mit 4–7/min, Pillendreher, geringer bei Zielbewegungen) und
- instabile Körperhaltung.

Weitere Folgen sind Salbengesicht, Hypotonie, starker Speichelfluss, Schluckstörung, Sprachstörung, Obstipation, Miktionsstörungen, Hitzeintoleranz, Libidominderung, gestörte Augenmotorik, Atemstörungen, Schlafstörungen, reduzierte Kognition, Depression, Demenz, schmerzhafte Muskelverhärtungen.

> **Parkinson-Syndrom**
>
> Die aktuelle Definition des Parkinson-Syndroms fordert, dass das Kardinalsymptom Brady- bzw. Akinese mit wenigstens einem der anderen Symptome (Rigor, Tremor oder posturale Instabilität) in Kombination auftritt.

16.22.1 Gliederung der Parkinson-Syndrome

- **Familiärer Parkinson**

Der familiäre Morbus Parkinson beginnt schon im jungen Erwachsenenalter und wird weitervererbt. Es ist eine eher seltene Form des Morbus Parkinson.

- **Symptomatische Parkinsonsyndrome**

Dies sind Normaldruck-Hydrozephalus (NDH), posttraumatische Störungen, subkortikale arteriosklerotische Enzephalopathie (SAE) und zerebrale Mikroangiopathie (CMAP). Sie können medikamenteninduziert sein, aber auch tumorbedingt, toxininduziert, auf entzündlichem Weg entstanden oder ein Altersparkinsonoid sein. Atypische Parkinsonsyndrome sind Lewy-Körper-Demenz, Multisystematrophie und progressive supranukleäre Blickparese. Ursache kann eine kortikobasale Degeneration sein.

- **Idiopathisches Parkinsonsyndrom**

Das sind der akinetisch-rigide Typ, der Äquivalenz-Typ und der Tremordominanz-Typ. Sehr selten gibt es einen monosynaptischen Ruhetremor. Der Beginn des idiopathischen Morbus Parkinson ist meist einseitig, z. B. Tremor oder Rigor einer Hand oder des kleinen Fingers. Er tritt beispielsweise auch auf mit Schulterhartspann und oft mit der ersten Diagnose Schulter-Arm-Syndrom. Nicht selten taucht in der Anamnese ein Jahr orthopädischer Behandlung auf, bis weitere Symptome dazukamen. Die Familienanamnese ist meist negativ, keine Genetik und kaum Häufungen. Der idiopathische Morbus Parkinson meist mit „raschem Beginn", die Patienten um das 60. Lebensjahr, es ist initial fast immer asymmetrisch und zeigt ein gutes Ansprechen auf Dopamin und Analoga.

Das Altersparkinsonoid hingegen kommt schleichend, mit ganz leichten symmetrischen Symptomen.

16.22.2 Klinische Diagnose

Die vier Kardinal- oder Kernsymptome eines Morbus Parkinson sind:

- **Bradykinesie**
Sie zeigt sich als eine Verlangsamung mit Hypokinesie und bei repetitiven Bewegungen, etwa beim Öffnen und Schließen der Hand, beim Klopfen mit dem Zeigefinger auf das Daumengelenk oder Klopfen mit den Fersen auf den Boden. Die Akinesie beginnt nach ca. drei Jahren.

- **Rigor**
Dies ist ein wächserner Widerstand oder Zahnradphänomen bei passiven Bewegungen im Ellbogen. Der erhöhte Tonus bei passiver Bewegung ist über die ganze Strecke zu beobachten.

- **Ruhetremor**
Er tritt verstärkt beim Kopfrechnen auf, weniger bei Zielbewegungen. Kopfrechnen lassen, typisch ist dann eine Pillenroll-Geldzählbewegung, die bei Intentionsbewegungen oder Finger 2 cm vor der Nasenspitze verschwindet.

- **Haltungsinstabilität**
Hier zeigt sich ein labiles Gleichgewicht mit ungenügender Kompensation, wenn man kurz und heftig das Gleichgewicht stört. Der Körper kann nicht auspendeln.
Zusätzlich zu bedenken ist Folgendes.

- **Progessiver Verlauf**
Es findet ein Fortschreiten über Jahre statt. Weitere Symptome sieht man meist erst nach ca. drei Jahren. Der L-Dopa-Test prüft das Ansprechen auf L-Dopa (am besten 4×50 mg mehrere Tage). Dies bestätigt meist die Diagnose, eventuell mit einem Auslassversuch.

- **Autonome Dysregulation**
Diese zeigt sich bei einer Orthostase ohne kompensatorische Tachykardie sowie bei Frequenzstarre, Störung der Thermoregulation, Nykturie bei hyperaktivem Detrusor und schwerer Obstipation bis hin zum (Sub-)Ileus.

- **Störung der Geruchsempfindung**
Diese zeigt sich schon ganz früh und ist ganz typisch für das idiopathische Parkinson-Syndrom (IPS). Sie kommt auch beim Morbus Alzheimer und bei der Lewy-Body-Demenz vor, mit Schlafstörungen, auch durch die Steifheit, Parästhesien und Schmerzen (Therapie mit Citalopram, Duloxetin, Pregabalin) sowie bei der Schluckstörung mit scheinbarer Hypersalivation. Patienten mit fortgeschrittenem Morbus Parkinson sollten ein logopädisch/schlucktherapeutisches Assessment erhalten.
Zu beachten sind auch die Seborrhoe und psychische Symptome, z. B. visuelle Halluzinationen, Demenz, Depression, Panikattacken, die bei 10–60 % der Erkrankten auftauchen.

- **Bildgebung**
Sie wird primär zum Ausschluss sekundärer Ursachen eines Parkinson-Syndromes genutzt. Die Duplexsonographie untersucht extrakranielle Gefäße zur Abklärung einer schweren

vaskulären Komponente. DAT-Scan, Methylphenidat-PET oder Dopa-PET können typische Muster zeigen, haben in der geriatrischen Praxis jedoch praktisch keinen Stellenwert. Die transkranielle Sonographie zeigt bei über 90 % der Parkinson-Patienten eine typische Hyperechogenität der Substantia nigra.

- **NINDs-Diagnosekriterien des Morbus Parkinson (MP)**

Möglicher MP: Es müssen zwei Kernsymptome vorhanden sein, davon eines der Tremor oder die Bradykinesie. Es bestehen keine Plussymptome, und es kommt zu einer deutlichen Besserung unter L-Dopa.

Wahrscheinlicher MP: Es müssen drei Kernsymptome vorhanden sein, eines davon länger als drei Jahre bestehen. Es bestehen keine Plussymptome, und es zeigt sich ein Anprechen auf L-Dopa.

Bewiesener MP: Der Nachweis ist nur mit einer Autopsie möglich.

Die Websterskala beschreibt den Schweregrad und umfasst die Bradykinesie der Hände, den Rigor, die Haltung von Kopf und Armen sowie Hüfte und Knie, das Mitschwingen der Arme, das Gangbild (also die Schrittverkürzung), den Tremor und dessen Amplitude, das Gesicht (also Hypomimie und Speichelfluss), die Seborrhoe (eventuell sogar ein dicker öliger Film?), das Sprechen und dessen Modulation, Deutlichkeit sowie die Selbstständigkeit in den ADLs und Hilfsbedürftigkeit.

MP-Stadieneinteilung
- 0: Keine Anzeichen
- 1: Einseitige Erkrankung
- 2: Beidseitige Erkrankung
- 3: Zusätzlich Haltungsinstabilität
- 4: Benötigt Hilfe bei den ADLs
- 5: An den Rollstuhl gefesselt oder bettlägerig

- **Sekundäres Parkinsonoid**

Dies wird meist durch eine über Monate bis Jahre währende Neuroleptika-Einnahme ausgelöst. Vaskuläre Veränderungen (Makroangiopathie und CMAP) sind beobachtbar, nicht selten das sehr leichte Altersparkinsonoid. Der Erkrankung zugrunde liegen können Antikonvulsiva, Lithium, Metoclopramid, der Kalziumantagonist Flunarizin (bei Migräne), Methyldopa, einige Antidepressiva, Pestizide, das Trinken von Bachwasser, AIDS sowie selten andere Krankheiten, etwa Morbus Wilson, Hyperkalzämie, Hypoparathyreodismus, Depression und Normaldruck-Hydrozephalus. Hinzu kommen mögliche toxisch Ursachen (synthetische Drogen, Methanol, CO, Pethidin, Mangan), tumorbedingte (primär oder Metastasen) oder posttraumatische Umstände (bei Boxern oder nach einem Trauma).

16.22.3 Die Parkinson-Symptome

- **Tremor**

Das Muskelzittern beginnt einseitig mit einer Stärke von 3–5 Hz. Es ist der typische Pillendrehertremor. Er nimmt bei bestehender Angst zu, wie auch bei kontralateraler Aktivität und beim Gehen. Eine Besserung bzw. ein Abklingen ist bei gezielter Aktivität möglich.

- **Rigor**
Er ist initial einseitig, im Bereich des Schultergürtels und nimmt bei Bewegung zu. Oft stellt ein Arzt die Fehldiagnose „Schulter-Arm-Syndrom", weil der Rigor eben initial meist einseitig auftritt.

- **Bradykinesie**
Bei der Bradykinesie kommt es zu einer Hemmung des Bewegungsbeginns und einer verminderten Amplitude. Auch ein vermindertes Anschwingen beim Gehen ist erkennbar, die Arme wirken steif, ein Tippelschritt beginnt: kleinschrittig, ohne Armschwung und mit Anlaufschwierigkeiten. Weitere Merkmale sind die Vielschrittigkeit (Tippeln) beim Drehen, plötzliche Blockierungen, gestörte Feinmotorik (Knöpfen, kleines Schreiben), verminderte Fähigkeit zu rasch alternierenden Handbewegungen (Diadochokinese), Freezing (also plötzliche motorische Blockaden), Schwierigkeiten beim Aufstehen aus dem Stuhl und beim Umdrehen im Bett, Hypomimie (typisches Maskengesicht mit ganz geringer Mimik), Hypersalivation (aber nur wegen zu geringer Schluckfrequenz), monotones leises Sprechen mit Stottern und Beschleunigung am Satzende, Sakkaden bei Blickfolgebewegungen.

- **Posturale Instabilität**
Es treten Gleichgewichtsstörungen mit Fallneigungen auf. Wichtiges Merkmal ist die Propulsion beim Gehen. Die Diagnose kann man über den Retropulsionstest stellen (dieser kann den Untersucher zu Fall bringen).

- **Haltungsstörung**
Zu sehen ist bei dieser Störung eine Nackenflexion (auch im Liegen!), der Rundrücken, eine leichte Flexion in Hüfte und Knie sowie eine Propulsions- und Retropulsionstendenz beim „Abbremsen".

- **Schrift**
Die Schrift wird zunehmend kleiner.

- **Sprechstörung**
Das Sprechen wird leise, flüsternd, undeutlich. Es wird besser/lauter nach Aufforderung.

- **Schluck-Kaustörung**
Speichel wird kaum geschluckt. Es kommt zu Aspiration und Husten.

- **Vegetative Störungen**
Die Patienten haben Harndrang und eine hohe Miktionsfrequenz, vor allem nachts (Nokturie). Hinzu kommen Schweißausbrüche, Hitze-Intoleranz, orthostatische Hypotension bei hohem Blutdruck im Liegen, Seborrhoe (Salbengesicht), gestörte Magenperistaltik und eine schwere Obstipation.

- **Schlafstörungen**
Typisch sind nächtliche Steifheit bei Hypo-Akinesie, REM-Schlafstörungen, RLS (Restless legs syndrome), Depression, Schmerzen und Schlafapnoe-Syndrom.

- **Neuropsychiatrische Störungen**
Hierunter fallen Gedächtnisstörungen sowie (frontal) Persönlichkeitsstörungen, Perseverationen und die Störung bereits generierter Handlungspläne. Bei bis zu 40 % der MP-

Patienten entwickelt sich eine Demenz, Anticholinergika befördern zudem Halluzinationen. Der Begriff „Bradyphrenie" ist obsolet.
Eine Depression tritt bei 50 %, auch oft Angststörungen. Die Patienten sind gereizt, traurig, pessimistisch. Das alles verschlimmert die Symptomatik, z. B. bei der Bradykinesie. Bei extremer Bedrohung kann sich eine Bradykinesie aber auch lösen! Bezüglich des Verlaufs muss man sagen, dass nach ca. 20 Jahren eine Pflegebedürftigkeit eintritt.

- **Schmerzen, Sensibilität**
Diese treten u. a. initial bei Hemirigor auf und können Folge der Verkrampfung sein. Es gibt unerklärliche Schmerzen auf einer Körperseite sowie eine Verkrampfung der Füße, Parästhesien, Taubheitsgefühle. Das alles kann auch eine Folge von Unter- oder auch Überdosierung (Hyperkinesie) sein.

- **Schwierigkeiten bei fortgeschrittenem Morbus Parkinson**
Möglich sind kurz dauernde Phasen der Unbeweglichkeit, Freezing, On-off-Phänomene wie auch End-of-dose-Phänomene mit Dystonien und Dyskinesien. Trotz maximaler Therapie und Kombinationen ist keine ausreichende und anhaltende Beweglichkeit mehr zu gewährleisten, hinzu können Schlafstörungen mit Tagesschläfrigkeit kommen. Oft entwickeln sich Demenz und Depression, die Folgen sind u. a. Stürze und Aspirationen. Als Nebenwirkungen von Medikamenten treten Orthostaseprobleme, Psychosen, Halluzinationen und Delire auf. Dies erfordert eine Dosisreduktion und eventuell den Einsatz von Clozapin (Cave: Blutbildkontrollen) (www.neuro24.de/parkinsonmedikamente.htm).

16.22.4 Häufig eingesetzte Medikamente

Es werden folgende Medikamente eingesetzt:
- Dopaminagonisten wie Pramipexol (Sifrol®), Ropinirol (Requip®), Rotigotin (Neupro®), Piribedil (Clarium®),
- MAO-Hemmer wie Rasagilin (Azilect®) oder Selegelin (hemmen auch den Dopa-Abbau etwas),
- retardierte Dopa-Präparate wie Nacom retard,
- COMT wie Comtess® oder im Stalevo®,
- Antidyskinetika wie Amantadin (nicht am Abend geben).

Die kontinuierlich eingesetzte Apomorphinpumpe ist heute noch selten.
Bei jungen Menschen läuft der Therapiebeginn mit Dopaminagonisten in Monotherapie ab, erst später dann – bei ungenügender Wirkung – in Kombination mit Levodopa. Dies tritt meist nach ca. fünf Jahren ein. Die Kombination Levodopa mit MAO-Hemmern, z. B. Selegelin (bis 2 × 5 mg), verlängert zudem die Wirkung des L-Dopa; dieser neuroprotektive Effekt der MAO-Hemmer ist nicht gesichert, er ist eher nicht gegeben.
Vorteilhaft für jüngere Menschen sind der einfache Einnahmemodus und die gleichmäßige Wirkung der Agonisten. Im Verlauf kommt es auch zu weniger On-Off-Fluktuationen und weniger Dyskinesien (ausschlagende, tanzartige Bewegungen nach einigen Jahren Levodopa-Therapie) als unter Levodopa. Die Nebenwirkungen der Agonisten sind Übelkeit, Erbrechen, niedriger Blutdruck im Stehen, Verwirrtheit, Halluzinationen, Verstopfung, unschöne Träume, Ängste, Müdigkeit und Beinödeme. Zudem kann die Kognition reduziert

werden. Deshalb empfiehlt sich das Einschleichen mit niedrigstmöglicher Dosis. Alte Ergotaminderivate mit dem hohen Fibrosierungsrisiko der Herzklappen und retroperitoneal sind heute obsolet.

Die tiefe Hirnstimulation kann bei jungen, ausgewählten Patienten mit instabilem Verlauf unter L-Dopa indiziert sein.

Bei Menschen über 70 Jahre ist stets L-Dopa die beste Wahl, weil hier der größte Nutzen und die wenigsten Nebenwirkungen zu erwarten sind. Agonisten wirken im Alter nicht mehr so gut. Deshalb sehen wir im Verlauf im Alter unter Levodopa mit Retardpräpataraten mit ausgeglichenen Wirkspiegeln die wenigsten Dyskinesien und zudem weniger Psychosen und weniger anticholinerge Folgen, wie Delire/Verwirrungen. Manche empfehlen initial 2 × 125 Madopar T®, Madopar LT®, Madopar Depot® oder Sinemet 125 CR® und Nacom retard® mit Carbidopa. Bei Alten und Dementen sollte man bevorzugt aufsplitten, z. B. 4- bis 6-mal 50 mg, oder retardierte Formen wie Slow-release-Präparate einsetzen. Möglich ist auch die Kombination COMT-Hemmern (Entacapone Comtam® 200 mg), um gleichmäßige Wirkspiegel zu bekommen.

Eine Dosissteigerung (gegebenenfalls bis zu 500 mg) oder die Zugabe eines MAO-B-Hemmers Selegilin ist ebenso denkbar wie die additive Gabe von Agonisten oder COMT-Hemmer. Bei Betagten sind die Agonisten aber eher zu vermeiden (Pergolid u. a.), wegen der häufigen Nebenwirkungen wie Delir, Paranoia oder Wahnvorstellungen.

Bei Anticholinergika besteht die Gefahr des Delirs und der Demenz. Anticholinergika sollten deshalb nur bei jungen Menschen mit sehr starkem Tremor eingesetzt werden.

Perioperativ oder bei anderen Krisen kann man 1–2 Tage lang das Amantadin nehmen, die Apomorphin-Gabe oder das Neupro-Pflaster sind ebenfalls möglich. Das Apomorphin ist ein Dopa-Agonist, der parenteral gegeben werden kann; zu beachten ist, dass die Übelkeit mit Trimethobenzamid oder Domperidon behandelt wird, nicht mit MCP oder modernen SRH.

Wesentlich sind die psychosoziale Unterstützung und eine Physiotherapie. Letztere ist aber nur sinnvoll, wenn sie regelmäßig umgesetzt wird und aktiv selbstständig im häuslichen Bereich (2-mal/Tag).

Zusammenfassung der wesentlichen medikamentösen Empfehlungen
- Levodopa plus Benserazid (Madopar®) ist die effektivste Initialtherapie, ist jedoch mit einem höheren Dyskinesierisiko assoziiert als unter Dopa-Agonisten.
- Retardierte Präparate wohl erst einzusetzen, wenn Therapie mit Madopar nicht mehr reicht(?).
- Dopa-Agonisten können bei Jüngeren die Initialtherapie sein oder als Kombinationspartner bei fortgeschrittener Erkrankung.
- Agonisten sind günstig bezüglich der Dyskinesien, weil die Gabe von Levodopa hinausgeschoben wird.
- Dafür sind da Agonisten etwas weniger „effizient".
- Ergotamine-Abkömmlinge werden heute nicht mehr verwendet, bei jungen Patienten eher Dopa-Agonisten, wenn diese bei Bradykinesie ausreichen.
- Ab 65 Jahren: Beginn mit Levodopa/Benserazid.
- Anticholinergika werden nur bei jüngeren Patienten mit Tremordominanz eingesetzt.
- Amantadin wirkt wohl schwach, eher im frühen Stadium und wenn Dyskinesien relevant werden.
- Niedrig dosiertes Östrogen ist in der Menopause additiv hilfreich.

Unter 24 Stunden ist die Medikationskarenz unkritisch. Wenn länger, sollte ein Rotigotin-Pflaster, die Apomorphin-Gabe oder Amantadin-Infusionen zum Einsatz kommen.

16.22 · Morbus Parkinson

- **Das Levodopa**

Es wirkt vor allem auf die Bradykinesie, weniger auf Rigor oder gar Tremor, kaum auf die Haltungsinstabilität. Mit Benserazid wird der Abbau gehemmt, ähnlich wirkt auch das Carbidopa – dadurch verlängert sich auch die Wirkdauer etwas. Dies gilt noch mehr mit dem COMT-Hemmer Entacapone (z. B. im Stalevo®).
Die Dosierung des L-Dopa sieht so aus: initial 300 mg bis maximal 600 mg/Tag. L-Dopa ist in der Regel wirksamer und kostengünstiger als die Agonisten. Nebenwirkungen sind Übelkeit, Somnolenz, Schwindel, Kopfschmerz, später auch Verwirrung, Halluzinationen, Agitation, Psychose, Delusionen. Nach Jahren kommt es bei 20–50 % zu Wirkfluktuationen, abhängig vom Serumspiegel und Verlauf mit Dystonien, Dyskinesien und Hyperkinesien. Deshalb sollte man immer die niedrigstmögliche Dosis suchen. Am besten dosiert man stets möglichst niedrig, aber mit kurzen Intervallen, z. B. bis zu 6 × 50 mg. Bei alten Menschen wird das L-Dopa mit Benserazid oder als Carbidopa langsam eingeschlichen, initial z. B. vormittags 2 × 50 mg und wochenweise bis 4 × 50 bis 3- bis 4-mal 100 mg.

- **Einige vermischte Tipps**

Tremor: Anticholinergika sind im Alter schwierig, eher nicht einzusetzen. Mit Amantadin oder Dopa-Agonisten kann man es versuchen. Im Alter ist es am besten, es zuerst mit L-Dopa zu versuchen.
Wirkfluktuationen unter der Therapie: Proteinreiche Mahlzeiten sind besser zu verteilen. Die Einnahme 30 Minuten vor oder 60 Minuten nach den Mahlzeiten wird empfohlen. Controlled-release-Präparate sind gut, mit COMT-Hemmern kommt es ohnehin zu einer gleichmäßigeren Verteilung. Die L-Dopa-Dosis sollte man reduzieren und mehr aufsplitten, eventuell plus Agonisten. Hier gibt es wohl gute Erfahrungen mit zusätzlichem Amantadin.
Vegetative Entgleisung: Hypotonie, Obstipation, daraus folgt eine Reduktion von L-Dopa und der Agonisten. Bei Auftreten einer Nokturie sollte man mehr Flüssigkeit vormittags zu sich nehmen sowie ein Blasentraining beginnen und Alphablocker einsetzen (nur zur Nacht). Passager eingenommene Anxiolytika (zur Nacht, wie Lorazepam) helfen sehr gut.
Depression: TAD können eine Hypotonie verstärken, SSRI/SNRI sind heute immer zu bevorzugen.
Nächtliches Aufwachen wegen Rigors: Man sollte z. B. Entacapon (Stalevo®) verwenden, zumindest am Abend. Das sollte man ebenso bei persistierendem RLS erwägen. Bei REM-Störungen (Albträume) sind eventuell passager angstlösende Benzodiazepine angeraten.
Psychose: Diese werden im Zusammenhang mit einer Parkinson-Erkrankung meist durch Dopa-Agonisten hervorgerufen, ebenso durch anticholinerg wirksame Medikamente. Dopamin muss man niedrigstmöglichst dosieren. Clozapin ist einsetzbar. Vermeiden muss man Risperidon, auch Quetiapin und Olanzapin sollte man meiden.
Demenz und Psychose: Zentrale Cholinesterase-Inhibitoren sind möglich. Rivastigmin (Excelon®) ist bei einer Lewy-Körper-Demenz oft sehr wirksam. Donezepil (Aricept®) bessert auch die Kognition bei Parkinson-Demenz. Cholinesterasehemmer sollte man beim – seltenen – Tremordominanztyp eher nicht einsetzen.
Hirnstimulation: Tiefenhirnstimulation sollte nur in ausgewählten (Indikationsstellung!) Zentren stattfinden – einerseits wenn die medikamentöse Therapie nicht mehr ausreicht, andererseits aber auch nicht zu spät.
Albträume: Die nächtliche Dosis muss man bei auftretenden Albträumen reduzieren oder retardieren oder früher einnehmen. Morgens kann man dann ein schnell anflutendes L-Dopa verabreichen.

Insomnien: Hier kann man wie bei den Albträumen verfahren. Zusätzlich sollte man Amantadin absetzen und sedierende Antidepressiva, wie Remergil, einschleichen.

PLM/RLS: Bei einem nächtlichen Abfall der L-Dopa-Konzentration muss man die Dosis steigern oder die Retardierung verstärken. Möglich sind auch eine Aufsplittung und die spätere Einnahme der Abenddosis. Bei schmerzhaften Beinbewegungen plus Pergolid abends kann sinnvoll sein.

- **Akinetische Krise**

Diese Krise ist gekennzeichnet von Akinesie und Rigor, einer Bewusstseinseintrübung, Tachykardie und gelegentlich auch Hyperthermie. DD: L-Dopa-Entzug mit CK-Erhöhung, eine schlimmere Variante bis zur Exsikkose.

Die Therapie kann mit Fiebersenkung, eventuell Dantrolene gelingen. Und auch mithilfe folgender Mittel: L-Dopa über die Magensonde, das Neuro-Pflaster, Amantadin (bis zu 3 × 200 i. v.), Lisurid i. v. plus Domperidon, Apomorhin s. c. 2–10 mg, Wirbeginn nach 15 Minuten und Dauer 30–60 Minuten, Apomorphininfusion s. c. 1–2 mg/h bis 10 mg/h.

Mögliche Strategien bei auftretenden Wirklücken (wearing off) unter Levodopa sind:
- zusätzliche Gabe eines Dopaminagonisten,
- Erhöhung der Dopaminagonisten-Dosis,
- Erhöhung der Anzahl der L-Dopa-Tagesdosen bei gleichzeitiger Reduktion der Einzeldosis,
- zusätzliche Gabe eines COMT-Hemmers,
- zusätzliche Gabe eines MAO-B-Hemmers,
- Umstellung auf L-Dopa-Retardpräparationen.

Levodopa und Benserazid haben eine ZNS-Verfügbarkeit von 10–40 %, in Kombination mit COMT (im Stalevo) erfolgt eine Steigerung auf 30–80 %. Intervalle zum Essen: 60 Minuten vorher oder 90 Minuten danach, realistisch sind wahrscheinlich 30 Minuten davor und 60 Minuten danach. Man muss an diese Intervalle insbesondere denken, wenn die Mahlzeit proteinreich ist. Oft gibt es Resorptionshemmungen von L-Dopa durch Eiweiß.

> **Man muss bei Morbus Parkinson vorsichtig mit eiweißreicher Nahrung sein und diese Resorptionsstörung einkalkulieren.**

Statt COMT zu geben sind auch kürzere Intervalle mit niedrigeren Dosen möglich. Wegen Magenentleerungsstörung durch L-Dopa kann man die Retardpräparate einsetzen. Morgens ein schnell anflutendes lösliches Präparat einzunehmen kann sinnvoll sein. Lang wirksame Dopaminagonisten (additiv) können diese Wirklücken abdämpfen. Manchmal ist aber auch eine Dosissteigerung nötig. Die Apomorphinpumpe (kontinuierlich oder intermittierend s. c.) wäre auch geeignet, aber kein Metoclopramid und kein Serotonin-Wiederaufnahmehemmern bei Übelkeit. Die intraduodenale L-Dopa-Infusion stabilisiert eine Einstellung. In fortgeschrittenen Fällen, bei Therapieresistenz und jüngeren Patienten könnte die Tiefenhirnstimulation in Frage kommen.

- **Dyskinesien unter Dopamin**

Es gibt zwei Arten von Dyskinesien. Die On-Dyskinesien treten bei relativ guter Beweglichkeit auf. Meist sind es choreatische, nicht schmerzhafte Dyskinesien („Peak-dose"-Dyskinesien). Die Off-Dyskinesien treten bei niedriger dopaminerger Stimulation im Off auf. Es handelt sich um meist schmerzhafte Dystonien, wie die „Early-morning"-Dystonie (häufigste Form, in den frühen Morgenstunden).

Um Dyskinesien zu verhindern, bieten sich verschiedene Vorgehensweisen an: Man kann Dopaminagonisten additiv verabreichen (auch Apomorphin denkbar), aber auch die Mittagsdosis Dopa weglassen („drug holiday"). Amantadin hilft bei 50 %. Auch sollte man die Tiefenhirnstimulation erwägen. Neue Präparate sind Safinamide (MAO-B) und Pardoprunox (partiell Dopamin- und Serotoninagonist). Ein Glutamatantagonist befindet sich in der Entwicklung.

- **Hyperkinesien**

Hyperkinesien hingegen treten auf bei Spitzenspiegeln. Dann ist die Dosis entweder zu reduzieren oder Retardpräparate einzusetzen. Dann sind die Spitzen niedriger, und die Wirkdauer ist etwa verdoppelt. Man denke auch an niedrigere Dosen und kürzere Intervallen. Eine Dosisreduktion und eine Kombination mit Agonisten können ebenfalls sinnvoll sein.

- **Depression und Morbus Parkinson**

Depression und Morbus Parkinson sind häufig. MAO-Hemmer sind denkbar, besser sind die SSRI; aber diese beiden darf man nicht kombinieren. Bei Morbus Parkinson und Depression besteht ein sehr hohes Demenzrisiko. Bei Demenz, Depression und Morbus Parkinson denkt man auch an die Lewy-Body-Demenz, einen Normaldruck-Hydrozephlus, an ein Multiinfarktsyndrom oder an Hirnmetastasen.

- **Demenz bei Parkinson-Syndrom**

Eine Parkinson-Demenz ist wahrscheinlich, wenn zwei der im Folgenden aufgelisteten kognitiven Kriterien und ein Verhaltenskriterium zutreffen.

Kriterien für das Vorliegen einer Parkinson-Demenz
Kognitive Funktionen
- Aufmerksamkeit: beeinträchtigt
- Exekutive Funktionen: beeinträchtigt; Beeinträchtigungen bei Aufgaben, wie Initiierung, Planung, Konzeptbildung, Regellernen, kognitive Flexibilität
- Visuell-räumliche Funktionen: beeinträchtigt; Beeinträchtigung bei Aufgaben, die räumliche Orientierung, Wahrnehmung oder Konstruktion verlangen
- Gedächtnis: beeinträchtigt; Beeinträchtigungen beim freien Abruf kürzlich stattgefundener Ereignisse oder beim Erlernen neuer Inhalte; das Erinnern gelingt besser nach Präsentation von Hinweisen, das Wiedererkennen ist meistens weniger beeinträchtigt als der freie Abruf
- Sprache: Die Kernfunktionen sind weitestgehend unbeeinträchtigt; Wortfindungsschwierigkeiten und Schwierigkeiten bei der Bildung komplexerer Sätze können vorliegen

Verhaltensmerkmale
- Apathie: verringerte Spontaneität, Verlust von Motivation, Interesse und Eigenleistung
- Persönlichkeit, Stimmung: verändert, einschließlich depressiver Symptome und Angst
- Halluzinationen: vorwiegend visuell, üblicherweise komplexe, ausgestaltete Wahrnehmung von Personen, Tieren oder Objekten
- Wahn: meist paranoid gefärbt, wie z. B. hinsichtlich Untreue oder Anwesenheit unwillkommener Gäste
- Verstärkte Tagesmüdigkeit

Eine Demenz entwickeln etwa 30 % der Parkinson-Patienten. Rivastigmin ist zugelassen bis zur mittelschweren Demenz (mit 3–12 mg). Es ist ein moderater, aber bedeutsamer Nutzen bei 15 % der Patienten zu sehen.

- **Der Tremor – oft eine schwierige Konstellation**

Beim Tremor ist zunächst eine Basistherapie notwendig, bis die Symptome Akinese und Rigor gebessert sind (A). Dann folgt gegebenenfalls folgende Medikation: Biperiden: 3 × 2–4 mg, Bornaprin: 3 × 2–4 mg, Metixen: 3 × 2,5–5 mg, Trihexyphenidyl: 3 × 2–5 mg. Es können anticholinerge Nebenwirkungen, insbesondere kognitive Störungen, bei älteren Patienten auftreten.

Oder, in Reserve: der NMDA-Antagonist Budipin, mit der Dosierung 3 × 10 bis 3 × 30 mg (Cave: QT-Zeit).

Falls eine psychologische Belastung besteht, dann sind Propranolol (3 × 20–80 mg) oder trizyklische Antidepressiva angebracht. Bei weiterer Therapieresistenz kann man im Off-Label-Use Clozapin verabreichen.

Vorab ist eine Identifizierung des Auslösers wichtig, wie Dehydrierung, Infektion, Einnahmefehler, Gabe von Neuroleptika, Störungen der Resorption (Ileus, Diarrhoe, Gastroenteritis), Antibiotikagabe. Allgemeine Maßnahmen sind Flüssigkeits- und Elektrolytausgleich, ausreichende Kalorienzufuhr, Behandlung internistischer Grunderkrankungen und Komplikationen sowie die Fiebersenkung.

- **Psychosen beim Parkinson-Syndrom**

Etwa 10–30 % aller Patienten mit einem Parkinson-Syndrom leiden an visuellen Verkennungen bis zu Halluzinationen oder an seltener auftretenden paranoiden Störungen während der Langzeittherapie. Verwirrtheitszustände mit Desorientiertheit sind vornehmlich bei Vorliegen einer Demenz oder unter Therapie mit Anticholinergika zu beobachten. Visuelle Halluzinationen und psychotische Symptome treten bei Patienten mit kognitiven Störungen häufiger auf als bei Patienten ohne kognitive Beeinträchtigung. Psychotische Symptome treten in der Regel in zeitlicher Abfolge auf:
1. Unruhiger Schlaf und lebhafte Träume,
2. illusionäre Verkennungen,
3. Halluzinationen,
4. paranoide Symptome,
5. Verwirrtheitszustände.

Häufig beginnen optische Halluzinationen gegen Abend oder in der Nacht. Hier muss an eine beginnende medikamentös induzierte Psychose gedacht werden und kurzfristig eine sorgfältige Verlaufsbeobachtung erfolgen. Unabhängig davon sucht man nach einer akuten Zweiterkrankung, prüft Hydratation und Elektrolyte sowie frühzeitige antibiotische Behandlung bei febrilen Temperaturen und Verdacht auf bakteriellen Infekt.

- **Reduktion von Anti-Parkinson-Medikamenten**

Durch die Reduktion von Anti-Parkinson-Mitteln remittiert hierdurch die psychiatrische Symptomatik nicht vollständig. In der Regel ist eine partielle Verschlechterung der Motorik eher zu tolerieren als eine manifest psychotische Symptomatik. Änderungen der Medikation sollten in der folgenden Reihenfolge durchgeführt werden:
1. Absetzen von Anticholinergika und trizyklischen Antidepressiva,
2. Absetzen oder Reduktion von Budipin, Amantadin, MAO-B-Hemmern,

3. Absetzen oder Reduktion von Dopaminagonisten,
4. Absetzen oder Reduktion von COMT-Hemmern,
5. Reduktion von L-Dopa auf die niedrigstmögliche Dosierung.

> **Cave**
> Die abrupte Beendigung von Anticholinergika, Amantadin oder trizyklischen Antidepressiva mit einer anticholinergen Komponente kann zum Delir (Entzugssyndrom) führen.

Durch das Absetzen der Dopaminergika kann es zu einer Verschlechterung der Motorik kommen. Im Extremfall entwickelt sich ein malignes L-Dopa-Entzugssyndrom mit zusätzlicher Hyperthermie, Tachykardie und Bewusstseinseintrübung (fakultativ: CK-Erhöhung, Transaminasenanstieg, Leukozytose). Bei Dopaminagonisten mit längerer Halbwertszeit (z. B. Cabergolin) kann dies auch erst nach Tagen passieren.

- **Therapie mit antipsychotischen Medikamenten**

Antipsychotische Medikamente werden immer dann eingesetzt, wenn die Psychose durch Absetzen oder (besser) Reduktion der Parkinson-Medikamente nicht hinreichend gebessert werden kann oder wenn es zu einer nichttolerablen Verschlechterung der Motorik kommt. Derzeit wird Clozapin als Mittel der ersten Wahl angesehen. Aufpassen muss der Behandler bei Vorliegen einer Leukopenie. Er sollte dann Quetiapin (atypisches Neuroleptika) als Alternative erwägen.

Praktisches Vorgehen: Clozapin kann man anfangs in einer Dosis von 6,25–12,5 mg zur Nacht verabreichen, wenn notwendig, ist eine Dosissteigerung bis zu 100 mg/d möglich. Zwei Drittel der Dosis sollten zur Nacht, ein Drittel über den Tag verteilt werden. Quetiapin wird im Off-Label-Use gegeben, und zwar 25–100 mg Quetiapin zur Nacht, wobei eine Dosiserhöhung um 25 mg jeden 2.–3. Tag möglich ist. Wenn notwendig, ist eine Dosissteigerung bis zu einem Maximum von 300 mg/d unter EKG-Kontrolle zu empfehlen. Bei ausgeprägter Psychose, insbesondere bei ausgeprägter Halluzinose, bei Verwirrtheit oder delirantem Syndrom, kann kurzfristig Clomethiazol gegeben werden (C). Zur reinen Sedierung kann vorübergehend Lorazepam (0,5–1,0 mg) verabreicht werden; dies ist besonders nachts geeignet in einer Dosis von 0,5 mg, da es am Morgen vollkommen abgebaut ist, ohne wirksame Metabolite.

- **Die orthostatische Hypotonie**

Sie kann sich unter dopaminerger Therapie verschlechtern. Im Stehen kommt es zum Blutdruckabfall ohne Gegenregulation. Im Liegen werden oft überhöhte Werte gemessen.

Therapie: Tragen von Kompressionsstrümpfen, salzreiche Diät und reichlich Trinken. Bei Persistenz der Beschwerden oder Versagen der oben genannten Maßnahmen wird empfohlen, Midodrin (2- bis 3-mal 2,5 mg, maximal 30 mg/d) oder Fludrocortison (0,05–0,3 mg/d) zu verabreichen.

- **Blasenstörungen**

60 % der Patienten mit dem idiopathischen Parkinson-Syndrom (IPS) leiden unter Blasenstörungen: Es zeigen sich eine erhöhte Miktionsfrequenz sowie eine oft unerträgliche, ständige Nykturie, zudem eine Detrusorhyperaktivität, klinisch als Dranginkontinenz ohne Restharn.

Es helfen peripher wirkende Anticholinergika wie Trospium (Spasmex®) mit Oxybutinin (Dridase®) 10 bis 15 mg/d oder Tolteridon (Detrusitol®). Wenn die Blasenstörungen gepaart mit einer Schlafstörung auftreten, kann auch Lorazepam nur zur Nacht sehr erfolgreich sein.

- **Reduktion der Magenkinetik**
Neben Schluckstörungen ist die Entleerung des Magens häufig verzögert. Eine weitere Verzögerung kann provoziert werden durch eine Therapie mit L-Dopa, Dopaminagonisten, Amantadin, auch unter Anticholinergika, trizyklischen Antidepressiva und Antihistaminika. Dies kann zu einer verminderten Bioverfügbarkeit der Medikamente führen. Metoclopramid hat eine allenfalls leicht motilitätssteigernde Wirkung, ebenso Kaugummikauen. Günstig ist Kaugummikauen, einen glatten Kieselstein im Mund zu bewegen, Vermeidung fett- und eiweißreicher Kost, langsames Essen mit sehr viel Kauen u. Ä.

- **Sehr starker Speichelfluss**
Dieser ist nicht bedingt durch die Produktion, sondern durch die Schluckstörung, und tritt meist als viel zu seltenes Schlucken auf – analog der gestörten Mimik. Eine Therapie sollte also mit den Logopäden und im Schlucktraining stattfinden. Wichtig ist zudem die Optimierung der dopamimetischen Therapie, da L-Dopa und Dopaminagonisten das Schlucken durch Behandlung der Akinese verbessern. Bei einer Persistenz der Beschwerden sind lokale Injektionen von Botulinum-Toxin (kontrollierter Botulinumtoxin-A-Injektion in die Glandula parotis und submandibularis beidseits) vielversprechend. Der Einsatz von Anticholinergika (z. B. Biperiden 2 mg/d) oder peripher wirksamen Anticholinergika wie Atropin-Derivate (Scopolamin-Plaster) ist immer ungünstig; viel besser ist der Atrovent®-Spray (4 × 2 Hübe in die Mundhöhle oder 2-mal pro Tag mit dem Spiriva®-Respimaten).

16.22.5 Differenzialdiagnosen

Wichtig sind natürlich die Differenzialdiagnosen zum Morbus Parkinson.

- **Ess-Tremor**
Er ist asymmetrisch, beidseits mit einer Stärke von mehr als 8 Hz (im Alter langsamer). Es gibt eine familiäre Häufung, meist ist es ein Intentionstremor.

- **Neuroleptika-Nebenwirkungen**
Hier kennen wir Parkinsonoide mit Rigor, Akinesie, Dyskinesie.

- **Ischämie**
Im Hirnstammbereich ist das vaskuläre Parkinson-Syndrom lokalisiert.

- **CMAP/SAE**
Auch zeigt sich ein kleinschrittiger Gang, und Rigor mit Freezing kommt auch vor, der sogenannte Pseudoparkinson mit früher Demenz. Aber das Gehen ist breitbeinig (wegen Gleichgewichtsstörung), und es zeigt sich ein normales Mitschwingen der Arme und kein Ansprechen auf Dopamin.

- **NPH**

Typisch sind Bügeleisengang, Harninkontinenz, Demenz, Gedächtnisprobleme, kognitive Reduktion, Gangstörung und Sturzneigung. Die Besserung nach der Entlastungspunktion tritt nicht immer ein und auch nicht immer sofort.

- **Supranukleäre Parese**

Diese zeigt sich durch eine progressive Verlangsamung der Augenmuskeln, eine vertikale Blickparese, einen Lidkrampf mit kompensatorisch hochgezogenen Brauen und Stirn, in Sprech- und Schluckstörungen, Sturzneigung, frontaler Demenz und in symmetrischem schwerem Rigor ohne Tremor. Diese Patienten können mit dem Klatschen nicht nach drei Malen aufhören (Applauszeichen).

- **Kortikobasale Degeneration**

Dies ist ein schweres Parkinsonoid, das nicht auf L-Dopa anspricht. Es zeigt sich in starken Muskelreflexen, in Myoklonien. Die Extremitäten werden als „fremd" empfunden („alien limb").

- **Multisystematrophie**

Das sind zerebelläre und autonome Dysfunktionen plus Parkinsonoid. 30 % der Patienten sprechen initial auf L-Dopa an.

- **Demenz und Parkinson**

Die Lewy-Körper-Demenz offenbart ein Mischbild aus Demenz und Morbus Parkinson. Es ist ein progressiver Parkinson mit psychiatrischen und kognitiven Veränderungen, Wahnvorstellungen und einer paradoxen Verschlechterung auf Neuroleptika. Zentrale Cholinesterasehemmer sind kognitiv sehr günstig. Häufig sieht man Stürze, schwankende Aufmerksamkeit und lebhafte optische Halluzinationen. Diese können durch L-Dopa oder Amantadin zunehmen. Neuroleptika und Benzodiazepine haben schwere Nebenwirkungen.

- **Atypischer Parkinson**

Formen sind die Demenz vom Lewy-Körper-Typ, die multiple Systematrophie (MSA), die progrediente supranukleäre Blickparese (PSP) sowie die kortikobasale Degeneration (CBD) und einige spinozerebelläre Ataxien.

- **Alterungsprozesse im ZNS**

Bestimmte ZNS-Alterungsprozesse führen gelegentlich zum leichten Altersparkinsonoid, und zwar durch kumulative Schäden, Spontanmutationen, einen gestörten Zellstoffwechsel, deformierte Proteine, Funktionsstörungen und kumulierende Ablagerungen (z. B. Lipofuscin, Melanin), amyloidähnliche neurofibrilläre Bündelungen, senile Plaques, granulo-vaskuläre Degenerationen, Lewy-Körper und die Summe der Einwirkungen (Infekte, Medikamente, Toxine).

16.23 Orale Antikoagulation in der Geriatrie

Hier ist ein sehr sorgfältiges Abwägen von Nutzen und Risiko notwendig. Bei Vorhofflimmern kann eine Verminderung des Schlaganfallrisikos von ca. 5 % auf 2 % p. a. herbeigeführt werden, bei hohem Risiko eine Verminderung von 10 % auf 3 % p. a. Andererseits gibt es eine Vervielfachung der Hirnblutungen (ca. das 20-Fache) und anderer Komplikationen, inklusive der Medikamenten-Nebenwirkungen (Inappatenz u. a.).

Es bedarf der guten Begründung für und gegen eine Orale Antikoagulation (OAK). Kontraindikationen sind manifeste Blutungen, GI-Ulzera, floride Kolitiden, eine Allergie auf Kumarin, eine nicht einstellbare Hypertonie, schwere Leber-Nieren-Insuffizienz sowie Alkoholabusus. Besonderheiten in der Geriatrie sind in diesem Zusammenhang gehäufte Stürze, mangelnde Compliance, vaskuläre Demenz (insbesondere SAE/CMAP), Visusstörungen und die proliferative Retinopathie.

Steuerung der Antikoagulation
- Thromboseprophylaxe: heute niedermolekulare Heparine (NMH); Dosierung und Dauer nach Risiko
- Zunehmende Bedeutung bekommt das Rivaroxaban, es ist einfacher und preiswerter
- TVT und LE: initial NMH plus Kumarin überlappend; Dauer nach Ausdehnung und Risiko (AWMF-Leitlinie)
- Auch hier kommt zunehmend das Rivaroxaban (Xarelto®) zum Einsatz
- Mechanische Mitralklappenprothese: Kumarin; International Normalized Ratio (INR): 2,5–3,5
- Mechanische Aortenklappenprothese: Kumarin; INR: 2,5–3,5
- Ao-Klappen-Bioprothese: 3 Monate OAK; INR: 2–3, dann ASS 100
- Mi-Klappen-Bioprothese: 3 Monate OAK; INR: 2–3, dann ASS 100
- Mi-Klappen-Bioprothese plus Vorhofflimmern: Kumarin; INR in den ersten drei Monaten: 3–4,5
- Absolute Arrhythmie: INR: 2–3
- Embolie bei DCM, Herzaneurysma, Klappenprothesen oder Vorhofflimmern: aufgetreten unter INR: 2–3; INR steigern auf 3–4,5

Unter OAK bewegt sich der INR/Quick nur in 60 % der Zeit im therapeutischen Bereich. Deshalb sind Thromboembolien unter OAK meist in einer schwankenden Einstellung begründet. Neben einer Anhebung des INR ist vor allem eine engmaschige Kontrolle notwendig, etwa die INR-Selbstmessung. Ebenfalls auszuschließen ist ein Tumorleiden, insbesondere maligne Lymphome. Es gibt auch nicht so selten eine Kumarin-Resistenz (Thrombenbildung trotz hohem INR); zu erwägen ist dann, dass man zu NMH oder oralen Thrombinhemmern wie Dabigatran oder (besser) Rivaroxaban wechselt.

- **Anmerkungen**

Eine Dauertherapie mit NMH bei TVT/LE sieht so aus: Initial verabreicht man z. B. Clexane (2-mal/d, jeweils körpergewichtsadaptiert), die Therapie kann über 14 Tage gehen. Dann beginnt die Erhaltungstherapie mit einer Gabe pro Tag (körpergewichtsadaptiert) für weitere 3–12 Monate. Bei Niereninsuffizienz (GFR > 30 ml/min) bleibt die Dosis unverändert. Bei einem GFR < 30 ml/min sollte man die Dosis halbieren und alle 1–4 Wochen den Anti-Xa-Spiegel bestimmen. Die Blutabnahme findet drei Stunden nach der Injektion statt.

- **Dauertherapie mit NMH bei Vorhofflimmern**

Bei einem Thrombus im Vorhof verabreicht man z. B. Enoxaparin, 2-mal pro Tag, jeweils nach Körpergewicht, ohne Thrombus auch Clexane, aber nur 1-mal körpergewichtsadaptiert. Diese einmalige Gabe nach 14 Tagen entspricht der langjährigen Erfahrung, wird von vielen Experten so gesehen und praktiziert. Die Wirkung ist aber nicht eindeutig gesichert, und es wird dazu keine Studien geben. Aus eigener Erfahrung ist das ein probates Vorgehen. Die zweimalige langfristige Injektion ist vielleicht sogar risikobehafteter.

16.24 Osteoporose

Ab dem 25. Lebensjahr gehen jährlich 1 % Knochenmasse verloren. Die Akzelerationsphase beginnt bei Frauen ab der Menopause. Knochenanabol sind Testosteron, Östrogen, Gestagene, Wachstumshormon und NN-Androgene. Vitamin D wird mit zunehmenden Lebensjahren weniger resorbiert und weniger aktiviert. Auch bei eingeschränkter Nierenfunktion findet eine geringere Aktivierung von Vitamin D statt, und im Alter haben Menschen oft auch weniger Sonnenlichtexposition. Ohne Vitamin D gibt es höhere Parathormonspiegel, und es kommt zur Freisetzung von Kalzium aus dem Knochen. Schmerzhaft ist eine Osteomalazie bei schwerem Vitamin-D-Mangel. Ansonsten ist die „normale" Osteoporose meist asymptomatisch ohne Schmerzen. Leichte Wirbelkörpersinterungen sind mitunter asymptomatisch, gehäuft treten Wirbelsäulen-, Schenkelhals- und pertrochantäre Frakturen auf.

- **Labor**

BB, BSG/CRP, Kalzium, Serumphosphat, Kreatinin, Elektrophorese, Alk-Phos, GGT, TSH. Differenzialdiagnose: primärer Hyperparathyreosismus, Morbus Cushing, Diabetes Typ 1, Malabsorption, Plasmozytom, Hyperthyreose.

- **Therapie**

Antiepileptika hemmen nicht nur das Knochenmark, auch die Aktivierung von Vitamin D. Vitamin D und Kalzium sind „nur" die Basistherapie zur Prophylaxe, sie sind nicht ausreichend bei Manifestationen der Osteoporose und bieten keinen Schutz vor dem Knochenabbau unter Prednisolon. Vitamin D wirkt frakturprotektiv über den Muskelaufbau und die verbesserte neuromuskuläre Koordination. Biphosphonate sind das Mittel 1. Wahl, sie wirken sofort auf die Knochenmatrix, aber ein Knochenaufbau ist erst nach mehr als sechs Monaten nachweisbar. Dies ist wichtig bei Prednisolon-Therapie mit initial raschem Knochenabbau („high turnover").

- **Therapie im Alter**

Wichtig sind Muskeltraining, Gleichgewichtstraining, Insolation (täglich mehr als 30 Minuten im Freien, Hände und Gesicht ausreichend). Eine gesunde Ernährung und der Muskelaufbau sind ganz wesentlich. Eine Kalziumsupplementierung (1500 mg/d) forciert eine AVK, also reichen 500–1000 mg in Abhängigkeit vom Serum-Ca (additiv). Zudem hat die Kalziumgabe kaum einen Nutzen und geschieht besser über Milchprodukte. Vitamin D sollte als Cholecalziferol gegeben werden (400–800 I. E./Tag).

Osteoporose bedeutet eine unzureichende Knochenfestigkeit, eine Verschlechterung der Mikroarchitektur sowie eine erhöhte Frakturneigung. Eine spezifische Osteoporosemedikation wird empfohlen ab einem „erhöhten 10-Jahres-Risiko" für eine proximale Femurfraktur oder eine Wirbelkörperfraktur.

Eine Osteoporoseabklärung ist indiziert bei Frauen ab dem 70. Lebensjahr, bei Männern ab dem 80. Lebensjahr und bei Frakturen ohne adäquates Trauma sowie bei vorliegenden Risikofaktoren (◘ Tab. 16.13).

◘ Tab. 16.13 Indikation zur Abklärung (Labor, DEXA) bei 10-Jahres-Frakturrisiko > 20 %

Frauen	Männer	Abklärung bei Risikofaktoren und erhöhtem Risiko (RR)
< 50 J.	< 60 J.	Hohes RR: Wirbelkörperfrakturen, Glukokortikoidtherapie, Cushing-Syndrom, Hyperparathyreodismus
< 60 J.	< 70 J.	Mittleres RR: sonstige Frakturen, rheumatoide Arthritis, Glitazone, Antiandrogene, Aromatasehemmer bei Mamma-CA
< 70 J.	< 80 J.	Schwaches RR: proximale Femurfraktur, Untergewicht, Nikotin, multiple Stürze, Immobilität, Antiepileptika, nach Gastrektomie, Diabetes mellitus 1, Hyperthyreose, sturzbegünstigende Medikation (NL, BZD, AE), B-II-Magen.
> 70 J.	> 80 J.	Abklärung bei allen

- **Knochendichtemessung**

Das DEXA-Verfahren („Dual-energy-x-ray-Absorptiometrie") misst am LWK-1-4, am gesamten Femur und am Schenkelhals. Der T-Wert beschreibt gut das Ausmaß der Osteoporose. Ebenso notwendig ist die Abklärung von Wirbelkörperfrakturen oder Höhenminderungen auf zwei Ebenen. Dazu muss man auch Kyphosen und Größenabnahme bedenken (◘ Tab. 16.14 und ◘ Tab. 16.15).

◘ Tab. 16.14 Labor: häufigste Konstellationen bei Osteoporose und in der Geriatrie

Kalzium	Hoch: primärer Hyperparathyreodismus., Metastasen, paraneoplastisch Niedrig: Malabsorption, Eiweißmangel, Glukokortikoide
Phosphat	Hoch: bei Niereninsuffizienz und sekundärem Hyperparathyreodismus Niedrig: bei Malabsorption
CRP, BSG	Chronisch entzündliche Erkrankungen als Ursache der Osteoporose
Elektrophorese	Plasmozytom
Krea und GFR	Frage: Niereninsuffizienz?
Alk. Phosphatase	GGT sowie Leberwerte, zur Abgrenzung Knochen- versus Leber-AP Bei Knochen-AP Risiko der Osteomalazie, eine schmerzhafte Knochenerkrankung bei Kalzium-VitD-Phosphatmangel
TSH	Eine Hyperthyreose ist ein Risikofaktor für Frakturen
Testosteron	Fakultativ bei Männern, Evidenz jedoch unklar
25-Vit-D3	Eine Einzelfallentscheidung, sollte man allerdings vielleicht öfter tun 25-Hydroxyvitamin-D3 > 20 ng/ml (> 50 nmol/l)
Hypophyse (selten)	Auch mal an einen Hyperkortisolismus denken, ebenso an einen Mangel an Wachstumshormon oder einen Testosteronmangel
Knochenumbau/Parameter	Kein gesicherter Nutzen bzw. keine Indikation hierfür

Tab. 16.15 Basismaßnahmen nach der DVO-Leitlinie Osteoporose

Muskulatur, Koordination	Ernährung, Lebensstil	Medikation prüfen
Körperliche Aktivität	Kalorienzufuhr, BMI > 20	Antiepileptika
Muskelaufbau	Abklärung Kachexie	Antidepressiva
Koordination	Kalziumzufuhr 0,5–1 g/d	Sedierende Medikamente
Balance, Gleichgewicht	> 30 min Sonne/d	Orthostaseauslösende Med.
Ab 70 Jahren: Sturzanamnese	800 IE Vit-D/d	Neuroleptika
Ursachen-Risiko-Abklärung	B-12-Folsäure beachten	Glitazone bei Frauen
Prävention	Kein Nikotin	L-Thyroxingabe
Vitamin-D-Gabe		Protonenpumpenhemmer, Glukokortikosteroide

- **Spezifische Osteoporosemedikation bei hohem Risiko**

Angewendet werden Bisphosphonate, z. B. Alendronat, Risedronat, Zoledronat, Ibandronat, Östrogenrezeptorantagonisten wie Raloxifen, Parathormon, osteoanabole Steigerung des Knochenanbaus, Strontiumranelat, antiresorptiv und osteoanabol.

Vitamin D3 ist „nur" die Basis (mit 800–2000 IE/d), es ist der Grundstein für den Kalziumeinbau, auf dem z. B. Bisphosphonate wirken. Vitamin D3 wirkt nur prophylaktisch, alleine ist es nicht osteoanabol. Es schützt auch nicht vor der glukokortikoidinduzierten Osteoporose, aber es verbessert die neuromuskuläre Koordination und vermindert Stürze. Zusätzlich sollte man eine 30-minütige Sonnenexposition pro Tag verordnen. Kalzium wurde in seiner Bedeutung überschätzt, es kann eher schädlich sein (Gefäßsklerosierung), deshalb werden Milchprodukte bevorzugt (additiv < 1,0 g/d). Vitamin-B-12-Spiegel und Folsäurespiegel korrelieren auch negativ mit dem Frakturrisiko.

- **Glukokortikoidtherapie und Osteoporoseprophylaxe**

Mehr als zwei Monate Krankheitsdauer und mehr als 7,5-mg-Predni-Äquivalent sowie ein T-Score unter –1,5 sprechen für eine Bisphosphonatprophylaxe. Aber in der Regel sind initial wesentlich höhere Dosen notwendig. Der High-turn-over beginnt sehr früh, quasi sofort, bei sehr hohen Dosen und auch bei absehbar längerer Behandlung dauert das länger als ein Monat. Wie bei pulmonalen oder rheumatoiden Erkrankungen sollte man m. E. bereits mit Beginn der Glukokortikoidgabe auch mit der Biphosphonattherapie beginnen.

16.25 pAVK und Beinamputation

Patienten mit Beinamputation sind meist alte Menschen mit einer schweren peripheren arteriellen Verschlusskrankheit oder mit diabetischen Beinen. Sie fallen nach der Akuttherapie oft in ein „Versorgungsloch". Multimorbidtät und die altersspezifischen Aufgabenstellungen werden allzu oft negiert. Ohne vollständige Therapie des Stumpfes und mit einer nicht optimal angepassten Prothese erfolgt dann die Weiterversorgung in die Ambulanz oder in eine heimatferne AHB-Klinik.

Zielführend ist auch hier die interdisziplinäre Versorgung. Das geriatrische Team, der Angiologe, der Chirurg und im raschen Nachgang die Geriatrische Klinik mit heimatnaher Tagesklinik sichern die optimale und kotengünstigste Therapiesequenz für diese schwerkranken Menschen.

Ein geplanter Behandlungsablauf zur Beinamputation wird erarbeitet, mit dem Ziel, die Behandlungsprozesse für die Betroffenen auf der Basis der aktuellen wissenschaftlichen Erkenntnis zu verbessern. Ziel ist die optimale Versorgung in der kostengünstigsten Weise, mit Verkürzung der Verweildauer in der Klinik. Erreichbar sind diese Ziele durch eine konsequente ganzheitliche mehrdimensionale Therapie unter Einbeziehung verschiedener medizinischer Fachbereiche, bei der Beinamputation insbesondere der Chirurgie und der Geriatrie. Ein Konzept, das operative, akutmedizinische, rehabilitative, präventive und sozialmedizinische Verfahren integriert, ist für die multimorbiden Patienten unerlässlich.

16.25.1 Kooperation der Chirurgischen Klinik mit der Geriatrischen Klinik

Prinzipiell sind alle multimorbiden Patienten mit Beinamputationen geeignet, nach diesem Konzept behandelt zu werden, insbesondere jene mit einer durch Diabetes bzw. Arteriosklerose bedingten arteriellen Verschlusskrankheit. Die Kommunikation über die geplante Beinamputation mit nachfolgender Verlegung in die Geriatrische Klinik sollte schon frühzeitig und präoperativ erfolgen. In der präoperativen Phase bedarf es bereits eines umfassenden geriatrischen Assessments, ergo- und physiotherapeutischer Beübungen und – ganz wichtig – eines Psychologen, der den Patienten begleitet. Es sollte für jeden Patienten eine individuelle Konzeption erarbeitet werden, die eine optimale Lebensqualität nach der Amputation sicherstellt.

- **Präoperative Phase – chirurgische Fachabteilung**

Hier findet eine konsiliarische Mitbehandlung von Geriater und Internist statt, zur Optimierung der Stoffwechselsituation, zur Vorbereitung analog zur „hip fracture unit" (▶ Kap. 13) und zur Herstellung der OP-Fähigkeit. Das Gefühl von Kompetenz gibt dem Patienten Sicherheit – er hat unheimliche Angst.

Bei der Physiotherapie (möglichst mit der fachspezifischen Weiterbildung) sind aktive Bewegungsübungen, Stand-Gang-Schulung mit Entlastung der betroffenen Extremität, Atemgymnastik und PNF nützlich. Die Gleichgewichtsschulung, Kraft- und Konditionstraining, Kräftigung des Schultergürtels zur Übernahme von Stützaktivitäten kommen hinzu.

Die Psychologie ist wegen der enormen psychischen Belastung für die Betroffenen sehr wichtig, ebenso für die Diagnosestellung, auch von kognitiven Defiziten oder Raumanalysestörungen. Therapeutisch hilft sie bei der Unterstützung in der Bewältigung und Begleitung sowie beim Abbau von Angst und Abwehr.

Auch die Orthopädietechnik ist wichtig. Mit dem Team der Geriatrie sollte auch der Orthopädietechniker kommen und eine umfassende Aufklärung über die versorgungstechnischen Möglichkeiten bieten. Auch er hilft, Abwehr und Angst abzubauen. Und er hat zur Unterstützung oft eine Selbsthilfegruppe Betroffener.

- **Operative Strategie**

Das Vorgehen findet unter der Beachtung der präoperativ geführten Kommunikation statt. Die Amputationshöhe hat das Ziel, so viel wie möglich der Extremität zu erhalten, aber unter

Beachtung einer möglichst optimalen Funktion für den Gebrauch der Prothese. Protrahierte Verläufe durch Heilungsstörungen („Salamitaktik") sollten vermieden werden. Wichtig ist eine sorgfältige Glättung des Knochenstumpfes, insbesondere der vorderen Tibia. Es darf nicht zu wenig und nicht zu viel Weichteilgewebe über diesem Stumpf sein. Die Kürzung der Nervenendigungen und Verlegung in die nichtdruckbelastete Zone ist ebenso wichtig. Diese Nerven sollte man zuerst mit Lokalanästhetika sicher betäuben (4 Minuten), bevor sie gekappt werden (Schmerzgedächtnis trotz Narkose!). Es folgen die Präparation eines Muskel-Hautlappens über den Knochenstumpf und die seitliche Naht, also nicht im Auflagebereich.

- **Postoperative Phase in der Chirurgie**

Der Arzt führt das Wundmanagement und die Kontrollen durch. Wichtig ist eine gute Schmerztherapie (Schmerzgedächtnis!). Hydrokolloide kommen erst zum Einsatz, wenn die Drainagen nach vier Tagen herauskommen, dann aber sofort, bevor die Wunde pathogen kolonisiert ist. Mit der Pflege und dem Orthopädiefachmann bespricht man die Anlage des postoperativen Silikonliners im Wechsel mit Bandagen. Wichtig ist auch die Dokumentation des Stumpfumfangs und der Kompressionszeiten. Die Physiotherapie setzt ihre Übungen fort, nun additiv die Stumpfgymnastik. Eine frühzeitige Verlegung in die Geriatrie sollte stattfinden, z. B. nach Ziehen der Drainagen am Tag 4 und Verlegung am Tag 5.

Ganz wesentlich ist es, den Stumpf sehr warm zu halten und mechanisch zu schützen. Hierzu gibt es verschiedenste Möglichkeiten, u. a. mit einer festen dick gepolsterten Hülle.

Der Liner muss ohne Luft übergerollt werden. Ohne Luft zwischen Haut und Silikon kommt es auch nicht zum Schwitzen. Die Haut darf nicht gecremt und nicht gefettet werden, ebenfalls keine Seifen, damit auch nicht den Liner auswaschen, nur klares Wasser verwenden. Alle Rückstände von Parfüms oder Additiva führen zu unguten Mazerationen. Der Liner wird initial nur 2×1 Stunde, vormittags und nachmittags, übergerollt. Dazwischen legt man einen Kompressionsstrumpf Klasse 2 oder eine entsprechende Wickelung an. Dabei ist es jeweils gut, auf die Perfusionssituation (rosig und nicht blass) und die Hautbeschaffenheit zu achten und dies zu dokumentieren. Dann kann der Liner langsam und schrittweise (bis 2×4 Stunden) gesteigert werden, meist bis zu den Tagen 8–10. Die Fäden werden hier erst am Tag 21 gezogen. Nach 3–4 Tagen sollte das Ödem weg sein, das durch vorausschauende Behandlung gar nicht erst großartig entstand. Dazu sind auch eine ständige Linerkontrolle und das Führen der Kompressionstabelle notwendig.

Hydrokolloid auf die Wunde zu geben ist gut, wenn die Wunde noch nicht kolonisiert ist, spätestens wenn die Drainagen herauskommen. Ab Tag 6 ist es zu spät, dann muss man trocken verbinden. Schorf bleibt auch immer trocken – das ist der beste Wundschutz und wird eitrig, wenn man ihn anfeuchtet. Nekrosen und Schorf sind Kontraindikationen für Hydrokolloid.

- **Komplexe geriatrische Behandlung**

Falls noch kein umfängliches Assessment stattfand, ist dies spätestens in der Geriatrie nachzuholen. Neben der Fotodokumentation sind nun auch die Ziele zu definieren. Dabei geht es um die Feststellung der Prothesenfähigkeit: Ist der Patient kognitiv in der Lage, eine Prothesenversorgung umzusetzen? Geht das kardiopulmonal? (Das ist die häufigste Einschränkung.) Wie ist der Zustand nach Insult, und gibt es motorische Defizite? Wäre gleich eine Rollstuhlversorgung besser? Oder zumindest eine Transferprothese?

Dann muss auch die Mobilitätsklasse festgelegt werden: Kosmetische Prothese oder nur Transferprothese? Innenbereichsgeher, eingeschränkter Außenbereichsgeher oder uneingeschränkter Außenbereichsgeher?

Dann kommt zuerst die Interimsprothese für ca. sechs Monate zum Einsatz.
Die **Physiotherapie** ist ganz wichtig. Neben den vielen Übungen bekommt nun die Stumpfgymnastik eine wichtige Rolle. Dieser muss auch mit kalten Güssen und Bürstenmassagen abgehärtet werden. Später folgen das Prothesen- und das Sicherheitstraining sowie durchblutungsfördernde Strombehandlungen. Hervorragend ist die gefäßdilatative Wirkung des CO_2-Trockengases, ebenso TENS zur Schmerztherapie. Ultraschall hilft, der Ödembildung entgegenzuwirken. Das ist schmerztherapeutisch ganz wichtig, damit der Zug auf die Wunde und den unteren Stumpf durch das spannungsinduzierende Ödem verschwindet. Dazu ist auch TENS additiv gut. Medikamente wie Lyrica und Gabapentin helfen sehr, haben aber viele Interaktionen und Nebenwirkungen. Cymbalta® (Duloxetin) wird zunehmend eine Rolle spielen, es ist sehr erfolgreich bei einem Teil der Patienten.

Die **Ergotherapie** arbeitet in Abstimmung mit Pflege und Sozialdienst im Rahmen der ADLs, der Aktivierung und auch der Hilfsmittelversorgung. Selbstständigkeitstraining ist das Stichwort. Das Aus- und Anziehen der Prothese und der Umgang im Alltag werden geübt. Selbiges gilt für den Liner, den Kompressionsstrumpf und die Transfere. Hier angesiedelt ist auch die Spiegeltherapie gegen den Phantomschmerz.

Der **Sozialdienst** wird die Angehörigen mit einbeziehen. Der Schwerbehindertenausweis wird beantragt, ebenso das Wohnraummanagement. Gemeinsam mit der Ergotherapie läuft die Hilfsmittelversorgung, z. B. Gehhilfen, Rollstuhl mit Kippschutz (!!!), Zusammenarbeit mit dem Sanitätshaus, spezielle Schuhversorgung, Anziehhilfen, Toilettensitzerhöhung usw. Oft braucht man auch einen versierten Podologen.

Die nachfolgende **wohnortnahe Komplextherapie** (inklusive Tagesklinik) sichert die Geriatrie. Wichtig sind zudem die sorgfältige Entlassvorbereitung, die frühe Kombination mit dem Team der ambulanten Weiterbehandlung, der Hausarzt, die Pflege, Angehörige, die Physiotherapie. Der Orthopädiemechaniker bleibt auch nach der Klinikentlassung Ansprechpartner.

- **Phantomschmerzen**

Nach der Amputation treten diese bei ca. 50 % der Patienten auf, die Spannbreite liegt bei 30–70 %. Phantomschmerzen treten intermittierend in etwa zwei Drittel der Zeit auf. Je proximaler die Amputation ist, desto häufiger tritt postoperativ der Phantomschmerz auf. Typischerweise sind diese Schmerzen einschießend, krampfartig, elektrisierend, brennend, vor allem abends und nachts. Trigger gibt es, beispielsweise Stress, Erkältung, Kälte, Triggerpunkte, Sex oder Wetterveränderungen.

Inhibitorische Leitungsbahnen auf Rückenmarksebene sind gestört, sodass spontane Afferenzen ungefiltert und ungehemmt das Schmerzgefühl auslösen. Angewendet werden Opiate, Antidepressiva und Antikonvulsiva, wie Carbamazepin oder Lyrika. Vor allem das Duloxetin scheint hier künftig sehr an Bedeutung zu gewinnen.

Wesentlich ist aber die Prophylaxe. Intraoperativ sollten die Nerven dargestellt und außerhalb der Druckzone abgesetzt werden. Zuvor muss man diese mit Lokalanästhetika unterspritzen und wirklich einige Minuten warten, bis diese sicher wirken. Selbst in Vollnarkose würde ansonsten das Durchschneiden zu einer Spur im Schmerzgedächtnis führen. Und postoperativ ist eine sehr gute Schmerztherapie notwendig, damit sich in dieser kritischen Phase ebenfalls kaum ein Schmerzgedächtnis entwickeln kann.

Der Stellenwert der Calcitonin-Infusionen über 3–5 Tage mit 100–200 IE ist offen, einen Versuch jedoch wert. Sinnvoll sind lokale Blockaden und kutane Injektionen mit Lokalanästhetika. Dies muss dann aber über mehrere Tage kontinuierlich erfolgen. Lumbale Sympathikusblockaden werden beschrieben. Entspannung, Hypnose und Bio-Feedback werden auch angewandt. Die Erfolgsquoten dieser Aternativverfahren liegen bei 25–75 %. Die Nervensonographie erlaubt eine gezielte Darstellung und Verödung von Neurinomen nach Lokalanästhesie.

- **Stumpfschmerzen**

Diese treten insbesondere nach dem Anpassen der Prothese auf, und zwar bei 50 % der entsprechenden Patienten. Es gibt keinen Zusammenhang mit dem Phantomschmerz. Man achte auf Druckstellen, sicht- und tastbare Neurome oder erhöhtes Schwitzen. Starkes Schwitzen spricht für eine überhöhte Sympathikusaktivität. Meist sind es Nervenendigungen, die in die Narbe einwachsen. Wichtig ist die Frage, ob dies ischämisch sein kann.

Narbenneurinome kann man nochmals exzidieren oder nervensonographisch veröden. Sympathikusblockaden sind möglich. Injektionen von Lokalanästhetika an Triggerpunkten seien schmerzreduzierend. Manche mischen wohl Opioide bei, wie Tramadol, um die Wirksamkeit zu verlängern. TENS scheint sehr hilfreich zu sein, vor allem mit einem unipolaren Gerät, mit dem man die Kathode auf den Schmerzpunkt legt und die Anode großflächig darüber.

16.26 Pneumologie

- **Physiologische Alterung der Lunge**

Im Alter findet eine kontinuierliche Rarefizierung der Lunge im Sinne eines leichten „Emphysems" statt – mit einem Abfall der FeV1. Zuerst sieht man „nur" eine verminderte Sauerstoffaufnahme bei Belastung, dann einen zunehmenden Abfall des Sauerstoffpartialdrucks. Hinzu kommen die verminderte Muskelkraft der Atempumpe sowie ein langsamer Anstieg des Pulmonalgefäßwiderstandes und Verteilungsstörungen in Bezug auf Perfusion und Ventilation (mismatch). Häufig taucht die chronische Bronchitis auf, auch mit atrophierten, kollabierenden Bronchien.

- **Wesentliche Lungenerkrankungen im Alter**

Sehr häufig sind Bronchitiden und Pneumonien, bei Dysphagie die chronisch-rezidivierenden Aspirationspneumonien. Zunehmend ist auch die COPD (▶ Abschn. 16.5), zu oft nicht bedacht werden die schlafbezogenen Atmungsstörungen. Das Lungenkarzinom manifestiert sich meist im „jungen" Alter, also um den 60. Geburtstag herum. Die sogenannte leichtgradige Altersfibrose ist häufig. Selten wiederum sind andere Lungenerkrankungen, wie die Sarkoidose.

- **Pneumonien**

Bezüglich der Pneumonien sehen wir eine stark überproportionale Zunahme im Alter, und zwar durch eine reduzierte Immunabwehr (systemisch und lokal), Bewegungsmangel (Clearancestörung), instabile, kollabierende Bronchien (gestörtes Abhusten), eine schwache Atempumpe und oft sehr geringe Atemzugvolumina. Eine häufige Ursache im fortgeschrittenen Senium sind Schluckstörungen.

Die Pneumonie präsentiert sich bei alten Menschen initial mit einem atypischen Verlauf. Im Vordergrund stehen die Eintrübung und die AZ-Verschlechterung, erst sehr spät zeigen sich die pathognomonischen Veränderungen einer Lungenentzündung. Das Röntgenbild kann auch lange „nachhängen", bei einem Drittel ist es initial negativ, weil die Entzündung und Infiltration des Gewebes – zuerst durch Lymphozyten und dann durch Granulozyten – kaum stattfindet. Stets zu bedenken ist die schwache Immunabwehr, sodass die Symptomatik lange Zeit gering ist und der Infekt weit fortschreitet, bis es zur eindeutigen klinischen Manifestation kommt.

So verhält es sich auch mit der Appendizitis bei alten Menschen; sie ist selten und wird dann oft fehlinterpretiert, wegen geringer Reaktion der Entzündungsparameter, des Lokalbefundes und auch der Temperaturen. Das Gleiche gilt bei anderen intraabdominellen Prozessen. Ischämien werden oft erst eindeutig manifest, wenn es schon zu weit fortgeschritten ist.

Bei Verwirrung, Eintrübung oder Allgemeinzustandsverschlechterungen im Alter ohne typische Klinik sollte man auch an intraabdominelle, pneumologische oder Weichteilinfektionen denken. Auch zu bedenken sind Schlaganfall, Lymphome, Leukämien, Nierenzellkarzinom, Rheuma, Polymyalgia oder Lupus mit Gewichtsverlust und Schwäche.

- **Schlaf und Schlafapnoe**

Schlafstörungen und schlechte Schlafqualität spielen im Alter eine große Rolle, ebenso die Zunahme des zentralen und des obstruktiven Schlafapnoe-Syndroms. Beides sind komplett unterschätzte Krankheitsbilder im Alter mit Relevanz. Aber: Eine Schlaflabordiagnostik wird meist nicht durchgeführt. Stets ist vor der Diagnostik abzuwägen, ob man die erforderlichen Konsequenzen (CPAP, BiPAP) auch umsetzen kann.

Schlafstörungen im Alter sind sehr häufig. Dies wird oft bagatellisiert und als physiologisch veränderte Schlafstruktur angesehen. Dieser Nihilismus ist nicht zu rechtfertigen. Nichterholsamer Schlaf wirkt sich enorm auf den Alltag, die Stimmung, die Leistungsfähigkeit und die Funktionalität aus.

Bezüglich der Systematik der Schlafstörungen verweisen wir auf das Buch „Praktische Pneumologie" (Hien 2011), in dem die schlafbezogenen Atmungsstörungen im Vordergrund stehen. Gerade hier besteht ein großer Versorgungsbedarf für viele alte Menschen. Eine unbehandelte Störung der Atmung im Schlaf geht mit zerebraler Eintrübung und kardialen Dekompensationen einher. Diesen beiden schweren Handicaps kann man mitunter durch eine ganz einfache Diagnostik und Therapie abhelfen.

Meist bestehen die Schlafstörungen auch sekundär aufgrund der Komorbiditäten. Die Erfassung der nächtlichen Situation, vor allem im Rahmen des stationären Aufenthaltes, ist ganz wesentlich. Eine Vorstellung im Schlaflabor sollte unbedingt erfolgen. Oft sehen wir da einen Benefit und vereinzelt ganz wunderbare Besserungen. Die Erfolgsquote ist im Bereich 10–30 %, je nach Vorselektion. Allerdings gilt das auch für junge Menschen, sodass auch die Geriater diese Methode viel mehr zum Einsatz bringen sollten.

- **Lungenkrebs**

Es gibt zunehmend Patienten mit inoperablem Lungenkarzinom im Alter. Bei sehr alten Menschen ist ein ganzheitlicher Ansatz gefordert. Es gibt gute Ergebnisse mit palliativer Chemotherapie und Bestrahlungen, aber im Alter wachsen die Tumoren sehr langsam. Und langsam wachsende Tumoren sprechen auf Bestrahlung und Chemotherapie kaum an. Deshalb wird der Spontanverlauf durch eine Therapie oft nicht beeinflusst. Man kann den Verlauf über 1–3 Monate engmaschig beobachten. Falls es keinen Progress gibt, kann man auf eine Chemotherapie verzichten. Man kann auch das Ergebnis einer ein- oder zweimaligen Chemotherapie einschätzen.

- **Interstitielle Lungenerkrankungen**

Häufig ist die leichtgradige Altersfibrose, sie ist ohne Krankheitswert und ohne Progress. Sie begleitet meist ein Altersemphysem, ist also ein degenerativer Prozess mit Rarefizierung und Vernarbung. Doch typische aktive interstitielle Lungenerkrankungen sind im Alter selten. Deren Manifestation findet in früheren Jahrzehnten statt.

16.27 Schlaganfall

50 % der Schlaganfälle lokalisieren sich in den Basalganglien, 20 % im Thalamus. Die Ausfälle sind motorisch, sensibel, kognitiv und neuropsychologisch. Oft sind sie ganz umschrieben, z. B. mit rein motorischer oder sensorischer Affektion mit jeweils guter Prognose. Dies sind dann lakunäre Infarkte von wenigen Millimetern an den senkrechten Abgängen kleinster Gefäße, meist als transitorische ischämische Attacke (TIA) mit Rückbildung innerhalb von 24 Stunden. Nicht selten sieht man im C-CT mehrere und viele asymptomatische Insulte.

Die **Inzidenz** ist im Alter sehr hoch. Von den 55- bis 65-Jährigen sind 0,3 % betroffen, ab dem 65. Lebensjahr ist es schon 1 %.

- **Blutungen und Ischämie**

Eine Blutung kommt in weniger als 20 % vor (intrazerebral, SAB, unter oraler Antikoagulation gehäuft, bis zum 18-Fachen beschrieben), eine Ischämie bei über 80 %, davon verteilen sich ca. 25 % auf arteriosklerotische Thrombosen, 60 % sind embolisch (auch arterioarteriell), ein Drittel auf kardiale Embolien, zwei Drittel auf Carotisplaques mit Embolie und Flussbehinderung. Auch Aortenbogenplaques und Gefäßdissektionen sind zu bedenken, über dies die schwere Hypotonie mit „low output" und signifikanten Engstellen, Vaskulitiden, hämatologische Erkrankungen und (venös) die Sinusvenenthrombose.

Risikofaktoren sind das Vorhofflimmern (RR bis zu 17, abhängig von den Ko-Faktoren), Bluthochdruck (RR 2–10), Diabetes (RR 3), Rauchen (RR 2), Blutfette (RR 1,5).

Wichtige Begriffsbestimmungen sind im Folgenden angeführt.

- **Transitorische ischämische Attacke (TIA)**

Zur einer Rückbildung kommt es in weniger als 24 Stunden. In der MRT sind meist kleinste Läsionen erkennbar. 25 % der Attacken treten mit nachfolgendem Schlaganfall im Laufe der folgenden Tage oder Wochen auf. Bei 15 % gibt es einen Schlaganfall im ersten Jahr.

- **Lakunäre Infarkte**

Hier handelt es sich um eine Mikroangiopathie, scharf begrenzt, subkortikal < 15 mm, meist nur wenige Millimeter. Betroffen sind meist senkrecht abgehende, kleinste Arterien. Die Prädilektionsstelle liegt am 90°-Winkel.

- **Mikroangiopathie**

Betroffen sind die sehr kleinen Gefäße im Gehirn, die senkrecht aus den größeren Gefäßen abgehen. An diesem scharfen Abknickung und Einengungen des Lumens entstehen zunehmend Stenosen. Eine Folge sind kleinste lakunäre Defekte, weitere sind keine umschriebenen Ausfälle, sondern eine schleichende dementielle Entwicklung mit emotionaler Instabilität.

Die Leukenzephalopathie ist die häufigste Ursache der vaskulären Demenz im Alter. Ein Insult tritt oft mit rein motorischer Hemiparese oder rein sensibel auf. Zu sehen sind auch parkinsonähnliche Veränderungen ohne Rigor oder Tremor, motorische Sprachstörungen (Dysarthrie), Spastik, eventuell eine Ataxie (ähnlich einer Kleinhirnsymptomatik) und im Verlauf stufenweise kognitive Einschränkungen.

- **Embolie**

Betroffen sind oft mittelgroße Arterien mit umschriebenen Ausfällen. Vertebrobasilär treten Bewusstlosigkeit und Tetraplegie auf. Es sind aber auch sehr große Territorialinfarkte möglich, weil dem plötzlichen Verschluss keine Kollateralbildung vorausging.

- **Morbus Binswanger**

Typisch sind rezidivierende kleinste Infarkte der weißen Substanz und der Basalganglien mit langsam progredienter Demenz, Gangapraxie, Ungeschicklichkeit der Hände, Feinmotorik, Dysphagie, Dysarthrie und emotionaler Labilität.

> **Differenzialdiagnosen des akuten Schlaganfalls**
> — Hypertensive Krise mit RR > 240/120 mmHg
> — Im Alter die sehr schwere Exsikkose
> — Migräne mit Aura sowie vorausgehend Seh- und Sprachstörungen
> — ZNS-Tumore, z. B. Metastasen
> — Subdurales Hämatom, z. B. durch einen Sturz vier Wochen zuvor
> — Epidurale Blutung
> — Todd-Parese nach epileptischem Anfall
> — Meningoenzephalitis
> — Herpes-simplex-Infektion im Temporalbereich
> — Hypoglykämie mit protrahierter Erholung
> — Intoxikation

- **Klinik des akuten Schlaganfalles**

Meist beginnt es mit einem Kribbeln in einer Hand und geht bis zur Hemiparese. Meist handelt es sich um einen Mediainfarkt (Arteria cerebri media, rechts).

Die Lähmung oder Schwäche ist initial schlaff und meist gepaart mit Sensibilitätsstörungen. Es folgen Visusausfall, Doppelbilder, halbseitiges Gesichtsfeld, Verschwommensehen, Aphasie (global, sensorisch, motorisch), Dysarthrie, Sprechstörung, verwaschene Sprache, Dysphagie, Vigilanz (Erregung, Epilepsie, Stupor-Sopor-Koma). Auch unspezifische Störungen treten auf (Schwindel, Übelkeit, Kopfschmerz, Blickdeviation zur betroffenen Seite) sowie Neglect (fehlende Wahrnehmung einer Raum- und Körperhälfte), Apraxie (keine Planung zielgerichteter Bewegungen), Anosognosie (Nicht-Wahrnehmen der Schädigung einer Körperhälfte), Aphasie (sensorische Wernicke-Aphasie mit Kauderwelsch), motorische Broca-Aphasie mit Schweigen. Zu prüfen sind Fähigkeiten wie Lesen, Rechnen und Schreiben.

- **Diagnostik bei Bild eines Schlaganfalles**

Zum Einsatz kommt eine Kopf-CT, sensitiver ist das MRT. Weitere Maßnahmen sind die Duplexsonographie der extrakraniellen Gefäße (Carotis, Vertebralis, intrakraniell), Prüfung der Sauerstoffsättigung, EKG und Blutdruck, Monitoring von $SäO_2$, Testung der Atemfrequenz, Temperatur, Echokardiographie, gegebenenfalls auch transösophageal (Vorhofseptum, Herzohr, Thromben), Blutzucker, Routinelabor.

16.27 · Schlaganfall

Im Akut- bzw. Notfall muss der Patient umgehend in ein Klinikum mit CT. Ein Blutdruck RR < 180/100 mmHg kann beim ischämischen Insult belassen werden. Bei einer i. c.-Blutung muss der Blutdruck in den niedrigen Bereich. Der Notarzt und der Rettungsstellenarzt werden also den Blutdruck bei einem Bild eines Schlaganfalles nicht senken. Bei einer Hirnblutung sollte der Blutdruck unter 140/90 mmHg sein, das ist vor dem CCT natürlich nicht zu beurteilen. Und natürlich muss es zu einer Blutdrucksenkung bei Lungenödem und Angina pectoris kommen. Der BZ-Sollwert liegt um 80 mg % beim wachen Patienten, ansonsten um 100 mg % und stets unter 140 mg %. Eine Hypoglykämie, auch eine relative, ist zu vermeiden. Eine erhöhte Temperatur, spätestens über 38°, wird in den Normbereich gesenkt.

Eine akute medizinische Intervention ist die Lyse mit rt-PA in den ersten drei Stunden (Benefit um 30 %), bei Basilaristhrombose mit lokaler Intervention. ASS hat initial (erste 14 Tage) nur einen marginalen Benefit. Das Hochlagern und die maschinelle Hyperventilation haben bei Hirndruck einen schwachen Nutzen. Die Hemikraniektomie über der betroffenen Hirnhälfte kommt bei anhaltend überhöhtem Druck zum Einsatz.

Lokalisationen und typische Folgen
— Capsula interna: Sensomotorische Hemiparese, Hemianopsie, visueller Neglect, Dysphasie
— Lentikulokapsulär: Motorische Hemiparese mit neuropsychologischen Defekten (Aphasie, Akalkulie, Apraxie)
— Pons, Capsula interna: Rein motorisch und eher proximal, Ungeschicklichkeit der Hand und Gesichtsparese
— Pons, Thalamus: Ataxie, Parese (Bein) und Ataxie (Arm)
— Thalamus: Akute Konfusion und Gedächtnisstörung
— Subthalamisch: Hemichorea, Hemiballismus

- **Hemisymptomatik**

Dies ist eine unspezifische Symptomatik, d. h., verschiedene Lokalisationen können dazu führen, wie kortikale oder basale Infarkte oder solche der Capsula interna, des Mittelhirns, des Pons oder des Hirnstamms. Eingrenzend sind Zusatzsymptome: kognitive Störungen, Hemianopsie, Hirnnervenaffektionen. Isolierte motorische oder sensible Ausfälle hat man bei kleinen lakunären Infarkten, Bewusstseinseintrübungen, Schluckstörungen, Inkontinenz bei großen Infarkten. „Progressive stroke" sieht man bei weiterer Thrombosierung, Ödem, Blutung oder Rezidivinfarkt. 10 % der Schlaganfälle erfolgen mit begleitendem Herzinfarkt (2 % der Herzinfarkte mit Insult).

- **Motorik**

Die Praxie, die Kraft und die Feinmotorik sind zu beschreiben. Meist sieht man ein Absinken des Arms und eine Innenrotation der Hand, vor allem im Vorhalteversuch, sowie einen verminderten Armschwung beim Gehen. Im Koma erfolgt die Beurteilung durch eine Hypotonie, Spontanbewegung oder das Fallenlassen.

- **Sensorik**

Man muss Berührung und Schmerzreize testen und darf die Hemianopsie und Hemineglect nicht vergessen.

- **Kognition**

Die Testung erfolgt mittels neuropsychologischer Demenztests.

- **Therapie**

Die Therapie ergibt sich aus den AWMF-Leitlinien. Wichtig ist auch das Protokoll der Stroke Unit.

- **Einige Besonderheiten**

Der Blutdruck ist nicht umgehend senken, bis zu 180/100 mmHg werden akzeptiert, außer bei einer intrazerebralen Blutung natürlich. Pflegerisch wichtig sind folgende Maßnahmen: Die Seitenlage bei Bewusstlosigkeit ist obligatorisch (Erbrechen, Aspiration). Der Schutz der Kornea mit Uhrglasverband und Salben ist wichtig, ebenso sehr viel Mundpflege und gegebenenfalls Absaugen. Zur Dekubitusprophylaxe muss man den Patienten alle zwei Stunden umlagern (auf Memoschaumstoff, 30 % halbschräg). Die gelähmte Schulter ist unbedingt zu schützen, und die Lagerung erfolgt mit Kontrakturprophylaxe. Die Lagerung erfolgt bevorzugt auf der plegischen Seite (Bobath), damit diese Impulse kriegt und gespürt wird.

Die Ernährung ist zu beachten. 50 % haben eine Dysphagie, und 50 % sind mangelernährt! Einerseits gibt es große Widerstände gegen eine PEG-Sonde, andererseits hat diese viele Vorteile. Sie sichert eine suffiziente Ernährung, die ganz wesentlich für die Rehabilitation ist. Sie ist komplikationsarm, wenig belastend und kann unschwer wieder entfernt werden.

- **Prognose**

Die wesentliche Besserung findet in den ersten vier Wochen statt. 10 % sind Späterholer mit positiven Effekten (bis zu sechs Monate nach dem Insult). Rehabilitative Fortschritte sind auch noch möglich, wenn initiales Ereignis länger als sechs Monate zurückliegt.

> Eine über zwei Tage anhaltende Inkontinenz ist ein Marker für eine schlechte Prognose. Daher muss man Dauerkatheter vermeiden – man braucht die Information über die Dauer der Inkontinenz!

Die Rumpfkontrolle ist bei schweren Verläufen oft nachhaltig gestört. Die ausgeprägte Armparese ist prognostisch ungünstig. Hemianopsie und Neglect sind zu beobachten, ebenfalls die Aphasie, Agnosie, Apraxie. Der ABCD-Score beschreibt die Prognose: Alter, Blutdruck, Clinical features, Dauer.

- **Verhaltensstörungen**

Delir kommt vor, häufig ist die initiale akute Verwirrung. Außerdem sieht man Apathie, Indifferenz, Initiativlosigkeit, Planungsunfähigkeit, gelegentlich Durchbrüche von Wut und Aggression, überdies akinetischen Mutismus mit Akinesie, Stummheit und Reaktionslosigkeit. Koma tritt vor allem bei einer Basilarisarterienstenose mit Coma vigile auf. Eine Amnesie weist auf die Lokalisation im Temporallappen oder Thalamus hin. Eine Affektinkontinenz kommt bei frontalen Läsionen vor, dominant (Hemisphäre) mit Weinattacken, nichtdominant mit Lachattacken. Zudem sieht man manchmal eine Aprosodie (kein Affekt, keine Emotion in den Reaktionen, keine Kommunikation). Eine Depression kommt bei 70 % der Betroffenen vor, vor allem bei linksfrontalem Ausfall.

Sprech- und Sprachstörungen sind in ◘ Tab. 16.16 aufgeführt.

Tab. 16.16 Sprech- und Sprachstörungen nach Insult

Aphasie	Sprachstörung (spontan und Nachsprechen), Verstehen, Lesen, Schreiben
Dysarthrie	Sprechstörung
Paraphasien	Laut- oder Satzumstellungen
Neologismus	Wortneuschöpfungen
Wortfindung	Störungen oft mit Neologismen, Umstellungen, Floskeln überspielt
Perseveration	Ständiges Wiederholen
Globale Aphasie	Meist nach langstreckiger Thrombose der Arteria cerebri media; Kommunikation (alle Modalitäten) nahezu unmöglich
Broca-Aphasie	Läsion im Cortex (Broca-Bereich); Sprachverständnis nur leicht gestört; stark gestörte Schreib- und Sprachunfähigkeit
Wernicke-Aphasie	Gute (überschießende) Sprachproduktion, aber Sprachverständnisstörung in allen Modalitäten

- **Apraxie**

Eine Apraxie liegt häufig nach einem Schlaganfall vor. Es ist die Unfähigkeit, bewegliche Körperteile zielgerichtet einzusetzen, und das Unvermögen, bestimmte Dinge zu tun, wie etwa Essen, Kleidung, Zähneputzen u. a., auch wenn der Wille zur Durchführung und die physische Fähigkeit da sind. Es geht also um die Planung von Bewegungen, es ist die Unfähigkeit, Handlungen und Bewegungsabläufe zu programmieren, die eigentlich möglich sein müssten. Meist taucht das Krankheitsbild auf, wenn die dominante Hemisphäre betroffen ist. Bei der Betroffenheit der nichtdominanten Hemisphäre hingegen können geometrische Formen nicht mehr erfasst werden. Es kann kaum etwas nachgeahmt werden, und Erlerntes wird dann ständig wiederholt. Komplexe Abläufe werden nicht koordiniert, wie etwa den Schlüssel aus der Hosentasche zu ziehen und ihn bis ins Schlüsselloch zu führen. Betroffen sind oft Gesichtsmuskulatur, Sprache, Gang, Bewegungen, und dabei wird dann viel „probiert" – oft ein verzweifeltes, kindliches Bemühen.

Man beobachtet die Spontanbewegungen des Patienten. Dann macht man Vorgaben und beobachtet deren Umsetzung. Eventuell sollte man das zuerst zeigen bzw. vorführen und sich dann die Nachahmung zeigen lassen. Dabei muss man drei Bereiche prüfen: Hände, Beine, Lippen-Zunge-Gesicht. Bei einer Lähmung muss man auch die gesunde Seite auf eine Apraxie hin prüfen, und zwar mithilfe folgender Handlungen (Beispiele):

- lange Nase mit zwei Händen (dazu die Finger bewegen),
- einen Luftballon wegkicken,
- die Wangen aufblasen,
- mit der Zunge schnalzen (Pferdegalopp),
- die Nase rümpfen.

Man kann auch einfach winken bzw. grüßen wie ein Soldat, auf den Boden stampfen, die Beine übereinander legen, den Fuß abstreifen, den Mund öffnen, die Zähne zeigen, den Mund spitzen, sich räuspern, schmatzen, zischen, lächeln, Augen schließen oder die Stirn runzeln.

- **Physio- und Ergotherapie nach Schlaganfall – Plastizität des Nervensystems**

Am Anfang stehen das Assessment in Bezug auf Kognition, Wahrnehmung, Sensorik, Motorik, ADL („activity for daily life") und die Verbesserung der Körperwahrnehmung aufseiten des Patienten. Die Bewegungen sind immer wieder zu üben, verlorene Bewegungsmuster werden wieder angebahnt. Dazu werden Hilfsmittel eingesetzt, und mit diesen wird geübt. Wichtig sind zudem Lagerungen zur Vermeidung von Spastik, das Fördern der Hemi-Seite, der forcierte Gebrauch betroffener Funktionen und die repetitive Wiederholungen. Es soll eine größtmögliche Kompetenz wiedererreicht werden, man beginnt mit kleinen Zielen und „learning by doing" (immer wieder). Freies Sitzen und Stehen sind erst einmal ganz wichtig, auch das Gehen mit Hilfe.

Funktionell sind die ADL wichtig, also die Alltagskompetenz und dazu alle Formen der Bewegung und Mobilität, Arm und Hand, Sprache, Schlucken. Hinzu kommen das Training der Koordination und das der Motorik mit Belastung der betroffenen Seite. Die Sensomotorik muss man beachten (mit Lagerung), die Neglect-Seite fördern, das taktile Führen bei Apraxie und verschiedene Reize anbieten. Eine Spastik sollte man durch funktionelle Übungen und Belastungen vermeiden. Das Gesichtsfeldtraining bei Hemianopsie und Neglect gehört ebenfalls zu den physio- und ergotherapeutischen Behandlungsmethoden. Das Einüben der IADL („instrumental activities of daily living") ist ganz wichtig. Gemeint sind hiermit – im Gegensatz zu den basalen ADL – die feinsinnigen Fähigkeiten des täglichen Lebens, wie Telefonieren, Körperhygiene usw.

Zusätzlich ist die **Psychologie** sehr wichtig mit Beachtung des Befindens, der Prüfung von Aufmerksamkeit, des Gedächtnisses, der Wahrnehmung und des Denkens. Demenz, Depression und Angst müssen bedacht werden.

- **Abklärung von Dysphagie und Aspiration beim akuten Schlaganfall**

Initial zeigen 50 % der Schlaganfall-Patienten eine Dysphagie und 30 % eine Aspiration, 10 % stumme Aspirationen, und zwar mit hohem Pneumonierisiko, was die Prognose verschlechtert. In den ersten 1–2 Wochen kommt es meist zu einem raschen Abklingen der Schluckstörung. Es folgt die Inspektion von Mund und Motorik sowie der Zungenbewegung (Speichelsee? Residuen?). Sensibilität und Rachenreflexe werden geprüft. Hustet der Patient? Hört der Behandler ein ständiges Räuspern und eine feuchte, belegte Stimme? Es folgt ein Schlucktest beim bewussten Patienten, der aufrecht sitzt. Beim Wasserschluck-Test wird initial langsam und sukzessive löffelweise Wasser gegeben oder mit 5 ml NaCl 0,9 %. Falls keine Aspiration, kein Husten, keine feuchte Stimme und kein $SäO_2$-Abfall vorliegen, kann man mit 10–50 ml Wasser wie beschrieben geben. Dabei muss man über einige Minuten wieder genau auf die Reaktionen achten. Dann geschieht das Gleiche mit angedickter Kost.

- **Die Dekubitusprophylaxe ist vom ersten Moment an wesentlich**

Die erste Maßnahme ist die Festlegung des Gefährdungsgrades mithilfe der Norton- oder Bradenskala. Dabei muss die Sensorik ebenso beachten wie Aktivität, Mobilität, Mikrobewegungen, Ernährung, Perfusion, Reibungsscherkräfte, Feuchtigkeit und wahrscheinlich auch Pilzbesiedelung in einer feuchten Rima ani (wegen Bettlägerigkeit und Windel). Mikrobewegungen sind dabei ganz wichtig. Alle 2–3 Stunden ist ein Umlagern notwendig, bereits entstandene Druckstellen sind möglichst freizulagern.

> ❶ Vorsicht bei Weichlagern: Es kommt auf diesen zu einem raschen motorischen Abbau und einer gestörten Tiefensensibilität. Das Körpergefühl geht verloren, und daraus resultiert eine sensorische Deprivation.

Mikrostimulationen sind wichtig. Hinzu kommen Hilfsmittel, wie Polster und Rollen, die man einsetzen sollte, sowie die Hautpflege und gegebenenfalls Antimykotika. Selbstverständlich sind auch Ernährung und Flüssigkeitszufuhr von Bedeutung.

Häufige Fehler erklären die Pathophysiologie recht gut:
- zu lange Lagerungsintervalle,
- ungünstige Druckverteilung,
- Falten in den Unterlagen,
- nichtatmungsaktives Lagerungsmaterial,
- austrocknende Pflegemittel (wie Franzbranntwein oder Cremes auf Vaselinebasis),
- Mazeration bei Inkontinenz,
- geschlossene Kammern (Windel),
- Mazeration und Pilzbesiedelung in der Rima ani.
- Der gelähmte Arm nach Schlaganfall

Bei Lähmung hat der Arm keine Führung mehr, ist schutzlos in der Schulterkapsel mit Subluxation. Deshalb darf man nicht unter diesen Arm greifen und nicht daran ziehen. Der Patient hält den Arm beim Umlagern selbst fest. Beim Anziehen sollte man zuerst den betroffenen Arm ankleiden. Beim Ausziehen sollte man mit nichtbetroffenen Arm beginnen.

Die **Sekundärprophylaxe** geschieht, gemäß den Leitlinien, mit ASS oder einer anderen Thrombozytenaggregationshemmung. Zum Einsatz kommen können auch die orale Antikoagulation bei Vorhofflimmern, eine Lipidsenkung, die Stoffwechsel- und RR-Kontrolle usw. (vgl. AWMF-Leitlinien).

16.27.1 Aphasie

Aphasie ist ein Verlust der Sprache, komplett oder teilweise. Betroffen sind die sprachlichen Modalitäten Sprechen, Verstehen, Lesen und Schreiben, also nicht nur die sprachliche Dysfunktion.

Dabei ist dieser Mensch oft weiterhin in der Lage folgerichtig zu denken, auch wenn er häufig seine Gedanken nur noch fragmentarisch in Worte oder Sätze kleiden kann. Ein Mensch ohne Sprache wird stark verwirrt („als ob man plötzlich in China aufwachen würde"), wobei nicht alle Patienten ihre Sprachstörung erkennen bzw. bemerken. Es ist meist ein plötzliches Ereignis nach einem Schlaganfall bei relativer Intaktheit von Intelligenz und Gedächtnis.

Mögliche Ursachen sind Schlaganfall (TIA, PRIND, Insult, Blutung), meist linksseitig, Schädel-Hirn-Traumata, Hirntumoren, Metastasen sowie Entzündungen.

Es gibt verschiedene Kommunikationsstörungen in der Geriatrie:
- Aphasie,
- Dysarthrie,
- Sprechapraxie,
- kognitive Einschränkungen,
- psychogene Störungen.

Und es gibt viele Übergänge zwischen den verschiedenen Syndromen:

- **Demenz und neurodegenerative Erkrankungen**
Diese Patienten haben keine „reine Aphasie", sondern erleben langsam und progressiv fortschreitende Veränderungen auf fast allen Ebenen (Intelligenz, Gedächtnis, Motorik). Es ist eine komplexe Sprach-Sprech-Denk-Störung bei Demenz. Wenn das vorliegt, wird dies als „progressive Aphasie" bezeichnet.

- **Sprechapraxie**
Sie betrifft die Handlungs-Sprech-Planung. Der Patient setzt immer wieder an zum Sprechen, will etwas sagen, es kommt aber nichts. Lesen, Schreiben und Verstehen sind nicht eingeschränkt, nur die „Programmierung" von Sprechbewegungen. Diese können nicht initiiert, aktiviert und koordiniert werden. Dadurch kommt es zum Suchen, Stammeln, Korrigieren, ohne dass es zu einer Sprachmelodie kommt. Die Therapie setzt mit gezielten motorischen Übungen an, das Erarbeiten von Lauten und Lautverbindungen geschieht mit Spiegeln, Schriftbildkärtchen, Singen usw.

- **Asymbolie**
Es gibt Patienten, die auch nicht mehr in Symbolen denken können.

- **Globale Aphasie**
Hier liegt eine Läsion des motorischen und des sensorischen Sprachzentrums der dominanten Hemisphäre, meist als Folge eines Totalinfarktes der Arteria cerebri media (links). Es steht kaum noch Sprache zur Verfügung, oft nur noch repetitive Silben.

- **Dysphasie**
Dies ist eine motorische Sprechstörung im Cortexbereich.

- **Wernicke-Aphasie**
Die sensorische Aphasie. Es liegt eine flüssige Sprache mit Verwechslung von Wörtern vor. Die Patienten kennen die Bedeutung der Wörter nicht mehr, es kommt zu Wortneuschöpfungen (Neologismen) und Lautverdrehungen bis zur bedeutungslosen Sprache mit flüssigem Sprachfluss (im Gegensatz zur stotternd-abgehackten Broca-Aphasie), was meist vom Sprecher nicht wahrgenommen wird. Oft wirkt dies wie eine Logorrhoe; der Patient redet sinnlos daher, ist überzeugt, dass das alles stimmt, und ärgert sich, dass ihn die Umwelt nicht verstehen will.

Dabei hat der Patient ein stark eingeschränktes Sprachverständnis (getestet mit nonverbalen Zuordnungen; Token-Testung mit 20 Objekten und 62 formulierten Aufgaben).

- **Broca-Aphasie**
Dies ist die motorische Aphasie mit Agrammatik, also einem gestörten Satzbau. Es kommen keine grammatikalischen Sätze zustande, sondern nur einzelne, abgehackte Wörter. Es handelt sich um eine stockende, langsame, angestrengte Spontansprache. Sie ist unflüssig mit Wortfindungsstörungen, wobei das Sprachverständnis meist erhalten ist. Typisch sind auch falsche Betonungen und Buchstabenverschiebungen („Keetanne" statt „Teekanne"). Häufig sind Missverständnisse zwischen dem Zuhörer und dem Betroffenen. Feine, präzise grammatikalische Sätze sind nicht mehr möglich. Im Englischen wird das Krankheitsbild als „expressive aphasia", „nonfluent aphasia" oder „motor aphasia" bezeichnet.

- **Amnestische Aphasie**
Dies sind Wortfindungsstörungen, Schwierigkeiten beim Benennen. Es ist eine flüssige Sprache, die oft umschreibt. Das Kurzzeitgedächtnis ist typischerweise gestört, z. B. nach einem Schädel-Hirn-Trauma.

Aphasie allein

Bei Aphasie – kombiniert mit einer Schluckstörung, aber ohne sonstige Ausfälle – denkt man an eine Bulbärparalyse. Es sind dysarthrische Störungen der Kehlkopf-, Kau- und Schluckmuskulatur. Man klärt einen Insult mittels MRT ab, also einen Schlaganfall im Bereich der Medulla oblongata. Oft bestätigt sich der Verdacht aber nicht. Es gibt idiopathische Formen und ablative Verlaufsformen der amyotrophen Lateralsklerose, die dies verursachen.

Wenn die Ausfälle durch eine diffuse Schädigung übergeordneter kortikaler Zentren verursacht sind (Arteriosklerose, Tumore, Lues), dann sind die Ausfälle beidseits sowie gepaart mit einer Gefühlsinkontinenz mit pathologischem Lachen und Weinen, die sogenannte Pseudobulbärparalyse.

Nach dem akuten Ereignis: Direkt nach einem Schlaganfall kann man die verschiedenen Sprachstörungen nicht sofort differenzieren. Akut gibt es nur die Unterscheidung zwischen flüssiger und unflüssiger Sprache.

Im Wesentlichen unterscheidet man vier Formen.

Die vier wesentlichen Formen der Aphasie
— Wernicke-Aphasie: Der Patient brabbelt ununterbrochen sinnloses Zeug, ist überzeugt, dass das alles stimmt, und ärgert sich, dass ihn die Umwelt nicht verstehen will.
— Broca-motorisch: Hier gibt es keine grammatikalischen Sätze, nur einzelne abgehackte Wörter.
— Globale Aphasie: Hier hört man nur repetitive Silben.
— Apraxie: Der Patient setzt immer an zum Sprechen, will etwas sagen, es kommt aber nichts.

Die Diagnostik und Testung sollen die spontane Sprache, das Nachsagen von Wörtern, Phrasen und Sätzen, das Sprachverständnis, das Benennen sowie das Lesen und Schreiben erfassen. Hierzu existieren verschiedene Tests.

Der Aachener Aphasietest kann differenzieren, im Schweregrad gewichten und dauert 60–90 Minuten. Er prüft Spontansprache, Verständnis, Aufmerksamkeit, Kognition, Nachsprechen, Benennen, Schriftsprache und Sprachverständnis. Bestandteil des Aachener Aphasietests ist der Token-Test. Hierbei wird mit Gegenständen und Verständnisaufgaben gearbeitet. Außerdem gibt es den Test CADL („communicative abilities of daily living"), der Alltagssituationen imitiert, die ACL-Aphasie-Checkliste sowie den AST-Aphasie-Schnelltest.

Therapie

Die Therapie besteht aus einem störungsspezifischen Üben in den vier Modalitäten Sprechen, Verstehen, Lesen und Schreiben. Dabei kommen spezielles Therapiematerial und Kommunikationstrainingsmodule zum Einsatz. Es wird die Spontansprache aktiviert sowie das Verstehen und auch die Wortfindung und das Schrifttraining geübt.

Bei der Sprechapraxie findet eine Therapie mit gezielten motorischen Übungen statt. Das Erarbeiten von Lauten und Lautverbindungen läuft mit Spiegeln, Schriftbildkärtchen, Singen usw. Bei alldem muss der Therapeut sehr geduldig sein, mitdenken und beobachten. Bei ständigen Wiederholungen muss man den Patienten ablenken, einfache Dinge üben und aufbauen. Wichtig ist Ruhe bei dieser Arbeit – man sollte auch Pausen einlegen.

Die Therapie muss gerade am Anfang intensiv sein, mindestens drei Stunden pro Tag über zwei Wochen. Die Musiktherapie spielt eine wichtige Rolle, sie richtet sich vor allem an den Transfer in die nichtsprachdominanten Hirnbereiche. Musikalische Intelligenz wird immer mehr als wichtig erkannt.

Grundregeln des Gesprächs mit Kommunikationsgestörten
- Ruhige Gesprächsatmosphäre
- Stabilen Blickkontakt und Aufmerksamkeit sichern, sich zeigen
- Einsatz von Mimik und eventuell auch Gestik
- Vermeiden von Telegrammstil und Kindersprache
- Viel Zeit lassen zum Sprechen und Antworten
- Äußerungen kurz und einfach
- Ruhig und in normaler Lautstärke sprechen
- Ja-Nein-Fragen formulieren
- Nicht verbessern, Sprachfehler übersehen
- Den Sinn hinter der reduzierten Sprache suchen
- Nonverbale Signale beobachten
- Hartnäckige Wiederholungen unterbrechen und manches auch einfach mal verschieben

Beim Sprechen mit Dementen sollte man nicht verstummen, sondern aktiv bleiben und das Morgenhoch nutzen. Auch kann man Familienangehörige als Dolmetscher hinzuziehen. Dabei sollte man die Patienten immer offen einbeziehen (nicht über ihn hinweg sprechen), auch Gefühle sprechen lassen, emotional ehrlich sein und grundsätzlich Emotionen bedenken. Auch sollte man mit Gesten sprechen, taktvoll berühren, einfachste positive Formulierungen verwenden und eher äußere Dinge nutzen (Brille, Hörgerät, Sitzen auf einer Höhe). Wichtig ist es auch, die Patienten stimmlich zu beruhigen, nicht zu überfordern, simpel zu bleiben, keine Reizwörter zu verwenden und stets humorvoll und freundlich zu sein.

16.27.2 Neuropsychologische Störungen

Hierzu gehören die Aphasie, Apraxie, Agnosie, Ansosgnosie, Neglect, Raumanalysestörung, Aufmerksamkeitsstörung, Konzentrationsstörung und Gedächtnisstörungen.

16.27.3 Das Bobath-Konzept

Das Bobath-Konzept begleitet das ganze geriatrische Arbeiten. Entwickelt wurde es für Patienten mit ZNS-Schäden (initial Polio, dann bei Insulten). Die Erkenntnisse zur Neuroplastizität und zentralen Reorganisation des ZNS dienen als Basis des Konzeptes. Durch gezielte Wiederholungen von Bewegungsabläufen wird trainiert und reorganisiert, mit externer Reizsetzung durch den Therapeuten und propriozeptiv durch die Abläufe, das Körpergewicht und die Schwerkraft. Es verbessert die Abläufe, den Tonus, die Koordination und die Haltung.

Es ist nicht nur Physiotherapie, sondern auch Ergotherapie und Pflege. Angehörige und Ärzte sind einzubeziehen. Und es ist auch die wesentliche Säule der aktivierenden Pflege.

Im Vergleich das Affolter-Konzept: Wahrzunehmen sind der Raum, der Körper, die Gegenstände und deren Position/Bewegung. Das Konzept beruht auf Führen des Körpers über die Hände, damit der Patient mit seiner Umwelt wieder Kontakt bekommt. Aufmerksamkeit, Orientierung, Sensibilität und Motorik hängen eng zusammen, das ist wieder zu erlernen und zu trainieren. Das Konzept greift am besten bei Patienten nach einem Schlaganfall: Es hilft, Paresen und Schwächen zu erkennen, aber auch eine Apraxie, eine Spastik und einen Neglect.

Das ZNS ist bei „ständiger Nachfrage" anpassungsfähig (Neuroplastizität), es ist also ein Lernen durch Bahnung möglich (Reorganisation, Neuvernetzung im ZNS). Die Steuerung erfolgt durch die Gabe von Außenreizen (Propriozeption) und den Anpassungsdruck durch ständige Wiederholungen.

Aus der Physio-, Ergo- und Logopädie stammen die wesentlichen Therapeuten, aber auch aus der aktivierend-therapeutischen Pflege. Bei der Visite achten die Ärzte darauf (Kommunikation, Aufsitzen, Transfer).

Das Bobath-Konzept ist ein 24-Stunden-Patientenmanagement unter Einbeziehung des gesamten Teams und der Aktivitäten des täglichen Lebens als Basis. Die aktivierende Pflege und das Bobath-Konzept kann man wie folgt zusammenfassen.

> **Aktivierende Pflege und das Bobath-Konzept**
> — Ansprache des Patienten über die betroffene Seite, insbesondere bei Neglect
> — Plegische Seite berühren und einbeziehen
> — Taktile Reize geben
> — Gelenkschonende Lagerung und häufiger Lagerungswechsel
> — Führen von Bewegungen
> — Hilfestellung für gezielte Bewegungen
> — Kontrolle der Gelenkstellung
> — ADL üben

Das Ziel der Ergo- und Physiotherapie und des Bobath-Konzepts ist die größtmögliche Handlungsfähigkeit im Alltag – für die Teilhabe im sozialen Umfeld und um die Lebensqualität zu erhalten. Der Aufbau physiologischer Bewegungsabläufe soll im Alltag umsetzbar sein. Die Ergotherapeuten erstellen einen sensomotorisch-funktionellen Befund. Deren Assessment beschreibt die ADL. Auch findet eine neurologische Testung statt (Apraxie, Neglect, Praxi u. a.).

Schwerpunkte der Ergotherapie sind u. a. der Transfer, meist vom Bett zum Stuhl und vom Stuhl in den Stand, sowie das Waschen und Anziehen. Auch das Essen und Trinken sind ganz wesentliche ADL. Die Haushaltsführung (Kochen, Bügeln, Putzen) gehört schon zu den gehobenen Inhalten. Hilfsmittel sind sehr wichtig, z. B. Pflegebett und Rollstuhl, Stielverlängerungen, Greifzangen, spezielle Hilfsmittel zur Körperpflege, Badebrett, Duschhocker, rutschfeste Unterlagen, Lifter, Toilettensitzerhöhungen, Haltegriffe, Strumpfanzieher, Gummischnürsenkel, lange Schuhlöffel, Esshilfen aller Art sowie Haushalts- und Kochhilfen.

Eine Transferskala beschreibt die Möglichkeiten. Besteht z. B. ein sicherer Übergang vom Bett zum Stuhl oder mit dem Rollator ins Bad? Hiermit lässt sich auch ein Therapieziel defi-

nieren. Zudem ist die Frage „Braucht man Laienhilfe oder professionelle Hilfe?" wichtig. Diesbezüglich gibt es eine hilfreiche Einteilung:
- keine Hilfe nötig (H0),
- spontane Laienhilfe reicht (H1),
- geschulte Laienhilfe erforderlich (H2),
- professionelle Hilfe nötig (H3),
- mindestens zwei Personen werden gebraucht (H4).

Hilfsmittel sind mit Begründung zu verordnen: Es besteht der Anspruch, den Erfolg einer Krankenhausbehandlung zu sichern. Die Hilfsmittel werden meist eingesetzt und geprüft durch die Ergotherapeuten oder – zum Ausgleich einer Behinderung – auch von den Physiotherapeuten. Hilfsmittel sind keine allgemeinen Gebrauchsgegenstände. Verordenbar sind sie auch für Seniorenheime, sie sind aber individuell und kein Pflegemittel. Eine unselbstständige Nutzung, also mit Hilfe, schließt die Verordenbarkeit nicht aus. Auf dem Rezept stehen Art und Schwere der Erkrankung. Oft sind auch spezielle Detailangaben nötig, wie z. B. bei Beinprothesen. Ebenfalls ist das Zubehör zu bedenken.

> Die Kernaussage ergo- und physiotherapeutischen Arbeitens lautet: „Hilf mir, es selbst zu tun!"

Ergotherapie begleitet, unterstützt und befähigt Menschen, die in ihren alltäglichen Fähigkeiten eingeschränkt oder von Einschränkungen bedroht sind. Diesen sollte es ermöglicht werden, für sie bedeutungsvolle Tätigkeiten in den Bereichen Selbstversorgung, Produktivität und Freizeit in ihrer Umwelt durchzuführen.

Die Ziele ergo- und physiotherapeutischen Arbeitens sind
- die Wiederherstellung bzw. der Erhalt größtmöglicher Selbstständigkeit und Handlungsfreiheit (Körperpflege, Fortbewegung im Haushalt, und im gewohnten Umfeld),
- die Vermeidung bzw. Geringhaltung von Pflegebedürftigkeit,
- die Verbesserung der Lebensqualität (Unabhängigkeit, Zufriedenheit, Schmerz- und Angstfreiheit),
- die Kompensation der beeinträchtigten Fähigkeiten (u. a. mit Hilfsmittel),
- der Erhalt von Kompetenz,
- der Einsatz von Hilfsmitteln und Wohnraumanpassung, was dazu beträgt, dass verbleibende Fähigkeiten optimal eingesetzt werden können.

Im motorisch-funktionellen Bereich liegen die Ziele in der Wiederherstellung der Grob- und Feinmotorik, im Training von Kraft und Geschicklichkeit, im Schienen zur Lagerung (Prävention) und in der Schmerzlinderung. Hinzu kommen die Förderung der Alltagskompetenz (z. B. Wasch-Anzieh-Küchentraining), der Prothesenumgang, die Hilfsmittelversorgung sowie Hilfen im Alltag (z. B. Bad).

Neurologisch wichtig sind das Erarbeiten von Bewegungen, die Tonusregulation, das Hemmen von Spastiken und der Abbau von Neglect und Apraxie.

Wichtig sind auch das Erlernen des Umgangs mit Rollstuhl und Hilfsmitteln, das von Kompensationen (z. B. Einhändertraining) und das feinmotorische Training.

Aus kognitiver Sicht ist das Training von Konzentration und Merkfähigkeit ebenso notwendig wie die Aktivierungsmöglichkeiten bei Demenz und entsprechende Orientierungsmerkhilfen.

16.27 · Schlaganfall

Das Handling und die Facilitation nach einem Schlaganfall sieht die Prüfung der Voraussetzungen für eine normale Bewegung ebenso vor wie jene der Oberflächen- und Tiefensensibilität. Der muskuloskelettale Status und Paresen werden eingeschätzt, wie auch das Bewusstsein. Zentrale, zielführende Fragen sind: Gibt es eine Bewegungsanbahnung (Großhirn)? Gelingt die Koordination (Kleinhirn)? Funktioniert die Weiterleitung (Nerven)? Sind die Vitalparameter ausreichend (Atmung-Herz-Kreislauf)?

Bedenken muss man auch die neuropsychologischen Störungen Aphasie, Apraxie, Agonosie, Ansosgnosie, Neglect, Raumanalysestörung, Aufmerksamkeitsstörung, Konzentrationsstörung, Gedächtnisstörung.

Es gibt unterschiedliche Charakteristika der linken und rechten Gehirnhälften. Die linke Hirnhälfte gilt als verbal, sukzessiv, analytisch, logisch, rationale, zeitlich und deduktiv. Die rechte Hirnhälfte wird als nonverbal, visuell, simulant, synthetisch, assoziativ, intuitiv, räumlich und ganzheitlich beschrieben.

- **Agonosie**

Dies ist eine Störung des Erkennens, eine visuelle, taktile, akustische und/oder sprachliche Störung. Eine Anosognosie ist das Nichterkennen der Erkrankung.

- **Apraxie**

Dies ist eine Störung des Handelns. Es zeigen sich gestörte Bewegungen, gestörte Abfolgen und eine gestörte Konstruktion bei gestörter räumlicher Wahrnehmung.

- **Neglect**

Dies ist eine Störung der Wahrnehmung der betroffenen Seite. Auch dies gilt visuell, taktil, akustisch und/oder körperbezogen.

- **Das Pusher-Syndrom**

Das ist der Verlust der Körpermitte zur gesunden Seite, weil die kranke Seite nicht wahrgenommen wird. Es handelt sich um eine gestörte Körperwahrnehmung mit Neglect, Apraxie, einer Raumanalysestörung und Ansosgnosie. Diese Wahrnehmungsstörungen führen zum „Chaos-Syndrom" (Anosognosie, Neglect, Raumanalyse- und Körperwahrnehmungsstörung).

Manche sehen das Pusher-Syndrom fast nur bei Rechtsinsult. Zwei Studien fanden dies gleich verteilt oder im Verhältnis 2 : 1. Es überrascht, dass es zu diesem wichtigen Thema keine sichere einheitliche Aussage gibt.

- **Prinzipien der Aktivierung**

Der Patient soll möglichst fast alles selbst machen, auch wenn es mühevoll ist, lange dauert und Probleme bereitet. Gefahren müssen minimiert werden, man kann sie aber nicht auszuschließen. Hilfen müssen dosiert werden. Die verbale Ermutigung spielt eine entscheidende Rolle.

- **Plastizität des Nervensystems**

Diese Plastizität umschreibt eine aktivitätsabhängige Änderung der synaptischen Übertragung (physiologisch und morphologisch). Der Mechanismus ist für Lernprozesse und das Gedächtnis und das Wiedererlernen bis ins hohe Alter sehr wichtig.

- **Spastik**

Hier geht es um die Erarbeitung möglichst normaler und beidseitiger Bewegungen, immer unter Einbeziehung der betroffenen Seite (z. B. Spiegeltherapie). Es findet eine Lagerung zur Vermeidung von Kontrakturen statt. Beugehaltungen sollte man vermeiden.

- **Aktivierende Pflege**

Möglichst alle Aktivitäten sollen selbst erreicht werden, mit dosierten Hilfestellungen und Ermutigung. Ein möglichst normaler Tagesablauf wird angestrebt, es findet keine Erziehung zur Passivität statt. Morgens muss man Alltagskleidung plus Schuhe anziehen, ohne Windeln oder Bettpfannen. Es sollte keine Körperpflege im Bett statt, auch kein „Füttern". Dies alles sollte unter Einbeziehung aller Teammitglieder geschehen, jeder Transfer wird zur Therapie.

Hemiplegiker neigen dazu, ihre gelähmte, also die „mehr betroffene" Körperseite – bis zur völligen Krankheitsverleugnung – zu vernachlässigen und diese Einschränkung mit der beweglichen (weniger betroffenen) Seite überzukompensieren. Das Prinzip des Bobath-Konzeptes bezieht dagegen die gelähmte Seite immer wieder in die Alltagsbewegungen ein, indem sie sensorisch stimuliert wird und sie mit der gesunden Seite in Einklang gehalten wird.

Kernprobleme sind die Lähmung, Haltungs-Gleichgewichts-Bewegungsstörungen, die erniedrigte und die erhöhte Muskelspannung. Ziel ist die Kontrolle über die Muskelspannung und die Bewegungen. Somit soll die Eigenkontrolle wiedererlangt werden. Spastik wird vermieden durch die Anbahnung beidseitiger Bewegungen (u. a. mit der Spiegeltherapie), der Vermeidung eines kompensatorischen Übereinsatzes der gesunden Seite, der Anbahnung normaler Motorik, auch im Bereich Gesicht, Schlund und Zunge, und durch die Selbstständigkeit in den ADL.

Nach dem Insult ist die Lähmung zuerst schlaff, nach wenigen Wochen zunehmend spastisch, wenn man nicht früh gegensteuert. Es geht u. a. um das Führen der betroffenen Seite, die Anbahnung durch Unterstützung und Reizsetzung, das Üben der ADL sowie die Motivation, Ermutigung und Einbeziehung der Angehörigen.

16.28 Schwindel im Alter

Es klagen 15 % der 65-Jährigen und über 50 % der 80-Jährigen über Schwindel. Die Anteile der episodischen und dauerhaft-chronischen Störungen sind etwa gleich. Die Hälfte der über 70-Jährigen haben Schwindel bzw. Unsicherheit, assoziiert mit Stürzen, Verletzungen, mangelnder Autonomie und Pflegebedürftigkeit.

- **Die Pathophysiologie des Schwindels im Alter**

Meist liegt eine kombinatorische Störung aus den folgenden drei Bereichen vor: vestibuläres System (Innenohr und zentralnervös), visuell-okulomotorischer Bereich und Propriozeption. Hinzu kommen manchmal Herzschwäche, eine zerebrovaskuläre Einschränkung, neurodegenerative Erkrankungen (wie Parkinson) und Polyneuropathien. Zudem muss man die Medikamentennebenwirkungen bedenken.

- **Vorstellung mit Schwindel**

Schwindel tritt meist gemischtförmig und ungerichtet auf und wird beschrieben als Gleichgewichtsstörung mit Dreh- und Schwankschwindel. Eine diskrete Unsicherheit kann bei manchem schon eine Panikattacke auslösen; andere stufen präsynkopale Zustände lange Zeit als lästig, aber harmlos ein. Oft gibt es einen „Schwindel" im Sinne einer Unsicherheit mit Gleichgewichtsstörung, verbunden mit Angst und Unsicherheit im Raum, sehr selten im Alter hingegen den Morbus Menière. Das „Schwarz-werden-vor-den-Augen" und die drohende Ohnmacht sind ebenfalls selten. Die HNO-Abklärung, auch die in Bezug auf Nystagmus, ist leider sehr oft nicht zielführend, weil es ein multifaktorielles Geschehen ist.

16.28 · Schwindel im Alter

Zur Therapie: Angewendet werden Kompensationsstrategien, die natürlich trainiert werden müssen. Kraft und Balance sollte man täglich kurz, aber mehrfach trainieren. Mit Schwindeltraining, Lagerungsübungen, reichlichem Trinken, Bewegung und Muskelaufbau werden 50 % der betroffenen Senioren beschwerdefrei.

Wesentliche Formen des Schwindels
- Dreh-Schwindel, Liftbewegung: Vestibularorgan; meist benigner paroxysmaler Schwankschwindel
- Schwankschwindel: Unsicherheit, im Liegen und Sitzen weg; bei gestörter Propriozeption (Tiefensensibilität)
- Ungerichteter Schwindel: Degeneration und Trainingsmangel des Innenohres; ausgetrocknete eingedickte visköse Endolymphe; mit verklebten, spröden, gebrochenen Zilien und Otolithen; Trainingsmangel mit Degeneration der nervalen Verbindung; Degeneration der ZNS-Verarbeitung
- Ataxie-Apraxie: Kleinhirn
- Synkope-Adam-Stokes: Kaum zu trennen, eher das „Schwarz-werden-vor-Augen"; drohendes plötzliches Wegtreten mit Schwäche
- Gangunsicherheit: Multifaktoriell im Alter, Neuropathien
- Augen: Okuläre Ursachen sind sehr häufig

Etwa gleich verteilt sind die Ursachen im Alter: Bei 20 % liegt ein gutartiger Lagerungsschwindel vor, bei weiteren 20 % chronisch-degenerative Veränderungen des Innenohr-Labyrinths, bei weiteren 20 % Störungen im ZNS und Kleinhirn und bei 40 % eine Mischung aus allen Komponenten: Hierzu gehören auch die Propriozeption, der Trainingsmangel, die Muskelschwäche, das Erlöschen der ganz schnellen Reflexe, eine Störung des Gleichgewichtsorgans mit eingedickter Endolyphe und verklebten Zilien, die Erlahmung des Wechselspiels von ZNS, Labyrinth, Auge und Propriozeption sowie der Flüssigkeitsmangel. Bei „nur" 0,5–2 % gibt es bedrohliche kardiovaskuläre Ursachen.

- **Das Innenohr und der gutartige Lagerungsschwindel**
Er ist meist nicht ganz typisch und meist ohne Nystagmus. Am ausgeprägtesten ist er meist morgens bei der ersten Bewegung. Neuronitis vestibularis ist eine perakute massive Form, plötzlich eintretend mit Übelkeit und Erbrechen. Als Ursache muss man die Degeneration und Endolympheindickung des Vestibularorgans sehen. Cerumen und einen Gehörgangsverschluss sollte man ausschließen, ototoxische Medikamente muss man prüfen. Und bedenken sollte man auch einen Tumor, vor allem das Akustikusneurinom, sowie die Frage nach einem Trauma.

- **Therapie der Mischformen und des gutartigen Lagerungsschwindels**
Lageänderungen führen zu Beschwerden, vor allem das Kopfdrehen im Bett. Ganz ausgeprägt am frühen Morgen, manchmal chronisch, leichtgradig, passager und rezidivierend, z. B. bei morgendlicher Kopfbewegung im Bett. Die Endolymphe ist bei chronischer Exsikkose eingedickt. Zudem ist das Flimmerpithel verklebt, arrodiert, verschlissen, durchsetzt mit Otolithen. Es zeigen sich ein Schwindel bei Umlagerung und Kopfbewegung, ein Nystagmus nur im Rahmen des Befreiungsmanövers oder bei den Umlagerungen.

Die Klinik des Lagerungsschwindels kann auch mal perakut sein, wie eine Neuronitis vestibularis mit unerträglichem, anhaltendem Schwindel und massiver Übelkeit.

Die Therapie besteht aus sehr viel Flüssigkeit (bei eingedickter Endolymphe und verklebten Zilien) und aus der steten Bewegung und Provokation sowie aus dem Befreiungsmanöver nach Semont und Epley (www.neuro24.de/s3.htm), dem Schwindeltraining, Lagerungsübungen und reichlichem Trinken.

Übungsprogramme sind: Im Bett sitzen und zur Seite fallen, 30 Sekunden liegen bleiben, dann wieder aufsitzen (30 Sekunden), dann 30 Sekunden zur anderen Seite fallen.

Bei starker Übelkeit sind Antivertiginosa, wie Dimenhydrinat (Vomex®), möglich, ebenfalls Sulpirid (Dogmatil®). Über die antiemetische Wirkung und die Flüssigkeitsretention wirkt auch das Prednisolon, zumal perakut oft eine lokale entzündliche Komponente vorliegt und Prednisolon gegen die assoziierte Übelkeit hilft.

Bei chronisch-unspezifischem Schwindel des alten Menschen werden 50 % beschwerdefrei durch reichliches Trinken, Training und die regelmäßigen Lagerungsübungen.

- **Die perakute Neuropathia vestibularis**

Die Ursache ist nicht geklärt: In Frage kommen ein Infekt, eine Durchblutungsstörung, eine autoimmune Reaktion oder – wie beim Lagerungsschwindel – die massive Eindickung der Endolymphe und verschlissenen Zilien. Möglich ist auch ein perakuter plötzlicher Drehschwindel mit Orientierungsverlust, massiver Übelkeit und Erbrechen und einer Fallneigung zur betroffenen Seite. Ein solcher kann sich oft tagelang hinziehen. Differenzialdiagnostisch sind ZNS-Blutung, Metastasen, Tumor und Schlaganfall zu bedenken.

Bei der Therapie kommen reichlich Infusionen und initial Prednisolon zum Einsatz, wie auch Antiemetika, Mobilisation und Schwindeltraining mit Lagerungsübungen. Prüfen muss man, ob ein Herpes zoster oticus ursächlich ist.

- **Morbus Menière**

Der Inzidenzgipfel liegt weit vor dem 60. Lebensjahr. Wahrscheinlich ist die Ursache eine ansonsten subklinische lokalisierte Infektion, über Herpesviren oder andere Viren (analog der Zwerchfelllähmung und der idiopathischen Facialisparese). Symptome sind überdehnte Endolymphschläuche und Ruptur, ausgeprägter Schwindel, Übelkeit, Erbrechen, Hörminderung, Ohrdruck und Tinnitus. Das kann stundenlang anhalten und mit Nystagmus verbunden sein.

Therapie: Man gibt Prednisolon für einige Tage (bis zu 250 mg/Tag p. o.; p. o. wirkt anhaltender!). Antiemetika oder Paukenröhrchen helfen oft bei der Linderung. Auch kann das Vestibularorgan operativ stillgelegt oder die Endolymphschläuche eröffnet werden.

- **Zerebrovaskuläre Abklärung**

Es muss eine Duplexsonographie und ein B-Mode-Ultraschall der Karotiden und der Vertebralarterien durchgeführt werden. Man muss eine zentrale und periphere Neuropathie, z. B. durch Alkohol, bedenken. Wichtige Fragen sind: Liegt eine Epilepsie vor? Könnte die Unsicherheit durch einen Parkinson sein? Oder durch einen Normaldruck-Hydrozephalus (NPH)? Oder durch eine Medikation mit zentraler Eintrübung? Oder durch Infektionen, die sich im Alter zuerst unspezifisch manifestieren?

- **Synkopen – Adam-Stoke-Anfälle**

Lag wirklich eine Bewusstlosigkeit vor? Es muss eine kardiovaskuläre Abklärung mit Echokardiographie, wiederholten Langzeit-EKG, 24-h-RR, Schellong-Test stattfinden, eventuell auch mal der Kipptisch-Test. Man muss Blutzucker und Schilddrüse bedenken, ebenso

Hyperventilation als mögliche Ursache. Fand eine Medikation mit Bradykardie oder Orthostasereaktion statt? Die Exsikkose ist als sehr häufige Ursache bekannt. Hinzu kommen Anämie mit mangelnden Leistungsreserven und Polyglobulie mit erhöhter Viskosität.

16.29 Tracheostoma in der Geriatrie

In der Geriatrie versorgt man zunehmend Patienten mit Tracheostoma. Moderne Intensivmedizin hat zunehmend Schwerstkranke und Langzeitbeatmete. Sie bietet oft Patienten mit Tracheostoma zur weiteren geriatrischen Weiterbehandlung an.

- **Das konventionell chirurgische Tracheostoma**

Die Trachea wird frei präpariert, mit U-förmiger Eröffnung in Höhe der zweiten oder dritten Knorpelspange und Vernähung mit stabilen Tracheostomakanal.

- **Perkutane Dilatationstracheotomie (PDT)**

Sie beginnt mit der perkutanen Punktion der Trachea unter bronchoskopischer Kontrolle. Dann folgt die Dilatation über einen Führungsdraht. Es gibt verschiedene Methoden in Variationen. Meist wird die „Ciagla-blue-rhino-Technik" angewendet. Ihre Vorteile sind: Die PDT ist preiswerter, sie ist weniger ressourcen- und weniger zeitintensiv, sie hat eine sehr niedrige Komplikationsrate. Der Intensivmediziner selbst führt sie durch. Es gibt wenige Infektionen, ein geringes Gewebstrauma und ein besseres kosmetisches Ergebnis nach Dekanülierung (mit spontanem Stomaverschluss).

- **Indikationen für ein Tracheostoma**

Die Indikationen sind schnell aufgezählt: eine voraussichtliche Langzeitbeatmung, eine wahrscheinlich prolongierte Entwöhnung, die geplante Heimbeatmung, Stenosen, Tumore, Verletzungen im Gesichts- und Halsbereich, eine Schluckstörung mit starker Aspirationsneigung, Verminderung von Totraum und Widerstand bei grenzwertigen Reserven der Atempumpe.

- **Vorteile eines Tracheostomas**

Es ist weniger störend für den Patienten als der orale Tubus. Auch sind weniger Sedativa notwendig. Der Patient kann aktiver mitarbeiten und hat nachfolgend keine Larynxschäden. Eine bessere Mund-Rachen-Pflege ist möglich, und die Verringerung von Totraum und Atemwiderstand kann bei sehr schwacher Atempumpe und COPD mit geringer Vitalkapazität ein großer Vorteil sein. Auch ist die perorale Ernährung möglich, und die Verwendung einer Sprechkanüle erlaubt auch das Sprechen.

- **Kontraindikationen der perkutanen Methode**

Kontraindikationen gibt es einige, z. B. Infektionen im Interventionsgebiet, das Nichtbeherrschen der Methode, unklare anatomische Verhältnisse mit nicht sicherem Tracheaverlauf ohne Diaphanaskopie. Schwierig wird es auch bei einem sehr kurzen und dicken Hals, großer Struma oder auch bei Verletzungen oder Tumoren. Auch eine erschwerte oder gar unmögliche Intubation (also im Notfall keine Atemwegskontrolle) ist eine Kontraindikation, wie auch der akute respiratorische Notfall und Gerinnungsstörungen. Instabile Halswirbelsäulenfrakturen erlauben keine Überstreckung. Die Trachea junger Menschen ist zu weich für die Dilatationstechnik. Vorsicht ist bei Immunsuppression geboten.

- **Komplikationen der perkutanen Methode**

Mögliche Komplikationen sind Blutungen (selten), Infektionen (5 %), Trachealverletzungen (vor allem Hinterwand), rascher Verschluss nach versehentlicher Dekanülierung, Pneumo-Mediastinum-Thorax (1 %), Trachealstenosen oder Malazien (sorgsam im Verlauf mit dem Bronchoskop überwachen!) sowie der Verlust der Atemwegskontrolle bei Anlage (Rückzug des Tubus).

- **Wahl der Trachealkanüle**

Es gibt die gecuffte und ungecuffte Art: Während der Beatmung muss man stets mit einem Cuff arbeiten. Gecufft werden muss auch bei Spontanatmung, z. B. bei starker Aspirationsneigung, ungecufft bei stabilem Verlauf nach Extubation. Bezüglich der Länge und Breite lautet das Motto: Nicht zu tief mit Abstand zur Hauptkarina, aber auch nicht zu kurz, damit es sich nicht verkantet. Die Form und Kurvung ist jeweils unterschiedlich. Es werden viele Materialien verwendet, vor allem viele verschiedene Kunststoffe (Cave: Kolonisation), aber auch Silber mit sehr dünnem Material und weitem Innenlumen. Silber besiedelt sich bakteriell auch nicht. Seele/Innenkanüle muss man bedenken, sie nimmt aber auch Lumen weg. Wichtig sind zudem der Sprechaufsatz und feuchte Nasen.

Das Stoma muss sehr gut gepflegt werden, damit es sich nicht entzündet. Ganz wesentlich ist der sehr häufige Wechsel der Kompresse, damit diese Region trocken bleibt. Hier ist eventuell auch ein Hautschutz mit Zinkpaste oder Cevilon sinnvoll.

Die Befeuchtung der Atemwege wird während der Beatmung im Beatmungskreislauf sichergestellt. Nach der Beatmung erfolgt dies mit der feuchten Nase. Hier gibt es oft das Problem des „Verstopfens". Der Schaumstoff wird ganz rasch nass und ist dann nicht mehr luftdurchlässig. Wird dann zusätzlich das kleine Restlumen durch ein großes, zähes Sputum verschlossen, droht die Asphyxie. Das muss man durch Überwachung verhindern. Möglich ist es auch, den Aufsatz sehr häufig zu wechseln. Ebenso denkbar ist es, einen Bereich offen zu lassen, um einen unkontrollierbaren perakuten Zwischenfall zu vermeiden. Das tut man in nichtüberwachten Zimmern, da wird man z. B. die weiche geschlitzte Kunststoffkappe der feuchten Nase weglassen, damit es nicht zum unbeobachteten plötzlichen Verschluss kommen kann.

Beim Wechsel wird man den Zugang zum Tracheallumen mit einem dünnen Katheter sichern, z. B. mit einer Absaugsonde. Darüber kann man etwas Sauerstoff geben und dann die gereinigte oder neue Kanüle wieder einführen. Das ist gerade im Notfall sehr zu empfehlen, z. B. bei einer Okklusion. Über diesen Katheter, meist ist das ein Absaugkatheter, kann man dann auch sehr gut O_2 direkt in die Trachea geben. Damit hat man die kritische Situation sofort im Griff. Die O_2-Zufuhr kann akut einen sehr hohen Flow haben. Damit werden die Lunge und die Atemwege aufgeblasen und geschient, natürlich hebt man damit die Sättigung, und man wäscht auch das CO_2 aus; der hohe Flow unterstützt die Atmung des Patienten analog der Jetventilation oder nach dem Ventouri-Prinzip.

> Absaugen sollte man nur in der Trachealkanüle, möglichst nicht in der Trachea. Dieses regelmäßige Absaugen aus der Tiefe hat keinen gesicherten Nutzen, ganz im Gegenteil: Es ist schädlich und eine enorme Belastung für den Patienten.

- **Wie oft wechselt bzw. reinigt man Trachealkanülen?**

Ein Wechsel kommt immer erst in Frage, wenn das operative Tracheostoma gut abgeheilt ist, also nach ca. zwei Wochen. Bei der Dilatationstracheotomie wird man ähnlich abwarten, damit das Gewebe sich zuverlässig aufgedehnt hat. Danach muss man eine sehr individuelle Entscheidung treffen, für die es keine gesicherten Daten und Richtlinien gibt. Es sind ganz unterschiedliche Intervalle angegeben, von täglich bis zu alle vier Wochen. Eine Seele, also eine Innenkanüle, wechselt bzw. säubert man natürlich täglich mehrfach, weil diese bei engem Lumen kritisch obstruiert. Am Beatmungsgerät auf der Intensivstation sind Wechsel sehr unüblich. Intervalle von mehreren Wochen sind die Regel. In Pflegeheimstandards wiederum werden tägliche Wechsel bzw. Reinigung oder 2- bis 3-mal pro Woche empfohlen. Andere meinen, ein alle 1–2 Wochen stattfindender Wechsel würde reichen. Im namhaftesten deutschen Pflegelehrbuch ist von täglichem Wechsel bzw. Reinigung die Rede.

Gegen den häufigen Wechsel bzw. Reinigung spricht die Belastung des Patienten und des Tracheostomas. Und es gibt auch das Risiko von Komplikationen. Man kann Verletzungen setzen, die Dilatation kann sich kontrahieren, der erneute Zugang kann kritisch sein, es ist für den Patienten unangenehm, es bindet Personal, und viele haben sehr viel Respekt davor.

Andererseits muss man sich Trachealkanülen ansehen, die 4–5 Tage liegen. Sie sind massiv besiedelt, zum Teil obstruiert und im Stomabereich sehr unschön belegt, somit der Ausgangspunkt für rezidivierende nosokomiale Infektionen. Ebenso entwickeln sich Druckstellen und schwere Schäden der Trachea und deren Hinterwand. Diese bleiben lange Zeit unbemerkt, mit dem Risiko von Nekrosen und einer Tracheomalazie.

Der Autor favorisiert das häufigere Wechseln bzw. Reinigen, schonend mit Lokalanästhesie, z. B. mit Xylo 0,5 % oder besser mit Prilocain, das sehr selten allergisiert. Es wird vorab um das Stoma und in den Kanal geträufelt, dann muss man einige Minuten warten, bis die Wirkung eingetreten ist. Danach gibt man es auch in die Kanüle, zur Betäubung der Trachea. Dann kann man agieren, ohne dass der Patient etwas verspürt. Vorteil des häufigen Wechsels ist die Vermeidung von Sekretadhäsionen, Verschorfung und Kolonisation mit Keimen. Das Stoma kann gut gepflegt werden. Und man kann auch gut beurteilen, ob der Betroffene die Kanüle überhaupt noch braucht.

16.30 Urologische Probleme in der Geriatrie

- **Harnwegsinfektionen**

Sie sind im Alter häufig und häufig auch asymptomatisch (theoretisch dann nicht zu behandeln). Nicht selten treten komplizierte Infekte auf, bis zur Urosepsis. Und oft sieht man eine schleichende Symptomatik mit funktioneller Verschlechterung.

In der Regel sind auch Leukozyten und Erythrozyten nachweisbar. Leukozytenzylinder sprechen für eine Pyelonephritis. Tests ergeben bei einem Infekt stets ein positives Ergebnis im Hinblick auf Nitrit, außer bei Pseudomonaden, Staph. aureus und Enterokokken. Häufig ist die Zystitis mit Drangsymptomatik, suprapubischem Druckschmerz, Dysurie, Pollakisurie und Dranginkontinenz. Seltener ist im Alter die Pyelonephritis mit Flankenschmerz mit schwerem Krankheitsgefühl.

Therapie: Erste Wahl ist das Cotrimoxazol. Auf Ciprofloxacin (Cave: Delir und Clostridienenteritis) folgen zunehmend Resistenzen, Nitrofurantoin ist wegen der Resistenzlage „wieder im Kommen". Die Therapiedauer beträgt bei Zystitis 3–5 Tage, bei Pyelonephritis 12 Tage. Gemäß neuester S3-Leitlinie wird auch Fosfomycin als Einmalgabe empfohlen.

- **Benigne Prostatahyperplasie (BPH)**
Die typischen Symptome einer BPH sind Restharn, Harnstauung, Überlaufblase. Es kommt auch zu Infektionen, bis zur Urosepsis. Epididymitis, Orchitis, Prostatitis sind sehr selten. Möglich ist die Entwicklung von Harnsteinen, durch Pressen können Hämorrhoiden und Leistenhernien entstehen. Die BPH wird u. a. getriggert durch mehr Östrogene und den Abfall des Testosterons. Hyperalimentation, Bewegungsmangel und Obstipation begünstigen sie. Bei einer positiven Familienanamnese ergibt sich ein hohes Risiko (RR 6). 30 % der Männer haben eine vergrößerte Prostata, nur bei 15 % gibt es Einschränkungen. Zur Differenzialdiagnose kann man sagen, dass ein Karzinom und eine Prostatitis selten sind. Und: Der Harnstau kann auch durch Anticholinergika verursacht worden sein und das Engegefühl nach transurethraler Resektion (TURP) oder durch Urethrastenosen, Meatusenge und eine Phimose.

- **Anamnestische Fragen bei Verdacht auf eine BPH**
Fragen muss man nach der Miktionsfrequenz, am Tag und in der Nacht. Auch die Begleiterkrankungen und die Medikation müssen in Betracht gezogen werden. Weitere Fragen lauten: Besteht eine Harninkontinenz? Gibt es einen verzögerten und schwachen Miktionsbeginn? Ist eine zweite Miktion häufig? Ist der Harnstrahl schwach? Hat man ein Restharngefühl? Bedarf es der Bauchpresse? Gibt es eine Drangsymptomatik?

- **Digital-rektale Untersuchung bei BPH**
Hierbei muss man die Größe und die Konsistenz abschätzen. Letztere ist knotig, derb, inhomogen bei einem Karzinom. Bei einer Prostatitis gibt es eine palpable Fluktuation und Schmerz. Das Rektum ist auszutasten, und eine Inspektion bezüglich Hämorrhoiden ist notwendig.

- **Sonographie bei BPH**
Nieren müssen geprüft werden, auch auf Stauung, Steine, Raumforderung. Die Blase ist bezüglich Größe, Tumor, Steine, Koagel, Katheter, Restharn zu untersuchen. Transrektal können die Struktur, die Größe, die Textur und die Perfusion differenziert werden.

- **Weitere Untersuchungen**
Weitere Untersuchungen laufen mit dem Ausscheidungsurogramm (AUG) ab, überdies findet eine retrograde Darstellung des Harntrakts statt. Die Uroflowmetrie erfasst nichtinvasiv den Abfluss, zusätzlich gibt es Druck-Fluss-Messungen und die Urethrozystoskopie.

- **Therapie**
Pflanzliche Extrakte werden von den Kassen nicht mehr erstattet. Alphablocker haben einen sicheren Nutzen. Beim Einsatz von 5-Alpha-Reduktase-Inhibitoren sinkt nach drei Monaten das Prostatavolumen um 30 %, und der PSA-Wert wird auf die Hälfte gesenkt. Eine Kombination dieser beiden Substanzen ist möglich. Eine TURP ist bei „kleinen" BPH möglich oder auch eine offene Resektion (suprapubisch). Auch zum Einsatz kommen Laserverfahren, Seeds, Mikrowelle und Stents.

- **Das Prostatakarzinom**
Die Inzidenz des Prostatakarzinoms liegt bei Menschen über 75 Jahre bei 1 : 1000. Die Klinik ist initial meist wie bei der BPH. Hämaturie, Hämospermie sind fast pathognomonisch.

16.30 · Urologische Probleme in der Geriatrie

Knochen-Metastasen sind lange Zeit nicht schmerzhaft, Lymphknoten-Metastasen führen zur Nierenstauung. Die Diagnose verläuft palpatorisch und bildgebend sowie über die Ermittlung des PSA-Werts und zehn transrektale Stanzbiopsien transrektal (Gleason-Score).

- **Therapie des Prostata-CAs**

Die radikale Prostatektomie ist bei Alten meist nicht prognoseverbessernd. Bei Patienten über 75 Jahre ist eine Operation oft ohne Einfluss auf die Lebensdauer. Häufig wird bei älteren Patienten das Prinzip „Wait and See" angewendet. Die Seeds-Technik, also die lokale Applikation von Strahlenquellen, scheint günstig zu sein. Bei Metastasen wendet man die Hormonablation und androgenablative Verfahren (Cave: Osteoporose) an. Die Chemotherapie hat keinen großen Stellenwert. Biphosphonate werden bei Knochen-MET prophylaktisch eingesetzt, um die weitere Infiltration zu bremsen. Wichtig sind eine lokale Bestrahlung von Metastasen und eine gute Schmerztherapie.

- **Das Harnblasenkarzinom**

Die Inzidenz bei über 75-Jährigen liegt bei 2 : 10000. Die Raucheranamnese ist fast immer positiv. Haarefärben steigert das Risiko sehr. Das Karzinom findet man zu 70 % im Urothel, 30 % sind muskelinvasiv. Das Leitsymptom ist die schmerzlose Hämaturie. Auch die asymptomatische Harnstauungsniere ist bekannt. Häufige Fehldiagnosen sind Dranginkontinenz und Infektion. Die Diagnose läuft über Sonographie, Urethrocystoskopie, bei muskelinvasiven Tumoren über das Staging mit CT u. a.

Die Therapie des nichtmuskelinvasiven CA verläuft mit wiederholten TUR-B und der Instillation von Chemotherapeutika oder BCG. Die Therapie des muskelinvasiven CA ist sehr individuell. Neben der radikalen Zystektomie und Bestrahlung kommen auch Ileum-Conduit und Ileum-Neoblase in Betracht. Bei Metastasierung kann eine Chemotherapie oder die lokale Bestrahlung in Frage kommen.

Geriatrisches Kodieren

Kapitel 17   Häufigste geriatrische Kodes – 299

Häufigste geriatrische Kodes

17.1 Einleitung – 300

17.2 Allgemeine Kodierrichtlinien – 301

17.3 Spezielle Kodierrichtlinien – 306

17.4 Neubildungen – 310

17.5 Stoffwechsel/Endokrinologie – 311

17.6 Psychische und neurologische Krankheiten – 314

17.7 Krankheiten des Kreislaufsystems – 320

17.8 Krankheiten der Arterien (pAVK) – 323

17.9 Krankheiten des Atmungssystems – 323

17.10 Krankheiten des Verdauungssystems – 326

17.11 Krankheiten der Haut/Unterhaut und Wunden – 330

17.12 Krankheiten des Muskel-Skelett-Systems – 333

17.13 Krankheiten des Urogenitalsystems – 334

17.14 Vergiftungen/äußere Ursachen – 335

17.15 OPS-Kodierung – 337

P. Hien, R. Pilgrim, R. Neubart, Moderne Geriatrie und Akutmedizin
DOI 10.1007/978-3-642-25603-5_17 © Springer-Verlag Berlin Heidelberg 2013

17.1 Einleitung

Nur wenige pflegerelevante ND sind PCCL-wirksam:

Stuhlinkontinenz	R15
Harninkontinenz	R32 (ohne CCL!)
Dauerkatheterwechsel	Z46.6
PEG	Z43xxx

Dekubitalgeschwür	L89.--
Koma nnbz	R40
Krämpfe	R56

Unsachgemäße Ernährung	R63.3
Ernährungsprobleme	R66.3
Nahrungsverweigerung	F50.9
Alimentäre Kachexie	E41
Kachexie	R64.0
Versorgung Kolostoma	Z43.3
Durchfall	K52.9/A09

Senilität	R54
Vaskuläre Demenz	F01.9
Senile Demenz	F03
dement u. verwirrt	F05.1 (F05.8 > F10.2)
Demenz, vaskulär	F01.9 (CT, Carotissono.)
Demenz, senil	F03

Depression	F32.--/F41.--
Aggression	F91.1
Angstanfälle	F51.4
Suizidgedanken	R45.8

Immobilität	R26.3 (besser als Z74.0)
Selbstvernachlässigung	R63.6
Schwindel und Taumel	R42
Presbyakusis	H91.1

Ganz wichtig:

Harnwegsinfekt nnbz	N39.0 „bringt nichts mehr"
differenzierter als Zytitis	(N30.8) oder PN (N10-13)
Stressinkontinenz	N39.48 jetzt statt R32 CCL-wirksam
Reflexinkontinenz	N39.40
Dranginkontinenz	N39.42
Rezidivinkontinenz	N39.47!
Sonstige nnbz	N39.48
Harnverhalt	R33

Schwerhörigkeit	H91.9
Blindheit	H54.0

17.2 Allgemeine Kodierrichtlinien

17.2.1 Abkürzungen

ED	Einweisungsdiagnose
KH	Krankheiten
AD	Aufnahmediagnose
SS	Schwangerschaft
G-CW	deutsch. CW
HD	Hauptdiagnose
VG	Vorgeschichte
RW, RG	Relativgewicht
ND	Nebendiagnosen
MI	Myokardinfarkt
VD	Verdachtsdiagnosen

- **Kodiert wird idealerweise während des Aufenthaltes oder direkt bei Entlassung gemeinsam mit der Briefschreibung. Wichtig ist:**

Womit kam der Patient?	Welcher Auftrag an uns
Welche Beschwerden äußerte er?	Subjektiv
Welche Untersuchungen?	Alle drin?
Welche Diagnosen wurden gestellt?	Alle erfasst?
Welche Nebendiagnosen?	Gesichert? Doku? Ressourcenrelevanz?
Welche Therapie/Medikamente?	Daraus leitet sich auch Einiges ab
Welche Prozeduren und Diagnosen?	Bedingen sich wechselseitig
Konsile?	Auch OPS/ICD einpflegen
Dann Briefschreibung	und parallel/davor/danach Kodierung

- **Argument Komplexpauschale**

Oft kommt das Argument, dass in der Geriatrie doch alles über die Geriatrische Komplexbehandlung geregelt sei. Und die differenzierte Kodierung sei damit nachrangig in der Geriatrie. Das stimmt nicht:

- In der Geriatrie wird nur bei zwei Dritteln der Patienten die Pauschale geltend gemacht.
- Die Geriatrie sieht zunehmend ihre Rolle in der Akutmedizin, also ganzheitliches Erfassen mit Fokus auf akute Erkrankungen.
- Geriatrie wird auch außerhalb der Geriatrie zunehmend bedeutsam und die „Geriatrischen" Kodes sind erlösrelevant.

Sowie:

- Bei Zuverlegungen (krankenhausintern) wird der Erlös anteilig nach der IBLV zugeteilt.
- Die innerbetriebliche Leistungsverrechnung (IBLV) wichtet nach VWD/ICD/OPS und ordnet demnach der Abteilung zu, die entsprechend kodiert.
- Bei einem Drittel der Patienten wird keine Komplexpauschale erreicht, dann werden die Prozeduren und Diagnosen relevant.
- Bei Beatmungspatienten wirkt sich eine Komplexbehandlung negativ aus.

- **Verantwortung**

Die Dokumentation der Diagnosen und Prozeduren liegt in der Verantwortung des behandelnden Arztes.

- **Aufnahmediagnose**

Salopp formuliert: „Warum wurde der Patient bei uns ins Bett gelegt?" Wichtig sind hier die Diagnose, die Verdachtsdiagnose und/oder Symptome, weswegen man aufnimmt.

- **Hauptdiagnose**
- Die Diagnose, die hauptsächlich für die Aufnahme verantwortlich war
- Die Ursache ist letztlich die HD (z. B. Kopf-Sz und ZNS-MET), aber nur, wenn man diese auch „irgendwie" behandelt hat
- Die Festlegung der HD erfolgt nach/bei Entlassung
- Befunde, Vorbefunde, und Befunde im Nachgang (Histo nach E) heranzuziehen
- Sollten zwei HD gleichwertig sein, so Wichtung nach Ressourcenaufwand
- Die AD kann zuletzt ohne Bezug zur HD sein, z. B. Übelkeit und Schmerz mit Verdacht auf Gastritis oder Ulkus, und dann ist es ein Herzinfarkt

- **Hauptdiagnose und IneK**
- Die HD ist im mittelbaren oder unmittelbaren Zusammenhang mit der Aufnahme
- Muss aber nicht bei Aufnahme schon bekannt sein, kann sich erst entwickeln, also initial Übelkeit wird zum MI
- Ein Symptom sollte aber schon in die Richtung deuten
- Patient habe eine Kopfplatzwunde und wird wegen der Synkope aufgenommen, als Ursache stellt sich eine Aortenstenose heraus, dann ist das die HD

Patient kommt in die Urologie zur TUR-Prostata. Leider wird erst am Folgetag auf der Station das Blutbild einer hämatologischen Erkrankung gesehen, nachdem er schon urologisch aufgenommen war:

HD	Prostatahyperplasie
ND	Lymphom/Leukämie/MDS
OPS	geplante OP nicht durchgeführt, u. a. ND/OPS

Aufnahme zur Cholezystektomie. Bei der Einleitung wird abgebrochen wegen einer Lungenembolie, die eine langwierige Behandlung nach sich zieht:

HD	Gallensteine
ND	Lungenembolie
OPS	Geplante OP nicht durchgeführt
	u. a.

- **Nebendiagnosen**

Krankheiten, die gleichzeitig mit der HD bestehen oder die im Laufe des Aufenthaltes hinzukommen.

ND nur angeben, wenn ressourcenrelevant:
- Minimaler Ressourceneinsatz schon rechtfertigend
- Therapie, Diagnostik, Überwachung, Betreuung oder Pflege („… einen spezifischen Aufwand erzeugt haben")
- Ein vor zwei Monaten abgeheiltes Magengeschwür ist beispielsweise nicht anzugeben (außer z. B. anhaltend PPI oder Kontroll-ÖGD und ggf. Biopsien), ebenso kein stattgehabter Insult ohne ressourcenrelevante Residuen (außer in der Pflegedoku ein Mehraufwand)

17.2 · Allgemeine Kodierrichtlinien

- Beinamputation und Pflegeaufwand
- Diätetisch geführter Diabetes, Diätberatung und BZ regelmäßig
- CVI und ASS-Gabe
- ND anzugeben, wenn die Medikation „nur" weitergeführt wird
- Eine Medikation kann 2–3 ND „abdecken"

- **Nebendiagnose versus abnorme Befunde nach IneK**
- Laborkontrollen begründen keine Nebendiagnose
- Aber daraus abgeleitet: Rö, Echo, Sono, Med, Punktion, BZ, RR, O_2 etc., also als relevanten pathologischen Befund „bearbeiten und würdigen"
- In diesem Sinne können auch Symptome ND werden
- Ein Gespräch (als Ressourceneinsatz) muss ausführlich sein und sehr gut dokumentiert

- **Verdachtsdiagnose**

Aufnahmediagnose ist nicht selten eine Verdachtsdiagnose.

Ungesicherter Verdacht	bleibt bis zur Entlassung bestehen.
	Symptom zur HD, wie z. B. präkordialer Schmerz
Verdacht wird behandelt	– dann wird die VD zur HD
	– bei Meningitis oder Pleuritis tuberculosa und Therapie ohne gesicherte Diagnose
	– ST-Hebung und sofortiger Therapie ohne Trop-Anstieg
	– bei Klinik einer PcP, seronegativ, und Therapie
	– 30 % der Pneumonien initial-Rö-negativ (CT-positiv), u. a.
Verlegung	Verdachtsdiagnose ist Hauptdiagnose

Erweist sich diese Diagnose im zweiten Krankenhaus nach Untersuchungen als unrichtig, so darf, nach den DKR, die „Verdachts-Verlegungs-Diagnose" nicht nachträglich geändert werden. Beispiel Verlegungsdiagnose Meningitis bestätigt sich nicht, bedeutet, dass das verlegende Krankenhaus 1 die Meningitis kodiert und das Krankenhaus 2 die Hauptdiagnose z. B. Kopfschmerz nimmt.

- **Kombinationsschlüssel**
- - **Beispiele für Kombinationsschlüssel**

I70.24	*Atherosklerose mit Gangrän*
E05.0	*Hyperthyreose mit toxischem solitären Schilddrüsenknoten*
I11.0	*Hypertensive Herzkrankheit mit kongestiver Herzinsuffizienz*
I12.0	*Hypertensive Nierenkrankheit mit Niereninsuffizienz (NI muss noch dazu)*
I13.2	*Hypertensive Herz- und Nierenkrankheit mit kongestiver Insuffizienz*
K35.32	*Akute Appendizits mit Peritonealabszess*

- - **Beispiel: Akute Appendizitis mit diffuser Peritonitis**

Richtig	HD	K35.2	*Akute Appendizitis mit diffuser Peritonitis*
Falsch	HD	K35.9	*Akute Appendizitis n.n.bz*
	ND	K65.0	*Akute Peritonitis*

- - **Beispiel: Arteriosklerose mit Gangrän**

Richtig	HD	I70.24	*Atherosklerose der Extremitäten mit Gangrän*
Falsch	HD	I70.20	*Atherosklerose der Extremitätenarterien n. n. bz.*
	ND	R02	*Gangrän andernorts nicht klassifiziert*

- **Rest- oder Folgezustände**

Rest- oder Folgezustände beschreiben Defektheilungen. Also Hemiplegie bei „altem" Schlaganfall, Lungenvernarbung mit Hypoxie nach Tuberkulose, die schon Jahrzehnte abgeheilt zurückliegt. Pflegeaufwand dokumentieren.

▪▪ **Beispiele**

H54.7	n. n. bz. Visusverlust	
B94.0	*Folgezustand* des Trachoms	
G83.2	Monoplegie einer oberen Extremität	
B91	*Folgezustand* einer Poliomyelitis	

▪▪ **Beispiel: Einweisung zur PEG**

HD	R13	Dyshagie
ND	I69.4	Folge eines Insultes plus andere Residuen?
OPS	5-431.2	PEG-Anlage
	1-632	ÖGD

Aber daraus machen wir meist eine HD I67.88 mit Logopädie und Schlucktraining, ebenso Schluckdiagnostik mit der OPS 1-613 und möglichst keine PEG.

- **Akuter Schub bei bekannter chronischer Erkrankung**

Der akute Schub ist HD, die bekannte chronische Pankreatitis ist ND.

▪▪ **Beispiel: akute Pankreatitis**

HD	K85	akute Pankreatitis
ND	K86.1	sonstige chronische Pankreatitis

- **Hauptdiagnose bei Verlegung und Rückverlegung**

Bei Verlegung wird die Verlegungsdiagnose angegeben, die eventuell auch eine Verdachtsdiagnose sein kann. Bei Entlassung nach Rückverlegung werden beide Aufenthalte zusammengefasst, soll heißen, dass nur eine DRG abgerechnet wird. Das entlassende Krankenhaus gibt die Prozeduren des spezialisierten Zentrums nicht an, beschreibt aber den „Zustand nach …" oder das „Vorhandensein von …". Beide Kliniken geben je eine DRG zur Abrechnung.

▪▪ **Abrechnungsbeispiel zweier Kliniken**

Krankenhaus A 1. Aufenthalt:	Hauptdiagnose:	Instabile Angina pectoris
Also Aufnahme	Nebendiagnose:	Atherosklerotische Herzkrankheit
	Verlauf:	persistierende Symptomatik
	Plan:	Verlegung zur Koronarangiographie
Krankenhaus B:	Hauptdiagnose:	Myokardinfarkt
Also zwischendrin	Nebendiagnose:	Atherosklerotische Herzkrankheit
	OPS	Koronarangiographie, ACVB
Krankenhaus A 2. Aufenthalt:	Entlassdiagnose:	Myokardinfarkt
Also Entlassung	Nebendiagnose:	Atherosklerotische Herzkrankheit
	OPS	Vorhandensein eines ACVB

17.2 · Allgemeine Kodierrichtlinien

- **Mehrfachkodierung – meist Kreuz-Stern**

Kreuz-Stern-System: Mit Stern sind die ND markiert, der Kreuzkode ist der Primär- oder Ätiologiekode, der Stern-Kode ist der Sekundär- oder Manifestationskode. Der Stern-Kode zeigt immer eine ND an.

- **Beispiel Diabetes mellitus**

HD	E10.75+	Dm mit multiplen Komplikationen (bei diab. Fuß)
ND	I79.2*	pAVK bei andernorts klassifizierten KH
	N08.3*	glomeruläre Krankheiten bei Dm
	G63.2*	diabetische Polyneuropathie
	M14.6*	neuropathische Arthropathie bei Dm
	I70.23	Atherosklerose mit Ulzeration
	L02.4	Hautabszess
	B95.6!	Staph. aureus als Erreger (s.u.B95–97)

Falls es zum Stern-Kode keinen dezidiert aufgeführten Kreuz-Kode gibt, so wird die Grund-KH mit Kreuz markiert. z. B. Mamma-CA+ mit Pleuraerguss*.

- **Beispiel: Pleuraerguss**

HD	C50.4	Mamma-CA (kriegt nachträglich das + verpasst)
ND	J91*	Pleuraerguss (aber als met. Tumor C78.-- zu kodieren)
OPS		Thoraxdrainage
		Pleurodese

- **Kodes mit Ausrufezeichen sind stets ND**

B95.-!	Streptokokken/Staphylokokkeninfektionen
B96.-!	sonstige Bakterien als Ursache von andernorts klassifizierten Erkrankungen (z. B. Aktinomykose)
B97.-!	Viren als Ursache von andernorts klassifizierten Krankheiten
U69.10!	
U69.00!	Nosokomiale Pneumonie
U80.-!	Antibiotikaresistenzen, die besondere therapeutische oder hygienische Maßnahmen erfordern
U81!	Multiresistente Keime
V & Y-Kodes	Äußere Ursachen, Unfälle etc.

Wenn wir einen Keim bestimmt haben, unbedingt Eingabe, oft PCCL-wirksam.

- **U69.00! (nosokomiale Pneumonie) und IneK:**
- \> 48 h nach Aufnahme
- im Rö Infiltrat, Verdichtung, Kavitation, Erguss sowie mindestens eines der folgenden:
  - Fieber > 38,5°
  - Leukos < 4000 oder > 12000
  - Verwirrung bei > 70 Lj

- Sowie mindestens zwei folgende:
  - Sputumveränderung
  - neu Husten, Dyspnoe, Tachypnoe
  - RGs oder bronchiale AG
  - Verschlechterung des Gasaustauschs

17.3 Spezielle Kodierrichtlinien

17.3.1 Bestimmte infektiöse und parasitäre Erkrankungen

8-987.-- Komplexbehandlung bei Besiedelung oder Infektion mit MRE stets zusätzlich Kode aus U80.-! bis U85!
Doku, Pflege und Kriterien der Isolation, siehe OPS 2010

Z11	besondere bakt. Untersuchungen
Z22.3	Keimträger, u. a. MRSA, auch der Verdacht
Z29.0	Isolierung bei MRSA, Agranulozytose, Noro etc.
B95-97	die Keime beschreiben

▪▪ Beispiele

Verdacht auf MRSA:	Z11 und Z29
Asymptomatischer Träger:	Z22.3
	U80.0!
	Z29.0
	OPS 8-987.-- bei Erfüllung der Mindestmerkmale
Amputationsstumpf	T87.4
und MRSA:	B95.6! ist der Staph. aureus
	U80.0! die MRE
	Z29.0
	OPS 8-987.--
Pneumonie und MRSA:	J15.2
	U80.-!
	Z29.0
	OPS 8-987.--

Harnwegsinfekt:	N39.0	seit 2008 nicht CCL-wirksam
deshalb:	N34.1	Urethritis
	N30.0	Zystitis
	N10	PN
	T83.5	Katheterinfektionen
	sowie Erreger aus B95 – 97, z. B. E.coli B96.2!, Strptos B95.1!	

- **Definition von SIRS und Sepsis**

SIRS-Kriterien:
– Temperatur > 38° oder < 36°
– Herzfrequenz > 90/min
– Atemfrequenz > 20/min (PCO$_2$ < 4,3)
– Leukozyten > 12000/mm³ oder < 4000/mm³
(> 10 % unreife Leukozyten)

Sepsis:
– SIRS plus
– nachgewiesene Infektion
– oder vermutete Infektion
– schwer bei Organdysfunktion

Organdysfunktion bei schwerer Sepsis:
- Hypotension < 90/70 mmHg
- Katecholamineinsatz
- Respiratorische Insuffizienz unter 10 kPa (s. a. Nomogramme)
- Azidose BE – 5 mmol/l
- Verwirrung und Bewusstseinsstörungen (Enzephalopathie), Niere (Ausscheidung unter 0,5 ml/kg/h oder Krea > 200 % NB

17.3 · Spezielle Kodierrichtlinien

A41.9 beschreibt nicht mehr den septischen Schock, das ist nun die R57.2.
Sepsis bei **positiver BK** und 2 SIRS-Kriterien.
Bei **negativer BK** sind allerdings alle 4 Kriterien erforderlich.
Bei **Organkomplikationen** auch nur 2 SIRS-Kriterien.

Procalcitonin wird vom MdK (noch) nicht akzeptiert, aber siehe Sepsis-LL 2010:

< 0,005 ng/ml	Norm
< 0,5	unser NW
0,5–2	leichte bis mäßige systemische Entzündung
2–10	schwere systemische Entzündungsreaktion, hohes Risiko
> 10	hohes Mortalitätsrisiko

bei Ausschluss anderer Ursachen, bei Klinik einer Sepsis ist PCT schon ein Kriterium
(DD PCT: Vaskulitis, Rheumaschub, Metastasierung, etc.)

SIRS-Kode angeben:

R65.0!	infektiös ohne Komplikationen
R65.1!	infektiös mit Organkomplikationen
R65.2!	nichtinfektiös ohne K.
R65.3!	nichtinfektiös mit K.
R65.9!	n. n. bz.

17.3.2 SIRS und Leitlinien

Nachweis der Kriterien einschließlich der Organkomplikationen muss im Einzelfall unter Würdigung ggf. anderer, gleichzeitig bestehender Krankheitszustände bewertet werden.

Voraussetzung für ein SIRS **infektiöser** Genese ist immer die Diagnose einer Infektion über den mikrobiologischen Nachweis oder durch klinische Kriterien.

SIRS **infektiöser** Genese **ohne** Organkomplikationen, folgende Faktoren:

Abnahme von mindestens zwei Blutkulturen

1. Negative Blutkultur:
   - Fieber (≥ 38,0 °C) oder Hypothermie (< 36,0 °C, rektal)
   - Herzfrequenz ≥ 90/min
   - Tachypnoe ≥ 20/min) oder Hyperventilation ($PaCO_2$ =< 4,3 kPa bzw. 33 mmHg)
   - Leukozytose ≥ 12.000/mm oder =< 4.000/mm^3) oder ≥ 10 % unreife Neutrophile

2. Positive Blutkultur:
   - und 2 der obigen 4 Kriterien

Für das Vorliegen eines SIRS **infektiöser** Genese **mit** Organkomplikation(en) müssen mindestens zwei der vier Kriterien erfüllt sein. Bei negativer BK reichen auch „nur" 2 dieser SIRS-Kriterien, diesbezüglich Angabe gilt, dass einer dieser Organfunktionsausfälle oder die Kombination aus mehreren Organfunktionsausfällen lebensbedrohlich ist:

17.3.3 Organkomplikationen bei schwerer Sepsis

Enzephalopathie: Eingeschränkte Vigilanz, Desorientiertheit, Unruhe, Delirium

Arterielle Hypotension, Schock: RR < 90 mmHg > 1 h, trotz adäquater Volumenzufuhr; andere Schockursachen ausgeschlossen. Oder Einsatz von Vasopressoren.

Relative oder absolute Thrombozytopenie: Abfall der Thrombozyten > 30 % < 24 h oder Thrombozytenzahl 100000/mm^3 od. weniger. Eine Thrombozytopenie durch akute Blutung muss ausgeschlossen sein.

Arterielle Hypoxämie: PaO$_2$ < 10 kPa (75 mmHg) unter Raumluft oder ein PaO$_2$/FiO$_2$-Abfall (> 3-mal SBH und Doku O$_2$-Gabe). Manifeste Herz- oder Lungenerkrankung muss als führende Ursache ausgeschlossen sein.

Renale Dysfunktion: Diurese < 0.5 ml/kg/h > 2 h trotz Volumensubstitution und/oder Anstieg Kreatinins > 2-mal NB

Metabolische Azidose: Base Excess ≤ 5 mmol/l oder Laktat > 1,5-fach

Ursache der Sepsis ist ND (außer in der Geburtshilfe):

T80.2	Infektion nach Infusion, Transfusion, Injektion
T81.4	Infekt nach Operationen, Eingriffe
T82.6	Infekt durch/der Herzklappenprothesen
T82.7	Geräte, Implantate, z. B. in den Gefäßen
T83.5	w. o. im Harntrakt
T83.6	w. o. im Genitaltrakt
T84.5	Gelenkprothesen
T84.6	Osteosynthesevorrichtungen
T84.7	Endoprothesen, Implantate, Transplantate
T85.7	sonstige Implantate, Prothesen, Transplantate

▪▪ **Ein Beispiel: Sepsis durch Endokarditis nach Klappenersatz**

AD	A41.9	Sepsis
HD	A40.0	Sepsis durch Streptokokken der Gruppe A
ND	T82.6	Infektion durch eine Herzklappenprothese
	R65.–	
	Z92.1	OAK

▪▪ **Sepsis bei Neutropenie oder Urosepsis**

Bei Neutropenie				
HD	Sepsis			
ND	Agranulozytose		RG	1,126
	SIRS			
Bei Urosepsis				
HD	Sepsis	auch die Urosepsis nach Erreger kodieren		
ND	Harnwegsinfekt	PCCL = 3	RG	1,126
	SIRS			
plus ND	E14.50 D.m.-Kompl.	PCCL = 4	RG	1,818

17.3 · Spezielle Kodierrichtlinien

Beispiel Urosepsis:

HD	A41.52	Pseudomonas-Sepsis
ND	N39.0	Harnwegsinfekt
	R65.--	SIRS
	G30.0+	präsenile Alzheimer-KH
	F00.0*	Demenz bei präsenilem Alzheimer
	E86	Exsikkose, Volumenmangel
OPS	8-831.0	Anlage ZVK

▪▪ Sepsis bei Agranulozytose durch NSAID

HD	A40.0	Sepsis durch Streptokokken A
ND	D70…	Agranulozytose (D70.1 arzneimittelinduziert)
	R65.--	SIRS
	K13.7	Läsionen der Mundschleimhaut
	M06.99	rheumatoide Arthritis
	Y57.9!	Komplikation durch Arzneimittel

▪▪ Virushepatitis
Kode aus B15–B19 Virushepatitis

	Z22.5	bei Keimträgern der Virushepatitis
	B17.9	für alle unspezifischen Virushepatitiden, begleitend

▪▪ Fieber unklarer Genese – Verdacht auf Pneumonie

AD	R50.9	Fieber unklarer Genese
HD	J18.9	Pneumonie, n. n. bz.
ND	E86	Exsikkose, Volumenmangel
	F03:	nnbz Demenz

Der alte Patient wird oft mit Fieber, Exsikkose und Zustandsverschlechterung sowie „Klinik" einer Pneumonie eingewiesen. Drei Möglichkeiten können vorliegen:
1. Pneumonie radiologisch nicht gesichert, aber Klinik (Atemnot, Husten, Auskultation etc.). Pneumonie Verdachtsdiagnose und behandelt. Damit ist J18.9 „… Pneumonie, nnbz" die Hauptdiagnose.
2. Gäbe es ein Infiltrat stünde ein speziellerer Schlüssel zur Verfügung.
3. Würde man ohne die Verdachtsdiagnose behandeln, wäre Infektionskrankheit, Fieber oder Exsikkose die HD.

B99 „… Infektionskrankheit n. n. bz." geht, wenn Labor und Klinik sowie Erfolg unter Antibiose für eine bakterielle Infektion sprechen.

R50.9 „… Fieber unklarer Genese" wird genommen, wenn keine Genese und kein Hinweis für einen Infekt vorliegen. (Anmerkung: Fieber unklarer Genese kann durch Atelektasen, Medikamente, Rheuma, Neoplasie, Exsikkose bedingt sein). Da muss aber viel Diagnostik laufen und keine AB-Gabe.

▪▪ Beispiele

HD	N39.0	J18.9	B99	R50.9
ND	F03	F03	F03	F03
	E86	E86	E86	E86
CW	0,50	0,89	0,79	1,00

Fieber unklarer Genese ist also was ganz seltenes. Meist ist sowas Rheuma oder eine Endokarditis oder ein protrahierter Virusinfekt. Sobald man ex juvantibus ein Antibiotikum einsetzt ist es die Verdachtsdiagnose bakterieller Infekt mit Therapie.

17.4 Neubildungen

Aufnahme wegen:

Diagnostik/Therapie	HD Malignom (bis Therapie und Nachsorge beendet)
Rezidiv	HD Malignom
Metastase führend	HD Metastase
mehrere Malignome	nach Ressourceneinsatz kodieren

Anmerkung: Ist eine Komplikation Grund der Aufnahme, so ist diese die Hauptdiagnose. Klassisches und oft angeführtes Beispiel ist der Krampfanfall bei ZNS-Filiae. Praktisch wird dies seltenst ein isoliertes Problem sein, sondern vergesellschaftet mit einem fortgeschrittenen Tumorleiden mit all den bekannten Problemen (Infusionen, Schmerztherapie, Pflege, Sauerstoffgabe). Entsprechend wird in der Regel das fortgeschrittene Tumorleiden die Hauptdiagnose sein. Hier sind die unterschiedlichen Erlöse zu prüfen.

Chemotherapie nach OP-KRK, wegen Metastasen, dann bleibt das Npl die HD, weil in direkter Folge!

▪▪ Beispiel für eine Kreuz-Stern-Notation bei Tumoren

HD	C79.5+	Sekundäre bösartige Neubildung des Knochens
ND	M49.56*	Wirbelkörperkompression bei anderenorts klassifizierten KH
ND	C61	bösartige Neubildung der Prostata:
	G81 ff	Folgezustände, wie u. a. Paresen bedenken

Anmerkung: Die Metastase eines Prostatakarzinoms führte im genannten Beispiel zur Wirbelkanalkompression mit Parese. Damit müsste die Wirbelkörperkompression die HD. sein, wenn sie keine Sterndiagnose wäre (Ausnahmeregelung).

Ganz grundsätzlich, wie oben ausgeführt, dürfte die isolierte Komplikation selten die alleinige Ursache bei fortgeschrittenem Tumorleiden sein. Was führend ist, bleibt stets dem Urteil des Klinikers, der Dokumentation, dem Ressourceneinsatz und der Formulierung im Brief überlassen.

▪▪ Weitere Beispiele für Sternnotationen bei Neoplasien

D63.0*	Anämie bei Neubildungen
G13.0*	Paraneoplastische Neuropathie
M82.0_*	Osteoporose bei Plasmozytom (z. B. C90.0+)
M90.7_*	Knochenfraktur bei Neubildungen
J91*	Pleuraerguss bei anderenorts klass. Krankheiten (z. B. J18.0+)

▪▪ Beispiel: stenosierendes, metastasierendes Kolonkarzinom

HD	C18.4+	Kolon-CA, transversum
ND	D63.0*	Anämie bei Neubildung
	I10	Hypertonie
	E87.6	Hypokaliämie
	K56.6	Ileus
	---	Geriatrisch-internistische ND

17.5 · Stoffwechsel/Endokrinologie

OPS	8-800.c*	3 Erythrozytenkonzentrate
	3-225	Abdomen-CT mit KM
	5-455.61	Kolonteilresektion
	5-399.5	Portimplantation
	8-550.--	geriatrische Komplexbehandlung

▪▪ Beispiel: Kolon-CA in der Vorgeschichte

HD	G20	M. Parkinson
ND	Z43.3	Versorgung Kolostoma (oder nur Z93.3 Vorhandensein)
	Z85.0	Neubildung Verdauungsorgane in der Eigenanamnese

Anmerkung: Der Tumor in der Vorgeschichte wird nur kodiert, wenn er Relevanz hat. Hier ist es relevant durch die notwendige Versorgung des Kolostomas. Eine Begründung zur Angabe dieser ND könnte aber auch eine Sonographie und 3-mal Hämoccult bei grenzwertiger Anämie sein. Beide Z-Kodes sind nicht PCCL-wirksam, beeinflussen den Erlös nicht. Wenn nur der Beutel gewechselt wird wäre theoretisch nur Z93.3 anzugeben.

17.5 Stoffwechsel/Endokrinologie

17.5.1 Diabetes mellitus

Beachte:
- Meist E10.– oder E11.–, also Typ-1 oder Typ-2
- 5. Stelle beachten: Kodes 1/3/5 entgleist und 0/2/4 nicht entgleist
- Wundtoilette als OPS angeben (5-893 bis 5-894.-!!)

BZ entgleist versus nicht entgleist: Beeinflusst den Erlös nicht immer, aber meist. Individuelles Therapieziel ist wie definiert?
- Eine ausreichende BZ-Einstellung für einen Demenz-Patienten
- Kann eine Katastrophe für einen jungen Typ-1-Diabetiker sein.
- Ist/war eine Anpassung/Steigerung/Intensivierung der Therapie erforderlich (z. B. „Glätten" bei starken Schwankungen, Umstellung usw.)?
- Sind/waren entsprechende Doku/BZ-TPe/Diagnostik/Kontrollen erforderlich?
- Symptomatische Entgleisung (Koma, Hypoglykämie, Sehstörungen, Schwäche)?

Inek sagt zum Thema „Entgleist versus nicht entgleist":
- Nicht der Aufnahme-BZ, sondern der ganze Verlauf zu betrachten
- Ketonkörper i. U. und BZ > 200 mg % (> 11,1 mmol)
- BZ im Durchschnitt > 11,1 mmol/l oder mindestens 1-mal > 13,9 mmol/l (Wir meinen, der Nü-BZ oder präprandiale BZ wäre auch zu bedenken)
- Mindestens eine schwere Hypoglykämie mit Bedarf an Fremdhilfe
- Oder eine leichte Hypoglykämie mit BZ < 60 mg % (< 3,33 mmol/l)
- HbA1c > 8 %

Nach MdK-Kommentar der DKR-2010 sei der Diabetes entgleist, wenn:
- mindestens 3-mal täglich BZ-Kontrolle, weil Hypoglykämie unter 2,775 mmol/l – und das rezivierend
- Hyperglykämie als stark schwankend über 5,55 mmol/l Differenz

- HbA1c > 10
- mindestens 3-mal über 16,65 mmol/l
- bei Werten unter 16,65 mmol/l mit Nachspritzen

Das ist natürlich alles falsch:
- Eine Hypoglykämie ist nicht an einen fixen Wert gebunden
- Ein normnah geführter BZ sollte unter 11,1 mmol/l bleiben
- HbA1c ist über 7 schon erhöht
- MdK-Vorgaben sind ohne rechtliche Bindung
- Beispielsweise werden Hypos unter 60 mg % oder bei Symptomatik definiert

Diabetes mellitus „entgleist" bzw. „nicht entgleist"

Entgleisung immer kodieren bei Koma, Ketoazidose oder Hypoglykämie mit Bewusstlosigkeit und außerdem, wenn
1. rezidivierende (an mehreren Tagen) Hypoglykämien ≤ 60 mg/dl bzw. bei höheren Werten und Hyposymptome auftreten,
2. stark schwankende BZ-Werte (Unterschied z. B. 100 mg/dl mit mindestens dreimal täglichen BZ-Kontrollen und Therapieanpassung) auftreten (u. a. Nachspritzen),
3. HbA1c-Werte > 7,3 % (bedingt stationär) nicht innerhalb von 6 Monaten in einer ambulanten, diabetologisch qualifizierten Einrichtung gebessert sind,
4. mindestens dreimal Werte > 250 mg/dl mit mehrfacher Therapieanpassung auftreten (auch individuelle Therapieziele bedenken, also normnahe versus ausreichend, und nüchtern/präprandial versus postprandial [analog oGTT]),
5. Werte unter 250 mg/dl zu messen sind (aufwändiges Management mit an mehreren Tagen mehr als dreimal täglich Kontrollen und dokumentiertem Nachspritzen von Insulin).

Noch einmal: Wir meinen, dass die Normwerte für den Nü-BZ bzw. den präprandialen BZ auch zu bedenken sind. Die sind nicht nämlich ganz oft überhöht und werden zu wenig beachtet.

 Beispiele für die vierte Stelle bei Diabetes-Kodes

Kode	Bedeutung	Kode	Bedeutung
E--.01	Koma		
E--.11	Ketoazidose		
---.2x	mit Nierenkomplik.	N08.3*	Nephropathie
		N18.0	terminale Niereninsuffizienz (kein Sternkode)
---.3x	mit Augenkomplik.	H28.0*	Katarakt
		H36.0*	Retinopathie
		H54.2	Sehschwäche beider Augen
---.4x	mit neurolog. Komplik.	G99.0*	autonome Neuropathie
		G59.0*	Mononeuropathie
		G63.2*	Polyneuropathie
---.5x	mit pAVK	I79.2*	per. diab AVK
		I70.23	pAVK mit Gangrän oder Ulkus (PCCL!!)
---.6x	sonstige Komplikationen	M14.2*	diabet. Arthropathie
		M14.6*	neuropath. Arthropathie
			Hypoglykämie +/– Koma, also z. B. E11.61
			plus Aufnahme „nur" wegen Entgleisung
---.7x	multiple Komplikationen oder Diabetisches Fußsyndrom		
---.8x	wichtig – das Herz		KHK, MI, Herzinsuffizienz
---.9x	möglichst vermeiden		

17.5 · Stoffwechsel/Endokrinologie

Und ganz neu an dieser fünften Stelle:

0	nicht entgleist	für alle außer Kategorie 7
1	entgleist	
2	multiple Komplikationen plus nicht-entgleist	gelten für Kategorie 7
3	multiple Komplikationen plus entgleist	
4	Diabetisches Fußsyndrom plus nicht-entgleist	
5	Diabetisches Fußsyndrom plus entgleist	

▪▪ Ein Beispiel: Entgleister Diabetes mit multiplen Komplikationen

HD	E10.73+	Dm1 entgleist mit multiplen Komplikationen
ND	I79.2*	pAVK bei andernorts klassifizierten Krankheiten
	H36.0*	Retinopathia diabetica
	N08.3*	Glomeruläre Krankheit bei Dm

▪▪ Beispiel: Diabetes, Raucher, Bypass - Diabetes als Hauptursache der AVK

HD	E11.50+	Dm2 mit pAVK nicht entgleist
ND	I79.2*	periphere Angiopathie bei anderenorts klass. KH
	I70.22	pAVK mit Ruheschmerzen (ab I70.23 steigt der PCCL!!)
	I10.00	essentielle Hypertonie
	F17.1	schädlicher Gebrauch von Tabak
	---	Geriatrisch-internistische Diagnosen
OPS	5-393.42	Bypass-Op
	5-930.4	alloplastisches Transplantat
	8-550.--	geriatr. Komplexbehandlung

Ganz wichtig – der Diabetische Fuß:

AD	E10.74	Dm mit multiplen Komplikationen & Diabetischer Fuß
HD	E10.75+	entgleister Dm 2 mit multiplen Komplikationen
ND	G63.2*	diabetische Polyneuropathie
	I79.2*	pAVK bei andernorts klassifizierten Krankheiten
	I70.23	Atherosklerose der Extremitätenarterien mit Ulzerationen
	L02.4	Hautabszess, Furunkel, Karbunkel an Extremitäten
	L03.11	Phlegmone an der unteren Extremität
	B95.6!	Stap. aureus als Ursache andernorts klassifizierter KH
	M14.6*	Neuropathische Arthropathie
	I70.21	AVK mit intermitt. Hinken
	G99.0*	autonome Neuropathie bei endokrinen Stoffwechsel-KH
	M20.1	Hallux valgus (erworben)
	Z89.4	frühere Amputationen
	L89	Dekubitus
	L97	Ulcus cruris (nicht venös)
OPS	1-205	Elektromyographie (EMG)
	1-206	Neurographie (NLG)
	5-893.0g	Chirurgische Wundtoilette und Entfernung von erkranktem Gewebe an Haut/Unterhaut, kleinflächig, Fuß (= scharfer Löffel) erfordert so etwas wie einen OP-Bericht!!!

Der Diabetische Fuß ist in etwa 20 % der Fälle atherosklerotisch bedingt, in 30 % der Fälle neuropathisch und in 50 % der Fälle bei fortgeschrittenem Dm durch beide Ursachen bedingt.

Mal perforans:

- Ulzera an Druckstellen
- ständiger Druck führt zur Mangelperfusion = Mal perforans, diese infizieren sich
- Fehlbelastung und trophische Störungen führen zu Fissuren an der Haut und am Knochen – Letzteres zu Einbrüchen des Fußgewölbes.

5-894.0g Chirurgische Wundtoilette:

- Der scharfe Löffel ist nach DRG ein ganz wichtiges therapeutisches Instrument
- Er wirkt sich im CW deutlich aus.
- Die Wundtoilette ist ein ganz wesentlicher therapeutischer Faktor.
- Muss aber sauber dokumentiert sein, inkl. „OP-Bericht".

Neu und wichtig: Kategorie 6 – sonstige Komplikationen:

An der vierten Stelle --.6-, wenn „nur" die Entgleisung des Diabetes Aufnahmegrund ist und andere Komplikationen noch nicht bestehen oder im Verlauf unbeachtet bleiben (kein Ressourceneinsatz).

- **Beispiel: Aufnahme wg. Entgleisung, NP „nur" ND (behdlt mit ACE-H)**
  HD   E10.61+
  ND   N08.3*

Als Nebendiagnose aber spezifischer:

HD   J44.99
ND   J96.00
ND   E10.21+   also Diabetes mit Nierenkomplikation
      N08.3*   die Nephropathie

Bei der ND wird die Organkomplikation bedacht, auch wenn diese nicht Grund der Einweisung war.
Für die HD ginge der Nierenkode nicht, weil Patient ja deswegen in der Regel nicht kam, dies nur eine Spätkomplikation ist und die Entgleisung führend ist, also z. B. E11.61.

17.6 Psychische und neurologische Krankheiten

17.6.1 Depression

Ist gebunden an die Diagnosekriterien, siehe unter F32.--. Eine depressive Episode wird mit mindestens 2 Wochen angegeben. Ein psychiatrisches Konsil wäre gut. Bei einer berechtigten Verdachtsdiagnose (mit sehr guter Dokumentation der Diagnosekriterien) ist eine therapeutische Konsequenz gefordert (SSRI o. Ä.).

Folgen Alzheimer, analog Diabetes, mit kodieren

HD   G30.1+   Alzheimer-Krankheit
ND   F.00.1*   Demenz bei Alzheimer-Krankheit

17.6.2 Alzheimer-Krankheit

G30.0	mit frühem Beginn vor dem 65. Lj., präsenil
G30.1	mit spätem Beginn nach dem 65. Lj.
G30.9	Alzheimer-Krankheit, n. n. bz. (vermeiden)

Demenz bei Alzheimer-Krankheit

F00.0*	w.o. bei frühem Beginn, präsenil
F00.1*	w.o. bei spätem Beginn
F00.2*	atypische oder gemischte Form
F00.9*	n. n. bz. (vermeiden)
DD:	
F01.3	vaskuläre Demenz kortikal und subkortikal gemischt
F01.1	Multiinfarktsyndrom
I67.3	Morbus Binswanger (schwere CMAP, CT-Diagnose)
I67.88	chron. zerebrovaskulär (CT-Sicherung, siehe auch Vorbefunde)

Alzheimer-Patienten mit Pneumonie

HD	J18.9	Pneumonie		
ND	G30.1+	Alzheimer		
	F00.1*	plus Demenz	PCCL bis 3	mit RG 0,8
	Plus J96.1, R15 o. Ä.		PCCl 4	mit RG 1,2

Aufnahme wegen Verwirrung – Diagnose Morbus Alzheimer

HD	G30.0+	Alzheimer-Krankheit mit frühem Beginn
ND	F00.0*	Demenz bei M. Alzheimer mit frühem Beginn
sowie	F05.1	Delir bei Demenz (F05.0 Delir ohne Demenz)

Aufnahme wegen schwergradiger Exsikkose – bekannter Morbus Alzheimer

HD	E86	Volumenmangel
ND	G30.1+	Alzheimer-KH mit spätem Beginn
	F.00.1*	Demenz bei M. Alzheimer mit spätem Beginn

Obwohl: Da ist die Schluckstörung und Inappetenz sowie die Ursache zu benennen und zu behandeln – und dann wird die Ursache zur HD, also Alzheimer oder so etwas wie I6788 zur HD und der CW steigt. Zudem Logopädie und Schluckdiagnostik.

Kodes für psychotrope Substanzen:

F10.-	Alkohol
F11.-	Opiode
F13.-	Sedativa, Hypnotika
F17.-	Tabak
F18.-	flüchtige Lösungsmittel
F.....0	akute Intoxikation
F.....1	schädlicher Gebrauch (z. B. exazerbierte COPD und weiter geraucht)
F.....2	Abhängigkeitssyndrom (Mehraufwand für Pflege, Ärzte, s. u.)
F.....3	Entzugssyndrom
F.....4	Entzug mit Delir
F.....5	psychotische Störung

Akuter Alkoholrausch bei bekannter Alkoholabhängigkeit

HD	F10.0	akuter Rausch
ND	F10.2	psychische und Verhaltensstörungen – Abhängigkeitssyndrom

Anmerkung: Hier können wichtig sein und erlösrelevant:

R40.0	Somnolenz
R40.1	Stupor
G40.5	Krampfanfall
T17.--	Aspiration von Erbrochenem

Aufnahme zum geplanten Alkoholentzug, nachfolgend Entzugssyndrom:

HD	F10.2	Abhängigkeitssyndrom
ND	F10.3	Alkoholentzugssyndrom oder F10.4 mit Delir

Anmerkung zum Abhängigkeitssyndrom als ND:
- Verlangen,
- Konsum nicht kontrolliert und Gebrauch trotz schädlicher Folgen,
- Missbrauch hat Vorrang vor Pflichten,
- zudem Toleranzentwicklung und manchmal Entzugssymptome.

Das ist also nachvollziehbar zu dokumentieren mit Ressourceneinsatz, wie Gabe von Faustan, Delir, ausführliche Gespräche, Suche bei Abwesenheit zum Rauchen u. Ä.

▪▪ Akute Pankreatitis bei einem Alkoholiker

HD	K85	Akute Pankreatitis
ND	F10.2, evtl. F10.4	Alkohol-Abhängigkeitssyndrom

17.6.3 Schlaganfall

Akuter Insult	meist I63.3 (thrombotisch) oder I63.4 (embolisch)
Alt mit Residuen	meist I69.3
intrazerebr. Blutung	I61.-
Z.n. ohne Residuen	Z86.7 (i. d. R. nicht kodieren)
nicht verwenden: I64	Insult o. n. A., ohne Blutung und ohne Infarkt (?)

Schlaganfall und TIA

TIA ist reversibel < 24 h, also vorübergehende Symptome, aber: falls im MRT oder CT ein Korrelat, dann Kodierung des Insultes.
I65 und I66 (Verschluss ohne Infarkt) bei Behandlung, also Lyse und Stroke unit, wobei hier meist Residuen sind und der Schlaganfall HD ist/bleibt.
OPS 8-981 Neurologische Komplexbehandlung – Stroke unit.
OPS 8-98b ist die internistische Stroke unit.
Statt TIA-Kode kann I67.88 besser sein.

Häufige Folgen eines Schlaganfalles

Folgen	akute/chronische Ausfälle/Residuen angeben
Bewusstseinsstörung	Benommenheit, Somnolenz, Sopor, Koma
Hemiplegie	G81.9
schlaffe Hemiplegie	G81.0

17.6 · Psychische und neurologische Krankheiten

spastische Hemipl.	G81.1		
Ataxie	R27.0		
Apraxie	R48.2		
Neglect	R29.5		
Dysphagie	R13.--	differenzieren	
Dysarthrie	R47.1		
Aphasie	R47.0		
Dekubitus	L89.--	differenzieren	
Stuhlinkontinenz	R15		
resp. Insuffizienz	J96.0/1		
PEG	5-431.2		
PEG	PEG plus	vorher ÖGD- 1-632 eingeben	

▪▪ Beispiel: Patient mit „altem" Insult, Aufnahme wg. Pneumonie

HD	J18.9	Pneumonie			
ND plus	I69.3	Residuen n. Insult	PCCL = 3	RG	0,81
ND	G81.9	Hemiplegie			
	R15	Stuhlinkontinenz			
	J96.00	resp. Insuff.	PCCL = 4	RG	1,18

„Alter" Schlaganfall – Aufnahme wegen Epilepsie:

HD	G40.2	fokale Epilepsie
ND	I69.3	Folgen eines Hirninfarktes
	G81.1	spastische Hemiplegie
	R47.0	Dysphasie und Aphasie

Epileptische Anfälle werden differenziert kodiert:

G40.1	einfache fokale, symptomatische Anfälle
G40.2	komplex fokale, symptomatische Anfälle
G40.3	generalisierte idiopathische Anfälle
G40.5	spezielle epileptische Anfälle (z. B. Alkohol, Drogen)

Oft nicht kodiert, aber Ressourceneinsatz und erlösrelevant:

R40.0	Somnolenz
R40.1	Sopor
R40.2	Koma
G40.5	Krampfanfall
T17.4	Aspiration

Die Mobilitätsstörungen:

M62.50	Muskelschwund (v.a. bei Inaktivität)
M96.88	··· nach Eingriffen …
M62.30	Immobilitätssyndrom = bettlägerig
M62....	Kontrakturen und Atrophien
Z74.0	Hilfsbedürftigkeit bei eingeschränkter Mobilität
Z74.1	Hilfe bei Körperpflege
F62.80	Schmerzsyndrom
R26.0	ataktischer Gang
R26.2	andere Gehbeschwerden
R26.3	Immobilität (Rollstuhl etc.)
R29.6	Sturzneigung

R42 Schwindel und Taumel
R29.81 Stürze

Psyche/Depressionen:

F06.6 Affektlabil, ermüdbar, Missempfinden
F06.3 Depression bei HOPS
F43.0 akute Krise
F43.2 ähnlich
F62.80 chron. Schmerzen u. psych. Veränderungen
F32/33 Depression
G20/21 Parkinson

ZNS-Erkrankungen:

G25.0 essent. Tremor
G14 Postpolio
G25.81 RLS
G31.2 Alkohol-Enz., Ataxie
G40.5 Epilepsie und Alkohol
G40/41 Epilepsie
R51 Kopfschmerzen
R55 Synkope und Kollaps

Nerven und Muskeln:

G50.0 Trigeminus-Neuralgie
G58.0 Interkostal-Neuralgie
G62.1 Alkohol-Neuropathie
G62.80 Critical-illness-Polyneuropathie
G72.1 Alkoholmyopathie
G72.80 Critical-illness-Myopathie

Demenz/Verwirrtheit:

G30.1+ Alzheimer > 65 Lj.
F00.1* Demenz bei Alzheimer > 65 Lj.
F01.0 Vaskuläre Demenz, eher akut
F01.1 Multiinfarkt-Demenz, eher chronisch
F01.2 Subkortikale vaskuläre Demenz (CT)
F01.3 gemischtförmige
F01.9 nicht näher spezifiziert
G30.8+ Alzheimer sonstige
F00.2* Demenz bei Alzheimer
F02.3* Demenz bei Parkinson (und dieser dazu als Kode)
F02.8* sekundäre Demenz (Urämie u. a.)
F10.6 Korsakow – Alkohol
F03 senile Demenz nnbz
F05.1 Delir bei Demenz, also akuter Schub mit „HOPS"
F05.0 Durchgangssyndrom (Delir) ohne Demenz
F05.8 irgendwas gemischtes
F06.7 leichte kognitive Störung (plus körperl. Einschränkung)
F07.2 HOPS nach SHT, Kopfschmerz, Schwindel, Gedächtnis, Mobilität
G93.1 Hypoxischer Hirnschaden
sowie
I67.2 vaskuläre Enzephalopathie (CCT) Gangstörung, Parkinsonoid, Hirnleistung usw.)
I65.0 Stenose Carotis usw.

17.6 · Psychische und neurologische Krankheiten

I65.2
I67.88

Intrazerebrale Blutung mit Koma – und vielen Komplikationen:

HD	I61.0	i. z. Blutung Großhirnhemisphäre, subkortikal
ND	G81.0	schlaffe Hemiplegie
	R40.2	Koma nnbz
	R47.0	Dysphasie und Aphasie
	H53.4	Gesichtsfelddefekte
	R48.2	Apraxie
	R29.5	Neurologischer Neglect
	R32	Harninkontinenz
	R15	Stuhlinkontinenz
	R13.-	Dysphagie differenzieren
	J69.0	Pneumonie durch Nahrung oder Erbrochenes
	N39.0	Harnwegsinfekt
	B96.2!	E. coli als Ursache von KH andernorts klassifiziert
	L89.-	Dekubitalgeschwür differenzieren

■■ **Beispiel: Aufnahmediagnose ist ein Verdacht**

AD	I61.9	intrazerebrale Blutung
HD	I67.4	hypertensive Enzephalopathie
ND	I11.0-	hypert. Herzkrankheit mit kong. Herzinsuffizienz (diff.)
	Z92.1	Dauertherapie mit Antikoagulantien
OPS	3-200	CCT ohne KM
	8-930	Monitoring

Kopfschmerzsyndrome:

G43.0	Migräne ohne Aura
G43.1	Migräne mit Aura
G44.2	Spannungskopfschmerz
G44.1	vasomotorischer Kopfschmerz

■■ **Beispiel: Multimorbider Patient mit zerebralem Insult**

AD	I64	Schlaganfall, nicht als Blutung oder Infarkt bezeichnet
HD	I63.3	Hirninfarkt
ND	G81.9	Hemiplegie nnbz, meist schlaff, also G81.0
	R13.-	Dysphagie
	R32	Urininkontinenz
	R47.0	Dysphasie und Aphasie
	G30.1+	M. Alzheimer später Beginn
	F00.1*	Demenz bei M. Alzheimer
	I48.--	Vorhofflattern
	I12.00	hypertensive Herzkrankheit mit Niereninsuffizienz ohne RR-Krise
	N18.8-	Niereninsuffizienz
OPS	3-200	CCT ohne KM
	8-930	Monitoring
	5-431.2	PEG
	5-572.1	Anlegen eines suprapubischen Katheters

Anmerkung: Sämtliche Defizite, Begleiterkrankungen und Maßnahmen müssen bei unseren älteren Schlaganfall-Patienten bedacht werden.
Die Dysphagie kodieren bei hohem Behandlungsaufwand.

Ein suprapubischer Katheter wirkt sich bzgl. PCCL nicht aus, eine PEG erheblich.

∎∎ **Aufnahme wg. Pneumonie durch Streptokokken – Insult vor einem Jahr, Residuen**
HD	J13	Pneumonie durch Streptococcus pneumoniae
ND	G81.1	spastische Hemiplegie
	R47.0	Dysphasie und Aphasie
	I69.3	Folgen eines Hirninfarktes

Bei einer Demenz (F00–F03) kommt es zu folgenden Veränderungen:
- Abnahme des Gedächtnisses
- Defizite im Erlernen neuer Informationen und später auch Defizite bereits erlernter Informationen
- Sowohl verbal als auch nonverbal
- Fremdanamnese oder Tests (MMSE u. a.)
- Veränderungen im Sozialverhalten (Unruhe, Labilität, Reizbarkeit, Apathie Grobheiten)
- Das alles über sechs Monate.

∎∎ **Tetra- oder Paraplegie/Querschnitt**
Akut:
Bei Tetra- oder Paraplegie/-parese akut G82.- (mit 0 oder 1). Dies gilt z. B. bei metastasierenden Tumorleiden. Hierzu zählen auch Verschlechterungen bekannter Zustände.

Chronisch:
Bei chronischen Zuständen diesen Kode nicht vergessen, aber nun mit 2 oder 3 an vierter Stelle. Danach: ND ist die Höhe, meist bekannt, angeben aus G82.6-! Davor: Der Primärkode oder HD ist die Ursache, also z. B. Myelitis G04.9 o. Ä.

17.7 Krankheiten des Kreislaufsystems

17.7.1 KHK – verschiedene Manifestationen

Angina pectoris, kein Herzinfarkt:					
HD	I20.9		Angina pectoris (besser I20.0)		
ND	I25.1		KHK	RG	0,506
Akuter Herzinfarkt < 4 Wochen (nach den DKR):					
HD	I21.0		Akuter Herzinfarkt	RG	1,051
ND	I50.14		kardiales Lungenödem	RG	1,051
	J96.00		u. a. stets mit bedenken (O$_2$-Gabe)		
	I47.1		auch wichtig (Amiodaron usw.)		
Alter Herzinfarkt > 4 Wo.:					
	I25.8	Sonstige chronisch ischämische Herz-KH			
	I25.2-	alter Myokardinfarkt mit Lokalisation			
		Ressourcenrelevant ?, z. B. präoperatives Echo, ASS o. Ä.			
	I.22.--	Rezidivinfarkt innerhalb von 4 Wochen			
Nur als Nebendiagnose das Ausmaß der KHK:					
ND	I25.1-		differenzierte Angabe des Herzkatheterbefundes an 5. Stelle		

17.7 · Krankheiten des Kreislaufsystems

Angina pectoris kann es auch bei Aortenstenose oder Hypertonie geben, meist natürlich die KHK. Ursache und Ressourcenrelevanz sind jeweils mit anzugeben.

Bei Ausschluss eines Infarktes und auch KHK bleibt oft nur:

R07.--	der Thoraxschmerz – Blutdruckkrise
Z03.4	Beobachtung bei Verdacht – Tachyarrhytmie
M51.--	Bandscheibe oder Wirbelsäulensyndrom – Pleura
G55.1	Nervenkompressionen

Lungenödem:

HD	I50.14	Linksherzinsuffizienz (inkl. LÖ)
	I50.13	auch noch CCL-wirksam, I50.12 nicht mehr!:
		Falls Rö-neg., dann Symptom (Atemnot, Ödeme) und Echo

Herzstillstand I46.-:
Nur kodieren, wenn die Reanimation OPS 8-771 erfolgte; als ND, wenn die Grundkrankheit (z. B. Lungenembolie als HD) bekannt ist.

Arterielle Hypertonie und kongestive Herzkrankheit:

Kausaler Zusammenhang:	HD I11.00	hypertensive Herzerkrankung	(Echo!)		
	ND I50.14	mit kardialer Insuffizienz			
Kein Zusammenhang:	HD I50.--	kong. Herzinsuffizienz	DRG F62C	RG	0,873
	ND I10.--	arterielle Hypertonie			
	HD I10.--	arterielle Hypertonie	DRG F67C	RG	0,516
	ND I50.--	kongestive Herzinsuffizienz			

▪▪ Beispiel: Instabile Angina pectoris

HD	I20.0	instabile A. p.
ND	I25.11	KHK = chronisch ischämische Herzerkrankung
	I11.0-	hypertensive Herz-KH mit kongestiver Herzinsuffizienz
	I50.13	leichte Herzinsuffizienz
	E11.50+	Dm2 mit pAVK
	I79.2*	pAVK bei andernorts klassifizierten Krankheiten
	E66.0	Adipositas
	F17.2	Abhängigkeit von Tabak (begründen!)
	Sowie	J96.0, J44.--, N18.--?
OPS	8-930	Monitoring

Hätte sich ein Myokardinfarkt entwickelt (troponinpositives ACS = Innenschichtinfarkt = NSTEMI), so wäre Herzinfarkt aus I21.- die HD. Dies ist zu bedenken, da die instabile troponinnegative Angina im Gegensatz zum Herzinfarkt niedriger dotiert ist.

Kardiale Gefügedilatationen können zu einer leichtgradigen und nur passageren Troponinerhöhung führen. Ob dies nun stets ein Infarkt ist, ist der Interpretation des Klinikers überlassen. Persistierendes Troponin oder gar ein CK-Anstieg wäre ein gesicherter Infarkt, CK wesentlich weniger sensitiv (CK oder CK-MB erkennen 20 % der Herzinfarkte nicht).

Eine A. p. pectoris wird „eigentlich" nur stationär aufgenommen, wenn sie instabil ist. Instabile A. p.: neu, Crescendo, sinkende Belastungstoleranz, drohender Infarkt.

■■ Beispiel: Herzinfarkt versus Herzinsuffizienz

AD	I21.9	Akuter Myokardinfarkt (Verdachtsdiagnose bei Aufnahme)
HD	I50.1-	Linksherzinsuffizienz
ND	I25.11	KHK
	I48	Vorhofflimmern
	I25.2	Alter Myokardinfarkt
	Z95.1	Vorhandensein eines ACVB
OPS	8-930	Monitoring

Akuter Herzinfarkt:

HD	I21.1	akuter Myokardinfarkt, Hinterwand
ND	J44.--	
	J96.1	
	I11.--	
	E87.6	
	u. a.	
OPS	8-020.8	system. Thrombolyse
	8-932.0	Monitoring
	8-550.--	geriatr. Komplexbehandlung

■■ Beispiel: eine möglichst vollständige Verschlüsselung ist wichtig, hier inksherzinsuffizienz und Pyelonephritis

HD	I50.14	Linksherzinsuffizienz			
ND	I25.11	KHK			
	N18.81	chronische Niereninsuffizienz (besser N18.83)			
	E11.80	D.m. 2 nicht immer wirksam, niemals E11.9			
	N10	PN (o. N30.0 Zystitis, T83.5 Katheterinfekt)	F 62 C	RG	0,87

Ein Anstieg auf F 62 B mit RG 1,247 wäre hier möglich mit einer der folgenden ND:
- spezifische Diabetesverschlüsselung, wie E11.51
- Keimnachweis bei Harnwegsinfekt
- J96.0
- J44.10
- E87.6
- I47.1
- pflegerelevante ND
- o. Ä.

Häufige kardiale Diagnosen im Senium:

I10/13	Hypertonie
I20-25	KHK, MI
I50.--	Herzinsuffizienz
I.0.....	die Klappen
I67.4	Hypertensive Enzephalopathie
I95.1	Orthostatische Hypotonie
I95.2	Hypotonie durch Arzneimittel
I42.0	DCM
J91*	Pleuraerguss
I48.1-	Vorhofflimmern
I47.--	Tachykardien

Z92.1	Antikoagulation	
D68.3	Blutung bei OAK	
I49.3	VES	
I46.0	CPR/REA	
Y57.9!	Nebenwirkungen: BB, Dig	
X49.9!	versehentliche Überdosis	
T46.0	Überdosis Digitalis	

17.8 Krankheiten der Arterien (pAVK)

17.8.1 pAVK – konservative Behandlung

HD	I70.24	Extremitätenarterie mit Gangrän
ND	F17.2	Nikotinabhängigkeit
	J44.10	COPD (wichtig – die FeV1 < 35 %)
plus	I50.14	Herzinsuffizienz (wichtig die Atemnot bereits in Ruhe)

PCCL-Werte bei Diabetes mit vaskulären Komplikationen:

HD	E10.50+	Dm1 mit peripheren vaskulären Komplikationen	
ND	I79.2*	diabetische Angiopathie	PCCL = 0
	I70.22	pAVK mit Ruheschmerz	PCCL = 0
	T81.4	Wundinfektion	PCCL = 4
	I50.14	srgr Herzinsuffizienz	PCCL = 4
	J44.10	srgr COPD	PCCL = 3
	T81.3	Wunddehiszenz (postop)	PCCL = 3
	F01.9	arteriosklerot. Demenz	PCCL = 4
	R02	Gangrän	PCCL $\geqslant$ 2
	I70.23	pAVK mit Ulzeration	PCCL $\geqslant$ 2
	I70.24	pAVK mit Gangrän	PCCL $\geqslant$ 2
	L03.-	Phlegmone (besser L97)	PCCL $\geqslant$ 2
OPS	bei Ulzera OPS 5-892 bis 5-896, siehe Diabetischer Fuß		

17.9 Krankheiten des Atmungssystems

Die Zeiten maschineller Beatmung werden weiter addiert und angegeben, aber nicht mehr nach OPS kodiert. Stattdessen gibt es „nur noch" einen Eintrag im Feld Beatmungsstunden. Nach Beatmung kann eine Geriatrische Komplexbehandlung das CW senken!!!!

Der Zugang ist zusätzlich zu kodieren:

8-701	Intubation
8-704	Doppellumentubes (z. B. bei Thorakoskopie o. Blutung)
8-706	Anlage einer Maske
5-311.-	temporäre Tracheostomie
5-312.-	permanente Tracheostomie

Anmerkung: Die Entwöhnungsphase (Weaning) wird vollumfänglich (inkl. Spontanatmungsintervalle) mitgerechnet. Beatmung < 7 Tage, Pausen unter 24 h, Beatmung > 7 Tage dürfen Pausen bis 36 h haben.
Neben invasiver Beatmung, BiPAP etc. gilt auch CPAP seit 2009 in der Weaning-Phase als „Beatmungszeit"!
NIV: Eigentlich ist die ganze Phase inkl. Pausen zu kodieren. Es wird von manchen auch bei Unterbrechungen addiert, also z. B. 14 × 6 Stunden Maskenbeatmung bei erschöpfter Atempumpe, wie exazerbierte COPD mit Hyperkapnie. Also nicht ganz geklärt, ersteres eigentlich logischerweise richtig, weil NIV analog Intubation und sogar aufwändiger.

■■ **Beispiel: Intermittierende Beatmung, hier nNIPPV**

HD	J44.1-	exaz. COPD (wird untergliedert nach FeV1)		
ND	J96.00	RGI	RG	0,770
OPS		Beatmung > 95 h	RG	4,513
	8-706	Maske		

Die FeV1-Gliederung (COPD als ND) wirkt sich auf das Kostengewicht sehr aus. Sie sollten deshalb bald ein kleines Taschenspirometer (mit Ausdruck) bei Aufnahme einsetzen.

■■ **Beispiel: Nächtliches nCPAP bei Schlafapnoe**

HD	C78.7	Lebermetastase
ND	C18.4	Kolon-CA (Diagnose/Therapie z. B. vor 1 Jahr)
	G47.3	OSAS
OPS	keine	CPAP bei Schlafapnoe wird nur unter 8-717 kodiert

Die Ersteinstellung (8-717.0) oder Optimierung (8-717.1) einer CPAP-Therapie bei OSAS wird über 8-717.-- verschlüsselt. Nur Weiterführen wird nicht kodiert. Anders bei Heimbeatmung Z99.1.

Wichtige zusätzliche Angaben/Kodes:

J95.0	Funktionsstörung des Tracheostomas
J95.2	akute pulmonale Insuffizienz nach Operation
J95.3	chronische pulmonale Insuffizienz nach Op.
J96.0.	akute respiratorische Insuffizienz (niemals J96.9)
J96.1.	chronische respiratorische Insuffizienz
R09.2	Atemstillstand (Herz-Lungen-Versagen) ohne CPR
	I46.0 der Herzstillstand plus CPR 8-771
T88.4	misslungene oder schwierige Intubation
Z43.0	Versorgung eines Tracheostomas
Z93.0	Vorhandenseins eines Tracheostomas
Z99.1	Abhängigkeit vom Respirator (BiPAP-NIPPV-Pat.)

AD Atemnot, d. f. günstige Diagnosen bedenken:

HD	J46	Status asthmaticus	RG	0,710
	J44.10	exaz. COPD	RG	0,770
	I50.13	Herzinsuffizienz	RG	0,873
	J84.1	Lungenfibrose	RG	0,931
	I26.9	Lungenembolie	RG	1,410 (Angio-CT lohnt sich oft, Echo u/o. Venensono können reichen, D-Dimer auch falsch-negativ!)

COPD, nur als HD, wenn exazerbiert:

HD	J44.1-	exaz. COPD (siehe Untergliederung, fünfte Stelle möglichst hochwertig): möglichst FeV1 bereits in der NFA bestimmen mit Ausdruck.

COPD, wichtige ND:

HD	J44.0-	COPD + Infekt
ND	J18.1	Pneumonie

COPD, Emphysem ist eine unerlaubte ND:

HD	J44.0-	COPD + Infekt
ND	J43.9	Emphysem: geht nicht

▪▪ Beispiel: Pneumonie

HD	J13	Pneumonie durch Streptococcus pneumoniae
ND	J91*	Pleuraerguss (Ressourcenrelevant: Punktion, Sono-Ko etc.)
	J96.0	akute respiratorische Insuffizienz
OPS	1-620.0	diagnostische Bronchoskopie
	1-843	Spülprobe
	1-430.1	Biopsie am Bronchus
	1-581.2	ggf. transbronchiale Biopsie
	1-844	diagn. Pleurapunktion (besser eine dünne Drainage 8-144.--)
	3-222	Thorax-CT mit KM

Respiratorische Insuffizienz ist PCCL-wirksam und steigert den Erlös:
Von Hypoxie spricht man ab einem PaO_2 unter 55 mmHg bzw. unter 7,5 kPa. Für die respiratorische Insuffizienz gibt es Nomogramme (Alter, Gewicht), bei einem jungen Mann beispielsweise ist der Normwert über 10 kPa; bei alten Menschen kann die Norm > 8,0 kPa sein.

▪▪ Beispiel: COPD, Pneumonie, Beatmung

AD	J44.10	exazerbierte COPD
HD	J44.10	COPD mit Infektion der unteren Atemwege
ND	J18.1	Pneumonie
	J96.0.	respiratorische Insuffizienz
	I44.2	AVB-III°
	R64.0	Kachexie (Ressourcen begründen plus BMI < 18,5 WHO)
OPS	Beatmungszeit eingeben	
	8-706	Maskenbeatmung
	8-701	Intubation
	8-701	Intubation (Re-Intubation)
	8-390…	Monitoring …
	8-771	kardiale Reanimation (dazu ICD I46.--)
	8-642	temporärer SM
	8-831.0	ZVK-Anlage
	8-931	Monitoring mit ZVK
	8-831.3	ZVK-Entfernung ohne bakteriologische Probenentnahme
	8-390.-- Lagerungsbehandlung bei ARDS	

Initial wurde versucht über Maske zu beatmen. Die Intubation wird 2-mal angegeben, wegen der Re-Intubation nach zunächst erfolgloser Entwöhnung. Die Beatmungszeit wird summiert, inklusive Entwöhnung; gut dokumentieren. Oft haben COPD-Patienten eine chronische respiratorische Insuffizienz (J96.1.), Vorbefunde beachten.

▪▪ Beispiel: fortgeschrittene, exazerbierte COPD

HD	J44.0-	COPD mit akuter Infektion der unteren Atemwege
ND	J96.11	chron. respiratorische Insuffizienz
	E87.2	respiratorische Azidose (auch akut ohne Kompensation)
	D75.1	Polyglobulie hypoxämisch
	I50.0-	Rechtsherzinsuffizienz
	E87.6	Hypokaliämie
OPS	1-620.0	diagnostische Bronchoskopie
	1-843	Spülprobe (TB, Bakt, Zyt.)
	8-930	Monitoring

Oft zusätzlich eine interstitielle Lungenerkrankung (s. unter J84 usw.), wie J84.8, die Idiopathische Lungenfibrose, die radiologisch auch oft als „Altersfibrose" abgetan wird.

OPS Thoraxdrainagen ist nun differenzierter:

OPS 8-144.0	großlumig
OPS 8-144.1	kleinlumig mir Verweilsystem
OPS 8-144.2	kleinlumig

Und die respiratorische Insuffizienz:

J96.00, J96.01	die akute RI – muss im Verlauf also abklingen, SBH > 2-mal
J96.10, J96.11	die chron. RI – besteht vorher und nachher
J96.9-, J96.09, J96.19	nicht CCL-wirksam – weil man akut versus chronisch nicht gesichert hat

17.10 Krankheiten des Verdauungssystems

17.10.1 Gastroenteritis, Einweisung wegen zunehmender Exsikkose

HD	K52.9	„übliche" nicht-infektiöse Gastroenteritis		
ND	E86	Volumenmangel		
	F01.9	vaskuläre Demenz	RG	0,407

Anmerkungen

Fakt	Es ist eindeutig definiert, dass bei Exsikkose wegen Gastroenteritis die Exsikkose Nebendiagnose ist. Wählt man Exsikkose als HD müsste man belegen, dass bei Aufnahme definitiv keine Enteritis mehr vorlag oder andere Ursachen führend sind, wie Demenz und Dysphagie etc.
A00–A09	beschreibt die infektiösen oder annehmbar-infektiösen Darmkrankheiten, also Rotaviren, Salmonellen etc.
A04.5	Enteritis durch Campylobacter, RG 0,554
A09	infektiöse Gastroenteritiden, sie sind hochwertiger. Sie sind zu belegen. Also epidemisch, Stuhluntersuchung, septischer Verlauf, hämorrhagisch, Bild einer Kolitis. Oder A00 bis A08, also einem Erreger direkt zuordenbar.

17.10 · Krankheiten des Verdauungssystems

Ein positiver Hämoccult kann nicht als GIB kodiert werden:

HD	K92.2	GIB
ND	R10.1	Oberbauchschmerz
OPS	1-632	ÖGD
	1-650.2	Koloskopie bis Ileum

Anmerkung: Bei „nur" positivem Hämoccult wäre R19.5 kodieren, d. f. K92.2 gut belegen (z. B. Fremdanamnese, Fingerling, Hb-Abfall o. Ä.). Oft wird keine Blutungsquelle entdeckt, dann wäre K92.2 die unspezifische Hauptdiagnose. Meist handelt es bei dieser Konstellation um Angiodysplasien, passagere Divertikelblutungen oder ischämiebedingte Blutungen des Dünndarms.

17.10.2 Peptisches Ulcus ventriculi (PUV)

K25.-	Exklusive	hämorrh. Gastritis (K29.0), Magenerosionen (K29.6)
	aber:	Die Endoskopeure sollen multiple kleine PUV erkennen!
K25.0		akutes UV mit Blutung
K25.1		akutes UV mit Perforation
K25.2		akutes UV mit Blutung und Perforation
K25.3		akutes UV ohne Blutung und Perforation
K25.4-7		chronisches UV (stationär stets akut!)

Die verschiedenen Gastritiden haben als ND keinen PCCL-Einfluss. Bei H.p.-positivem Befund (HUT oder Histo) wird der Infekt kodiert mit B98.0!

■■ Beispiel: Aufnahme wg. unklarem Abdomen mit epigastrischem Schmerz

HD	K25.3: Ulkus ventrikuli
ND	B98.0!: H.p.-positiv
OPS	1-632: ÖGD
	1-440.a: Magenbiopsie

17.10.3 Gastrointestinale Blutung (GIB)

K92.0	Hämatemesis
K92.1	Meläna (Teerstuhl)
K92.2	GIB, nnbz
	inklusive: Magen/Darm o. n. A.
	exklusive: akute hämorrh. Gastritis (K29.0)
	mit Ulcus pepticum (K25–28)
	Hämorrhagie/Hämatochezie von Rektum/Anus (K62.5)
K29.0	akute hämorrhagische Gastritis
K31.82	Angiodysplasie des OGIT mit Blutung
K55.22	Angiodysplasie des Colons mit Blutung
K22.6	Mallory-Weiss-Syndrom
I85.0	Ösophagusvarizen mit Blutung
I86.4	Magenvarizen bedürfen einer ND, um die Blutung anzugeben, also
K92.2	GIB o. n. A.
K62.5	Hämorrhagie des Anums und des Rektums
K57.31	Diverikulose mit Blutung

K57.33	Divertikulitis mit Blutung	
K21.0	GERD mit Ösophagitis bedarf einer ND, um die Blutung anzugeben	
K22.8	Ösophagusblutung o. n. A.	
R19.5	positiver Hämoccult – möglichst als HD vermeiden!	

Anmerkungen: Die Ätiologie einer Blutung ist die HD. Ist die Blutung gesichert ohne erkennbare Ursache, so ist ein Kode aus K92.- HD. Blutende Divertikel, Magenvarizen und eine blutende Ösophagitis bedürfen eines Zusatzkodes, um die Blutung zum Ausdruck zu bringen. Bei den Ösophagus- und Magenvarizen I98.3*.

■■ **Beispiel: Aufnahme wg. Hämatemesis**

AD	K92.0	Hämatemesis
HD	K25.0	Ulcus ventriculi, akut, mit Blutung
ND	B98.0!	H.p.-positiv
	D62	Blutungsanämie
OPS	5-449.e3	endoskopische Injektion von Adrenalin
	1-632	ÖGD
	1-440.a	Magenbiopsie
	8-800.7j	Transfusion von 1–5 EKs

Wichtig: Hämatemesis war vor einem Tag, ein sicherer Gefäßstumpf blutet nicht mehr. Trotzdem das Ulkus mit Blutung kodieren, es ist plausibel als Blutungsquelle anzusehen.

Gibt es keinen spezifischen Kode für die Blutung, so wird die Hämatemesis kodiert wie in folgendem Beispiel.

■■ **Beispiel: Aufnahme wg. Hämatemesis, Diagnose Magenkarzinom**

HD	C16.2	bösartige Nbldg des Magens, Corpus ventriculi
ND	K92.0	Hämatemesis
OPS	1-632	ÖGD
	1-440.a	Magenbiopsie

Anmerkung: Hämatemesis wird hier kodiert, da der Kode C16.2 nicht die Information „Blutung" beinhaltet.

■■ **Beispiel: Hämatemesis vor zwei Tagen, Anbehandlung mit Säureblockern, in der ÖGD „nur" noch Residuen einer Gastritis**

HD	K92.0	Hämatemesis
ND	K29.1	Sonstige akute Gastritis
OPS	1-632	ÖGD
	1-440.a	Magenbiopsie

Anmerkung: Es liegt keine Blutungsursache vor, die hämorrhagische Gastritis ist rasch abgeklungen. Damit wird Hämatemesis zur HD. Läge noch partiell eine hämorrhagische Gastritis vor, so wäre diese die HD. Tatsächlich können hämorrhagische Gastritiden über Nacht nach Gabe von PPI vollkommen abklingen.

■■ **Beispiel: Hämatemesis ohne Diagnostik**

HD	K92.0	Hämatemesis
ND	K92.1	Meläna
	D62	Akute Blutungsanämie
OPS	ggf.	Summe der EKs

Es wurde z. B. wegen schlechtem AZ nicht endoskopiert, deshalb ist Hämatemesis die HD.

17.10 · Krankheiten des Verdauungssystems

▪▪ Beispiel: Einweisungsschein mit „V. a. GIB bei HOPS", aber Befunde, Anamnese und Hämoccult negativ

HD	R11	Übelkeit und Erbrechen
ND	F07.9	HOPS

Anmerkung: Hämoccult 3-mal negativ und ohne Hinweis für Teerstuhl oder Hämatemesis; damit gibt es keinen Hinweis für eine GIB. Die Diagnose auf dem Einweisungsschein hat keine (!!) Wertigkeit.

▪▪ Beispiel: Teerstuhl ohne erkennbare Ursache

HD	K92.1	Meläna
ND	D12.3	Kolonpolyp
	K57.30	reizlose Divertikulose
OPS	1-632	ÖGD
	1-650.2	Koloskopie
	5-452.2	Schlingenabtragung des Polypen (auch 5-422.2/5-433.2)

Anmerkung: Eine recht häufige Konstellation. Wenn man plausibel glaubt, dass die Divertikulose geblutet haben könnte, so kann man diese Alternative vergleichen. Ein Polyp kann auch geblutet haben, wenn er nicht glatt/klein/rund ist, z. B. bei passagerem Schmerz im linken Unterbauch. Divertikel haben pathogenetisch die gleiche Blutungsursache wie die chronische Bronchitis oder die Bronchiektasen: Durch die chronische Entzündung werden kleine Gefäße hyperplastisch, dünnwandig und vulnerabel.

▪▪ Beispiel: Teerstuhl bei Ösophagus-CA

HD	C15.5	bösartige Nbldg Ösophagus, unteres Drittel
ND	K92.1	Meläna
	D62	Akute Blutungsanämie
	R13.--	Dysphagie
OPS	1-632	ÖGD
	1-440.a	Ösophagusbiopsie
	1-650.1	Koloskopie bis Zökum
	ggf.	Bluttransfusion

Anmerkungen: R13 ist pflegerelevant, aber ohne PCCL, besser R63.3 (Ernährungsprobleme). Der Schlüssel für das Ösophagus-CA enthält die Blutung nicht als Information, deshalb wird die Meläna auch kodiert.

▪▪ Beispiel: defekte PEG, Schluckstörungen und Aspirationspneumonie

HD	J69.0	Aspirationspneumonie
ND	G12.2	Pseudobulbärparalyse
	E86	Volumenmangel
OPS	8-015.1	Enterale Ernährung über ein Stoma
	8-123.0	PEG-Wechsel
	1-632	ÖGD

Bei PEG ist auch die ÖGD 1-632 zu kodieren.

▪▪ Beispiel: Die häufige Leberzirrhose

HD	Alkohol. Leberversagen	K70.4
ND	Alk. Enzephalopathie	K72.74!
	Alk. Leberzirrhose	K70.3!
	Koma hypoglyc.	E15

	Dm	E11.71
	PNP	G63.2
	Glomeruläre KH	N08.3
	Chron. Niereninsuff.	N18.82/3
	GB-Stein	K80.20
	Hypokaliämie	E87.6
	Ösophagusvarizen	I85.9
	Epilepsie	G40.9
	Aszites	R18
	Thrombopenie	D96.61
OPS	Aszites-Punktion	8-153, CW: 1,48

Bedenken: Alle ND müssen Ressourcenrelevanz haben. Alkoholisches Leberversagen ist hochgewichtig. Hierzu muss man viele relevante Nebendiagnosen und OPS angeben.

17.10.4 Ernährung und Gastrointestinum im Alter

E43	BMI < 18,5 kg/m²
E44.0	BMI 18,5–20,5 kg/m²
E66.--	Adipositas
E86	Exsikkose
R63.0	Appetitverlust
F50.8	psychogener Appetitverlust
R63.3	Nahrungsaufnahme
R13.0	Schluckstörungen
R64	Tumorkachexie
Z43/46	PEG
K12.1	Stomatitis
B37.0	Mundsoor
F55.1	Laxantienabusus
K60.2	Analfissur
K62.2	Analprolaps
J84.7	thromb. Hämorrhoiden
I84.8	blutende Hämorrhoiden
R14	Meteorismus
R15	Stuhlinkontinenz
R19.5	Okkultes Blut
R18	Aszites
K40-43	Hernien
K70-76	Hepatosen
OPS	5-431.2 PEG
	8-123.0 Wechsel
	8-123.1 Entfernung

17.11 Krankheiten der Haut/Unterhaut und Wunden

Phlegmone, eine Entzündung der Subkutis:

L03.-	Phlegmone, inklusive Lymphangitis (exklusive Genitale, Gehörgang, anal-rektal, Augenregion, Mund/Nase)
L03.01/2	Phlegmone Finger-Zehen
L03.10	Phlegmone obere Extremität (exklusive Finger)
L03.11	Phlegmone der unteren Extremität (exklusive Zehen)

Anmerkung: DD Erysipel (Wundrose), dies ist eine intrakutane Streptokokkeninfektion mit schmerzhafter flammender Rötung und scharfer Begrenzung, die wie eine Feuerflamme züngelnd begrenzt ist. Wenn die Wundrose mit Eintrittspforte (z. B. interdigital) führend wäre, so wäre diese die HD. Bei uns ist es meist die Phlegmone, also die subkutane Weichteilinfektion. Wenn der Patient Diabetiker ist, kann auch die Nebendiagnose „Diabetischer Fuß" in Betracht kommen, also z. B. E10.74+. Hier pAVK mit Ulzeration/Gangrän kodieren. Wenn ein Geschwür bzw. eine Wunde der Phlegmone vorausgeht, so lautet die Hauptdiagnose „Ulkus", wenn dieses (speziell) behandelt wird, bzw. „Phlegmone", wenn „nur" dies behandelt wird. Das wird man also nach der Kodierung entsprechend steuern.

17.11.1 Haut im Alter

L29.8	seniler Pruritus
L27.0	Arzneimittelreaktionen
L30.4	Ekzem
B37.--	Candida
B02.--	Zoster
R21	unspezifisch
I83.1	Stauungsdermatose
L89.--	Dekubitüsse in allen Lokalisationen und Schweregraden
OPS	5-893.-- kleinflächige Wundversorgung
	Cave: Die ganz kleinen Wundtoiletten sind hingegen nicht erlösrelevant.
	Die Versorgungen muss man gut dokumentieren („OP-Bericht").
8-987.--	MRSA-Sanierung, Isolation etc. (erst ab sieben Tagen erlösrelevant)
	Z29.0-isolierung angeben und den Keim angeben

Die Komplexe Vakuumtherapie (VAC) gewinnt an Bedeutung:
Mindestens 1-mal die VAC operativ angelegt, Dauer mindestens acht Tage, vier „operative" Eingriffe (operativ bedeutet mind. mit OP-Bericht und Lokalanästhesie) und an vier verschiedenen Terminen, meist im Abstand von 4–7 Tagen, um in diese DRGs zu gelangen. Anlage und Wechsel zählen nicht zu den operativen Maßnahmen. Also 4-mal mandatorisch: Wunddebridement (z. B. 5-893.--), Lappenplastik, Hauttransplant u. a.

17.11.2 V.A.C.-Therapie-System

5-916.--	beschreibt die temporäre Weichteildeckung
5-916.a-	beschreibt die Anlage oder den Wechsel eines V.A.C.-Systems und die Operationsbedingungen und Anästhesie im weitesten Sinne. OP-Bericht und LA wären ausreichend. Wunddebridement muss man sehr gut dokumentieren mit OP-Bericht (5.8--.-.-).
8-190.1-	beschreibt die Dauer mit 8-190.10 bis 8-190.13, also einmal in Summe pro Gesamtaufenthalt.

17.11.3 Häufige OPS – Wunden

5-893.--	chirurg. Wundtoilette
5-893.3	Fliegenmaden
5-869.1	Weichteildebridement
5-902.--	Spalthaut u. a.
5-864/5	Amputation u. a.

8-190.-- VAC-Sogbehandlung
8-191.-- bes. Verbände
8-390.0 Lagerungsbehandlung, differenziert

Häufige Diagnosen:

I80.-	Thrombose, Phlebitis, Thrombophlebitis
I83.0-9	Varizen mit Ulzerationen/Entzündungen u. a.
I87.0	Postthrombotisches Syndrom
I87.2	chron. venöse Insuffizienz
L97	Ulcus cruris
L89.--	Dekubitalgeschwür
L98.4	chron. Hautulkus
E10/11	Diabetes
-----5	mit peripheren vaskulären Komplikationen
-----7	mit multiplen Komplikationen oder Diabetischem Fuß
M14.6*	Neuropathische Arthropathie
G59.0*	Diab. Mononeuropathie
G63.2*	Diab. Polyneuropathie
I70.2--	Atherosklerose usw.
A46	Erysipel
L03.--	Phlegmone
L02.--	Abszess
L08.0	Pyodermie
L05.--	Pilonidalzyste/Abszess
M72.6	nekrot. Fasziitis

▪▪ Sekundäre Wundheilungsstörungen:

C15/21	bösartige Neubildungen
C78.--	sekundäre bösartige Neubildungen
K25/28	peptische Ulzera
K35.--	akute Appx mit Perforation
K51.--	Colitis ulcerosa
K56.--	Ileus
K57.--	srgr. Divertikulitis
K63/65	Peritonitis etc.
T81.3/4	Infektion/Aufreißen einer OP-Wunde
T88.9	Komplikation nach chir. Eingriff

ICD & Traumatologie, Wunden:

T79.6	traumat. Kompartment (geleg. konservativ)
T84.1/5	nach Osteosynthese/TEP
T87.--	nach Amputation
M86.--	Osteomyelitis
C43	Melanom
C44	Hauttumor
C50	Mamma-Npl, nicht selten mit Phlegmone oder Abszess

17.12 Krankheiten des Muskel-Skelett-Systems

17.12.1 Kreuzschmerz

M54.4	Lumboischialgie	exklusive Bandscheibenvorfall (M51.1)
M54.5	Lumbago	Kreuzschmerz und Lendenschmerz

▪▪ Beispiel: Abklärung lumbaler Schmerzen, Ursache nicht greifbar

HD	M54.5	Kreuzschmerz

▪▪ Beispiel: Abklärung lumbaler Schmerzen, Ursache BSV

HD	M51.0+	lumbaler BSV mit Myelopathie
ND	G99.2*	Myelopathie bei andernorts klassifizierten KH
	G55.1*	··· mit Radikulopathie

Anmerkung: Dadurch dass M51.0+ ein Kreuzkode ist, ist ein Sternkode erforderlich. Plus: praktische Konsequenz, z. B. NSA, also ressourcenrelevante Konsequenz.

▪▪ Patientin mit rheumatoider Arthritis

HD	M05.80+	seropositive rheumatoide Arthritis multiple Lokalisationen
ND	M14.8*	Arthropathie bei obengenannter klassifizierter Erkrankung
	M20.--	erworbene Deformitäten Finger/Zeh
OPS	8-020.5	Therapeutische Injektion Organe, Gelenke, Gewebe
	8-158.h	Therapeutische perkutane Punktion des Kniegelenkes

Ohne aggravierende Begleiterkrankungen (aber meist eingeschränkt Mobilität, Essen, Hilfe) ist dieser Fall in untersten Gruppe I69C pauschalisiert. Therapeutische Injektionen werden nur 1-mal pro Aufenthalt angegeben, therapeutische Punktionen hingegen oft durchgeführt.

Auch oft vergessen, aber mitunter PCCL-wirksam:

M15-19	Arthrosen aller Art
M75.--	Periarthropathia
M25.--	Kniegelenkserguss
M19.01	Omarthrose
T90-98	Verletzungsfolgen
M84.--	Fehlstellungen
Z96.6	Vorhandensein einer TEP
M40.14	BWS-Kyphose
M41.55	Skoliose
M47.8-	Spondylose der Wirbelsäule
M51.--	BSV
G55.--*	Ischialgie
G99.-*	Kompression (von was?)
M54.--	WS-Syndrom mit Schmerz
M80/81	Osteoporose
M05/06	Rheuma
M35.3	Polymyalgia rheumatica
Z46.8	Rollstuhl
Z46.7	Orthesen u. a.
Z97.--	Hilfsmittel & Pflegeaufwand
Z99.3	chronisch im Rollstuhl
Z97.--	Prothese
Z89.--	Amputationen

17.13 Krankheiten des Urogenitalsystems

Dialyse – Tagesfall mit E noch am selben Tag:

HD	Z49.1: Extrakorporale Dialyse (nur bei Tagesfällen)
ND	I12.0-: Hypertens. Nephropathie
	N18.0: Terminale Niereninsuffizienz
	Z99.2: Abhängigkeit von der Dialyse (nur bei Tagesfällen)
OPS	8-854.0 Intermitt. Hämodialyse

Dialyse – Stationär (E frühestens am nächsten Tag):

HD	I12.0-	Hypertens. Nephropathie
OPS	8-854.x	

Oder:

HD	N18.0	terminale Niereninsuffizienz (Urämie)
OPS	8.854.0	Hämodialyse intermittierend
	8.854.0	
	8.854.0	
	8.854.0	

Anmerkung: Jede einzelne Dialyse wird kodiert. Manche Systeme haben für die einzelnen OPS eine Datumsspalte, so auch das SAP. Bei Mehrfachkodierung stets mit Datum. Meist wird so abgerechnet: Chronische Dialysen rechnet weiter die zuständige Dialysepraxis ab; akute Dialysen macht die Klinik geltend.

Niereninsuffizienz: Differenzierte Angabe nach GFR. Dies muss zusätzlich zu I12.-, I15.- oder I13.- angegeben werden.

- **Beispiel: Aufnahme wegen Lungenödem bei bekannter terminaler Niereninsuffizienz und regelmäßiger Dialyse**

HD	J81	Lungenödem
ND	N18.0	terminale Niereninsuffizienz (eigentlich N18.0 die HD!!)
	Z99.2	Abhängigkeit von der Dialyse
OPS	8-854.0	Hämodialyse am 02.01.2003
	8-854.0	Hämodialyse am 03.01.2003
	8-854.0	Hämodialyse am 05.01.2003

Anmerkung: Bei kontinuierlicher Filtration/Dialyse gibt es eine Kodeabstufung für 3 Tage, 4–11 Tage und über 11 Tage.

Die **chronische Niereninsuffizienz** wird nach GFR gegliedert. MdK fordert > 3 Mo., was nicht gesichert ist. Ressourcenrelevant ist u. a. die Med.-Anpassung, Diuretika u. a. Zur Abgrenzung der akuten Niereninsuffizienz: s. AKIN-Kriterien.

R32, nur die Harninkontinenz, ist nicht mehr schweregradsteigernd:

N31.--	Harnblasenstörungen
N39.3	Stressinkontinenz (Husten, Lachen, Tragen)
N39.41	Überlaufblase, meist BPH
N39.42	Dranginkontinenz (trotz leerer Blase)
N39.48	··· bei Demenz
R32	··· nnbz (kein PCCL)

17.14 · Vergiftungen/äußere Ursachen

R33		Harnverhalt
N31.2		neurogener Harnverhalt
G83.--		Cauda-Syndrome
N99.8		nach Maßnahmen, z. B. nach DK
N99.8		Hämaturie nach DK
N99.1		Harnröhrenstriktur nach DK
T83.--		Komplikation durch Leckage, Verstopfung bei/unter DK
N40		BPH
N47		Phimose
N48.1		Balanitis (B37.4+ / N51.2* mit Candida)
B37.3+		und N77.1* als Candida-Vaginitis
N81.2		Partialprolaps Uterus/Vagina
OPS		5-572.1 suprapubischer Katheter

17.14 Vergiftungen/äußere Ursachen

17.14.1 Nebenwirkung oder Vergiftung? – 3 Konstellationen

1. Medikamenten-Nebenwirkung bei sachgemäßer Handhabung
   - HD Symptom bzw. Folge, z. B. Koma o. Ä.
   - ND Ursache, z. B. Y57.9!
2. Nebenwirkung bei unsachgemäßer Dosierung
   - HD Auslöser, z. B. Alkohol oder Gift
   - Kombination Alkohol
   - ND Symptom bzw. Folge, z. B. Koma
   - Kombination Eigenmedikation
   Oder
   - Suizid
   - Vergiftungen   T36ff (falsch, irrtümlich, überdosiert) versus Rausch (F10ff.)
3. Insulinüberdosis
   - HD Diabetes
   - ND T38.3 Vergiftung durch Antidiabetika

Bei **Medikamenten-Nebenwirkungen** bei sachgemäßem Gebrauch zuerst das Symptom:

HD	R40.2	Koma
ND	Y57.9!	Med.-NW (z. B. Antihistaminika plus Benzodiazepin)
HD	K29.0	Akute hämorrhagische Gastritis
ND	Y57.9!	Med.-NW (z. B. unter ASS)

Anmerkung: die Kodierung von Y57.9! Medikamenten-Nebenwirkung ist optional, muss also nicht angegeben werden. Nur wenn es eine Wichtung hat, sollten wir es tun.

▪▪ **Beispiel: Angioneurotisches Ödem auf Antibiotika**

HD	T78.3	Angioneurotisches Ödem
ND	Y57.9!	Komplikation durch Arzneimittel
	J20.9	Akute Bronchitis

Bei Vergiftungen zuerst das Gift:

HD	F10.0	patholog. Alkoholrausch
ND	R40.2	Koma
	F10.2	wird hier von DKR-2009 vorgegeben, also dazu (Abhängigkeitssyndrom bei chron. Alkoholikern)
HD	T51.0	Äthanolintoxikation
ND	R40.2	Koma
HD	T42.3	Barbituratüberdosis
ND	R40.2	Koma

Kumulative Medikamenten-Nebenwirkungen sind wie Vergiftungen zu kodieren:

HD	T39.0	Salizylatintoxikation
ND	I48.--	Vorhofflimmern (Falithrom)
	Z92.1	Dauertherapie mit Antikoagulanzien
	D68.3	Hämorrhagie durch Antikoagulanzien
ND	K92.0	Hämatemesis

Kombination einer Medikation mit Alkohol:

HD	T42.3	Barbiturateinnahme
ND	T51.0	patholog. Alkoholrausch (s. DKR 1918a)
ND	R40.2	Koma

Nebenwirkung: versehentliche Überdosierung ß-Blocker:

HD	T46.5	Vergiftung durch Antihypertensiva
ND	I44.1	AVB-II°
	X49.9!	Akzidentelle Vergiftung

Anmerkung: Genauso wie die Medikamenten-Nebenwirkung ist auch der Kode X49.9! ein optionaler Kode, muss also nicht angegeben werden.

Wichtig – äußere Einwirkungen:

X84.9!	Vergiftung in suizidaler Absicht
T74.-	Missbrauch von Personen (Cave!! Strafanzeige liegt vor?)
X49.9!	Akzidentelle Vergiftung
Y57.9!	Medikamenten-Nebenwirkung (oder Y59.9)
X29.9	Kontakt mit giftigen Tieren oder Pflanzen
Y69!	Dosierungsfehler etc.
Y84.-	Zwischenfälle durch medizinische Maßnahmen (kommen möglichst nie vor)
Und	T46.5, T51.0 (versus F10.0), T42.3, T39.0

Psychotrope Substanz Alkohol:

HD	F10.0	Akute Alkoholintoxikation ist meist die HD
ND	F10.2	Abhängigkeit von Alkohol (säuft weiter)
ND	F10.1	Schädlicher Gebrauch von Alkohol eine „PCCL-2-ND" bei Pankreatitis K85

17.14.2 Komplikationen medizinischer Maßnahmen

Diese Kodes sind sehr PCCL-wirksam!! Spezifische Schlüssel sind unter folgenden Kategorien zu finden:

T80–T88	Komplikationen bei Behandlungen, andernorts nicht klassifiziert, z. B. ABO-Unverträglichkeit oder T82.1 Mech. Komplikation bei SM (Elektrodendisl.)
E89.-	endokrine oder Stoffwechselstörungen nach medizinischen Maßnahmen, andernorts nicht klassifiziert, z. B.: Nebenniereninsuffizienz nach langer Kortikosteroidtherapie oder E89.0 Hypothyreose nach Thyreoidektomie
G97.-	Krankheiten des Nervensystems nach medizinischen Maßnahmen, andernorts nicht klassifiziert
I97.-	Kreislaufkomplikationen, z. B. Postkardiotomiesyndrom

J95.-	Krankheiten der Atemwege, z. B. Funktionsstörung eines Tracheostomas
K91.-	Krankheiten der Verdauungssystems, z. B. Dumping-Syndrom
Y84.9!	Zwischenfälle durch medizinische Maßnahmen, ein optionaler Kode, der nicht angegeben werden muss
L27.--	Hauteruptionen durch Drogen, Arzneimittel
T81.0	Blutung op/postop

17.15 OPS-Kodierung

Die signifikanteste, wesentliche Prozedur sollte als sogenannte Hauptprozedur als erster OPS-Schlüssel angegeben werden. Das wurde in den deutschen Kodierrichtlinien (DKR) so festgelegt. Auf die DRG-Zuordnung des Falles wirkt sich dies nicht aus.

17.15.1 Geriatrische Komplexbehandlung 8-550.1

Eine solche Behandlung dauert mindestens 14 Tage. Das Assessment findet zu Beginn in vier Bereichen (Mobilität, Selbsthilfefähigkeit, Kognition, Emotion) und vor der Entlassung in mindestens zwei Bereichen (Selbständigkeit, Mobilität) statt. Lässt der Zustand es nicht zu, ist dies zu dokumentieren, ggf. nachzuholen. Ein soziales Assessment findet in mindestens fünf Bereichen statt (soziales Umfeld, Wohnumfeld, häusliche/außerhäusliche Aktivitäten, Pflege-/Hilfsmittelbedarf, rechtliche Verfügungen).

Es sollte eine wöchentliche Teambesprechung und eine aktivierend-therapeutische Pflege durch besonders geschultes Pflegepersonal stattfinden (≥ 20 Therapieeinheiten von 30 Minuten, davon maximal 10 % als Gruppentherapie).

Steuerung Komplexbehandlung:
- Beginn mit Assessment und zudem Dokumentation der Therapien
- Beginn jederzeit, z. B. auch nach Akutbehandlung oder Operation
- Samstag/Sonntag unterbricht nicht, weil Pflege/ADL und Gesamtbehandlung weitergeführt werden
- Pausierung bei Verschlechterung (Wachstation/ITS/OP o. Ä.) möglich
- Geriatrische Komplexbehandlung kann auch außerhalb der Geriatrie beginnen, Team und Pflege/ADL muss aber adäquat sein und sehr gut dokumentieren

Wesentlich für die OPS – Kognitive Einschränkungen nach Mini-Mental-Test MMSE:

U51.02	leicht	> 24
U51.12	mittel	> 17
U51.22	schwer	< 16

Wesentlich für die OPS – ADL-Einschränkung nach Barthel:

U51.00	leicht	> 70
U51.10	mittel	> 20
U51.20	schwer	< 15

17.15.2 OPS – Kodes, allgemein

Nicht kodierbar sind:
- Verbände (außer bei Verbrennung und großflächig)
- Medikamentöse Therapie (außer Chemotherapie, systemische Lyse)
- Echokardiographie (außer Gefäß-Duplex)
- Sonographie, Ausnahme Endosonographie
- EKG (Ruhe, LZ, Blstg)
- 24-h-RR
- Legen einer Magensonde
- Legen eines Urethralkatheters
- konventionelles Röntgen
- SBH, Labor

Nur einmal kodierbar sind:
- Chemotherapie, auch Rituximab, siehe Zusatzentgelte
- systemische Lyse (8-020.8)
- Beatmung (Stunden addieren)
- Transfusionen und Plasma (Anzahl summieren)
- Gerinnungsfaktoren und Immunglobuline angeben
- Patientenmonitoring (ITS oder Aufnahmestation, 8-92 bis 8-93)
- Spezielle Applikation von Medikamenten und Nahrung (8-01)
- Pleurapunktion (1-844, 8-152.1, 8-144)
- Aszitespunktion (1-853.-)
- Schmerztherapie (8-91)
- Lagerung (8-930)

Mehrfach anzugeben sind:
- Strahlentherapiesitzungen
- Endoskopien
- Lungenfunktion (Body 1-710, DCO 1-711 und Spiroergometrie1-712)
- Endosonographie
- Dialyse

Es gibt einen Kode für eine abgebrochene Prozedur, wenn diese wegen Misslingens, technischen oder medizinischen Gründen nicht vollständig durchgeführt wird. Man gibt die Prozedur an und den Zusatzkode 5-995. Wurde beispielsweise eine ERCP wegen Hypoxie abgebrochen, so wird die ERCP, 5-995 und die Hypoxie kodiert.

Serviceteil

Anhang – 340

Lesetipps – 361

Sachwortverzeichnis – 367

Anhang

A1 Testverfahren im Geriatrischen Assessment

- **Liste geriatrisches Screening**
- **Geriatrisches Screening**
  - Geriatrisches Screening nach Lachs

- **Bereich Selbsthilfekompetenz/Autonomie (ADL)**
  - Barthel-Index
  - FIM (Functional Independence Measure)

- **Bereich Mobilität, Sturzgefahr**
  - Timed Up & Go (TUG)
  - Tinetti-Test
  - Romberg-Test
  - Semitandem-Stand
  - Tandemstand

- **Bereich Kognition**
  - Mini Mental State Examination (MMSE) nach Folstein
  - Uhrentest
  - DemTect

- **Bereich Stimmung/Affekt**
  - Geriatric Depression Scale (GDS) nach D'Ath
  - Geriatric Depression Scale (GDS) nach Yesavage

- **Bereich Körperliche Kraft/Frailty (Gebrechlichkeit)**
  - Handkraftmessung („Grip Strength")

- **Bereich Ernährung/Körpergewicht**
  - Body Mass Index (BMI)
  - MNA (Mini Nutritional Assessment)
  - NRS (Nutritional Risk Screening)

- **Bereich Schlucken/Dysphagie**
  - Wassertest

- **Bereich Dekubitus-Gefährdung**
  - Braden-Skala
  - Norton-Skala
  - Waterlow-Skala

Anhang

A1.1 Geriatrisches Screening

- **Geriatrisches Screening nach Lachs**
Für die kurze, aber ganzheitliche Einschätzung des Patienten (z. B. in der Notaufnahme oder in der Praxis).
Eigenschaften: Guter, rascher Überblick, aber „nur" dichotome Antworten ohne Graduierung. Folgende Fragen werden beantwortet:
  - Gibt es singuläre Probleme, die keine spezielle geriatrische Vorgehensweise erfordert?
  - Sind funktionelle Einschränkungen nachweisbar, die sich bisher der ärztlichen Wahrnehmung entzogen?

Bei bis zu 40 % der Patienten (Erstkontakt) ist dann die Durchführung eines ausführlichen Assessments erforderlich.

> Sehen: Fingerzahl, Überschriften, Visusverlauf die letzten Jahre
> Hören: Zahlen-Flüstern in einem Abstand von 50 cm
> Arme: Beide hinter dem Kopf verschränken, dann einen Kugelschreiber aufheben
> Beine: Aufstehen, Gehen und wieder Setzen
> Stuhl/Harn: Inkontinenz, eventuell auch „nur" gelegentlich
> Ernährung: BMI, Einschätzung des Patienten, Gewichtsverlust?
> Gedächtnis: Drei Begriffe in Reihe wiederholen lassen
> Aktivität: Selbst anziehen? Problemlos Treppe steigen? Selbst einkaufen?
> Depression: Traurig? Niedergeschlagen? Antriebsarm? Vor allem am Morgen?
> Gedächtnis: Nochmals die drei obigen Begriffe aufsagen
> Soziales: Gibt es eine verlässliche Unterstützung?
> Klinik: Aufenthalt die letzten 3–6 Monate?
> Sturz: Ereignis die letzten 3–6 Monate?
> Medikamente: Polypharmazie?
> Schmerzen: Häufig?

A1.2 Bereich Selbsthilfekompetenz/Autonomie (ADL)

Häufig verwendete Tests:
- Barthel-Index,
- FIM (Functional Independence Measure).

- **Der Barthel-Index**
Er beschreibt die Basis-Aktivitäten des täglichen Lebens. Hier geht es um die basalen Fähigkeiten des Alltags, bezogen auf die eigene Person, um die alltagsfunktionelle basale Kompetenz und Fähigkeiten. Angewandt wird das aktualisierte Hamburger Manual des Barthel-Index. Er erfasst nur die basalen Aktivitäten, also auch bei 100 Punkten wird keine Selbstständigkeit im Alltag angezeigt. Über 60 Punkte gibt es einen Ceiling-Effekt, Verbesserungen werden darüber schlechter wahrgenommen. Ebenso im unteren Bereich, die partielle Qualität der Besserung der Hilfsbedürftigkeit (z. B. von zwei auf einen Therapeuten) wird nicht erfasst.

Tab. A1.1 Barthel-Index

	Mögliche Punkte	Aufnahme	Entlassung
Essen			
Selbständig, wenn das Essen in Reichweite steht	10		
Braucht Unterstützung, z. B. beim Schneiden und Streichen	5		
Total hilfsbedürftig (Füttern, PEG etc.)	0		
Baden/Duschen			
Selbstständig	5		
Auf Hilfe angewiesen	0		
Persönliche Toilette (Waschen)			
Selbstständig – wäscht Gesicht, putzt Zähne, kämmt und rasiert sich (Bereitstellung der Utensilien durch Hilfspersonal erlaubt)	5		
Braucht Unterstützung	0		
Ankleiden			
Selbstständig (inkl. Schuhe anziehen, Knöpfe und Reißverschlüsse bedienen)	10		
Braucht Unterstützung – kleidet sich aber ca. zur Hälfte ohne Hilfe an	5		
Total hilfsbedürftig	0		
Stuhlkontrolle			
Kontinent	10		
Kontinent mit höchstens einem „Zwischenfall" pro Woche	5		
Inkontinent (Oder Stuhlmittel wird durch Drittperson verabreicht)	0		
Urinkontrolle			
Kontinent über mehr als sieben Tage	10		
Teilweise inkontinent (höchstens einem „Zwischenfall" in 24 Stunden)	5		
Inkontinent oder Katheter, welchen der Patient nicht selbst bedienen kann	0		
Toilettenbenutzung			
Selbstständig (Gehen, Hinsetzen, Aufstehen, Kleider und Papier handhaben)	10		
Braucht Unterstützung, aber kann gewisse Dinge selbstständig	5		
Total hilfsbedürftig	0		
Transfer Selbstständig	15		
Minimale physische oder verbale Assistenz	10		
Kann sitzen, braucht Hilfe von 1–2 Personen für den Transfer	5		
Bettlägerig, keine Sitzbalance	0		
Mobilität			
Selbstständig – auch mit Gehhilfe jeder Art	15		
Geht mit Unterstützung von einer Person (verbal oder physisch)	10		
Selbstständig mit Rollstuhl, inklusive Wenden (nur wenn gehunfähig)	5		
Sitzt im Rollstuhl, immobil	0		
Treppensteigen			
Selbstständig (treppauf, treppab)	10		
Braucht Unterstützung (verbal, physisch oder Hilfsmittel müssen nachgetragen werden)	5		
Kann nicht Treppen steigen	0		
Totalscore:			

Was tut der Patient selbstständig und ohne Aufforderung im Alltag? Es geht also nicht um das, was er theoretisch könnte oder nur nach Anweisung tut. Damit kann man Therapieziele definieren. Es wird nur gewertet, was der Patient selbstständig und unaufgefordert tut. Macht er es nur nach Aufforderung, so wird nach Hamburger Manual im nächstgeringeren Punktwert verschlüsselt. Umgebungsfaktoren werden nicht beurteilt, wie „Darf nach Fraktur nicht belasten". Es gibt keine Analogie zur Einstufung in die Pflegeversicherung.

Im Einzelfall sind Veränderungen von Tag zu Tag sehr variabel und können nicht alleine und nur für sich als Therapieerfolg oder Verschlechterung gewertet werden. Erweiterte Aktivitäten des täglichen Lebens (Telefonieren, Geldgeschäfte, Mobilität, mehr als Treppensteigen) werden nicht erfasst (◘ Tab. A1.1).

- **FIM (Functional Independence Measure)**

Selbstversorgung:
- Essen/Trinken
- Körperpflege
- Baden/Duschen/Waschen
- Ankleiden oben
- Ankleiden unten
- Intimhygiene

Kontinenz: Blasenkontrolle, Darmkontrolle
Transfers: Bett/Stuhl/Rollstuhl, Toilettensitz, Dusche/Badewanne
Fortbewegung: Gehen/Rollstuhl, Treppensteigen
Kognitive Items: Problemlösungsfähigkeit, Gedächtnis
Kommunikation: Verstehen, verständlicher Ausdruck
Soziales: Sozialverhalten
FIM-Skala 1–7: selbstständig – eingeschränkt – unselbstständig
Kommentar: Sehr umfassend. Die Einschätzung in der vorgegebenen 7-Punkte-Skala ist oft schwierig und vermittelt eine Scheingenauigkeit.

A1.3   Bereich Mobilität, Sturzgefahr

Die Mobilität und das Sturzrisiko sind sehr wichtig. Für kognitive Probleme hat auch die Beobachtung von „dual tasking" (Gehen plus Sprechen oder Rechnen) große Aussagekraft.

Häufig verwendete Tests:
- Timed Up & Go (TUG) nach Podsiadlo und Richardson
- Mobilitätstest nach Tinetti
- Romberg-Test
- Semi-Tandem-Stand
- Tandemstand

- **Timed Up & Go (TUG)**

Der Proband sitzt auf einem Stuhl mit Armlehne (Sitzhöhe ca. 46 cm). Er darf gegebenenfalls ein Hilfsmittel (z. B. Stock) benutzen. Die Arme liegen locker auf den Armstützen, und der Rücken liegt an dem des Stuhls an.

Beim Erreichen dieser Position hilft der Untersucher nicht mit. Nach Aufforderung soll der Proband mit einem normalen und sicheren Gang bis zu einer Linie laufen, die in 3 Metern Entfernung vor dem Stuhl auf dem Boden angezeichnet ist, und sich dort umdrehen, wieder zum Stuhl gehen und sich in die Ausgangsposition begeben.

Die dafür benötigte Zeit wird in Sekunden notiert; es ist keine Stoppuhr vorgeschrieben.

Vor der eigentlichen Zeitmessung kann der Proband den Bewegungsablauf üben. Der Untersucher darf den Bewegungsablauf einmal demonstrieren.

Ergebnisinterpretation:
- < 10 Sekunden: Der Proband ist in seiner für den Alltag erforderlichen Mobilität völlig uneingeschränkt.
- 11–19 Sekunden: Weniger mobil, noch keine Einschränkungen.
- 20–29 Sekunden: Mobilität eingeschränkt, funktionelle Auswirkungen wahrscheinlich (Gehgeschwindigkeit ca. 0,5 m/sec.).
- > 30 Sekunden: Ausgeprägte Mobilitätseinschränkungen, in der Regel intensive Betreuung und Hilfsmittelversorgung erforderlich.

- **Tinetti-Test**
- **Balance**

Der Proband sitzt auf einem harten Stuhl ohne Armlehnen. Getestet werden folgende Manöver:
1. Sitzbalance
2. Aufstehen
3. Anzahl der Versuche aufzustehen
4. Stehbalance in den ersten 5 Sekunden
5. Stehbalance
6. Sternalstoß
7. Stehen mit geschlossenen Augen
8. 360°-Drehung
9. Hinsetzen

- **Gehen**

Der Proband steht beim Untersucher, geht durch den Raum, zuerst in seinem üblichen Gehtempo, dann „in schnellem, aber sicherem Tempo zurück" (Benutzung der gewohnten Hilfsmittel „gestattet").

10. Auslösung des Gehens
11. Einzelschrittlänge und Schritthöhe
    - rechtes Schwungbein
    - linkes Schwungbein
12. Schrittsymmetrie
13. Schrittkontinuität
14. Gradlinigkeit des Ganges
15. Rumpfhaltung
16. Spurbreite

Man kann maximal 28 Punkte erreichen.

- \> 20 Punkte: Mobilität kaum eingeschränkt
- 15–20 Punkte: Mobilität gering eingeschränkt, Sturzrisiko gering

- 10–14 Punkte: Mobilität mäßig eingeschränkt, Sturzrisiko mäßig
- < 10 Punkte: Mobilität deutlich eingeschränkt, erhebliches Sturzrisiko, Hilfsmittel erforderlich

- **Romberg-Test**
Der Test prüft die Balance im Stehen. Der Patient wird aufgefordert, sich mit geschlossenen Beinen (Füße also parallel und direkt nebeneinander) hinzustellen und 10 Sekunden so stehen zu bleiben. Die Arme werden dabei nicht vorgestreckt, sondern locker seitlich hängen gelassen.

- **Semi-Tandem-Stand**
Das ist der verschärfte Romberg-Test. Aus der Rombergposition wird ein Fuß genau in Längsrichtung um eine Fußlänge vorgesetzt. Der Patient kann wählen, welchen Fuß er vorsetzt. Der andere Fuß bleibt stehen. Die Füße stehen dann um eine Fußbreite versetzt so beieinander, dass nach Vorsetzen des rechten Fußes die rechte Ferse auf einer Höhe mit der linken Fußspitze ist und die rechte Ferse mit ihrer medialen Ecke nahe an der medialen Spitze des linken Fußes steht. Da Fußspitze und Ferse ja jeweils nach innen abgerundet sind, berühren Ferse und Spitze einander nicht direkt. Diese Balanceprüfung wird nur mit offenen Augen durchgeführt. Auch hier sollen 10 Sekunden erreicht werden.

- **Tandemstand**
Tandemstand: 10 Sekunden Stehen in der Tandemposition, d. h., beide Füße stehen in einer Linie hintereinander, die Ferse des vorangesetzten Fußes berührt die Spitze des anderen Fußes. Ein Abstand von maximal 1 cm wird toleriert, eine seitliche Abweichung sollte 2 cm nicht überschreiten. Auch diese Position wird 10 Sekunden eingehalten, Prüfung nur mit offenen Augen.

A1.4 Bereich Kognition

Häufig verwendete Tests:
- Mini Mental State Examination (MMSE) nach Folstein,
- Uhrentest,
- DemTect.

Die Bedeutung des Begriffs „Kognition" ist in der Literatur uneinheitlich, im Kontext mit Erkrankungen im Alter ist er am ehesten mit Orientierung, Denken, Lernen und Gedächtnis gleichzusetzen.

In Anbetracht der Lawine von kognitiv erkrankten Menschen im Alter haben Diagnostik und Therapie der entsprechenden Erkrankungen eine ganz besondere Relevanz in der Geriatrie. Die Differenzialdiagnose ist kompliziert, eng verbunden mit den Persönlichkeiten der Betroffenen und selbst für den erfahrenen Behandler oft mehrdeutig.

- **Mini Mental State Examination (MMSE) nach Folstein**
Der MMSE nach Folstein erfasst die Hirnleistungsstörungen und kognitive Funktionen bezüglich der Orientierung in Zeit und Raum, der Aufmerksamkeit, Merkfähigkeit, Kurzzeitgedächtnis. Im Teil 2 werden das Benennen, Lesen und Schreiben sowie visuell-konstruktive Fähigkeiten erfasst. Maximal kann man 30 Punkte erreichen, bei einem Ergebnis unter 18 Punkten liegt eine deutliche Einschränkung vor. Allerdings erlaubt dies keine sichere diagnostische Zuordnung zu Demenz, Depression, Unaufmerksamkeit, akuter Erkrankung oder Verwirrung.

Zu der Frage „Was ist Kognition" kann man im Internet nachschauen, und zwar unter http://www.stangl.eu/psychologie/definition/Kognition.shtml.

Zeitliche Orientierung:
- Was für ein Datum ist heute?
- Welche Jahreszeit?
- Welches Jahr?
- Welcher Wochentag?
- Welcher Monat?

Örtliche Orientierung:
- Wo sind wir/in welchem Bundesland?
- Welcher Landkreis/welche Stadt?
- Welche Stadt/welcher Stadtteil?
- Welches Krankenhaus?
- Welche Station/welches Stockwerk?

Merkfähigkeit:
- Apfel
- Pfennig
- Tisch

Aufmerksamkeit:
Stuhl rückwärts buchstabieren oder 100 minus 7 minus 7:
Aufmerksamkeit:
- L ... 93
- H ... 86
- U ... 79
- T ... 72
- S ... 65

Erinnerung obige drei Begriffe:
- Apfel
- Pfennig
- Tisch

Benennen:
- Uhr
- Bleistift/Kugelschreiber
- Nachsprechen: „Kein Wenn und Aber"

Auffassung/Planen:
Blatt in die Hand nehmen, in der Mitte falten, auf den Boden fallen lassen

Lesen/Schreiben:
- Man liest „Augen zu" und soll es ausführen.
- Dann schreibt man einen vollständigen Satz (S-P-O).

Konstruktion:
Nach Vorlage zwei Fünfecke zeichnen, die sich so überlappen, sodass diese Überlappung ein Viereck formt.

Anhang

- **Uhrentest**

Aufforderung: „Zeichnen Sie eine Uhr mit Ziffernblatt, deren Zeiger 10 nach 11 zeigen."
Der Uhrentest erkennt frühzeitig kognitive Störungen, insbesondere im visuell-konstruktiven Bereich. Eine Differenzierung Demenz/Delir (Verwirrtheit) leistet er nicht. Außerdem müssen die Umstände der Testung berücksichtigt werden. Initial, also bei der Aufnahme, und bei akuter Erkrankung sind die Menschen oft unsicher, deprimiert oder haben andere Sorgen – da fällt der Test schlecht aus.

Zu bedenken sind ebenfalls Visus sowie das Verständnis für die Aufgabe und die manuellen Fähigkeiten. Auch ein niedriger Bildungsstand führt zu schlechten Ergebnissen.

Es ist also wie grundsätzlich in der Testdiagnostik: Tests liefern wichtige Hinweise, eine umfassende Untersuchung (in diesem Fall der kognitiven Funktionen) muss folgen!

Gerade beim Uhrentest gibt es viel Gelegenheit zum Staunen, insbesondere bei Menschen mit perfekter Fassade und extremen Defiziten im Test.

Wir sehen aber auch – selten – Menschen, die einen perfekten Uhrentest hinlegen und gleichzeitig keinen Plan, keine Organisation und keine Umsetzung von Alltäglichem haben. Also beschreibt er Kommunikation, Planung und Organisation nicht! Er erkennt gut Neglect-Phänomene, Apraxien und Aufmerksamkeitsstörungen.

Bewertung des Uhrentests:
- Score 1: Die Ziffern 1–12 sind richtig, und beide Zeiger sind (auch in der Größe) richtig.
- Score 2: Leichte visuell-räumliche Fehler, Abstände ungleichmäßig, Ziffern außerhalb, Speichen zur Hilfe
- Score 3: Fehlerhafte Uhrzeit
- Score 4: Mittelgradige räumliche Desorganisation, ungleichmäßige Zahlen, nicht lesbar, Ziffern wurden vergessen, Ziffern jenseits der 12 oder gegen den Uhrzeigersinn
- Score 5: Schwerer gradige räumliche Desorganisation, wie 4, nur stärker
- Score 6: Keine Darstellung mehr

Allgemein muss bedacht werden, dass die vielen Varianten von Fehlleistungen nur schwer in ein Schema zu pressen sind.

Ab Score 3: Hinweis auf kognitive Störungen. Eine Differenzierung Demenz/Delir/neuropsychologische Störung/„Schlecht in Form" muss in der weiteren Diagnostik erfolgen. Milde Demenzformen fallen in der Regel früh auf.

- **DemTect**

Der DemTect ist bei MCI (mild cognitive impairment), also zur Früherkennung wohl geeignet.
Aber: Ist der Test vielleicht übersensitiv? Ist er valide? Der Test ist dafür noch zu wenig geprüft.

Der DemTect ist schwieriger als der MMSE.

In acht Minuten ist die Durchführung durch einen Arzthelfer zu schaffen. Der Test umfasst fünf Einzelaufgaben:
- Wortliste merken,
- Zahlenumwandlung,
- verbale Flüssigkeit,
- Zahlenfolgen,
- erneut die obige Wortliste.

Erreichbar sind maximal 18 Punkte, bis 13 Punkte noch normal, 9 Punkte werden bei leichter Einschränkung erreicht. Darunter gibt es einen Demenzverdacht.
(Siehe auch: http://www.tropenklinik.de/Akutgeriatrie/Assessment/Demtect.pdf und http://www.schattauer.de/fileadmin/assets/buecher/Musterseiten/978-3-7945-2523-2_Kap_D1.pdf.)

A1.5 Bereich Stimmung/Affekt

Häufig verwendete Tests:
- Geriatric Depression Scale (GDS) nach D'Ath (◘ Abb. A1.1) und
- Geriatric Depression Scale (GDS) nach Yesavage.

Die ausführlichere Version nach Yesavage (15 Items) ist genauer, erfordert aber bei Hinweisen auf depressive Störungen ebenfalls eine umfassende Diagnostik (◘ Abb. A1.2).
- Erfragt wird das Lebensgefühl der letzten Wochen bis Monate.
- Gewertet/addiert werden die unterstrichenen Ja/Nein-Antworten.
- Normal sind bis zu 5 Punkte, ab 6 Punkte ist eine Depression möglich, ab 11 Punkten ist eine schwere Depression annehmbar.
- Dieser GDS-Test ist gut evaluiert mit einer Sens/Spez um 90 %.
- Auszuschließen ist vorab eine kognitive Einschränkung, ansonsten sind die Ergebnisse nicht verwertbar.
- Abzugrenzen sind Angststörungen, also eine wichtige Differenzialdiagnose, oder eine Verdrängung einer Depression mit Bagatellisierung.
- Angststörungen werden zu oft nicht bedacht und werden unterschätzt. Bei guter Evaluation haben Ältere in 10–20 % relevante Angstsymptome.
- Körperliche Beschwerden können bedrücken, müssen aber nicht depressiv machen; deshalb werden diese hier nicht befragt.
- Die einfache Frage „Fühlen Sie sich oft traurig oder niedergeschlagen?" hat eine überraschend hohe Wertigkeit.

Kommentar: Die Tests liefern lediglich Hinweise. Die sind aber sehr wichtig, da depressive Störungen die Lebensqualität (LQ) des Patienten extrem stark beeinträchtigen können und meist gut therapierbar sind!

Geriatric Depression Scale (GDS) nach D'Ath

1. Sind Sie grundsätzlich mit Ihrem Leben zufrieden?	☐ 0	☐ 2
2. Haben Sie das Gefühl, dass Ihr Leben leer ist?	☐ 1	☐ 0
3. Haben Sie dauernd Angst, dass Ihnen etwas Böses zustoßen könnte?	☐ 1	☐ 0
4. Fühlen Sie sich meist glücklich und zufrieden?	☐ 0	☐ 2

Totalscore: (0–6)

Beurteilung: ≥ 1 Punkt = wahrscheinliche Depression. ⇨ Eine ausführliche Diagnostik ist erforderlich.

Kommentar: Die Tests liefern lediglich Hinweise. Die sind aber sehr wichtig, da depressive Störungen die Lebensqualität (LQ) des Patienten extrem stark beeinträchtigen können und meist gut therapierbar sind!

◘ Abb. A1.1 Geriatric Depression Scale (GDS) nach D'Ath

Anhang

Geriatric Depression Scale (GDS) nach Yesavage

Sind Sie mit Ihrem Leben zufrieden?	☐ ja	☐ nein
Haben Sie viele Interessen/Aktivitäten aufgegeben?	☐ ja	☐ nein
Haben Sie das Gefühl, Ihr Leben sei unausgefüllt?	☐ ja	☐ nein
Ist Ihnen oft langweilig?	☐ ja	☐ nein
Sind Sie die meiste Zeit guter Laune?	☐ ja	☐ nein
Haben Sie Angst, dass Ihnen etwas Schlimmes zustoßen könnte?	☐ ja	☐ nein
Fühlen Sie sich die meiste Zeit glücklich?	☐ ja	☐ nein
Fühlen Sie sich oft hilflos?	☐ ja	☐ nein
Bleiben Sie lieber zu Hause, anstatt etwas zu unternehmen?	☐ ja	☐ nein
Glauben Sie mehr Gedächtnisprobleme zu haben als andere?	☐ ja	☐ nein
Finden Sie es schön, jetzt zu leben?	☐ ja	☐ nein
Kommen Sie sich in Ihrem Zustand wertlos vor?	☐ ja	☐ nein
Fühlen Sie sich voller Energie?	☐ ja	☐ nein
Finden Sie, dass Ihre Situation hoffnungslos ist?	☐ ja	☐ nein
Glauben Sie, dass es den meisten Leuten besser geht als Ihnen?	☐ ja	☐ nein

Beurteilung: ≥ 6 Punkte = Depression möglich. ⇨ Eine ausführliche Diagnostik ist erforderlich.

◘ Abb. A1.2 Geriatric Depression Scale nach Yesavage

Die ausführlichere Version nach Yesavage (15 Items) ist genauer, erfordert aber bei Hinweisen auf depressive Störungen ebenfalls eine umfassende Diagnostik. Als Screening-Methode reicht der Kurztest meist aus.

A1.6 Bereich körperliche Kraft/Frailty (Gebrechlichkeit)

- **Handkraftmessung („Grip Strength")**

Messungen der Körperkraft sind bei geriatrischen Patienten naturgemäß schwierig. Als sinnvolle Methode hat sich die Messung der Handkraft herausgestellt. Hierzu werden sogenannte Vigorimeter benutzt, die mit der Hand zusammengedrückt werden. Gemessen wird in kp oder kPa.

Dominante Hand wählen und drei Versuche beginnen (nach Apoplex die nichtbetroffene Seite). Es gibt Normwerte für Mann/Frau > 65 Jahre. Bei Unterschreitung um > 50 % hohes Risiko für
- eingeschränkte Selbsthilfefähigkeit,
- Sturz und Fraktur,
- Sterblichkeit.

Die Veränderung der Handkraft während der Trainingsphase mit einem Patienten ist ein recht gutes Maß für den Therapieerfolg.

A1.7 Bereich Ernährung

Häufig verwendete Tests:
- NRS (Nutritional Risk Screening)
- MNA (Mini Nutritional Assessment)

- **Body Mass Index (BMI)**
Der Body Mass Index ist ein Parameter zum Abschätzen des Ernährungszustandes. Er wird nach folgender Formel berechnet:
 BMI = Körpergewicht [kg], geteilt durch das Quadrat der Körpergröße in cm [m^2].
Für jüngere Menschen wird als „Gesundheitskorridor" ein Wert von 19–25 empfohlen. Für ältere Menschen sind Werte bis 30 völlig in Ordnung. Im hohen Alter ist schon ein BMI von 20–21 eher ungünstig. Werte von 30–40 werden als Adipositas, Werte > 40 als extreme Adipositas (Adipositas permagna) bezeichnet.

- **NRS (Nutritional Risk Screening)**
Dies ist ein Screening auf Mangelernährung (Nutritional Risk Screening nach Kondrup et al. 2002[1]; ◘ Abb. A1.3).

Nutritional Risk Screening nach Kondrup et al.			
Body Mass Index (BMI) < 20,5?	☐ ja	☐ nein	Wird eine Frage mit „ja" beantwortet, liegt ein erhöhtes Risiko vor.
Gewichtsverlust in den vergangenen 3 Monaten?	☐ ja	☐ nein	
Verminderte Nahrungszufuhr in der vergangenen Woche?	☐ ja	☐ nein	
Ist der Patient schwer erkrankt? (z. B. Intensivtherapie)	☐ ja	☐ nein	

◘ Abb. A1.3 Nutritional Risk Screening nach Kondrup et al.

- **MNA (Mini Nutritional Assessment)**
Als (vorgeschaltetes) Screening wird das MNA-SF (short form) mit nur sechs Fragen empfohlen (◘ Abb. A1.4)[2]. Es erkennt ein erhöhtes Risiko mit < 11 von 14 Punkten. Nur dann folgen der Teil 2 und 3 mit 12 Fragen, um dieses Risiko zu beschreiben (vgl. http://www.mna-elderly.com/forms/MNA_german.pdf und http://www.mna-elderly.com/forms/mini_mna _mini_german.pdf).

---

[1] ESPEN Guidelines for Nutrition Screening 2002. Clin Nutrition (2003) 22: 415–421.
[2] Vgl. Guigoz Y et al. (1996) Assessing the nutritional status of the elderly. Nutr Rev 54: 59–65.

Anhang

Mini Nutritional Assessment

1. Verminderter Appetit? Schwierigkeiten beim Kauen/Schlucken? Zunehmend weniger gegessen?	0 = schwere Anorexie 1 = leichte Anorexie 2 = keine Anorexie
Gewichtsverlust in den letzten 3–6 Monaten	0 = > 3 kg 1 = weiß Patient nicht 2 = 1–3 kg 3 = stabil
Mobilität/Beweglichkeit	0 = vom Bett zum Stuhl 1 = in der Wohnung 2 = verlässt die Wohnung
Akute Krankheit oder psychischer Stress in den letzten 3–6 Monaten?	0 = ja 1 = nein
Psyche	0 = Demenz/Depression 1 = leichte Ausprägung 2 = unauffällig
BMI	0 = < 19 1 = 19–21 2 = 21–23 3 = > 23
2. Wohnt/lebt der Patient unabhängig?	0 = nein 1 = ja
> 3 Medikamente/Tag	0 = nein 1 = ja
Schorf-Druck-Geschwüre	0 = nein 1 = ja
Mahlzeiten/Tag	0 = 1 Mahlzeit 1 = 2 Mahlzeiten 2 = 3 Mahlzeiten
3. Lebensmittelauswahl: Isst der Patient? > 1-mal täglich Milchprodukte: ja/nein > 1-mal wöchentlich Eier/Hülsenfrüchte: ja/nein Täglich Fisch/Fleisch/Geflügel: ja/nein > 2-mal täglich Obst/Gemüse	0 = 0 bis 1-mal „ja" 0,5 = 2-mal „ja" 1,0 = 3-mal „ja" 0 = nein 1 = ja
Trinken	0 = < 3 Gläser/Tassen 0,5 = 3–5 Gläser/Tassen 1,0 = > 5 Gläser/Tassen
Essen	0 = braucht Hilfe 1 = ohne Hilfe, aber schwierig 2 = o. B.
Glaubt der Patient, gut ernährt zu sein? Selbsteinschätzung	0 = Mangelernährung 1 = Patient weiß es nicht oder hat leichte Defizite 2 = gut ernährt
Selbsteinschätzung der Gesundheit im Vergleich zu Gleichaltrigen	0 = schlechter 0,5 = Patient weiß es nicht 1,0 = gleich gut 2,0 = besser
Oberarmumfang	0 = < 21 cm 0,5 = 21–22 1,0 = > 22 cm
Wadenumfang	0 = < 31 cm 1 = > 31 cm

Bewertung:
> 24 Punkte sind ohne erhöhtes Risiko, 17–23 Punkte sind abklärungsbedürftig, < 17 Punkte entsprechen einer Mangelernährung.

◘ Abb. A1.4 Mini Nutritional Assessment

A1.8 Bereich Schlucken/Dysphagie

- **Wassertest**
Bei Patienten, bei denen der Verdacht auf eine Schluckstörung besteht, muss kurzfristig ein Schnelltest (Screening) erfolgen, der prinzipiell von allen darin ausgebildeten Mitarbeitern durchgeführt werden kann.

Dieser Wassertest sollte wie folgt ablaufen:
- Lagerung im Sitzen,
- Anfeuchten des Mundraums,
- 50 ml Wasser trinken lassen, gegebenenfalls unter Facilitation (ohne Kohlensäure),
- Nachbeobachtung: 5 Minuten (verschlucken, husten, räuspern usw.).

Sollte sich hieraus der Verdacht auf eine Dysphagie ergeben, ist unverzüglich eine umfassende Diagnostik einzuleiten. Bis dahin darf der Patient keine Nahrung zu sich nehmen.

A1.9 Bereich Dekubitus-Gefährdung

Folgende Skalen sind hilfreich:
- Braden-Skala,
- Norton-Skala,
- Waterlow-Skala.

A2 Informationen und Arbeitshilfen

A2.1 Pflegeversicherung

Einen Anspruch auf Pflege ist gegeben für Menschen mit körperlicher, geistiger, seelischen Krankheiten oder Behinderung. Verrichtungen des täglichen Lebens sind nur eingeschränkt oder nicht mehr selbstständig möglich, voraussichtlich für mindestens sechs Monate. Der Antrag kann der Betroffene, der Betreuer oder ein Bevollmächtigter (z. B. Krankenhaus-Sozialdienst) stellen. Es existieren drei Pflegestufen mit definierten Normleistungen
- Stufe 1: täglich 45 min Grundpflege und 45 min Haushaltshilfe,
- Stufe 2: täglich 120 bzw. 60 min,
- Stufe 3: täglich 240 bzw. 60 min.

Die Leistungen sind sowohl ambulant und stationär als auch als persönliche Leistungserbringung (mit Geldauszahlung) möglich. Bei Entlassung aus dem Krankenhaus ins Seniorenheim gibt es eine Vorabbegutachtung, und zwar binnen sechs Tage. Hier besteht ein Rechtsanspruch! Im ambulanten Bereich wird die Pflegestufe vom MdK vor Ort im häuslichen Umfeld eingestuft. Drei Viertel aller Pflegebedürftigen werden noch zu Hause versorgt.
  Aber: Pflegebedürftigkeit und Demenz sind eine schleichende Epidemie, mit fortschreitender Entpersönlichung der Patienten bis zur Hilflosigkeit und Erschöpfung der Angehöri-

gen im häuslichen Versorgungssystem. Folgen sind die körperliche und seelische Morbidität der Pflegenden. Gefordert ist eine menschenwürdige Betreuung für alle Beteiligten.

- **Rechtliche Betreuung**

Ist ein volljähriger Mensch nicht mehr in der Lage, seine Angelegenheiten selbst zu regeln, sollte für ihn eine Betreuung auf der Grundlage eines medizinischen und sozialen Gutachtens eingerichtet werden.

Drei Bereiche sind zu beachten: Finanzen, Gesundheit und Aufenthalt. Den Antrag kann jeder stellen. Das Vormundschaftsgericht fordert die Stellungnahme vom behandelnden Arzt und ein soziales Gutachten (über die sog. Betreuungsbehörde), oft auch eine Anhörung durch den Amtsrichter. Die Betreuung darf nicht länger dauern als notwendig und ist spätestens alle fünf Jahre zu überprüfen. Das Amtsgericht bestellt bevorzugt Familienangehörige. Bei dringlichen Fragen ist eine Eilbetreuung innerhalb von 48 Stunden möglich.

Die Kosten muss der Betreute möglichst selbst tragen. Deshalb ist es besser, eine Vorsorgevollmacht auszustellen. Der Betreuer muss Rechenschaft ablegen, auch gegenüber dem Amtsgericht. Aber: Sollte vorab eine Vorsorgevollmacht aktiv eingerichtet worden sein, so gelten diese Vorgaben nicht und eine Betreuung ist dann in der Regel auch nicht erforderlich. Der Betreute bleibt geschäftsfähig, wenn nicht eine Geschäftsunfähigkeit nach § 104 BGB vorliegt. Unabhängig davon kann eine Patientenverfügung für bestimmte Konstellationen niedergelegt werden.

Das erste medizinische Gutachten zur Betreuung prüft folgende Bereiche:
- Patientendaten und Wohnsitz
- Diagnose und Prognose
- Warum ist eine Betreuung notwendig?
- Bereiche der Betreuung beschreiben
- Voraussichtliche Dauer
- Gründe, wenn der Patient nicht angehört werden könne
- Kann der Betroffene seinen Willen äußern?
- Bei dringlichen medizinischen Maßnahmen die Eilbetreuung
- Maßnahmen der weiteren sozialen Versorgung definieren

Das soziale Gutachten prüft, ob bereits eine Vorsorgevollmacht vorliegt, sowie den Vorschlag eines Betreuers und die Vermögensverhältnisse. Ein vorläufiger Betreuer im Eilverfahren ist z. B. notwendig, wenn bei einem verwirrten Patienten eine Operation oder eine Zwangsmaßnahme mit Fixierung über 48 Stunden notwendig ist.

A2.2 Todesbescheinigung

Spätestens am folgenden Werktag ist dem Standesamt nach dem Personenstandsgesetz der Tod, auf Basis der Leichenschau und der Todesbescheinigung, mitzuteilen. Der nichtvertrauliche Teil ist für das Standesamt, der vertrauliche Teil für das Gesundheitsamt.

Die Kausalkette vom Grundleiden bis zur unmittelbar zum Tod führenden Ursache wird angegeben, beispielsweise KHK, Herzinsuffizienz, Kammerflimmern.

Der unnatürliche Tod Der unnatürliche Tod entsteht durch Gewalteinwirkung, Unfälle, Vergiftungen, Suizide, Behandlungsfehler und Folgezustände nach oben genannten Ereignissen.

Ungeklärte Todesursache Ungeklärt ist die Todesursache eigentlich oft, etwa bei einer inneren Ursache, die nicht ganz klar ist, oder auch weil der Patient unbekannt oder lange nicht gesehen wurde. Auch nach Stürzen und Traumen kann ein nachfolgender Tod im stationären Verlauf ungeklärt bleiben, z. B. bei einer Pneumonie und einer Lungenembolie nach dem Sturz. Auch kann es Jahre nach einem Verkehrsunfall mit Hirnschädigung zu einer Aspirationspneumonie kommen.

Vorgehen bei der Leichenschau Man muss die komplett entkleidete Leiche untersuchen, inklusive aller Körperöffnungen und des behaarten Kopfes. Ein irreversibler Kreislauf- und Atemstillstand ist erst bei sicheren Todeszeichen zu attestieren. Livores, also die Totenflecke, sieht man nach 20 Minuten zuerst in der Nackenregion. Eine erfolglose Reanimation mit anhaltendem Nulllinien-EKG zeigt nach etwa 30 Minuten diese kleinen Livores als rote Flecken. Eine Konfluktuation der Leichenflecken ist nach ca. 1–2 Stunden zu beobachten, die volle Ausbildung nach 6–8 Stunden. Umlagerbar und wegdrückbar sind diese bis ca. zehn Stunden post mortem.

Die Totenstarre am Kiefergelenk tritt 2–4 Stunden nach dem Tod ein, die vollständige Starre nach 6–8 Stunden. Die Lösung ist nach 2–4 Tagen möglich, das kann aber auch mal länger als eine Woche dauern, abhängig von der Temperatur. Unsichere Todeszeichen sind Bewusstlosigkeit, fehlende Spontanatmung, keine tastbaren Pulse, Areflexie, keine Herztöne (hier besser Echokardiographie plus EKG!), lichtstarre weite Pupillen und ein Tonusverlust der Muskulatur.

Todesursachen im Alter

- 30 % aller Todesursachen im Alter sind kardiovaskulär, 20 % sind Pneumonien und COPD, 10 % entzündliche Erkrankungen, der Rest sind Lungenembolien, Tumorleiden usw. Bei 1 % gibt es keine eruierbare Ursache.

A3 Mustervorlagen

Im Folgenden finden Sie drei Mustervorlagen, die Sie als Formulare verwenden können (◘ Abb. A3.1, ◘ Abb. A3.2 und ◘ Abb. A3.3).

Anhang

Geriatrisches Screening (Kurzassessment)

Datum: _____ Patient: Hier Namen/Patientenetikett einfügen

Beschwerden + Symptome:

Geriatrische Patienten zeichnen sich durch spezielle Gesundheitsrisiken und komplexe Problemkonstellationen aus. Um den Interventionsbedarf richtig einschätzen zu können, ist bei geriatrischen Patienten (Definition s. u.) ein geriatrisches Kurz-Assessment erforderlich.
Die einzelnen Items sind auf der Rückseite zusammengefasst.

Nach Durchführung des Geriatrischen Screenings (Kurzassessment) lassen sich insbesondere folgende Gesundheitseinschränkungen und -risiken identifizieren:

- ☐ Gefahr des Verlustes der Selbstständigkeit
- ☐ Ernährungsstörung/Kachexie
- ☐ Sturzkrankheit
- ☐ Kognitive Störung
- ☐
- ☐

- ☐ Mobilitätsstörung
- ☐ Schmerzsyndrom
- ☐ Bewusstseinsstörung/Synkope
- ☐ Depressives Syndrom

Folgende Maßnahmen werden empfohlen: ☐ Es scheinen keine speziellen Maßnahmen erforderlich

- ☐ Konsiliarische Hinzuziehung eines geriatrisch kompetenten Arztes
- ☐ Teilstationäre Aufnahme in eine geriatrische Tagesklinik
- ☐ Klärung der Gesundheitseinschränkungen beim Facharzt für _____
- ☐
- ☐
- ☐

- ☐ Stationäre Aufnahme in eine Klinik/Abteilung für Geriatrie
- ☐ Klärung der Gesundheitseinschränkungen beim Hausarzt

Definition geriatrischer Patienten

Geriatrische Patienten sind definiert durch:
- Geriatrietypische Multimorbidität und
- höheres Lebensalter (überwiegend 70 Jahre oder älter);

chronischen geriatrietypische Multimorbidität ist hierbei vorrangig vor dem kalendarischen Alter zu sehen;

oder durch
- Alter 80+
  auf Grund der alterstypisch erhöhten Vulnerabilität, z. B. wegen
  - des Auftretens von Komplikationen und Folgeerkrankungen,
  - der Gefahr der Chronifizierung sowie
  - des erhöhten Risikos eines Verlustes der Autonomie mit Verschlechterung des Selbsthilfestatus

Beschluss der United European Medical Societies – Geriatric Medicine Section (UEMS-GMS) am 3. Mai 2008 auf Malta

◘ **Abb. A3.1** Mustervorlage 1: Geriatrisches Screening

Geriatrisches Screening nach LACHS

Problem	Untersuchung	Pathologisches Resultat	
1. Sehen	Fingerzahl mit Brille in 2 m Entfernung erkennen Nahvisus oder Lesen einer Überschrift Frage: *Hat sich die Sehfähigkeit in letzter Zeit verschlechtert?*	Kein korrektes Erkennen bzw. Lesen möglich oder die Frage mit JA beantwortet	☐
2. Hören	Flüstern der folgenden Zahlen in ca. 50 cm Entfernung nach Ausatmung in das angegebene Ohr, während das andere Ohr zugehalten wird: 6 1 9 – linkes Ohr 2 7 3 – rechtes Ohr	Mehr als eine Zahl wird falsch erkannt	☐
3. Arme	Bitten Sie den Patienten, 1. beide Hände hinter den Kopf zu legen und 2. einen Kugelschreiber von Tisch/Bettdecke aufzuheben	Mindestens eine Aufgabe wird nicht gelöst	☐
4. Beine	Bitten Sie den Patienten, aufzustehen, einige Schritte zu gehen und sich wieder zu setzen	Patient ist nicht in der Lage, eine dieser Tätigkeiten selbständig auszuführen	☐
5. Blasen-kontinenz	Frage: *Konnten Sie in letzter Zeit den Urin versehentlich nicht halten?*	Antwort des Patienten: JA	☐
6. Stuhl-inkontinenz	Frage: *Konnten Sie in letzter Zeit den Stuhl versehentlich nicht halten?*	Antwort des Patienten: JA	☐
7. Ernährung	Schätzen Sie das Patientengewicht	Nicht normalgewichtig (untergewichtig)	☐
8a. Kognitiver Status	Nennen Sie dem Patienten die folgenden Begriffe und bitten Sie ihn, sie sich zu merken: Apfel-Pfenning-Tisch	Bitten Sie den Patienten, die Begriffe zu wiederholen.	☐
9. Aktivität	Fragen Sie den Patienten: *Können Sie sich selbst anziehen?* *Können Sie mindestens eine Treppe steigen?* *Können Sie selbst einkaufen gehen?*	Eine oder mehr Frage(n) mit NEIN beantwortet	☐
10. Depression	Fragen Sie den Patienten: *Fühlen Sie sich oft traurig oder niedergeschlagen?*	Bei Antwort JA oder ggf. Eindruck des Arztes	☐
8b. Kognitiver Status	Fragen sie die Begriffe aus 8a ab: Apfel-Pfenning-Tisch	Einen oder mehrere Begriffe vergessen	☐
11. Soziale Unterstützung	Frage: *Haben Sie Personen, auf die Sie sich verlassen und die Ihnen zu Hause regelmäßig helfen können?*	Bei Antwort des Patienten: NEIN	☐
12. Allgemeine Risikofaktoren	Frage: *Wann waren Sie zum letzten Mal im Krankenhaus?*	vor weniger als drei Monaten (ungeplant)	☐
13. Allgemeine Risikofaktoren	Sind Sie in den letzten drei Monaten gestürzt?	Antwort: JA	☐
14. Allgemeine Risikofaktoren	Nehmen Sie regelmäßig mehr als 5 verschiedene Medikamente?	Antwort: JA	☐
15. Allgemeine Risikofaktoren	Leiden Sie häufig unter Schmerzen?	Antwort: JA	☐
Kommentar zum Interview:	Akuter Verwirrtheitszustand (Delir): Aphasie: Verweigerung: Andere: _____		☐ ☐ ☐
Bemerkungen:			

☐ **Abb. A3.1** (Fortsetzung)

Anhang

Gerontotraumatologisches Kurzassessment

Name des Patienten: Hier Patientenetikett einfügen   Größe: cm   BMI:

Geburtsdatum: Gewicht: kg

Patientenverfügung vorhanden: ☐

Diagnosen: ☐ Harninkontinenz   ☐ Stuhlinkontinenz
_____ ☐ _____
_____ ☐ _____

Bezugsperson(en): _____

Gedächtnis, Orientierung (s. u.)	☐ gestört	Kommunikation (s. u.)	gestört ☐	ungestört ☐
	☐ ungestört	☐ Schwerhörigkeit		Hörgerät ☐
spezielle Probleme:		☐ Sehstörung		Brille ☐
		☐ andere Sprach-/Sprechstörung:		
		☐ Aphasie		

Begriffe merken (nach LACHS): „Apfel, Schlüssel, Ball"   Kurzzeitgedächtnis [ ] Punkte (max. 3)
Alter? Stadt? Monat? Wochentag?   ⇨ Orientierung: [ ] Punkte (max. 4)
nach ca. 1 Minute: „Apfel, Schlüssel, Ball"   Gedächtnis   [ ] Punkte (max. 3)
                                                Σ [ ] Punkte (max. 10)

Test Hören: drei Zahlen flüstern (re. + li.)   Test Sehen: Finger zählen (nach LACHS)

Abschätzung der prämorbiden Selbsthilfefähigkeit und Mobilität
(Max. 100 Punkte)   BARTHEL-Index [   ] Punkte
differenzierte Einschätzung siehe spezielles Blatt BARTHEL-Index

Screening auf Mangelernährung   (Nutritional Risk Screening (NRS) nach KONDRUP et al. 2002)

Body Mass Index (BMI) < 20,5 ?   ☐ ja ☐ nein
Gewichtsverlust in den vergangenen 3 Monaten?   ☐ ja ☐ nein   Wird eine Frage mit „ja" beantwortet,
Verminderte Nahrungszufuhr in der vergangenen Woche? ☐ ja ☐ nein   liegt ein erhöhtes Risiko vor.
Ist der Patient schwer erkrankt? (z. B. Intensivtherapie)   ☐ ja ☐ nein

Dekubitus-Gefährdung   BRADEN-Skala (s. Beiblatt): [   ] Punkte < 15 Punkte = erhöhtes Risiko
                                                                    < 12 Punkte = hohes Risiko
☐ Mikrobewegungen beobachtet   < 9 Punkte = sehr hohes Risiko

◘ Abb. A3.2 Mustervorlage 2: Gerontotraumatologisches Kurzassessment

Hautzustand: (Auffälligkeiten bitte beschreiben und einzeichnen)

☐ seborrhoisch   **Hautturgor:**   ☐ unauffällig

☐ sebostatisch   ☐ dehydriert

☐ altersentsprechend   ☐ ödematös

Dekubitus bitte immer mit Lokalisation, Größe und Stadium beschreiben!

☐ Fotografische Wunddokumentation durchgeführt

☐ Bogen Wund-Dokumentation angelegt

Schmerzen		Intensität			Frequenz	
Haben Sie Schmerzen? ☐ ja ☐ nein	A ☐	keine	☐	1 ☐	nie	☐
Wenn ja: Lokalisation(en):	B ☐	leicht	☐	2 ☐	selten	☐
_____	C ☐	schwer	☐	3 ☐	oft	☐
_____	D ☐	unerträglich	☐	4 ☐	immer	☐
_____		Aufnahme Entlassung			Aufnahme Entlassung	

Weitere Bemerkungen   **Sonstige Risiken** (z.B. Allergien):

Datum   Handzeichen

Das „Gerontotraumatologische Kurzassessment" dient der schnellen Orientierung zu therapeutisch relevanten Bereichen des Patienten: Gedächtnis, Orientierung, Kommunikation, Sehfunktion, Hörfunktion, Selbsthilfefähigkeit, Ernährungszustand, Dekubitus-Gefährdung, Schmerzen, sonstige Risiken.

Es sollte wenn möglich kurzfristig nach Aufnahme des Patienten (vor einer OP) von einem Mitglied des gerontotraumatologischen Teams erhoben werden, in der Regel von der Pflege.

Es dient dazu, zeitnah wichtige Informationen über den Patienten zu sammeln, die relevant für die weitere Vorgehensweise sein könnten (z.B. prämorbide Mobilität ⇨ OP-Verfahren, niedriger BMI ⇨ besondere Vorsichtsmaßnahme bei der Lagerung, kognitive Störung ⇨ erhöhte Gefahr für das Auftreten eines Delirs)

◘ **Abb. A3.2** (Fortsetzung)

Anhang

Verlegung in/nach:	Absender:	**P** atienten **Ü** **B** er- **L** eitung **I** m **G** eriatrischen **Q** ualitätsmanagement

Patientenüberleitung

Name des Patienten: Größe: cm   BMI:

Geburtsdatum: Gewicht: kg

Anschrift: Patientenverfügung vorhanden: ☐

Diagnosen: _____   Pflegerelevante Diagnosen:
_____
_____
_____
_____
_____
_____

- ☐ Harninkontinenz (s. u.)
- ☐ Stuhlinkontinenz (s. u.)
- ☐ Offene Wunde(n) (s. u.)
- ☐ Schluckstörung (s. u.)
- ☐ _____
- ☐ _____
- ☐ _____

Soziale Situation: **Wohnung:**

☐ Allein lebend   ☐ Etage: ___   ☐ Fahrstuhl

☐ Mitbewohner: ☐ Stufen: ___

☐ Unterstützung durch:

☐ Pat. steht unter Betreuung. Betreuer: _____ Betreuung beantragt: ☐

☐ Pflegestufe: _____   Pflegestufe beantragt: ☐

Bezugsperson(en): _____

Kooperationspartner im Gesundheitsmanagement: **Weitere Partner (z.B. Fachärzte, Therapeuten):**

☐ Hausarzt: _____   ☐ _____

☐ Pflegedienst/Heim: _____   ☐ _____

Orientierung   ungestört: ☐   **Kommunikation**   ungestört: ☐

                 Hörgerät: ☐

Probleme: ☐ Aphasie   Brille: ☐

       ☐ Andere Sprach-/Sprechstörung

       ☐ Tracheostoma Ch: ___ gewechselt am ___

       ☐ Demenz (s. u.)   ☐ Sonstiges:

Mitgeführte Papiere und Wertsachen:

_____

Copyright Vordruck Arbeitsgruppe Patientenüberleitung – Geriatrische Akademie Brandenburg e.V.

◘ **Abb. A3.3** Mustervorlage 3: Patientenüberleitung

Mobilität Alltagaktivitäten

Vorhandene Hilfsmittel:

Vorhandene Hilfsmittel: Zahnprothese oben ☐ unten ☐

	BARTHEL – Index Summe: _____ Punkte	
Bett/Rollstuhl-Transfer	(unabhängig (15), geringe. Hilfe (10), erhebliche Hilfe (5), nicht selbstständig (0))	—
Fortbewegung Ebene	(unabhängig (15), geringe. Hilfe (10), Rollstuhl-mobil (5), nicht selbstständig (0))	—
Treppensteigen	(steigt unabhängig eine Treppe (10), benötigt Hilfe (5), nicht selbstständig (0))	—
Essen	(unabhängig (10), benötigt etwas Hilfe (5), nicht selbstständig (0))	—
An- und Auskleiden	(unabhängig (10), benötigt Hilfe (5), nicht selbstständig (0))	—
Waschen	(unabhängig beim Waschen von Gesicht, Händen (5), nicht selbstständig (0))	—
Baden	(unabhängig bei Voll- und Duschbad (5), nicht selbstständig (0))	—
Toilettenbenutzung	(unabhängig (10), benötigt Hilfe (5), nicht selbstständig (0))	—
Stuhlkontinenz	(Stuhlkontrolle (10), Inkontinenz max. 1/Woche (5), häufige Inkontinenz (0))	—
Urinkontinenz	(Urinkontrolle, ggf. DK (10), Inkontinenz max. 1/Tag (5), häufige Inkontinenz (0))	—

Ernährung/Schlucken **Ausscheidung**

letzter Stuhlgang:

Kostform: DK   transurethral   ☐ Ch: _ gewechselt am ____
Trinkmenge überprüfen ☐   suprapubisch   ☐ Ch: _ gewechselt am ____
PEG vorhanden   ☐ Ch: _ gelegt am ____   Enterostoma   ☐ Gr: _ gewechselt am ____

Wunden: **Körperschema:**

Weitere Angaben:
(z. B. auch Hautzustand, Risiken, Schlafstörungen, Verhaltensauffälligkeiten, Interessen und Vorlieben)

Sollte der Platz nicht ausreichen, bitte Beiblatt anfügen!

Ich bin mit der Weitergabe dieser Daten einverstanden

_____ _____ _____ _____
Datum   Unterschrift Datum   Unterschrift Patient/Betreuer

Anlagen: ☐ Ärztlicher Bericht/Epikrise   ☐ Therapiebericht/e   ☐ _____
    ☐ Beiblatt Ernährung   ☐ Beiblatt Wundversorgung   ☐ _____
    ☐ Beiblatt Medikamente   ☐ Beiblatt Sturzrisiko   ☐ _____

☐ **Abb. A3.3** (Fortsetzung)

Lesetipps

Weiterführende Literatur

- **Aktivierende therapeutische Pflege**
Fischer S (o. J.) Aktivierende und rehabilitierende Pflege. Datei ist über die Autorin zu beziehen (Kreiskrankenhaus Freiberg: http://www.kkh-freiberg.de/)

- **Akutmedizin und Geriatrischer Überwachungsbereich**
Fleischmann T (2009) Wege aus der Notaufnahme – wann ambulant, stationär oder intensiv? Grundlage ist eine adäquate Risikostratifikation. Klinikarzt 38(1): 26–30

- **Angststörungen und Schizophrenie**
Bode S (2011) Die vergessene Generation, 8. Aufl. Klett-Cotta, Stuttgart (Zum Problem der „Kriegskinder")

- **Aphasie**
de Bruyn G (1992) Zwischenbilanz. Eine Jugend in Berlin. Fischer, Frankfurt a. M. (Eine sehr eindrückliche Beschreibung, deren Autor im Rahmen einer Kriegsverletzung eine Aphasie durchlebte)

- **Arzneimittel und Medikation im Alter**
Beers MH et al. (1991) Explicit Criteria for Determining Inappropriate Medication Use in Nursing Home Residents. Arch Intern Med 151(9): 1825–1832 (BEERS-Liste zu vermeidender Arzneimittel)
Frohnhofen H et al. (2011) Bewertung von Medikamenten in der Geriatrie mit der neuen FORTA-Klassifikation. Dtsch Med Wochenschr 136(27): 1417–1421 (FORTA [Positiv-]Liste)
Hartmann B et al. (2010) Arzneimitteltherapie bei Patienten mit chronischem Nierenversagen. DÄBl Int 107(37): 647–656
Schindler B (2010) Sturzrisiko unter häufig eingesetzten Arzneistoffklassen. Arzneimitteltherapie 28: 141–142

- **Augen**
Gerding H, Thelen U (2007/2008) Augenerkrankungen im Alter. Geriatrie Journal 6: 13–17 und Geriatrie Journal 8: 27–30

- **Chronischer Schmerz**
AGS Clinical Practice Guideline (2009) Pharmacological Management of Persistent Pain in Older Persons
Hardt R (2010) Schmerz im fortgeschrittenen Lebensalter. Diagnose und Therapie auf der internistisch-geriatrischen Station. Klinikarzt 39(9): 414–418
Nolte T (2009) Tumorschmerzen – Empfehlungen jenseits des WHO-Stufenschemas. MMW-Fortschr Med 34–35
Überall MA et al. (2010) Überlegungen zum Umgang mit Leitlinien in der Schmerztherapie und Palliativmedizin. Implementierung evidenzbasierter Entscheidungsfindungsprozesse in der Medizin. MMW-Fortschr Med 1, Suppl

- **Chronische Wunden**
Anders J et al. (2010) Dekubitalgeschwüre – Pathophysiologie und Primärpraevention. DÄBl Int 107(21): 371–382
Kahle B et al. (2011) Evidenzbasierte Therapie chronischer Beinulzera. DÄBl Int 108(14): 231–237
National Pressure Ulcer Advisory Panel, European Pressure Ulcer Advisory Panel. Pressure ulcer treatment recommendations. Prevention and Treatment of pressure ulcers: Clinical Practice Guideline (2009) National Pressure Ulcer Advisory Panel, Washington, DC: 51–120

- **Delir – die akute Verwirrung**
Singler K et al. (2011) Akute Verwirrtheit im Alter. DMW 136: 681–684

- **Demenz**
Drach LM, Adler G (2010) Medikamentöse Alternativen zu Antipsychotika bei Demenzkranken mit Verhaltensstörungen. Psychopharmakotherapie 17: 264–273

- **Depression**
Sanden K, Bojack B (2008) Suizidalität im Alter. Geriatrie Journal 1: 23–26

- **Dermatologie**
Mügge C et al. (2008) Trockene Altershaut ist die Basis vieler Dermatosen. MMW-Fortschr Med 150 (21): 27–29

- **Diarrhoe**
  Cohen SH (2010) Clinical Practice Guidelines for Clostridium difficile Infection in Adults: 2010 Update by the Society for Healthcare Epidemiology of America (SHEA) and the Infectious Diseases Society of America (IDSA). Infect Control Hosp Epidemiol 31(5)

- **Endokrinologie im Alter**
  North American Menopause Society (2010) Management of Osteoporosis in Postmenopausal Women – 2010 Position Statement of the North American Menopause Society. Menopause 17(1): 25–84

- **FEES – die endoskopische Schluckdiagnostik**
  Keller J et al. (2010) Die fiberendoskopische Evaluation des Schluckens (FEES) in der Geriatrie – mit besonderer Berücksichtigung des akuten Schlaganfalls. NeuroGeriatrie 7 (2–3): 59–64

- **Gangstörungen und Stürze**
  Jahn K et al. (2010) Gangstörungen im Alter. Klassifikation, Diagnostik und Therapie aus neurologischer Sicht. DÄBl Int 107(17): 306–316
  Schindler B (2010) Sturzrisiko unter häufig eingesetzten Arzneistoffklassen. Arzneimitteltherapie 28(4): 141–142

- **Gastroenterologie**
  McKay SL et al. (2009) Management of constipation. Iowa City: University of Iowa Gerontological Nursing Interventions Research Center, Research Translation and Dissemination Core

- **Geriatrie in der ambulanten Versorgung**
  Bodenheimer T et al. (2010) Low-Cost Lessons from Grand Junction, Colorado. NEJM 363: 15 und 1391–1393 (www.nejm.org) (Zum Thema Kostendämpfung durch Vernetzung)

- **Herz-Kreislauf-Erkrankungen**
  Frilling B (2011). Evidenzbasierte Therapie für ältere Patienten in der Kardiologie. Z Gerontol Geriatrie 2: 100–102
  Kreutz R (2010) Hypertonie im Alter: Was ist anders? MMW-Fortschr Med 152: 31–38

- **HNO**
  Hesse G, Laubert A (2005) Hörminderung im Alter – Ausprägung und Lokalisation. Dtsch Ärztebl 102(42): 2417–2421

- **Isolation bei MRSA**
  Bock-Hensley O (2010) Keim im Heim – was tun? Heilberufe Spezial Hygiene
  Geffers C et al. (2011) Nosokomiale Infektionen und multiresistente Erreger in Deutschland. Epidemiologische Daten aus dem Krankenhaus-Infektions-Surveillance-System. DÄBl 108(6): 87–93

- **Krampfanfall und Epilepsie**
  Werhahn KJ (2009) Altersepilepsie. DÄBl Int 106(9): 135–142

- **Langlebendigkeit – Indikatoren**
  Cooper R et al. (2010) Objectively measured physical capability levels and mortality: systematic review and meta-analysis in. BMJ 341 (c4467doi:10.1136/bmj.c4467)

- **Mangel- und Fehlernährung**
  Löser C (2010) Unter- und Mangelernährung im Krankenhaus – Klinische Folgen, moderne Therapiestrategien, Budgetrelevanz. DÄBl 107(51–52): 911–917

- **Orale Antikoagulation in der Geriatrie**
  Agency for Healthcare Research and Quality (2008) Your Guide to Coumadin©/Warfarin Therapy. AHRQ Publication No. 08-0028-A, Rockville, MD, USA
  Steffel J, Lüscher TF (2009) Antikoagulation bei betagten Patienten – Schmaler Grat zwischen Nutzen und Risiko. MMW-Fortschr Med 16: 33–36

- **Palliativmedizin**
  Empfehlungen der Bundesärztekammer und der Zentralen Ethikkommission bei der Bundesärztekammer zum Umgang mit Vorsorgevollmacht und Patientenverfügung in der ärztlichen Praxis. DÄBl 107(18): 877–882

- **Die Parkinson-Syndrome**
  Franzen J (2001) Die Korrekturen. Rowohlt, Reinbek b. Hamburg (Eindrückliche belletristische Verarbeitung)

- **Stuhlinkontinenz**
  Probst M et al. (2010) Stuhlinkontinenz. DÄBl Int 107(34–35): 596–601

- **Todesbescheinigung**
  Madea B, Dettmeyer R (2003) Ärztliche Leichenschau und Todesbescheinigung: Kompetente Durchführung trotz unterschiedlicher Gesetzgebung der Länder. Dtsch Arztebl 100(48): A-3161/B-2633/C-2458

Lesetipps

- **Urologie**
Altwein JE, Durner L (2009) Neudiagnostiziertes Prostatakarzinom – Aktive Überwachung, Watchful Waiting, Standardtherapie oder alternative Medizin? Klinikarzt 38(9): 382–390
Hofmockel G, Frohmüller H (2002) Ausgewählte urologische Notfälle. Dtsch Ärztebl 99(42): 2367–2374
Lindau ST, Gavrilova N (2010) Sex, health and years of sexually active life gained due to good health: evidence from two US population based cross sectional surveys of ageing. BMJ 340 (c810 doi:10.1136/bmj.c810)
Neubauer S (2009) Benignes Prostatasyndrom: Medikamentös, operativ oder minimal invasiv – Welche Therapie ist sinnvoll? Klinikarzt 38(9): 408–411
Schaaf L, Stalla GK (2009) Sexualhormone im Alter – Wann sind sie wirklich zu tief? MMW-Fortschr Med 151(42): 43–45

Hinweise auf Websites und Institute

- **Arzneimittel und Medikation im Alter**
Tool zur Dosisanpassung bei Niereninsuffizienz: http://www.dosing.de/Niere/nierelst.htm
BEERS-Liste zu vermeidender Arzneimittel: Beers MH et al. (1991) Explicit Criteria for Determining Inappropriate Medication Use in Nursing Home Residents. Arch Intern Med 151(9): 1825–1832
PRISCUS-Liste zu vermeidender Arzneimittel: http://priscus.net/download/PRISCUS-Liste_PRISCUS-TP3_2011.pdf
FORTA(Positiv)-Liste: Frohnhofen H et al. (2011) Bewertung von Medikamenten in der Geriatrie mit der neuen FORTA-Klassifikation. Dtsch Med Wochenschr 136(27): 1417–1421
Arzneimittelkommission der Deutschen Ärzteschaft: http://www.akdae.de

- **Assessment**
Hamburger Einstufungsmanual zum Barthel-Index: http://www.bv-geriatrie.de/Dokumente/Hamburger%20Manual_11_2004.pdf
BGS Good Practice Guide: Comprehensive Assessment of the Frail Older Patient: http://www.bgs.org.uk/index.php?option=com_content&view=article&id=195:gpgcgassessment&catid=12:goodpractice&Itemid=106

- **(Pflege-)Expertenstandards zu geriatrischen Syndromen und Problemen (Decubitalulzera, Wunden, Ernährung, Inkontinenz, Entlassungsmanagement etc.)**
http://www.dnqp.de
Hartford Institute for Geriatric Nursing (USA): http://consultgerirn.org/resources/geriatric_topics

- **Das Bobath-Konzept**
http://www.bobath-vereinigung.de/cms/start.html

- **Chronischer Schmerz**
http://www.americangeriatrics.org/health_care_professionals/clinical_practice/clinical_guidelines_recommendations/2009/
Guidance on the Assessment of Pain in Older People – A Collaborative Development between the British Pain Society and the British Geriatrics Society: http://www.bgs.org.uk/index.php?option=com_content&view=article&id=313:painassessment&catid=42:catclinguidelines&Itemid=107
Deutsche Gesellschaft zum Studium des Schmerzes: http://www.dgss.org/

- **Chronische Wunden**
Initiative Chronische Wunden (von Ärzten, Pflegenden, Mitarbeitern der Kostenträger und anderen Engagierten ins Leben gerufene Initiative, um die Prophylaxe und Therapie von Menschen mit chronischen Wunden zu verbessern. Praxisnah fortbildungs- und versorgungsorientiert): http://www.ic-wunden.de/

- **Delir – die akute Verwirrung**
NICE Guidelines – Delirium, diagnosis, prevention and management: http://www.bgs.org.uk/index.php?option=com_content&view=article&id=862:nicedelirium&catid=42:catclinguidelines&Itemid=107
Europäische Fachgesellschaft: http://www.europeandeliriumassociation.com

- **Demenz**
S3 Leitlinie Integrierte Versorgung Demenz – Rahmenkonzept der Deutschen Gesellschaft für Psychiatrie, Psychotherapie und Nervenheilkunde (DGPPN) unter Mitarbeit der Deutschen Gesellschaft für Geriatrie (DGG): http://www.dggeriatrie.de/images/stories/pdf/leitlinie_demenzrahmenkonzept_dgppn.pdf

AGS: A Guide to Dementia Diagnosis and Treatment:
http://www.americangeriatrics.org/health_care_professionals/clinical_practice/featured_programs_products/

Kompetenznetz Degenerative Demenzen: http://www.knd-demenzen.de

Deutsche Gesellschaft für Neurologie: http://www.dgn.org

Deutsche Gesellschaft für Psychiatrie, Psychotherapie und Nervenheilkunde: http://www.dgppn.de

Demenz-Website des Bundesgesundheitsministeriums: http://www.wegweiser-demenz.de/

Selbsthilfe- und Angehörigengruppen: http://www.alzheimerforum.de/

Europaweiter Dachverband der Selbsthilfe- und Angehörigen-Initiativen: http://www.alzheimer-europe.org

Internationale (Fach-)Gesellschaften, Angehörigen- und Selbsthilfegruppen (weltweit): http://www.alz.co.uk/

- **Depression**

Depressions-Tool zu Diagnose und Therapie: Tool on Depression: Assessment and Treatment for older Adults (gemäß kanadischen National Guidelines for Seniors' Mental Health, zu beziehen über www.ccsmh.ca oder www.nicenet.ca)

Arbeitsgruppe Alte Menschen im Nationalen Suizidpräventionsprogramm für Deutschland (Hrsg) (2009) Wenn das Altwerden zur Last wird – Suizidprävention im Alter. Zu beziehen über www.suizidpraevention-deutschland.de/downloads.html

- **Diabetes**

Evidenzbasierte Diabetes-Leitlinie der Deutschen Gesellschaft für Geriatrie (DGG) und der Deutschen Diabetes-Gesellschaft: http://www.dggeriatrie.de/images/stories/pdf/leitlinie_diabetes_dgg_2005.pdf

European Diabetes Working Party for older People: Clinical Guidelines for Treatment of Type 2 Diabetes mellitus in Older People: http://www.eugms.org/index.php?pid=30

Deutsche Diabetesgesellschaft: http://www.deutsche-diabetes-gesellschaft.de

- **Endokrinologie im Alter**

Prophylaxe, Diagnostik und Therapie der Osteoporose bei Frauen ab der Menopause, bei Männern ab dem 60. Lebensjahr - S3-Leitlinie der Deutschen Gesellschaft für Osteologie e. V. (DGO) von 2009 http://www.awmf.org/leitlinien/detail/ll/034-003.html

Osteoporose 75 + Konsensus-Statement von ÖGGG und ÖGEKM

http://www.geriatrie-online.at/mm/mm006/Kons_Osteo_LOW.pdf

Deutsche Gesellschaft für Osteologie e.V.: http://www.dgosteo.de

- **Gangstörungen und Stürze**

AGS/BGS Clinical Practice Guideline: Prevention of Falls in Older Persons (2010): http://www.americangeriatrics.org/health_care_professionals/clinical_practice/clinical_guidelines_recommendations/2010/

- **Gebrechlichkeit – Frailty**

BGS Good Practice Guide: Comprehensive Assessment of the Frail Older Patient: http://www.bgs.org.uk/index.php?option=com_content&view=article&id=195:gpgcgassessment&catid=12:goodpractice&Itemid=106

- **Harninkontinenz**

S2-Leitlinie der DGG: http://www.awmf.org/uploads/tx_szleitlinien/084-001_S2_Harninkontinenz_09-2009_09-2014.pdf

BGS Good Practice Guide: Continence: http://www.bgs.org.uk/index.php?option=com_content&view=article&id=377:continence&catid=12:goodpractice&Itemid=106

- **Herz-Kreislauf-Erkrankungen**

S3-Nationale VersorgungsLeitlinie zur chronischen Herzinsuffizienz – gemeinsame Initiative der Bundesärztekammer (BÄK), Kassenärztliche Bundesvereinigung (KBV) und der Arbeitsgemeinschaft der Wissenschaftlichen Medizinischen Fachgesellschaften (AWMF) von 2010: http://www.awmf.org/leitlinien/detail/ll/nvl-006.html

S2-Leitlinie Diagnostik und Therapie der Venenthrombose und Lungenembolie. Eur J Vasc Med (39), S/78 (August 2010) (www.vasa-journal.eu)

The Task Force on Syncope (European Society of Cardiology): Guidelines on Management of Syncope in Older People: http://www.eugms.org/index.php?pid=30

- **Hip Fracture Unit oder Gerontotraumatologie – ein Modell für moderne Geriatrie und Akutmedizin**

BGS Good Practice Guide: Orthogeriatric Models of Care: http://www.bgs.org.uk/index.php?option=com_content&view=article&id=371:orthogeriatricmodels&catid=12:goodpractice&Itemid=106

Scottish Intercollegiate Guidelines Network (SIGN) (2009) Management of hip fracture in older people. A national clinical guideline. SIGN publication; no. 111, Edinburgh
Frakturrisiko-Rechner: http://www.qfracture.org/

- **Isolation bei MRSA**

www.heilberufe-online.de
Nationales Referenzzentrum für Surveillance von nosokomialen Infektionen:
http://www.nrz-hygiene.de/surveillance/kiss/

- **Mangel- und Fehlernährung**

Allgemeine S3-Leitlinie der Deutschen Gesellschaft für Geriatrie (DGG) und der Deutschen Gesellschaft für Ernährungsmedizin e.V. (DGEM) von 2004:
http://www.dggeriatrie.de/images/stories/pdf/leitlinie_ernaehrungszustand%20energie-%20und%20substratstoffwechsel%20im%20alter.pdf
S3-Leitlinie zur enteralen Ernährung nach Schlaganfall von DGG, DGE; DGN (z.Z. in Neubearbeitung):
http://www.awmf.org/uploads/tx_szleitlinien/073-017_S3_Enterale_Ernaehrung_bei_Patienten_mit_Schlaganfall_Leitlinie_08-2007_08-200.pdf
Healthy Eating for Older People – BGS Best Practice Guide: http://www.bgs.org.uk/index.php?option=com_content&view=article&id=1160:healthyeating&catid=12:goodpractice&Itemid=106
Deutsche Gesellschaft für Neurologie:
http://www.dgn.org
Deutsche Gesellschaft für Ernährungsmedizin:
http://www.dgem.de
European Society for Clinical Nutrition and Metabolism: http://espen.info

- **Palliativmedizin**

Patientenverfügungen (mit umfangreichen Erklärungen und Diskussionsanregungen) z. B. über www.bmj.bund.de/publikationen oder www.aerzteblatt.de/11242a (christliche Patientenvorsorge)
Charta zur Betreuung schwerstkranker und sterbender Menschen in Deutschland, Hg.: Deutsche Gesellschaft für Palliativmedizin (www.dgpalliativmedizin.de), Deutscher Hospiz- und Palliativverband e.V. (www.dhpv.de/index.html), Bundesärztekammer
National Guidelines on Advanced Care Planning:
http://www.bgs.org.uk/pdf_cms/reference/advance_care_planning.pdf
BGS Best Practice Guidelines: Palliative and End of Life Care for Older People

http://www.bgs.org.uk/index.php?option=com_content&view=article&id=368:palliativecare&catid=12:goodpractice&Itemid=106
WHO: Palliative Care for Older People – Better Practices
http://www.sgg-ssg.ch/cms/media/Publikationen/WHO_2011_Palliative_Care_for_older_people_better_practices.pdf
Deutsche Gesellschaft für Palliativmedizin:
http://www.dgpalliativmedizin.de/

- **pAVK – geplanter Behandlungsablauf Beinamputation**

Diagnostik und Therapie der peripheren arteriellen Verschlusskrankheit (PAVK) – S3-Leitlinie der Deutschen Gesellschaft für Angiologie – Gesellschaft für Gefäßmedizin e.V. (DGA) von 2009:
http://www.awmf.org/leitlinien/detail/ll/065-003.html
Deutsche Gesellschaft für Angiologie – Gesellschaft für Gefäßmedizin e.V.:
http://www.dga-gefaessmedizin.de

- **Pneumologie**

Leitlinie zur ambulant erworbenen Pneumonie:
http://www.capnetz.de/html/practitioners/leitlinie?clps10989_n1343139806=1

- **Prozessmanagement in der Geriatrie**

Deutsche Gesellschaft für Care und Case Management: http://www.dgcc.de/

- **Schlaganfall**

Akuttherapie: Leitlinie der Deutschen Gesellschaft für Neurologie (DGN) und der Deutschen Schlaganfall-Gesellschaft (DSG),
http://www.dggeriatrie.de/images/stories/pdf/akuttherapie_des_ischaemischen_schlaganfalls.pdf
Ernährungsleitlinie von DGG, DGE; DGN (z.Z. in Neubearbeitung): http://www.wmf.org/uploads/tx_szleitlinien/073-017_S3_Enterale_Ernaehrung_bei_Patienten_mit_Schlaganfall_Leitlinie_08-2007_08-2010.pdf
BGS Best Practice Guideline: Stroke:
http://www.bgs.org.uk/index.php?option=com_content&view=article&id=378:stroke&catid=12:goodpractice&Itemid=106
Kompetenznetz Schlaganfall:
http://www.kompetenznetz-schlaganfall.de/
Deutsche Gesellschaft für Neurologie:
http://www.dgn.org
Deutsche Schlaganfall-Gesellschaft:
http://www.dsg-info.de

- **Schluckscreening durch Pflege und Arzt**
  Scottish Intercollegiate Guidelines Network, Quick Reference Guide No.78: Management of patients with stroke: Identification and management of Dysphagia über: www.sign.ac.uk

- **Schwindel im Alter**
  Maarsingh OR et al. (2010) Causes of Persistent Dizziness in Elderly Patients in Primary Care. Ann Fam Med 8, 3: www.annfammed.org

- **Sondennahrung**
  http://www.nutricia.de/medizinisch_enterale_ernaehrung/
  http://www.fresenius-kabi.de/geriatrie.htm

- **Sozialarbeit**
  Forschungsinstitut des Roten Kreuzes, Wien (Hrsg) Breaking the Taboo – Gewalt gegen ältere Frauen in der Familie: Erkennen und Handeln. Bezug über www.roteskreuz.at
  Deutsche Gesellschaft für Care und Case Management: http://www.dgcc.de/

- **Todesbescheinigung**
  http://www.blaek.de/pdf_rechtliches/extra/todesbe.pdf

- **Fachgesellschaften**
  Deutsche Gesellschaft für Geriatrie: http://www.dggeriatrie.de/
  Deutsche Gesellschaft für Gerontologie und Geriatrie: http://www.dggg-online.de
  Bundesarbeitsgemeinschaft der Klinisch Geriatrischen Einrichtungen e.V: www.bv-geriatrie.de
  Österreichische Gesellschaft für Geriatrie und Gerontologie: http://www.geriatrie-online.at/
  British Geriatric Society: http://www.bgs.org.uk/
  European Union Geriatric Medical Societies (Dachverband der europäischen geriatrischen Fachgesellschaften): http://www.eugms.org/
  American Geriatric Society: http://www.americangeriatrics.org
  International Association of Gerontology and Geriatrics http://www.iagg.info/

- **Sonstige Informationsquellen**
  Kompetenzzentrum Geriatrie des MDK (KCG): http://www.kcgeriatrie.de/infoservice.htm
  AWMF (nationale Leitlinien): http://www.awmf.org/leitlinien/aktuelle-leitlinien.html
  Internationale Leitlinienportale: http://www.g-i-n.net/ und http://www.guideline.gov/iedetect.aspx
  Institut für Qualität und Wirtschaftlichkeit im Gesundheitswesen (IQWIG): www.iqwig.de
  Bundesärztekammer: http://www.bundesaerztekammer.de/
  Arzneimittelkommission der Deutschen Ärzteschaft: http://www.akdae.de
  Deutsches Zentrum für Altersfragen: http://www.dza.de
  Medizinethik aus evangelischer Sicht: http://www.ev-medizinethik.de/
  Die katholische Kirche bietet in Deutschland keine entsprechende Website, entsprechende Fort- und Weiterbildungsangebote bietet u. a. die Katholische Akademie in Berlin an: http://www.katholische-akademie-berlin.de/
  Bundesarbeitsgemeinschaft der Seniorenorganisationen: http://www.bagso.de/
  Bundesgesundheitsministerium: http://www.bmg.bund.de/
  FDA (oberste US Lebensmittelüberwachungs- und Arzneimittel-Zulassungsbehörde): http://www.fda.gov/default.htm
  Website über gesundes Altern des CDC (Center for Disease Control and Prevention, dem Robert Koch-Institut vergleichbare US-Einrichtung): http://www.cdc.gov/aging/

- **(Pflege-)Expertenstandards zu geriatrischen Syndromen und Problemen (Decubitalulzera, Wunden, Ernährung, Inkontinenz, Entlassungsmanagement etc.)**
  http://www.dnqp.de
  Hartford Institute for Geriatric Nursing (USA): http://consultgerirn.org/resources/geriatric_topics

Sachwortverzeichnis

A

Abhängigkeitssyndrom 315, 316, 335
Abrechnungsbeispiel 304
Acetylcholin-Mangel 198
Agitation 195, 199–203, 211, 215, 217–219, 221, 222, 259
Agonosie 203, 278, 284, 287
Akinetische Krise 260
Aktivierende Pflege 285, 288
Alginat 158–161
Alkoholkrankheit 187, 188
Allgemeine Kodierrichtlinie 301
Allokationsentscheidung 67, 97
Alter
  biologisches 6
  kalendarisches 6
Alzheimer-Krankheit 314, 315
Angehörigenberatung 209
Angina pectoris 243, 277, 304, 320, 321
Angst 188, 196–202, 207, 214, 215, 220–222, 237, 243, 246, 255, 261, 270, 280, 288
Angststörung 188, 219, 221, 257
Antiarrhythmikum 124, 128, 167, 172, 178, 179
Antibiotikatherapie 179
Anticholinerges Syndrom 171, 172
Anticholinergikum 126, 164, 170, 171, 173, 178
Antidepressivum 128, 132, 134, 140, 170, 171, 175, 179, 183
Antihypertonikum 177
Anti-Parkinson-Medikament 262
Aorten-Klappenstenose 246
Aphasie 203, 276–279, 281–284, 287
Apraxie 203, 276–280, 283–287, 289
Arterielle Hypertonie 192, 242
Arzneimittel 168, 176
Arzneimitteltherapie 169
Ärztliche Kommunikation 57
Aspiration 152, 153
Atmungssystem 323
Autonomie 4
Autonomieverlust 12

B

Barrierefreie Bewegungsmöglichkeit 68
Beckenbodentraining 162–164, 168
Behandlungsablauf 82
Behindertenrechtskonvention 34, 35
Beinamputation 269, 270
Beinentlastungsorthese 96, 100
Benserazid 258–260
Beurteilungsskala 51
Bewegungstherapie 45
Bio-psycho-soziales Modell 13
Bisphosphonat 181, 183
Blasenkatheter 165, 166
Blasentraining 162–165
Blepharoachalasie 190
BMI 142–144, 183
Bobath-Konzept 284, 285
Body Mass Index (BMI) 53
Braden-Skala 161
Bradykinesie 254–259
Broca-Aphasie 276, 279, 282
Bundesarbeitsgemeinschaft Mobile Rehabilitation 114
Buprenorphin 133, 134
Bürgerschaftliches Engagement 113

C

Care-Management 111
Case-Management 26, 111
Cerebrale Mikroangiopathie 207
CHADS-Score 245, 268, 269, 279
Cholinesterasehemmer 198, 208, 210–212, 215, 217, 259
Chronische Wunde 155
Chronischer Schmerz 130, 131
Chronisch-obstruktive Lungenerkrankung (COPD) 315, 323–326
Citalopram 211, 217, 220, 254
Clomethiazol 187
Clostridium 230
Clozapin 207, 208, 211, 215, 216, 257, 259, 262, 263
Confusion Assessment Method 197
COPD 193, 194, 212, 273, 291
Cytochrom-P-450 172

D

Defektheilung 16
Dekubitus 122, 135, 154, 156, 160, 161, 168
Dekubitusprophylaxe 278, 280
Delir 67, 68, 84, 89–92, 95–97, 187, 189, 195–202, 204, 205, 210, 211, 214–218, 220, 221, 235, 243, 258, 263, 278, 293
Delirprophylaxe 200
Demenz 188, 189, 196–218, 220, 222, 227, 228, 236, 240, 252–254, 257–259, 261, 262, 264–266, 275, 276, 280, 282, 286, 300, 309, 311, 314, 315, 318–320, 323, 326, 334
Depression 188, 196, 201, 202, 204, 208, 209, 211, 214, 215, 218–222, 227, 228, 236, 237, 240, 247, 249, 250, 253–257, 259, 261, 278, 280, 300, 314, 318
Dermatologie 223
DEXA-Verfahren 268
Diabetes mellitus 226, 227, 229, 230, 268, 305, 311, 312
Diabetischer Fuß 251, 313, 323
Dialyse 334, 338
Diarrhoe 211, 230, 231, 234, 236, 239, 240, 262
Donepezil 211
Dopaminagonist 257, 260, 261, 263, 264
DPP4-Inhibitor 229, 230
Dranginkontinenz 123, 162–165
Drang-Urge-Inkontinenz 163, 164
Drop attack 127
Duloxetin 140, 163
Durstgefühl 44
Dysarthrie 276, 279, 281
Dyskinesie 257–261
Dysphagie 74, 75, 150
Dysphagiekost 147
Dysphasie 277, 282

Sachwortverzeichnis

E

Eisenmangel 187, 188
Empowerment 21, 27
Endoskopische Schluckdiagnostik 152, 153
Energiebedarf 143, 147
Entlassungsvorbereitung 50, 55, 58–61, 69, 80, 98
Entropium 191
Epilepsie 198, 200, 218, 231, 232, 276
Ergotherapie 68, 78, 94, 97, 98, 100, 101
Erlösoptimierung 77, 89
Ernährung 300, 329, 330
Ernährungsstörung 141
Exsikkose 197–199, 226, 232, 236–239, 242, 248, 260, 276, 289, 291, 309, 315, 326, 330

F

Facilitation 73, 75
Failure-to-thrive-Syndrom 129, 130
Fallsteuerung 79
FEES Siehe Endoskopische Schluckdiagnostik
Feuchte Wunde 156
Fieber 197, 238
Fixierung 192, 200, 201
Folsäuremangel 188, 206
Frail obese 142
Frailty 8, 67, 83, 90, 96, 129
Frakturenquote 123
Fremdanamnese 50
Frontotemporale Demenz 207
Frühbesprechung 69, 78, 79
Frührehabilitation 66, 72

G

Galantamin 211, 215
Gastroenteritis 326
Gastroenterologie 238, 240
Gastrointestinale Blutung (GIB) 327
Gastrointestinum 330
Geriater 83, 93, 96, 100
Geriatrische Fortbildung 20
Geriatrische Komplexbehandlung 301, 323, 337
Geriatrische Syndrome 122
Geriatrischer Kode 299
Gerontostomatologie 26
Gerontotraumatologie 87, 95, 99, 100
Geruchsinn 249
Gesundes Altern 4
Gesundheitsförderung 108
Gesundheitsgespräch 58
Gesundheitsmanagement 50, 53, 59
Gicht 241
Gingko-Präparat 207
Glaskörpertrübung 193
Glaukom 190, 191
Glinide 226, 229
Glitazone 229, 268, 269
Globale Aphasie 279
Glukokortikoidtherapie 182, 183
Granulation 155–159
Grauer Star 191

H

Habituelle Stürze 124
Haldol 189, 202, 216, 226
Halluzination 187, 189, 196, 197, 201, 202, 205, 211
Haltungsinstabilität 254, 255, 259
Hämatemesis 327–329, 336
Harnblasenkarzinom 295
Harninkontinenz 125, 127, 135, 162, 163, 166, 174
Harnwegsinfektion 293
Hauterkrankung 313, 314, 330, 331
Hauttrockenheit 223
Hemisymptomatik 277
Herausforderndes Verhalten 215
Herpes zoster 225, 290
Herzinsuffizienz 122, 124, 143, 178, 198, 228, 229, 236, 237, 242, 244–246
Hierarchisierung 10
Hilfsmittelkonferenz 60
Hip fracture unit 270
Hospizdienst 48
Hospizhelfer 48
Hüftprotektor 125, 128
HWS-Myelopathie 127
Hydrogel 158, 159
Hydrokolloid 159, 161
Hydromorphon 133, 134, 140
Hyperkaliämie 173, 175, 179, 235
Hyperkalzämie 204, 235, 236, 255
Hyperkapnie 195, 198, 206
Hyperkinese 259, 261
Hypernatriämie 198, 234
Hyperthyreose 143, 180–182, 230, 235, 236, 250, 267, 268
Hypertonie 177
Hypokaliämie 233, 234, 236, 244, 246, 247
Hyponatriämie 149, 173, 178, 179, 220, 232–234, 236, 242
Hypothyreose 180, 204, 206, 218, 249, 250
Hypotonie 197, 234, 236, 237, 253, 259, 263, 275, 277
Hypoxie 304, 325, 338

I

ICIDH 11
Idiopathische Lungenfibrose 326
Impfschutz 109
Inappetenz 43–45
Infektion 84, 92
Inkontinenzmanagement 75
Insulin 227, 229, 234, 235
Interstitielle Lungenerkrankung 275
Involutionsdepression 218
Isolation 218, 231, 247, 250

J

Johanniskraut 220
Juckreiz 226

K

Ko-Analgetika 134
Kodierung 79, 81, 82, 101
Kombinationsschlüssel 303
Komorbidität 82
Komplexe Vakuumtherapie (VAC) 331
Komplexgeriatrie 77
Komplexpauschale 301
Kompressionstheorie 108
Kompressionstherorie 118

Konjunktivitis 190
Kontextfaktor 13, 50, 53, 55
Koordinierungsstelle 108, 110
Koprostase 230, 239, 240
Koronare Herzkrankheit (KHK) 312, 320–322
Krampfanfall 211, 212, 231, 236
Krankheitsverarbeitung 24
Kreuzschmerz 333
Kreuz-Stern-System 305
Kurative Behandlung 16

L

Lagerungsschwindel 248, 289, 290
Lakunärer Infarkt 275
Langzeitblutdruckmessung 242
Leaking 153
Lebensqualität 4
Leberzirrhose 329
Lentigo maligna 224
Levodopa 208, 257–260
Lewy-Körper 206, 211, 217, 252, 253, 259, 265
Liner 271, 272
Lithium 199, 200, 221, 234, 255
Lungenkrebs 274
Lungenödem 320, 321, 334

M

Made 158
Magensonde 149
Makuladegeneration 192
Malignes Melanom 224
Malnutrition 143, 144
Mangelernährung 124, 142, 145–147, 150, 160
Medikamenten-Nebenwirkung 335, 336
Medikamentöse Schmerztherapie 139
Mehrfachkodierung 305, 334
Melperon 189, 190, 201, 216
Memantin 209–211
Merkfähigkeitsverlust 203
Metamizol 132, 133, 140
Mikroangiopathie 205–207, 253, 275
Mild Cognitive Impairment 204, 208, 214

Milieutherapie 210, 221
Mini-Mental-Test (MMSE) 337
Mirtazapin 202, 217, 221
Mobilität 51–53, 56, 59
Mobilitätsstörung 317
Monitoring 83, 85–87
Morbus Binswanger 207, 276
Morbus Menière 288, 290
Morbus Parkinson 127, 143, 146, 150–152, 163–165, 172, 176, 177, 184, 212, 252–255, 257, 260, 261, 264, 265
Morphin 133, 134, 140
MRSA-Nachweis 250
Multimorbidität 67, 83–86, 88–90, 93, 96, 99
Multitasking 124, 127
Muskelabbau 124, 126, 129, 130, 148
Muskelaufbau 130, 133, 148, 181, 183
Muskel-Skelett-System 333
Mutmaßlicher Patientenwille 32

N

Nagelpilz 225
Nährstoffdichte 144, 145
NAW 66
Nebendiagnose 301, 302, 330
Neglect 276–278, 280, 284–287
Neologismus 279
Netzhautdegeneration 193
Netzwerk 108
Neubildung 310, 332
Neuroleptika 187–189, 198–200, 202, 205, 208–211, 215, 216, 218, 239, 248, 255, 262–265, 269
Neuroleptikagabe 176
Neuropathia vestibularis 290
Neuropathischer Schmerz 140
Nichtmedikamentöse Schmerztherapie 139
Normaldruck-Hydrozephalus (NPH) 127, 204, 205, 290
Norovirus 231
NSAID 174
NSAR 132, 133, 140, 142, 168, 169, 172, 173, 179
Nutzen-Risiko-Abwägung 39

O

Obstipation 133–135, 141, 162, 164, 167, 171, 180, 184
Ökonomisches Ergebnis 89
OPS-Kodierung 337
Orale Antikoagulation 265, 266
Organkomplikation 307, 308
Orthostatische Hypotonie 263
Osteoporose 122, 126, 181–183, 242, 245, 267–269, 295
Oxycodon 133, 134, 140, 141

P

Pankreasinsuffizienz 143, 145
Paracetamol 132, 133, 140, 174
Paradoxe Wirkung 170
Paraphasie 216, 279
Parenteralernährung 145
Patientenedukation 76, 93
Patientensicherheit 70
pAVK 207, 228, 269
PEG 46
PEG-Sonde 148
Penetration 153, 154
Peptisches Ulcus ventriculi (PUV) 327
Periphere arterielle Verschlusskrankheit (pAVK) 305, 312, 313, 321, 323, 331
Peripherer Schmerz 132, 139
Perkutane Dilatationstracheotomie 291
Perseveration 279
Pflege 69, 73–76, 78, 80, 82, 83, 87, 93–98
Pflegetherapeut 21
Phantomschmerz 272
Phobien 188
Physiotherapie 68, 74, 75, 78, 93, 94, 97, 98, 100
Pipamperon 189, 190, 201, 216
Pneumologie 273, 274
Pneumonie 195, 238, 273, 305, 306, 309, 315, 317, 319, 320, 325
Post-Fall-Syndrom 122, 124
Postoperatives Patientenmanagement 96
Prävention 75, 88, 89, 91, 96
Presbyakusis 247–249
Presbyphagie 146, 147

Primärprävention 38
Priscus-Liste 174
Problemanalyse 69, 72, 78
Problemkonstellation 105
Propriozeption 123, 126, 128, 160, 285, 288, 289
Prostatahyperplasie 243, 294
Prostatakarzinom 294
Prozessmanagement 77, 82
Prozessmanager 77–81, 100, 101
Pseudodemenz 206, 216, 219
Pseudoexfoliation 191
Psychologie 68, 75, 93, 96, 98, 100
Psychologische Begleitung 45
Pusher-Syndrom 287

R

Rehabilitationsangleichungsgesetz 34
Reisberg-Klassifikation 212, 213
Residuen 153
Respiratorische Insuffizienz 195
Restitutio ad optimum 10
Rigor 207, 208, 253–256, 259, 260, 262, 264, 265, 276
Risikostratifizierung 90
Rivastigmin 208, 211, 212, 215, 217, 259, 262
Rosacea 225
Ruhetremor 253, 254

S

Sarkopenie 129, 130, 146
Schizophrenie 188, 204
Schlafapnoe 206, 256, 274
Schlafmittel 165, 175
Schlafstörung 175, 184
Schlaganfall 197, 198, 200, 207, 228, 230, 237, 238, 245, 274, 275, 279–281, 283, 285, 287, 290, 304, 316, 317, 319
Schluckakt 238, 248
Schluck-Screening 151
Schluckstörung 135, 142, 145, 146, 148, 150–153
Schmerzbeurteilung bei Demenz (BESD) 135
Schmerzgedächtnis 271, 272
Schmerzkonzept 138
Schmerzmessung 139

Schmerztherapie 91, 92, 95, 96
Schuppenflechte 224
Schwerhörigkeit 247
Schwerpunktweiterbildung Geriatrie 20
Schwindel 191, 211, 221, 237, 242, 244, 249, 259, 276, 288–290
Sekundärprävention 38
Sepsis 306–309
Sertralin 220
SIADH 179
Silberverband 159
SIRS 306–309
Somatogener Schmerz 132
Sozialassessment 53
Sozialdienst 68, 75, 78, 94, 95, 98, 100
Sozialverhalten 203, 207, 210
Speichelfluss 253, 255, 264
Speichelproduktion 248
Spezielle Kodierrichtlinie 306
Spinozelluläres Karzinom 224
Sprachstörung 52, 53
Sprechstörung 52, 53, 57
SSRI 133, 163, 170–174, 176
Stellreflex 126, 127
Sterbebegleitung 43, 47
Stufenschema der WHO 133
Stuhlinkontinenz 163, 166–168
Stumpfschmerz 273
24-Stunden-Konzept 68, 74, 97
Stürze 122–126, 128, 162, 170, 174, 182, 183
Sturzsyndrom 122
Sturzursache 123
Subkutane Infusion 44, 237

T

Tagesklinik 104–106
Teamsitzung 69
Teerstuhl 327, 329
Teilstationäres Angebot 106
TENS 132, 133, 141
Tertiärprävention 38
Testverfahren 51–53
Thioridazin 189, 190
Tilidin 133, 134, 140
Tracheostoma 291, 293
Trainingsprogramm 125, 128
Tramadol 133, 134, 140, 172, 174
Transfer 73, 76
Transitorische ischämische Attacke 275

Tremor 199, 201, 217, 221, 227, 253, 255, 258, 259, 262, 264, 265, 276
Trizyklisches Antidepressivum 198, 210, 249, 262
Trockenes Auge 192

U

Überlaufinkontinenz 163
Überversorgung 60
Überwachungsbereich 82, 87
Unterstützte Kommunikation 24
Urogenitalsystem 334
Urosurica 241

V

Vakuumorthese 96, 100
Verbales Schmerz-Rating 135
Verdachtsdiagnose 302–304, 309, 310, 314, 322
Verdauungssystem 326, 337
Vergiftung 335, 336
Verlängerung des Lebens 55
Verlegung 66, 71, 72, 84, 95, 99, 100
Verwirrung 187, 189, 195, 198–205, 207, 212, 216, 232, 234, 235, 237, 238, 250, 259, 274, 278
Vitamin D3 183
Vitamin-B12-Mangel 188, 204
Vorhofflimmern 228, 244, 245, 250, 265, 266, 275, 281

W

Wahn 146, 170, 176
Wasserschlucktest 151
Wernicke-Aphasie 279
Wohnortnähe 35, 36, 105
Wohnraumanpassung 108, 111, 112
Wortfindung 203, 279, 283
Wunden 122, 140, 143, 154–160, 330–332
Wundheilung 146, 155, 156
Wundheilungsstörung 332
Wunschkost 45

Sachwortverzeichnis

X

Xerostoma 145
Xerostomie 238, 248, 249

Z

Zahnstatus 53
Zufriedenheit im Alter 110

Zukunftsangst 13
Zusatzweiterbildung Geriatrie 20

springer.com 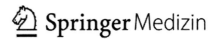 Springer Medizin

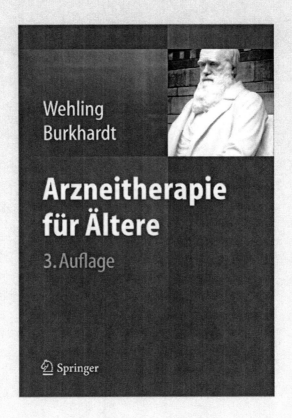

3. Auflage 2013. Etwa
300 S. 68 Abb. Geb.
€ (D) 49,99 | € (A) 51,39 |
sFr 62,50
ISBN 978-3-642-34872-3

Endlich Sicherheit bei der Arzneitherapie für ältere Patienten!

- Medizinische Sicherheit: Welche Medikamente haben Priorität? Was darf ich weglassen?
- Juristische Sicherheit: Wie verhalte ich mich „rechtssicher", leitliniengerecht und evidenzbasiert?
- Ökonomische Sicherheit: Bessere Arzneitherapie für den Patienten UND weniger Verschreibungen (=Schonung des Arzneimittelbudgets)

Jetzt bestellen!

springer.com   🐎 Springer Medizin

2012. 258 S.
73 Abb. Geb.
€ (D) 49,95 | € (A) 51,35 |
sFr 62,50
ISBN 978-3-642-24993-8

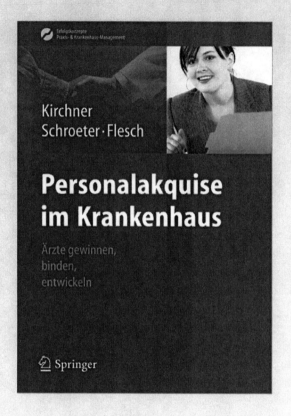

Ärzte finden und binden.

- Tipps zur Personalgewinnung: Attraktivität als Arbeitgeber und Kosten-/Nutzen-Analyse
- Mit Praxistipps, Zusammenfassungen und Checklisten
- Zufriedene Mitarbeiter sind kostbares Kapital und Geldanlage

Jetzt bestellen!

springer.com 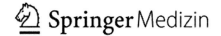 Springer Medizin

2012. 197 S. 64 Abb.
Geb.
€ (D) 49,95 | € (A) 51,35 |
sFr 62,50
ISBN 978-3-642-25067-5

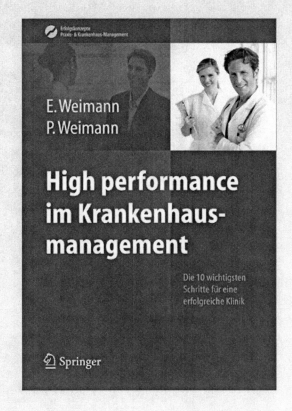

Analyse – Strategie – Umsetzung!

- Das Grundverständnis für Anfänger/Einsteiger
- Management-Know-how: Analyse - Strategie - Umsetzung
- Praxisrelevante Lösungswege mit Tipps & Tricks, Beispielen aus dem Klinikalltag sowie innovativen Konzepten für Ihr Changemanagement

Jetzt bestellen!

springer.com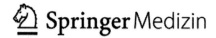

2013. 189 S.
Geb.
€ (D) 49,95 | € (A) 51,35 |
sFr 62,50
ISBN 978-3-642-29226-2

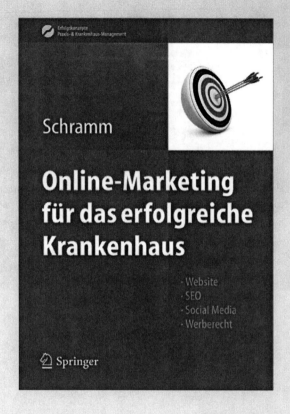

Patienten sind im Internet – Ihre Klinik auch?

- Das 1. Buch über Online-Marketing und Internetpräsenz für das Krankenhaus
- Vorstellung neuer Trends wie Twitter, Blog und Apps
- Mit Checklisten, viel Praxis-Know-how und Experteninterviews

Jetzt bestellen!

springer.com 🐎 Springer Medizin

2. Auflage 2013. 199 S.
84 Abb. Geb.
€ (D) 49,95 | € (A) 51,35 |
sFr 62,50
ISBN 978-3-642-29341-2

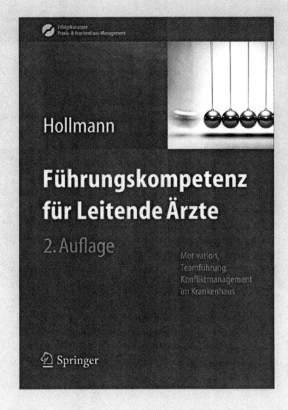

Handfeste Praxisempfehlungen – wissenschaft. abgesichert/belegt!

- Beispiele aus dem ärztlichen Führungsalltag in der Klinik
- Lösungsstrategien für die vorgestellten Fälle Kurz-Interviews mit Führungskräften aus dem Kliniksektor und aus meinungsbildenden Verbänden: Vorstände, Geschäftsführer, Ärztliche Direktoren
- Führungstools für Leitende Ärzte: Checklisten, Kopiervorlagen für Mitarbeitergespräche, Tests für Situationstransparenz/-klärung sowie für den Abgleich von Selbst- und Fremdbild

Jetzt bestellen!

springer.com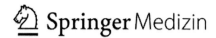

2013. 103 S. 21 Abb.
Geb.
€ (D) 44,95 | € (A)46,21 |
sFr 56,00
ISBN 978-3-642-29333-7

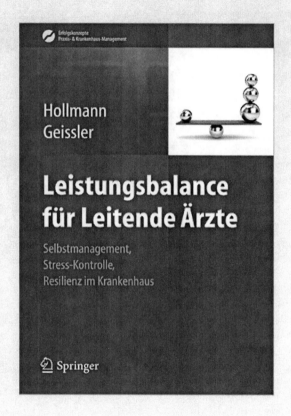

Perspektiven für Gestalter.

- Zeit- und Selbstmanagement
- Mentale Strategien für Stress-Resistenz
- Denk- und Handlungsmuster optimieren und positiv nutzen

Jetzt bestellen!

CPSIA information can be obtained at www.ICGtesting.com
Printed in the USA
LVOW072256220513

335142LV00006B/33/P